Anthropologische Psychiatrie

Band I

Psychiatrie Verlag

Anthropologische Psychiatrie

Herausgegeben von Prof. Dr. Thomas Bock

Die Reihe »Anthropologische Psychiatrie« will sich sowohl den störungsspezifischen als auch den diagnoseübergreifenden psychiatrischen Phänomenen nähern, und zwar mit dem Verständnis von Anthropologie als der Lehre vom zutiefst Menschlichen. Denn: Der psychisch erkrankte Mensch ist ein Mensch wie alle anderen auch. Er steckt aufgrund sozialer, kultureller, psychischer und biologischer Bedingungen in einer tiefen Krise, bleibt aber dennoch ein handelndes Wesen, bleibt Person und Individuum, dessen Verhalten und Ausdruck einen Sinn haben. Der Zugang zu diesem individuellen Sinn zu finden, erleichtert es, mit dem Menschen in einer Krise in Kontakt zu kommen, angemessene Hilfen anzubieten und mit ihm gemeinsam die existenzielle Erschütterung in einen biografischen Kontext zu stellen, um so die Genesung und persönliche Entwicklung zu unterstützen.

Der Autor von Band I

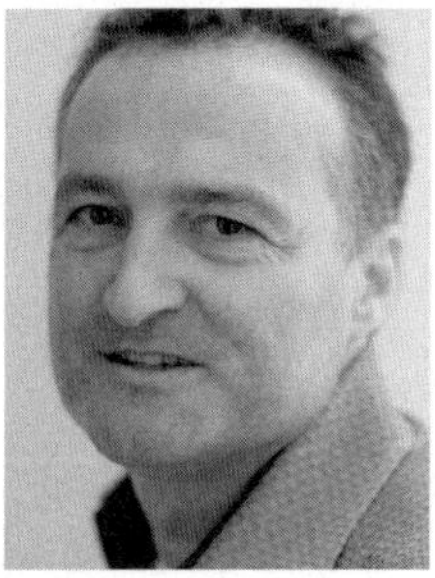

Dr. Michael Schödlbauer, Dipl.-Psychologe, arbeitet als Psychologischer Psychotherapeut am Universitätsklinikum Hamburg-Eppendorf, Klinik für Psychiatrie und Psychotherapie, und ist Geschäftsführer, Dozent und Supervisor am Adolf-Ernst-Meyer-Institut für Psychotherapie in Hamburg.

Michael Schödlbauer

Wahnbegegnungen

Zugänge zur Paranoia

Michael Schödlbauer
Wahnbegegnungen. Zugänge zur Paranoia
Anthropologische Psychiatrie I
1. Auflage 2016
ISBN Print 978-3-88414-620-0
ISBN PDF 978-3-88414-874-7

Bibliografische Information der Deutschen Nationalbibliothek
Die Deutsche Nationalbibliothek verzeichnet diese Publikation
in der Deutschen Nationalbibliografie;
detaillierte bibliografische Daten sind im Internet
über http://dnb.ddb.de abrufbar.

Weitere Bücher zum Umgang mit psychischen Erkrankungen
unter: www.psychiatrie-verlag.de.

Mitherausgebender Redakteur: Uwe Britten, Eisenach
Umschlagkonzeption und -gestaltung: GRAFIKSCHMITZ, Köln,
unter Verwendung eines Fotos von The Pepin Press /
Agile Rabbit Editions, Amsterdam
Typografiekonzeption und Satz: Iga Bielejec, Nierstein
Druck und Bindung: Kösel, Krugzell (www.KoeselBuch.de)

FSC www.fsc.org
MIX
Papier aus verantwortungsvollen Quellen
FSC® C013736

Einleitung

Zuweilen hören wir von Dingen, die kaum zu glauben sind: Nachstellungen, Intrigen im Büro, üble Nachrede in der Nachbarschaft, ein verdächtiges Knacken im Telefonhörer oder der plötzliche Durchbruch zu einer bahnbrechenden Erfindung, ein geheimer Verehrer oder ... All das wird uns berichtet und kommt im Leben auch vor. Aber beim Zuhören können uns Zweifel beschleichen. Sollten wir es nicht mit einem Aufschneider oder Wichtigtuer zu tun haben, könnten solche Geschichten Ausdruck psychotischen Erlebens sein? Wenn uns solche Begebenheiten anvertraut werden, stellt sich irgendwann die Frage, wann wir dem Gegenüber, seiner Erzählung und seinen leisen Andeutungen den Glauben aufkündigen sollten. Was sind also Zeichen für einen »Wahn«, und zwar im alltäglichen Miteinander und in der Klinik?

Beginnen wir mit einem Ausnahmezustand, den so gut wie jeder kennt: Liebe. Der Anfang kann ein scheuer Blick sein, ein Augenaufschlag, ein zartes Erröten oder auch das »gewisse Etwas« in der Art, wie uns jemand zwischen Tür und Angel anspricht oder eine Bemerkung fallen lässt. Will die Person etwas von mir? Wenn man aber von einem *heimlichen* Verehrer hört, der seit Monaten Winke und Zeichen gibt, der Lastwagen der Umzugsfirma »Ehebald« durch die Umgebung schickt, um anzukündigen, dass die Hochzeit unmittelbar bevorsteht, dann wird man zweifeln, dass ein Aufgebot bestellt ist, und vielleicht eher an einen Liebeswahn denken. Das Wahnhafte erkennt nicht der, der dem Wahn verhaftet ist. Der Wahn wird vom anderen *zugeschrieben*, und zwar dann, wenn uns jemand paranoid *anmutet.*

Ein Wahn zeigt sich schon hier als Beziehungsphänomen, und das in mehrfacher Hinsicht, wie sich an der folgenden, anonymisierten und für die Aussageabsicht leicht abgewandelten Fallvignette zeigen lässt.

Der heimliche Verehrer – ein Fall für die Klinik?

Eine Kollegin bat mich, sie zu einem Hausbesuch bei einer Patientin zu begleiten. Auf unser Klingeln hin trat nach einer Weile eine Frau von hagerer Gestalt vor die Wohnungstür. Sie mochte Ende dreißig sein, war

sehr gepflegt und bieder gekleidet. Ihre Gesichtszüge und ihr etwas scheuer Blick erinnerten mich an die Hauptdarstellerin im Film *Die fabelhafte Welt der Amélie*.
Beim Öffnen schien sie einen Moment lang unschlüssig, ob sie uns im Hausflur kurz abfertigen oder hineinbitten sollte. Wir traten ein. In der kleinen Wohnung wusste ich nicht, wohin mit mir, und fühlte mich irgendwie deplatziert. Auf dem wenigen Mobiliar und an den Wänden waren feinsäuberlich neue Umzugskartons mit der ganzen Habe gestapelt. Auf Fragen antwortete die Frau nach kurzer Pause mit wenigen knappen Worten, die uns offensichtlich beruhigen, vielleicht auch abspeisen sollten: Sie erwarte den Umzugswagen, den *er* im Laufe des Tages schicken werde – ja, sie ziehe auf sein Anwesen. Auf unser vorsichtiges Nachfragen wurde klar, dass die Dame bereits seit mehreren Tagen, wenn nicht Wochen, alles feinsäuberlich gepackt hatte. Der Zuversicht in ihren Worten tat das Warten keinen Abbruch: Der Umzug sei jetzt sicher nur noch eine Sache von Stunden.
Auf mich wirkte die Frau wie »bestellt und nicht abgeholt«, eine Szene, die anrührte. Sie schien erschöpft und innerlich angespannt. Wenn sie aber von *ihm* und seinem Kommen sprach, blitzte ab und zu etwas in ihren Augen auf, was sich als Ausdruck freudiger Erwartung verstehen ließ. Sorgen machten sich eher andere. Nachbarn sahen die Patientin seit einigen Tagen bei Wind und Wetter und bei schon winterlichen Temperaturen über mehrere Stunden an der Straße vor ihrem Haus stehen, wo sie – wartete. Wir hatten gehört, dass sie mehrfach Autos zum Halten gezwungen habe, weil sie *ihn* am Steuer zu erkennen meinte.
Er, das war ihr früherer Chef, Inhaber einer Rechtsanwaltskanzlei, in der sie ihr Rechtsreferendariat absolviert hatte. Von Anfang an habe er ihr zu verstehen gegeben, dass er ihr Zukünftiger sei; auch unter den Fachkollegen bis zur Reinigungskraft sei ihre Verbindung praktisch ein offenes Geheimnis gewesen, das aber nicht wirklich direkt ausgesprochen werden durfte – noch nicht. Sicher seien das Rücksichten auf seine Familie oder weil er ihr früherer Vorgesetzter sei. Wenn sie ihn in der Kanzlei angerufen habe, sei sie schon seit Längerem nicht mehr zu ihm durchgestellt worden – den Neid der Damen im Vorzimmer habe sie schon früher zu spüren bekommen. Wenn sie ihn vor dem Büro wartend abgefangen habe, sei er der perfekte Schauspieler gewesen. Für andere musste er abweisend ihr gegenüber wirken, wenn er einfach so in seinen Wagen einstieg und grußlos an ihr vorbeifuhr. Aber sie ließ sich nicht täuschen und nahm sein Augenzwinkern natürlich wahr. Sie wusste um seine unverbrüchliche Liebe, auch wenn sie dieses »Spiel« von Zeichen der Zuwendung und gespielter Ignoranz nicht so ganz genau verstand. Musste sie vor der Verlobung womöglich noch eine Aufgabe erfüllen?

Als sie eine Mahnung per Einschreiben wegen der ausstehenden Miete erhielt, war alles klar: Sie musste nur ihre Wohnung kündigen und damit zeigen, dass sie sich für ihn entschieden hat, entschieden, alles Eigene aufzugeben.
Was dieser Frau begegnete, und zwar zum ersten Mal in ihrem Leben, das war: ihre große Liebe.
Wie aber begegnete der Anwalt seiner früheren Assistentin? Die Frage lässt sich in zweierlei Richtung verstehen: Aus ihrer Perspektive begegnet er ihr als Liebhaber – auch wenn das Gebaren ihres Zukünftigen manchmal widersprüchlich scheint –, aber dieser Widerspruch zwischen dem Nichtbeachtetwerden, dem Vereiteln von direktem Kontakt und den Zeichen seiner Liebe wird von ihr als Spiel betrachtet, das sich auflösen wird im Happy End der prunkvollen Hochzeit. Der Anwalt selbst hingegen versuchte ihr mittlerweile so zu begegnen, als wäre sie Luft, er musste schon stöhnen, wenn er sie auf dem Heimweg wieder in der Nähe seines Autos warten sah. Nachdem ihm während der Zusammenarbeit in der Kanzlei irgendwann dämmerte, dass sie Gefühle für ihn hat, hatte er versucht klarzustellen, dass er keinerlei Absichten hege, er überdies ein glücklicher Familienvater sei; schließlich sprach er sogar ein Hausverbot für die Büroräume aus und dachte darüber nach, ob er wegen Stalkings rechtliche Schritte gegen seine frühere Mitarbeiterin einleiten sollte.
Als die Empfangskraft angewiesen wurde, die frühere Kollegin abzuweisen, musste sie sich als »mannstolle Stutenbeißerin« beschimpfen lassen. Die Sekretärin selbst war lange hin- und hergerissen. Sie fand die angehende Juristin beim Kennenlernen im Büro mit ihrer schüchternen Art durchaus sympathisch, aber irgendwie sei sie dann immer »komischer« geworden. Aus ihrem Gesicht sei man nicht wirklich schlau geworden – und dieser Blick manchmal!
Nachbarn der Patientin, die den Sozialpsychiatrischen Dienst informierten, sagten, ihnen sei schon aufgefallen, dass die aparte, scheu wirkende junge Frau seit Längerem tagsüber zu Hause sei; wenn die Postbotin komme, sei sie sofort unten und wirke dann irgendwie enttäuscht, wenn sie ohne Post wieder nach oben schleiche. Schlank sei sie zwar schon beim Einzug vor zwei Jahren gewesen, aber seit geraumer Zeit wirke sie richtig abgemagert. Dass etwas mit ihr nicht stimme, sei erst so richtig aufgefallen, seit sie selbst bei Temperaturen um den Gefrierpunkt auf der Straße vor dem Haus immer hin- und hergegangen sei – und das über Stunden. Oft wirke sie dabei so abwesend, dass man Scheu habe, sie zu grüßen. Sonst stehe sie nur oben an ihrem Fenster, wo seit einiger Zeit auch noch die Gardinen abgehängt seien, und starre nach unten.
Für die Patientin selbst ist dieses Fenster ihr Horch- und Beobachtungsposten. Von hier aus versucht sie herauszufinden, wer zu welcher der beiden »Parteien«

gehört, die sich in der Siedlung offensichtlich gebildet haben: Gegner und Befürworter des Ja-Worts. Die grasgrüne Handtasche, mit der die Nachbarin aus dem Haus geht, ist ein Zeichen von Solidarität! Im Nummernschild des Falschparkers auf der Straße stecken drei Ziffern der Telefonnummer der Kanzlei: B-JM 137: Klar – JM bedeutet »Just Married« – die Hochzeit wird dann offensichtlich in Berlin vollzogen, wohl am 13. Juli.

Man sieht an dem Beispiel: Wahn oder Wirklichkeit – eine Frage der Perspektive.

Zur Darstellung der eigentümlichen Perspektivität des Wahns (siehe BLANKENBURG 1991 b) bietet sich das filmische Medium an. In der ersten Hälfte des Films *Wahnsinnig verliebt* (2002) erzählt die Regisseurin Laetitia Colombani die Liebesgeschichte zwischen zwei Nachbarn aus den Augen der Kunststudentin Angélique. Ihr entgeht keines der Zeichen und Gesten des Mannes, der nebenan wohnt. An der Liebe dieses Arztes ist kein Zweifel, bis er seine schwangere Freundin vor ihren Augen umarmt. Der zweite Teil des Films ist allein aus der Perspektive des Kardiologen gedreht, dessen Partnerin, durch die anonym an seine Adresse gesandten Geschenke und die Nachrichten einer Unbekannten misstrauisch gemacht, immer mehr von der Untreue ihres Mannes überzeugt ist und die schließlich von der »liebestollen« Angélique mit dem Wagen angefahren wird. Sieht man von der blutrünstigen Dramatisierung des Liebeswahns ab, zeigt der Film gut die verzerrte und eingeengte Perspektive des Wahnkranken, dessen Makrozoom nichts entgeht, was andere als Nebensächlichkeit oder als Zufall abtun würden. Nummernschilder parkender Fahrzeuge beispielsweise treten ja meist nicht über die Schwelle unserer bewussten Wahrnehmung.

Zurück zu unserer Patientin: Was ist die Perspektive der Behandler, die ausgerechnet mit einem Elektrosmart als Dienstwagen unterwegs sind, dessen Cremeweiß von grellgrünen Streifen unterbrochen wird – ein Zeichen des grünen Gewissens der Universitätsklinik, nicht mehr?

Pragmatisch stellen sich beim Hausbesuch in der Akutsituation Fragen wie: Sind weitere wahnbedingte Fehlhandlungen zu befürchten, indem sich die Dame womöglich wieder einem fahrenden Wagen in den Weg stellt, weil sie ihren Bräutigam darin vermutet? Zugegeben, wir hätten die zerbrechlich wirkende Frau lieber im Schutz der Station als am Straßenrand gesehen. Dennoch war klar: In Erwartung ihres Bräutigams würde sie sich jetzt nicht auf eine stationäre Behandlung einlassen. Veranlasst man aber bei akuter Eigen- oder Fremdgefährdung eine Einweisung, so kann eine Zwangsbehandlung mit richterlichem Beschluss den Rest an Vertrauen, den sie uns entgegenbrachte, so erschüttern, dass sie jede Behandlung beendet. Lässt sie sich über das Wochenende wenigstens auf ein Medikament ein, das in solchen Fällen die innere Anspannung reduzieren und beruhigend wirken kann? Kann man sich mit ihr für Anfang der Woche auf einen Termin verständigen?

Daneben melden sich diagnostische Fragen: Eine Aufnahme im Krankenhaus könnte man mit Untersuchungen verbinden, um eine mögliche organische Ursache des Wahns auszuschließen. Wenn es in der Vorgeschichte keine Hinweise auf längere Phasen von Hochstimmung und andere maniforme Symptome gibt – Letzteres würde für einen Liebeswahn im Rahmen einer affektiven oder schizoaffektiven Psychose sprechen –, könnte es sich um eine paranoide Schizophrenie handeln. Abgesehen von fraglichen Antwortlatenzen zeigte die Patientin beim Hausbesuch aber keine formalen Auffälligkeiten im Denken, das völlig geordnet, wenn auch fixiert auf das Wahnthema schien. Die Fehlhandlungen im Verkehr sind Hinweise auf illusionäre Verkennungen des Wagenführers als ihres früheren Chefs – solche Personenverkennungen kommen bei schizophrenen Patienten durchaus vor und jeder Mensch kennt sie. Erlebt sie sich mit dem gewähnten Liebhaber in gedanklicher Verbindung (Ich-Störungen) oder hört sie womöglich in der Wohnung wie auf der Straße seine sonore, teils betörende Stimme (akustische Halluzinationen)? Sollte es neben dem Liebeswahn keine Hinweise auf solche weiteren psychotischen Symptome geben, liegt der Verdacht auf eine »reine Wahnstörung« (klassische Paranoia) nahe, was prognostisch als eher ungünstig gilt. Medikamentös würde man versuchen, diesem seit Monaten anhaltenden Wahn mit Neuroleptika zu begegnen.

Aber was, wenn diese erst in einigen Wochen wirken? Was bleibt dieser völlig vereinsamt lebenden, mittlerweile arbeits- und mittellosen Patientin mit ihren Mietschulden, der gekündigten Wohnung, wo bleibt sie mit ihren enttäuschten Hoffnungen auf die Ehe mit einem intelligenten, reifen und begüterten Mann, der sie seit vielen Wochen auf jede erdenkliche Weise umwirbt und begehrt? Jetzt wartet sie auf den Umzugswagen und den Mann ihres Lebens – bei Remission des Wahns aber warten womöglich Depression, Verzweiflung oder auch tiefe Gefühle von Scham auf sie, wenn sie realisiert, wie sie diesem Mann über Monate nachgestellt, ja ihn belagert und sich selbst vor früheren Kollegen und Nachbarn »unmöglich« gemacht hat. Bleibt die Patientin mit all dem allein, wird sie mit großer Wahrscheinlichkeit eine antipsychotische Medikation, die ihre Wirksamkeit entfaltet, wieder absetzen. Sie wird lieber wieder in ihrem Wahn leben als sich damit auseinanderzusetzen, was ihr fehlt und dass sie psychotisch war.

Was der Liebeswahn mit seiner therapeutischen Behandlung gemeinsam hat: Es ist alles eine Frage der Beziehung. Der geschilderte Fall vom Chef als heimlichem Liebhaber, der sich in Andeutungen ergeht, gehört zu den typischen »Wahnfabeln« beim Liebeswahn. Wahnfabeln sind immer Beziehungsgeschichten. Ein Liebeswahn ist Ausdruck des verzweifelten

Wunsches nach Beziehung. Was der Behandler seinerseits anzubieten hat, ist: nichts als Beziehung!

Dabei kann sich die therapeutische Begegnung wahnbedingt sehr unterschiedlich gestalten: Paranoide Patientinnen und Patienten werden ihrem Behandler zumeist mit mehr oder weniger Misstrauen begegnen, er kann aber auch als »Retter« idealisiert und als »Kuppler« verkannt werden, der ihn mit dem Wahngeliebten zusammenbringen werde. Es kann ebenfalls der Verdacht aufkeimen, dass der Therapeut mit den Widersachern »unter einer Decke steckt«, dass der doch längst wie alle anderen »weiß«, was da wirklich für ein Spiel getrieben wird; auf der Station kann das Behandlungspersonal eine Spaltung erfahren in Personen, mit denen sich der Betroffene verbunden erlebt, und solche, die er als »feindlich« gesinnt wahrnimmt: Der Arzt macht der Patientin schöne Augen, vermittelt ihr sein geheimes Einverständnis; die Stationspsychologin dagegen neidet ihr das und intrigiert, wo sie nur kann ...

In den ersten Kontakten mit betroffenen Personen wird es wichtig sein, den wahnhaften Beziehungsgeschichten Gehör zu schenken und dahinter die innere Not und Bedrängnis, aber gegebenenfalls auch das Befriedigende im Wahn wahrzunehmen. Beizeiten wird man sich in der Behandlung für die Geschichte der sogenannten Objektbeziehungen der Patienten interessieren, also für Beziehungsgeschichten im Sinne früher Beziehungserfahrungen, aber auch für deren innerpsychischen Niederschlag, für die Weise, wie der Patient Beziehungen in seinem Leben gestaltet oder vermieden hat – und das nicht nur unmittelbar vor der akuten Psychose und in ihr. In der Behandlung liegt das Augenmerk auch darauf, wie sich im Verlauf das Beziehungsgeschehen zwischen Patient und Therapeut entwickelt und darstellt. Das therapeutische Beziehungsangebot kann auch »wahnhaft« beantwortet bzw. interpretiert werden.

Steht nicht zu befürchten, dass der Liebeswahn sich mit der Person des Behandlers wiederholt und die Patientin einen Liebeswahn in Bezug auf ihren männlichen Therapeuten entwickelt oder wähnt, die Therapeutin gehöre zu den neiderfüllten Widersacherinnen und wolle ihr den Geliebten nur abspenstig machen? Wenn man die Entwicklung einer solchen Übertragungspsychose rechtzeitig realisiert und anspricht, bietet das eine Chance zur Bearbeitung des psychotischen Beziehungsmusters und seiner Hintergründe. In einer solchen psychotischen Krise per se einen therapeutischen Kunstfehler zu argwöhnen, ist ebenso verfehlt, wie sie zu einer notwendigen Durchgangsphase der Psychosenpsychotherapie zu erklären. In jedem Fall handelt es sich um eine mögliche Bruchstelle, und zwar eine, die dem Aufbau einer neuen Form von Beziehung dienen kann.

Beziehungsideen

Um Beziehungen geht es auch im Kernsyndrom der Patientin im vorherigen Kapitel: Die mit Rotstift versehenen Anmerkungen des Chefs auf der Tischvorlage, die sie als Mitarbeiterin erstellt hat, waren keine kritischen Korrekturen, vielmehr gab der Chef damit seiner Leidenschaft ihr gegenüber Ausdruck; an einem anderen Tag habe er seine Krawatte auch noch farblich auf ihren Rock abgestimmt, den sie seit dem Vortag trug. Als der Chef auf dem Weg zum Gericht sagte, er hoffe nur, dass er schnell im Verkehr durchkomme, zauberte das eine verlegene Röte auf die Wangen der Patientin. In der Psychopathologie spricht man hier sehr passend von »Beziehungsideen«. Beim Beziehungswahn stellen sich überall Beziehungen her zwischen dem, was um den Wahnkranken herum passiert, was er zum Beispiel an Worten »aufschnappt«, was er beobachtet und was er sonst als untrügliche Zeichen versteht. Im Beziehungserleben wird ein Detail aus der Umgebung, also aus dem Feld der Wahrnehmung, als auf die eigene Person selbst bezogen erfahren. Das psychotische Erleben hakt bei etwas in der Wirklichkeit ein und bewirkt zugleich, dass man dadurch der Wirklichkeit der anderen entrückt und entfremdet wird.

»Die pychotischen Inhalte treffen in den gesetzten Beziehungen den wesentlichen Aspekt des Wirklichen: seine Beziehungshaftigkeit« (TAMM 1968, S. 113), und sie relativieren die neuzeitliche Subjekt-Objekt-Trennung und fordern eine relationale Sicht.

Aber ist die Beziehung zwischen Krawatte und Rock, die sich in der gleichen Farbe geltend macht, nicht eine allenfalls fragwürdige Relation unter Dingen, unvergleichbar mit einer wirklich menschlichen Beziehung? Nun, die Krawatte als längenverstellbares Attribut des gepflegten Mannes erweist sich hier womöglich als »Zeigzeug« (Heidegger) und »Phallussymbol« (Freud), das seine Zugehörigkeit zum Rock-Schoß der Frau bezeugt. Im Affekt kann alles zum Zeichen der Liebe werden. Schon in der normalen Verliebtheit, schreibt der Psychiater Karl Birnbaum (1878–1950), kann es zu »eine[r] ganze[n] Anzahl hart ans Pathologische grenzender Begleiterscheinungen [kommen], speziell auch wahnhaft gefärbter [...]: wahnhafte Mißdeutungen indifferenter Vorgänge, Eigenbeziehungen, Erinnerungsfälschungen« (BIRNBAUM 1915, S. 45).

Von Clemens Neisser (1861–1940; NEISSER 1894) stammt der Begriff der »krankhaften Eigenbeziehung«. Damit ist gemeint, dass zum Beispiel im Beziehungserleben alles als auf die eigene Person bezogen, als um sie zentriert erlebt wird. Gerd Huber und Gisela Gross (1977) nehmen den »Subjektzentrismus« als eine Basisstörung der Schizophrenie an (nach

KLOSTERKÖTTER 1992, S. 162). Aber der oft für den Schizophrenen behauptete Narzissmus bzw. Autismus zeigt inmitten aller Eigenbeziehungen eine Bezogenheit auf den anderen, hier auf den Geliebten oder – wie wir beim Verfolgungswahn sehen werden – auf den Widersacher als »verfolgenden Wahnpartner« (KISKER 1970, S. 56).

Vertieft man sich in solche Symptome, so zeigt sich oft, dass Wahnkranke über Beziehungsideen einerseits Beziehungen herstellen (etwa zum Wahngeliebten) und sie zugleich auf der Ebene der »Realbeziehungen« zerstören oder diese vermeiden, indem sich die Kranken immer weiter zurückziehen und isolieren. Psychotische Symptome dienen auch der Regulation von Beziehung, von Nähe und Distanz. Einzelne psychotische Symptome bis hin zu komplexen Wahnsyndromen lassen sich als Beziehungsphänomene auffassen. Wahn wird deshalb im vorliegenden Buch am Leitfaden der Beziehung entwickelt.

Dem – wenn man so will – »Leid-Faden« der Beziehung kann man auch fremdanamnestisch nachgehen: Vorboten einer psychotischen Erkrankung können sich lange vor der Wahnbildung im Miteinander zeigen. Das Prodrom einer sich anbahnenden schizophrenen Psychose lässt sich erfragen, indem man Angehörige und Freunde nach Momenten erster Irritation fragt, die »ein Moment der Unsicherheit in die Beziehung zum Präpatienten« brachten. Es sind »erste Beziehungsstörungen«, die »das Verhältnis des Präpatienten zum Laien modifizieren« (GLATZEL 1976, S. 363) können – und umgekehrt. Das betrifft in besonderer Weise beginnende wahnbildende Erkrankungen.

Von der interaktionalen zur progressiven Psychopathologie

Klassisch psychiatrisch beginnt der diagnostische Prozess mit dem psychopathologischen Befund. Ohne das Herstellen einer gewissen Vertrauensbasis wird man schwer eruieren können, welche verschiedenen Symptome oder Syndrome beispielsweise in einen Liebeswahn eingehen: Sind es nur Beziehungsideen oder kommt es auch zur Übertragung von Gedanken, zum Riechen des Aftershave des Geliebten oder zum Hören seiner Stimme? Der psychopathologische Befund wird nicht einfach am Patienten objektiv gefunden, sondern vom Diagnostiker mit konstituiert, ja »konstruiert« (KÜCHENHOFF 2012, S. 10). Differenzialdiagnostisch wichtige Fragen nach Einzelsymptomen zeichnen einen Horizont vor, in den sich das psychotische Erleben des Patienten einschreiben soll. Nachfragen diktieren also in gewisser Weise das Erfragte. So kann etwa die Frage, wie lang die

Patientin denn den »Mann ihres Lebens« schon kenne, Wahnerinnerungen provozieren (schon als sie 15 Jahre gewesen sei, habe ihr der Mann, der später ihr Chef wurde, im Bus einen unverhohlenen Blick zugeworfen).
So ist der Diensthabende in der Klinik nicht nur Zuhörer einer Wahnerzählung, er ist an der Art, ob und wie der Wahn erzählt wird, wie er sich gestaltet, aktiv mitbeteiligt: durch die Art der Zuwendung oder Distanz, die Weise des Zuhörens, des Nachhakens, das Abfragen von diagnostischen Kriterien nach ICD-10, das Konfrontieren des Erlebens mit dem, was man »gesunden Menschenverstand« nennt. Wahn ist also kein Symptom oder Syndrom, das sich einfach deskriptiv feststellen lässt, keiner der »Einzeltatbestände des Seelischen« (Jaspers 1973, S. 45).
Nicht nur die geschilderten psychotischen Symptome und deren Auftreten, auch das psychotische Erleben selbst kann vom Gegenüber mitbestimmt und eingefärbt sein. So hat Kahlbaum 1863 einen Patienten beschrieben, der sich zuweilen als Leichnam fühlte. Der Psychiater konnte aber bei diesem Fall von nihilistischem Wahn beobachten, dass das Symptom nur in Gegenwart bestimmter Personen auftrat (siehe Scharfetter 2012, S. 27, 164). Es kann also sein, dass zum Beispiel die Lebendigkeit, die wir Helfenden mehr oder weniger ausstrahlen, bewirkt, dass der andere sich als tot er*lebt*. Phänomene wie diese machen deutlich, wohin die Forderung einer interaktionalen Psychopathologie geht. Sie stellt die Frage: »Wieweit [wird] die Erscheinungsweise der Einzelaspekte dieser [diagnostischen] Merkmale von der Gegenwart der Interaktionspartner und ihrer besonderen Beziehung zu dem Kranken mitbestimmt [...]« (Glatzel 1976, S. 362)? Symptome wie Wahn, Halluzination, Ich-Störungen und Beziehungserleben können auf ihre Beziehungsqualität hin untersucht werden. Interaktionale Psychopathologie ist »Psychopathologie der Beziehung« (Glatzel 1977, S. 132), einer Beziehung, die der Behandler mitgestaltet, in die er dialogisch involviert, von der er tangiert und betroffen ist.
Dies hat nicht nur Konsequenzen für die Auffassung des diagnostischen Prozesses und dessen Gestaltung, sondern auch für die Therapie. Aus der Erfahrung, dass und wie sich psychopathologische Symptome während der Behandlung verändern, hat Gaetano Benedetti das Konzept der »progressiven Psychopathologie« entwickelt. Wenn Wahninhalte und Wahnformen sich in der therapeutischen Beziehung wandeln, dann kann man daraus ableiten, dass das Symptom nicht mehr nur Teil der autistisch abgeschotteten Welt des Kranken ist, sondern potenziell zum Mittel und Medium der Kommunikation mit dem Therapeuten wird, es sich also um *»kommunikative Psychopathologie«* handelt (Benedetti 1998b, S. 51). Das Symptom wird vom reinen Krankheitszeichen zum Moment therapeutischen Wandels.

Ähnlich wie Sigmund Freud 1914 in der Behandlung von Neurosen die Beobachtung machte, dass Symptome während der Psychoanalyse entsprechend der Beziehung zum Therapeuten Übertragungsbedeutung annehmen, sodass sich eine »Übertragungsneurose« als »artefizielle Krankheit« (FREUD 1946a, S. 135) entwickelt, so spricht Benedetti analog zu dieser neurotischen »Neuauflage« (FREUD 1944b, S. 462) bei der Psychosentherapie von einer »*progressive[n] Psychopathologie*, die in der Psychotherapie zu einer Neuausgabe der Psychose« werde (BENEDETTI 1998b, S. 10). Wahnsymptome stellen sich, »progressiv« gewendet, als Form und Gestaltung in der dialogischen Beziehung dar (siehe MOLDZIO 2004, S. 191). So spricht Benedetti von einer »*progressiven Wahnidee* [...], die im Verlaufe der Psychotherapie als Trägerin der Beziehungsdynamik entsteht«, wobei aus dem Psychotischen heraus Dualität gestiftet werde (BENEDETTI 1998b, S. 71).
Nach diesem Ausblick in die therapeutische Relevanz einer dialogisch verstandenen Psychopathologie zurück zur diagnostischen Fragestellung: Wenn es sich bei Wahnerkrankungen um Beziehungsstörungen handelt, kommt der Beobachtung der Interaktion und dessen, was der andere in einem selbst auslöst an Gefühlen, Fantasien, Impulsen und Gedanken, eine diagnostische Bedeutung zu. Der »teilnehmende« Psychopathologe achtet auf Besonderheiten im Kontakt, er spürt zum Beispiel dem Gefühl eigenen »Befremdens« nach, das uns im Kontakt mit psychotischen Patienten beschleichen kann (GLATZEL 1981, S. 151).

Praecoxgefühl

Henricus C. Rümke (1893–1967) hat für die schwierige Diagnose symptomarmer Psychosen, die nicht oder noch nicht typische Produktivsymptome wie Wahn, Halluzination, Ich-Störungen oder formale Auffälligkeiten im Denken zeigen, sich selbst zum Diagnostikum gemacht. Es ist die Art der »Resonanz«, über die der »Untersucher in den diagnostischen Akt mit einbe[zogen]« ist (WINKLER 1967, S. 64; siehe auch WINKLER 1971, S. 113), also das, was die Psychoanalyse »Gegenübertragung« nennt.
Rümke spricht vom »Praecoxgefühl« (RÜMKE 1958, S. 50) als einer Anmutung, die sich oft bei Menschen mit einer schizophrenen Erkrankung einstelle – und das womöglich, bevor das erste Wort gewechselt wird, als »Innewerden eines ›krankhaft verzerrten Anders-Seins‹« (FELDMANN/SCHMIDT-DEGENHARD 1997, S. 227).
Die Kontaktstörung ist aber nicht nur ein Befund des Patienten, sie kann leicht auf den Behandler übergreifen und ihn seinerseits in seiner Bezie-

hungsfähigkeit dem Patienten gegenüber einschränken. Auf diesen Aspekt des Praecoxerlebnisses als einen unbewussten Widerstand und als Abwehr aufseiten des Behandlers hat Walter Th. Winkler hingewiesen. Wenn dieser im Praecoxerlebnis eine »tiefe Kluft« zum Patienten spürt, ist die Kontaktstörung des Patienten eine, die sich dem Therapeuten dergestalt mit-teilen kann. Der sogenannte schizophrene Autismus zeigt sich dann als »Produkt wechselseitiger, primär unbewußter Interaktionen« (Winkler 1967, S. 65). Der Vorhang schizophrener Kälte (Blankenburg 1965, S. 286), wie das Praecoxerlebnis auch umschrieben wurde, droht den Behandler selbst zu umfangen. Man erlebt den anderen wie abgeschnitten, als »unnahbar fern und unerreichbar« (Moldzio 2004, S. 78) und bleibt seinerseits dem Patienten gegenüber »instinktiv« auf Abstand. Die bei Schizophrenen oft reduzierte affektive Schwingungsfähigkeit kann sich dann in einem »typisch schizophrenen induzierten Empathiedefekt des Zuhörers« (ebd.) verdoppeln. Diese Gefahr eines Empathiedefekts besteht vor allem in der Begleitung von symptom- und affektarmen Verläufen der Schizophrenie (Schizophrenia simplex), aber auch bei chronifizierten Verläufen paranoider Formen, wenn Betroffene in stereotyper Weise seit Jahren an ihrem Restwahn festhalten.

Wenn dagegen die sogenannte Wahnarbeit aktiv ist, wenn also Wahnthemen variiert werden und spürbar affektiv besetzt sind, Aktuelles in den Wahn einbezogen wird, dann zeigt sich darin zumindest ein Interesse des Erkrankten an dem, was um ihn herum passiert. Ein solches Interesse kann auch das *inter esse* (lateinisch = Da-zwischen-Sein) in der Behandlung bestimmen. Der Wahn kann den Therapeuten engagieren – so wie man von dem Engagement eines Schauspielers an einem Theater spricht: Wenn Worte, Gesten und berufliche Funktion des Behandlers in den Wahn einbezogen werden, ist er nicht mehr nur ein von außen diagnostizierender oder auch teilnehmender Psychopathologe, sondern er findet sich als Teil des Wahns wieder, ist Teil des Personals der Wahnfabel geworden, was uns psychiatrisch Tätige in der Regel nicht kalt und gleichgültig lässt.

Das Interesse am Wahn

Der Wahn hat etwas Ergreifendes. Die Patientin, die am Straßenrand auf ihren Bräutigam wartet, der von Angst gehetzte junge Mann, der sich überall verfolgt und bespitzelt wähnt, die alte Dame, die mit Teflonpfannen im Bett ihren Unterleib vor den penetrierenden Strahlen des Nachbarn unter ihr zu schützen versucht – sie machen etwas mit dem teilnehmenden Psychopathologen, wenn er Anteil nimmt. Und sie alle wecken unterschiedliche

Gefühle, Assoziationen, Impulse, zum Beispiel den Betreffenden zu schützen, abzuschirmen oder ihm die Wunscherfüllung im Wahn zu gönnen. Man wird dem angespannten Maniker mit seinem Größenwahn, seinem intelligenten Sprachwitz und seiner direkten Art, mit der er einen getroffen hat, anders begegnen als dem unnahbar wirkenden, eine eigene Würde ausstrahlenden schizophrenen Erlöser auf der geschlossenen Station. Hier wird man »durch das wahnhafte Erleben unmittelbar angesprochen [...] und [kann] jenes Numinose des Schizophrenen stets während des Gespräches« verspüren (Glatzel 1970, S. 329). All das kann einen berühren, verwirren, anziehen, abstoßen und färbt das vielschichtige Interesse am Wahn ein.

Der Wahn gilt als eines der faszinierendsten menschlichen Phänomene der Psychiatrie. Die verschiedenen Wahnformen thematisieren Grundthemen und Grundfragen des Menschen und der Gemeinschaft: Abstammungswahn, Beeinträchtigungswahn, Eifersuchtswahn, Erfinderwahn, Plagiatswahn, hypochondrischer Wahn, Liebeswahn, politischer Wahn, religiöser Wahn, Schuldwahn, Verfolgungswahn, Weltuntergangswahn. Anhand dieser Wahnthemen machen Vertreter der anthropologischen Psychiatrie das Menschliche, Allzumenschliche des Wahns geltend. Allerdings ist der Wahn ein Syndrom, das die Erkrankten oft faktisch gerade von der menschlichen Gemeinschaft und vom Common Sense trennt (sozialer Rückzug, Stigmatisierung, aber auch die Distanzierung der Mitmenschen). In akuten Psychosen kann die sogenannte Realität immer mehr durch eine psychotische Eigen- oder Parallelwelt ersetzt werden. Die als gemeinsam unterstellte Realität infrage zu stellen unterminiert diese aber auch, was stark irritierend sein kann.

Der Wahn gehört – wie die Halluzinationen – zu den »produktiven« Symptomen der schizophrenen Psychose. Der Wahn ist also ein Ausdruck dieser Produktivität. Er imponiert als Akt der Schöpfung zum Beispiel nach einem psychotischen Weltuntergangserlebnis und kann faszinierend auf uns wirken. Die darin beschlossene erkenntnistheoretische Problematik – was ist real, was ist »wirklich«? – führt uns zum interdisziplinären Interesse am Wahn. Rainer Tölle bemerkt einleitend in seiner Monografie über den Wahn, dass das paranoide Syndrom »literarische, philosophische, theologische, historische und politische Aspekte« habe (Tölle 2008, S. V). Darüber hinaus bietet die Paranoia aber die Möglichkeit einer para-disziplinären Entgrenzung üblicher »Fächer« wie Psychiatrie, Philosophie, Theologie, Kulturgeschichte und Technik – doch das wäre ein gesondertes Projekt, dem man den Arbeitstitel »Kulturen des Wahns« geben könnte. Darin wäre der Wahn kein »Gegenstand«, der aus verschiedenen einzelwissenschaftlichen Perspektiven behandelt wird, sondern ein »Knotenpunkt«, in dem sich eben »verschiedene Diskurse verknoten« (Unterthurner/Kadi 2012, S. 7).

Gesetzt, dass es sich beim Wahn um einen solchen Knotenpunkt handelt, kann man sich fragen, was aus den Diskursen, der Trennung in Fächer und Disziplinen würde, wenn man diesen Knoten lösen würde. Vielleicht ist das der Grund dafür, dass das Wahnproblem, wie Walter von Baeyer sagt, »im Prinzip ungelöst« (VON BAEYER 1979, S. 1) ist. Ungelöst ist schon die Definition des Wahns.

Umgrenzung des Wahns – Definitionsversuche

In seiner *Allgemeinen Psychopathologie* (1913/1973) hat Karl JASPERS (1883–1969) drei Kriterien des Wahns benannt:

1. subjektive Gewissheit,
2. Unkorrigierbarkeit durch Erfahrungen oder zwingende logische Argumente,
3. Unmöglichkeit des Inhalts.

Diese Definition des Wahns gilt als ebenso klassisch wie umstritten. Das beginnt beim dritten Punkt: Man bezeichnet als nicht »bizarr« all jene Wahninhalte, die auch im sogenannten wirklichen Leben vorkommen können, beispielsweise üble Nachrede, Bespitzelung, Intrige, Verfolgung (Verfolgungswahn), Verarmung, Krankheit, Schuld (typische Wahnthemen bei schwerer Depression), Liebe (Liebeswahn) und Untreue (Eifersuchtswahn). Die in Klammern gesetzten Wahninhalte sind also ihrem Inhalt nach gerade nicht unmöglich. »Der Paranoide berichtet Wahrnehmungen und Begebenheiten, die keineswegs von vornherein als unmöglich oder als gänzlich unwahrscheinlich bezeichnet werden müßten« (GLATZEL 1981, S. 148). Aber mehr noch: Der Inhalt eines Wahns kann nicht nur möglich, sondern sogar von der Wirklichkeit gedeckt sein. Man kann einen Eifersuchtswahn auch dann als solchen diagnostizieren, wenn der Partner des Betroffenen wirklich einen »Seitensprung« gemacht hat.

Was Überzeugungen ideologischer, weltanschaulicher, metaphysischer oder religiöser Art betrifft, wie sollte der Psychopathologe über deren Möglichkeit oder Unmöglichkeit befinden? Gerade aus transkultureller Sicht erweist sich das dritte Wahnkriterium für die vergleichende Psychiatrie im Allgemeinen wie für die Psychopathologie von Patienten mit Migrationshintergrund im Besonderen als nicht tragfähig – in fremden Kulturen verbreitete Glaubens- und Überzeugungssysteme könnten allzu schnell unter Wahnverdacht geraten.

Wenn wir von »Überzeugungen« sprechen, meinen wir sowohl das, was mit Überzeugung vertreten wird – also den Inhalt –, als auch den Grad an Überzeugung (erster Punkt oben). Im Wort »Überzeugung« steckt aber auch schon der potenzielle Bezug auf den anderen, den man gegebenenfalls von der eigenen Überzeugung eben überzeugen will, womit sich umgekehrt die Frage verbindet, ob der Betroffene die Sichtweise des anderen wiederum auf sich wirken lassen kann (zweiter Punkt). Die Wahndefinition von Jaspers trennt dagegen den Inhalt (dritter Punkt) von der Gewissheit (erster Punkt) und der Frage der Unkorrigierbarkeit (zweiter Punkt).

Dabei scheint mir das Kriterium der Un-/Korrigierbarkeit bereits den von Jaspers gesetzten Rahmen einer von außen beobachtenden, deskriptiven Psychopathologie zu sprengen und einen interaktionalen Zugang zum Wahnproblem zu verlangen: Ist der Betreffende für die Sicht eines Dritten, für seine Argumente und den Zweifel, den er anmeldet, überhaupt noch erreichbar?

Kritisch wurde auch diskutiert, ob die Unkorrigierbarkeit nicht als bloße Folge des Gewissheitserlebens anzusehen ist. Nehmen wir den eingangs geschilderten Fall: Die junge Frau ist der tiefen Gefühle ihres früheren Chefs so absolut gewiss, dass die Liebe durch nichts angefochten wird, nicht einmal, wenn der Wahngeliebte sie völlig ignoriert. »Sie lieben also *den Wahn wie sich selbst*« (FREUD 1986, S. 110). Selbst wenn der Frau ein Platzverweis und Annäherungsverbot (in Deutschland nach § 27a Polizeigesetz) erteilt wird, weil sich der Inhaber der Kanzlei belästigt oder bedroht fühlt, wirkt eine solche Maßnahme nicht als korrigierende Erfahrung, sondern wird als Beweis für das Agieren der intriganten Gegenseite gewertet.

Bei Karl Jaspers kommen die drei Wahnkriterien wie diagnostische Letztheiten daher. Können sie aber nicht ihrerseits hinterfragt werden auf ihre Genese? Psychologisch fragt sich, woher kommen Gewissheit, Unkorrigierbarkeit und Inhalt, woher speisen sie sich dynamisch und vielleicht auch biografisch?

Im Rahmen einer frühen brieflichen Mitteilung zur paranoischen Form der Abwehr schreibt Freud: »In allen Fällen wird die *Wahnidee* gehalten mit derselben Energie, mit welcher eine andere, unerträglich peinliche Idee vom Ich abgewehrt wird. Sie lieben also *den Wahn wie sich selbst*. Das ist das Geheimnis« (FREUD 1986, S. 110). Wahngewissheit wird hier konzeptualisiert als Energie, mit der ein Inhalt, eine »Idee«, besetzt wird und mit der daran festgehalten wird – auch gegenüber anderen Personen (Unkorrigierbarkeit). Der Wahninhalt deckt und verdeckt eine andere untragbare, unerträgliche Vorstellung, die zu einer Art Implosion des Psychischen führen könnte.

Man könnte von der Notwendigkeit des Wahns für das Leben sprechen – wovon auch Otto Kant die Unkorrigierbarkeit herleitet (O. KANT 1927b, S. 643). In diese Richtung ließe sich der kryptisch wirkende Satz verstehen: Sie lieben also den Wahn wie sich selbst. Diese freudsche Variation des christlichen Gebots der Nächstenliebe lässt sich auch dahingehend lesen, dass der Wahn sich dem wirklichen Bezug zum Nächsten substituiert: Die Psychose ist eine Beziehungsstörung oder, wie es Freud früh nannte: eine narzisstische Neurose, bei der man nur noch um die eigene Person kreist.

Später geht Freud so weit, dass er in jedem Wahninhalt einen Teil (oft traumatischer) Realität vermutet. Aus diesem »Stück *historischer Wahrheit*« (Freud 1950, S. 54) rühre der »Glaube, den der Wahn findet« (ebd.), aus dem »Körnchen Wahrheit« speise sich das ihm »anhaftende Überzeugungsgefühl« (Freud 1941 **b**, S. 108). Das verbindet er therapeutisch mit der Forderung, dass man den Psychotiker nicht von der Unmöglichkeit des Inhalts überzeugen und den Widerspruch zur Realität aufzeigen solle, sondern unter der »Anerkennung des Wahrheitskern[s] [...] das Stück historischer Wahrheit von seinen Entstellungen und Anlehnungen an die reale Gegenwart zu befreien und es zurechtzurücken an die Stelle der Vergangenheit, der es zugehört« (Freud 1950, S. 55).

Im Folgenden soll das Kriterium der Gewissheit genauer betrachtet werden, und zwar im Hinblick auf seine philosophischen Hintergründe, seine paralogischen Abgründe, auf seine differenzialdiagnostischen und klinisch-therapeutischen Aspekte sowie im Zusammenhang von Gewissen und Gewissheit.

Das Kriterium »Gewissheit«

Es ist die besondere, die »unzweifelhafte Gewißheit« (Kraepelin, zitiert nach Schmitt 2011, S. 18), die »unvergleichliche subjektive Gewissheit« (Jaspers 1973, S. 80), die den Wahn auszeichnet, ja ihn vielleicht sogar »konstituiert« (Weinschenk 1955, S. 289), unvergleichlich nicht nur, was den Grad, sondern womöglich auch, was die Qualität des Erlebens von Gewissheit betrifft. Manche Autoren gehen davon aus, dass absolute Gewissheit nur dem Psychotiker zuteil wird. Um dennoch eine Vorstellung vom Grad der Wahngewissheit zu geben, hat man Beispiele bemüht, in denen üblicherweise Gewissheit gesucht oder auch methodisch hergestellt wird:

- »*Cogito, ergo sum*« (lateinisch = Ich denke, also bin ich): Gewissheit im Gründungsakt der Subjektphilosophie bei René Descartes (1596–1650).
- »Alle Menschen sind sterblich – Caius ist ein Mensch – also ist Caius sterblich«: Schlussformeln in der formalen Logik (sogenannte Syllogismen).
- 2 × 2 = 4: mathematische Gewissheiten, Ableitungen von Formeln.

Die Gewissheit ist etwas, was Wahnkranken geschieht, während Mathematiker, Logiker, Philosophen, Theologen und andere Wissenschaftler sich um dieses hohe Gut erst bemühen müssen.

Ein schizoaffektiver Patient, der seit jeher zerrissen ist zwischen unersättlicher Wissbegier und den Fragen nach den letzten Gründen sowohl der Atomphysik als auch der Metaphysik, berichtet, dass seine Psychosen immer mit einem diffusen Bedrohungsgefühl beginnen würden. Aber während der Psychose passe plötzlich alles, was er wahrnehme, zusammen und füge sich auch ein in frühere Erlebnisse, die dann zu seinen Wahnannahmen passten: »alles stimmt – zusammen«, es »ist so«, also diese Gewissheit, das sei schon ein »tolles Gefühl«, dass es keinen Zweifel mehr gebe; er sei dann überhaupt »voll mit allen Sinnen« – aber das sei wohl der Filterstörung geschuldet –, und dann bastele er eben an immer mehr »Erklärungen« – dem, was man seit Karl Jaspers als »Erklärungswahn« bezeichnet, der das Gewissheitsgefühl rational abstützt.

Mit dem Kriterium der Gewissheit steht der Bezug von Gewissheit und Wissen infrage, denn der Wahnkranke »weiß primär« (Gruhle, zitiert nach SCHMITT 2011, S. 22), er weiß sich in der »Sicherheit des Wissens« (SCHARFETTER 2012, S. 90).

Umgekehrt stellt sich aber auch die Frage nach der Wahnhaftigkeit einer Wissenschaft, wann immer sie absolute Gewissheit sucht bzw. proklamiert – auch in der psychiatrischen Forschung, wenn sie Gewissheit beansprucht über das, was der Wahn und wann etwas ein Wahn sei und wann nicht. Womöglich trägt das »Wissen um den Wahn selbst wahnhafte Züge« (KUPKE 2012, S. 107). Pointiert spitzt das Christian Scharfetter zur Frage zu: »Wähnen wir zu wissen, was Wahn sei, was nicht?« (SCHARFETTER 2003, S. 15).

Kurioserweise findet man in der deutschen Version des DSM-5 als Definition des Wahns: »Der *Wahn* beschreibt eine feste Überzeugung, die trotz gegenteiliger Evidenz nicht verändert werden kann« (APA 2015, S. 117). Nicht nur, dass das Kriterium der Wahngewissheit hier zur festen Überzeugung verwässert wird, nun beansprucht der Untersucher sogar »Evidenz« für das Gegenteil.

Geht die Rechnung mit der Gewissheit aber immer auf?

$$1 + 1 + 1 = 1$$

Hier haben wir es gleichsam mit der »höheren« Mathematik zu tun. Ich möchte dies als Formel verstehen für die theologische Lehre von der Trinität, also von der Einheit von Gott-Vater, Sohn und Heiligem Geist. Mathematisch ist das Ergebnis nicht einsichtig, für Gläubige kann die Dreieinigkeit mit Gewissheit erfahren sein. Die Dreifaltigkeit ist Gegenstand des katholischen Glaubens und spiritueller Erfahrung. Im späteren Kapitel »Wahn und Religion« findet sich der Ort für eine eingehende Aus-einander-setzung mit der Theologie (Glaubensgewissheit, Heilsgewissheit) und der Gewissheit im religiösen Wahn, einer Gewissheit, die derjenigen der mathematischen

Gewissheit in nichts nachsteht. So schildert ein Landwirt, dass er »beim Holzfahren plötzlich den ›klaren und logischen Gedanken‹ gehabt [habe], und zwar so sicher, wie 2×7=14 sei, daß er nach seinem Tode Gottes Nachfolger sein werde und dann als alleiniger Gott herrsche« (FELDMANN 1988, S. 15). Fast scheint es, als würden sich bei dieser Rechnung die sieben Tage der Schöpfungsgeschichte wiederholen, wenn Gottes Nachfolger an dessen Stelle tritt.

Auch viele Denker sind von dem Wunsch nach Gewissheit getrieben. Gerade in der philosophischen Richtung, bei der die anthropologische Psychiatrie Anleihen suchte – der Phänomenologie von Edmund Husserl (1859–1938) und dem Begründer dieser Forschungsrichtung Franz Brentano (1838–1917), – spielt die Gewissheit, die Evidenz, eine zentrale Rolle, sodass sich der Psychiater Hemmo Müller-Suur der Hoffnung hingab, dass »der *Streit der Philosophen um die absolute und die relative Evidenzauffassung* von der Analyse der Wahnevidenz aus einen nicht uninteressanten Aspekt« (MÜLLER-SUUR 1950, S. 50) aufnehmen könne. Meines Wissens wurde diese Anregung bisher nicht aufgenommen. Wenn man sie ernst nimmt, könnte das bedeuten, dass sich die Psychiatrie nicht nur interdisziplinär philosophischer Ansätze bedient, sondern dass die Philosophie selbst mit klinischen Phänomenen wie dem Wahn an ihren Rand und an den Rand ihrer Disziplin gebracht werden kann. An solchen Rändern bewegt sich immer wieder das vorliegende Buch. Halten wir an dieser Stelle fest, dass Gewissheit in einem Feld zwischen Denken, Glaube, Wissen und Wahn verhandelt wird, dass dabei aber auch die Grenzen zwischen Disziplinen (Philosophie, Theologie etc.) und dem Paranoiden zur Disposition stehen.

Wie verhalten sich die drei genannten Beispiele, die als Inbegriff von Gewissheit gelten, zum Paranoiden? Nehmen wir zunächst den Satz von Descartes: Interessanterweise ist die neuere psychiatrische Wahnforschung auf ihn und den egologischen Aussagentypus wieder zurückgekommen.

In seiner Monografie zum Wahn sucht Manfred Spitzer zu Wahnurteilen »strukturell identisch[e]« Phänomene beim Normalen. Gibt es Aussagen, bei denen »sich Gesunde ›absolut sicher‹ [erstes Wahnkriterium von Jaspers] sind, so daß sie sich durch keine denkbaren Argumente korrigieren [zweites Kriterium] lassen? – Wenn es solche Aussagen gibt, dann besitzen sie formale, genauer gesagt: *erkenntnistheoretische* Ähnlichkeit zu Wahnurteilen, hinsichtlich derer Wahnkranke gemäß der Jasperschen Wahnkriterien gewiß und unkorrigierbar sind« (SPITZER 1989, S. 86).

Ähnliche Gedanken finden sich schon bei Harald DELIUS (1974) und Johann GLATZEL (1977, S. 142 f.). Spitzer schreibt: »Es besteht also eine *epistemologisch-formale Analogie* zwischen der Aussage ›ich denke gerade‹ einer gesunden Person und der Aussage ›man ist hinter mir her‹ eines

Wahnkranken« (SPITZER 1989, S. 89, auch SPITZER 1988 b, S. 132). Das Denken, aber auch das Spüren von Empfindungen und Schmerzen sei dem denkenden bzw. dem empfindenden Ich so gewiss und unkorrigierbar wie dem Paranoiker, dass der hagere Typ im Lodenmantel sich an seine Fersen geheftet hat und die nächste Gelegenheit sucht, ihn zu liquidieren. Aussagen einer Person über ihre »mental states« sind nach Spitzer so unbezweifelbar und absolut gewiss wie der Wahn für den Wahnhaften (SPITZER 1988 b, S. 130 f.), nur beansprucht der Wahnhafte für Sachverhalte, die nicht in seinem Innenleben beschlossen liegen, die gleiche Gewissheit, wie wir sie für unsere jeweiligen mentalen Zustände haben.
Zu diesen Überlegungen Spitzers ist aber kritisch anzumerken:

1. Spätestens mit der Psychoanalyse sollte sich herumgesprochen haben, dass das Ego als supponierter Träger des Bewusstseins von den meisten seiner Empfindungen, Affekte und Prozesse so wenig weiß, dass man sagen kann: Nicht das Ich denkt, sondern Es (das Unbewusste). »F. v. Baader ging so weit, dem ›cogito ergo sum‹ Descartes', ein ›cogit*or* ergo sum‹ entgegenzuhalten« (BLANKENBURG 1988, S. 189): Ich werde gedacht, also bin ich. Für psychotische Phänomene kann man vereinfacht gesagt annehmen, dass Produkte des Unbewussten als von Dritten »gemacht«, eingegeben erlebt werden.

2. Der philosophische Satz »cogito ergo sum« entstammt selbst einer wahnhaften Idee: Schließlich arbeitet sich Descartes in seinem Denken an der letztlich psychotischen Idee des »Gemachten« ab (die Außenwelt ist womöglich gar nicht »materiell« da, sondern pures Traumbild, gemacht von einem betrügerischen Gott). Im Fortgang seiner Meditationen findet Descartes dann als (vermeintliches) Fundament der Gewissheit und des Wissens sein »cogito ergo sum«, mit dem er letztlich die Ausflucht aus dem »Psychotischen« sucht. Aber, so steht zu vermuten, die Idee des Gemachten verfolgt das Ego des *Cogito* und seine *Cogitationes*.

3. Auch die Gedanken selbst können als »gemacht« erlebt werden (der Satan hat mir den Gedanken eingegeben). Wie Wolfgang Blankenburg bereits kritisch einwendet, ist Spitzers Satz »Alle meine Gedanken sind meine Gedanken, sonst wären sie überhaupt nicht« ein Postulat, dessen lebendes Dementi der Schizophrene darstellt (BLANKENBURG 1988, S. 190). Spitzer selbst räumt ein, dass seine egologische Wahntheorie nicht zur Erklärung gemachter Empfindungen (zum Beispiel: Ich spüre, wie ein Infrarotapparat meine Eierstöcke versengt) und anderer sogenannter Ich-Störungen tauge. Man kann also sagen: Das »Ich denke, also bin ich« kann in der Psychose dekliniert werden zu einem: »Ich werde gedacht, also bin ich nicht mehr.«

Eine Patientin sagte, sie erlebe es so, dass »die Gedanken einen haben und nicht ich einen Gedanken habe«, wobei sie die Gedanken als von »Dämonen« oder bösen »Geistern« eingegeben erlebte. Die Gedankeneingebung als eine Form der Ich-Störung kann dazu führen, dass man sich zum bloßen Medium des Gedachtwerdens, zur untoten Hülle fremder Einflüsse und Gedanken gemacht erlebt. Auch im nihilistischen Wahn, schon verstorben zu sein, schließt das Denken nicht aus, dass man sich oder seiner Seele das Sein abspricht.

René Descartes selbst spekuliert über einen Gedanken, den man versucht sein kann, »paranoid« zu nennen – freilich nur, um sich des Gedankens zu entledigen. Versuchsweise, in einem Gedankenexperiment, fingiert er einen Gott, der täuscht, einen »deus« oder »genius malignus«, der sich einen Jux daraus machen könnte, den Erdlingen Vorstellungen und Inszenierungen zu geben, die unsereiner für die harte Realität hält. Zum paranoiden Syndrom gehört das Gefühl des Gemachten bis hin zur Erfahrung totaler Manipulation. Mit einem bestimmten Film kam etwas auf, was man Truman-Show-Syndrom nennen kann. Ein Patient erlebte sich in einer riesigen Inszenierung, ähnlich wie in dem Film *The Truman Show* (1998) von Peter Weir. Er hörte »Regieanweisungen« für andere, nach denen diese sich dann auch zu verhalten schienen, hörte eigene Anweisungen (imperative Stimmen), zu denen er sich aber konträr verhielt. Er entwickelte dafür einen technischen Erklärungswahn, dass er einen »Chip im Gehirn« habe, meinte auch, etwas im linken Ohr zu spüren. Schließlich wähnte er, dass die ganze Welt eine einzige Inszenierung sei und dass er – ähnlich dem Film *Matrix* – nur den Ausgang zur wahren Realität finden müsse.

Alain Juranville sieht ausgehend von Jacques Derrida im hyperbolischen Zweifel, für den Descartes' Denken steht, die »Hypothese des Wahnsinns« (Juranville 1990, S. 186). »Der Wahnsinnige kennt nur den betrügerischen anderen [den täuschenden Gott]; er vermag nicht an den Anderen [Gott als großen Anderen] zu glauben; er ist versunken in dem, was Lacan im Anschluß an Freud als *Unglauben* bezeichnet« (ebd.).

Damit haftet schon dem *cogito* bei Descartes etwas Wahnhaftes an. Deshalb muss sich Descartes auch der Wahnsinnigen so erwehren. Die erste Meditation fragt, was nicht zu bezweifeln sei:

> » vollends daß eben dies meine Hände, daß dieser gesamte Körper der meine ist, wie könnte man mir das abstreiten? Ich müsste mich denn mit ich weiß nicht welchen Wahnsinnigen vergleichen, deren Gehirn durch widrige Dünste infolge schwarzer Galle so geschwächt ist, daß sie hartnäckig behaupten, sie seien Könige, während sie bettelarm sind, oder in Purpur gekleidet, während sie nackt sind, oder sie hätten einen tönernen Kopf, oder

sie seien gar Kürbisse oder aus Glas; – aber das sind eben Wahnsinnige, und ich würde ebenso wie sie von Sinnen zu sein scheinen, wenn ich das, was von ihnen gilt, auf mich übertragen wollte « (DESCARTES 1965, S. 12).

Als Reverenz an Descartes bietet sich als Formel für die Paranoia an: »Ich werde verfolgt, also bin ich.« Die (psychologische) Ableitung des Satzes folgt später. Schizophrene können nicht nur ihre Gedanken, sondern auch die Bewegungen ihres Körpers marionettenhaft von einer Maschine gesteuert erleben. Dusan Hirjak hat einen Vergleich gezogen zwischen der cartesianischen Konzeption des Leibes und dessen Trennung von der Seele zu solchen Ich-Störungen und sieht eine »Analogie zwischen dem psychopathologischen Phänomen der pathologischen Objektivierung [in Gestalt der schizophrenen Beeinflussungsmaschine] und der cartesianischen Menschenmaschine« (HIRJAK 2012, S. 123).
Nach dieser psychotischen Inversion der Gründungsfigur abendländischer Gewissheit (ich denke, also bin ich) noch ein Blick zur Wendung, die der Syllogismus im Zeichen des Wahns nimmt. Folgende Schlussform nennt die mittelalterliche Scholastik den »modus barbara«:

Obersatz: Alle Menschen sind sterblich.
Untersatz: Caius ist ein Mensch.
Conclusio: Also ist Caius sterblich.

Der Schluss auf die Sterblichkeit im besonderen Fall ist nur gültig, wenn die beiden Prämissen richtig sind. Sollte Caius einem Größenwahn verfallen und sich als Gott erleben, weiß er sich gewiss gegen den Tod gefeit. Die besondere Gewissheit und Gültigkeit abgeleiteter Schlüsse sei erwähnt, weil die Wahnforschung den Syllogismen schon früh Beachtung geschenkt hat: Als besondere Form des (para-)logischen Schließens (VON DOMARUS 1923, S. 89) wurde die Wahnbildung seit Emil Kraepelin (»Störungen des Urteils und der Schlußbildung«, zitiert nach SIGMUND 1998, S. 390) über das Von-Domarus-Prinzip 1925 bis zur Neuropsychologie diskutiert und es wurden auch entsprechende Interventionstechniken daraus abgeleitet.
In Psychosen gibt es verschiedene Gewissheiten:

1. Gewissheiten, die ›erschlossen‹ werden. Das geschieht typischerweise nach einem Modus, den man als para-logisch bezeichnen kann, zum Beispiel (SPITZER 1989, S. 55; siehe auch MOLDZIO 2004, S. 87):

Napoleon war eingesperrt.
Ich bin eingesperrt.
Ergo: Ich bin Napoleon.

Im Unterschied zur als gültig angesehenen aristotelischen Logik wird nach dem Von-Domarus-Prinzip im Wahn von der Gleichheit der Prädikate auf die Gleichheit der Subjekte geschlossen.

2. Am Übergang vom irritierenden Beziehungserleben in einen mit Gewissheit verbundenen Wahngedanken:

> Alle sehen einen so sonderbar an – etwas ganz Besonderes steht bevor!

Hier wird das Beziehungserleben (alle Blicke gelten der eigenen Person) wahnhaft weiterverarbeitet (zum Beispiel ist etwas Geheimes im Gang, in das alle anderen außer mir eingeweiht sind).

3. Gewissheiten, die unseren Ansprüchen an Konsistenz, Logik und Wahrscheinlichkeit in keiner Weise genügen, denn es werden »auch absurde« (Müller-Suur 1950, S. 45) und sich widersprechende Wahninhalte als sicher behauptet.

4. Annahmen, die sich in der systematisierenden Wahnarbeit immer mehr zur Gewissheit verdichten. Dabei nimmt der »Gewißheitsgrad mit dem Einbau in ein unwidersprüchliches Beziehungssystem« zu (ebd., S. 47). Die zu Beginn einer Psychose auftretenden Wahnideen werden miteinander mehr oder weniger schlüssig verbunden; Bemerkungen von Passanten, die man aufschnappt, werden damit in Verbindung gebracht, Begebenheiten der Vergangenheit erschließen sich nun endlich in ihrer »wahren« Bedeutung.

Man kann eine in der »Wahnarbeit« (Freud) »erschaffene« Gewissheit von jener unterscheiden, die einem plötzlich zustößt. Typisch ist Letztere für den plötzlichen Wahneinfall (zum Beispiel zur Nachfolge des Bundespräsidenten bestimmt zu sein) und für die sogenannte Wahnwahrnehmung: Eine junge Frau sieht, dass eine rote Blüte am Boden liegt. Ihr ist mit einem Mal bewusst: Sie soll heute defloriert werden. Eine Wahnwahrnehmung ist klassischerweise so definiert, dass »ohne Anlass [...] eine abnorme Beziehung zwischen dem Wahrnehmungsinhalt und dessen Bedeutung gesetzt [wird]« (Müller-Suur 1950, S. 44).
Es wurde darüber spekuliert, dass die unmittelbare Gewissheit (im Beispiel die bevorstehende Entjungferung) in einer solchen Wahnwahrnehmung von der Wahrnehmungsgewissheit ausgehe, zum Beispiel wenn die roten Vorhänge am Fenster den unmittelbar bevorstehenden apokalyptischen Weltenbrand ankündigen: »Dadurch erstrecke sich der von Haus aus nur der Wahrnehmung zukommende Charakter der unmittelbaren Evidenz nunmehr auf die aus der Verschmelzung hervorgegangene Einheit, so daß auch die Idee des Weltunterganges unmittelbare Gewißheit erlange. Mit einem Schlage sei mit der Wahrnehmung auch die Gewißheit des Gedankens gegeben« (Schmidt 1940, S. 120). Eine solche Ableitung der Gewissheit aus der Wahrnehmung selbst scheint aber wenig plausibel und trägt jedenfalls zur Klärung des Rätsels des Gewissheitserlebens in allen anderen Formen des Wahnerlebens nichts bei.

Fast scheint es, als suche die Psychiatrie Gewissheit über das, was der Wahn ist, gerade in der Frage der Wahngewissheit, etwa wenn Hemmo Müller-Suur das Wesen des Wahns als in seiner »*abnormen Gewißheit* selbst faßbar« sieht (Müller-Suur 1950, S. 44). Das gilt auch für Johann Glatzel, wenn er sich in der psychiatrischen Diagnostik von fraglich psychotischen Patienten auf eine Evidenz beruft, die er für seinen intuitiven Spürsinn in Anspruch nimmt. Er spricht von einer »vorwissenschaftliche[n] Gewißheit, es mit einem Wahnkranken zu tun zu haben« (Glatzel 1977, S. 134). Den Wunsch nach Gewissheit teilt also offenbar so mancher Psychiater mit seinen Patienten. Von daher verwundert es nicht, dass gerade Psychiater mit philosophischem Hintergrund der Gewissheit des Psychotikers große Aufmerksamkeit geschenkt haben.

Man hat zum Beispiel schon 1927 versucht, aus dem Unterschied von erarbeiteter und erlittener Gewissheit (siehe Mundhenk 2007, S. 164) und den entsprechenden klinischen Phänomenen diagnostische Hinweise abzuleiten. Hier geht es um die Differenzialdiagnose zwischen dem reinen Paranoiker (alias: klassische Paranoia oder Wahnhafte Störung nach ICD-10) und dem Schizophrenen, der neben dem Wahn noch andere psychotische Symptome zeigt (etwa akustische Halluzinationen, Inkohärenz des Denkens, Ich-Störungen).

» Der Paranoiker beginnt als der Mißtrauische, sammelt mehr und mehr Belege für seine Ahnungen und bekommt so zuletzt sein System fertig, das nichts ins Schwanken bringen kann. Der Schizophrene ist von Anfang an sicher, daß er recht hat. Die Gewißheit gibt ihm das primäre Wahnerlebnis, und er hat nicht das Bedürfnis, ein festes System aufzubauen, um zu einer festeren Überzeugung zu gelangen. Er hat in einem Erlebnis erfahren, daß es so ist, und das ist ihm genug. Diese Gewißheit des primären Erlebnisses zersprengt gleichsam die gesammelten Erfahrungen eines ganzen Lebens « (Hedenberg 1927, S. 729).

Auch nach Hemmo Müller-Suur kommt in der Schizophrenie die Gewissheit über den Betroffenen, sei es in der Gestalt von Wahngedanken, Wahnwahrnehmungen oder dem Wahneinfall als einem »›Zu-Fall‹, einer erlittenen Evidenz«, wie Andrea Moldzio schreibt (Moldzio 2004, S. 101) – während bei der reinen Wahnstörung (»klassische Paranoia«, Wahnhafte Störung) die Gewissheit in einem typischerweise um sich greifenden, sehr konsistenten Wahnsystem errungen, ausgebaut wird: Das Wahnsystem dichtet sich gegen mögliche Einwände immer mehr ab. Dabei sollen die Keime einer solchen chronischen Wahnentwicklung oft Erlebnisse oder Gedanken sein, die anfangs nur mit »*relativer, mehr oder minder zwingender Gewißheit*« geglaubt würden, wobei der Grad an Gewissheit mit dem Aufbau des Wahns typischerweise zunimmt (Müller-Suur 1950, S. 45). Schematisierend heißt es: »Der schizophrene Wahn beginnt also mit einer erlebnismäßigen *Tatsache*: der paranoische Wahn [der Wahnhaften Störung] dagegen beginnt mit einer erlebnismäßigen *Vermutung*« (ebd., S. 46) – oder wie Kraepelin bereits über die Paranoia schrieb: »Der Wahn pflegt hier ganz langsam, binnen vieler Jahre zu reifen« (Kraepelin, zitiert nach Schmidt-Degenhard 2011, S. 36; siehe auch Schmidt-Degenhard 1998, S. 317, 322), sodass sich hier die Evidenz kumulativ entwickele, wie Michael Schmidt-Degenhard ebenso wie Harald Feldmann (1988, S. 19) meint.

» Mit jeder neuen Beobachtung wächst die wahnhafte Überzeugung, daß an seinem primären Argwohn ›etwas daran‹ ist. Von Akkumulation sprechen wir, weil alle wahnhaft gedeuteten Begebenheiten sich *schrittweise synergistisch* und *im Modus wechselseitiger Bestätigung* zum eigentlichen paranoischen Wahnkontext zusammenschließen. Die wahnhaft gedeuteten Begebenheiten bestimmen diesen wahnhaften Kontext und reichern ihn stetig an, reziprok erfahren sie jedoch von ihm aus ihr eigenes Bestimmtsein als ›Beweis‹ z. B. des Verfolgtseins. Der paranoischen Erfahrungsbildung liegt damit eine besondere *Logik im Sinne des hermeneutischen Zirkels* zugrunde« (Schmidt-Degenhard 1998, S. 322) – eines Zirkels, der allerdings »pervertiert « (ebd.) sei.

So anregend und elegant diese Unterscheidung zwischen erarbeiteter, erkämpfter, erstrittener Gewissheit auf der einen und erlittener, zustoßender, zufallender Gewissheit auf der anderen Seite ist, würde ich darauf allein keine Differenzialdiagnostik von Schizophrenie (ICD-10: F 20) und Wahnhafter Störung (ICD-10: F 22) stützen wollen. Zum einen dürfte es schwerfallen, bei einer Paranoia, die sich über Jahre entwickelt und befestigt hat, die Gewissheit der ersten Wahnkeime zu eruieren, zum anderen kennt man auch bei der paranoiden Form der Schizophrenie Fälle, in denen der Betroffene mehr oder weniger lange mit Verdachtsmomenten und Misstrauen kämpft, bis sich der eigentliche Wahn bildet und mit zunehmender Konsistenz der Wahnerzählung diese immer mehr Gewissheit verliehen bekommt.
Diagnostisch wegweisender ist das Phänomen der Wahnwahrnehmung als Form erlittener Gewissheit. Wahnwahrnehmungen gelten nämlich als besonders typisch für schizophrene Psychosen, ja es gibt Autoren, die allein aufgrund des Vorliegens dieses Symptoms eine Schizophrenie für gesichert ansehen. Wegen ihrer pathognomonischen Bedeutung gab es eine Fülle von Arbeiten zur Wahnwahrnehmung, angefangen von Kurt Schneider (1887–1967) (Wahnwahrnehmung als Symptom ersten Ranges bei der Schizophrenie) bis Paul Matussek (abnormer Vorrang von Wesenseigenschaften). Es handelt sich um ein Konzept, das in Vergessenheit geraten ist, weswegen man

das Symptom wohl heute kaum mehr in einem psychopathologischen Aufnahmebefund liest. Aber nicht das Phänomen selbst ist verschwunden, es ist nur aus der klinischen Wahrnehmung gerückt. Das könnte sich in unterschiedlichen Zahlen ausdrücken, was die Häufigkeit des Symptoms angeht. Während in der 1979 veröffentlichten Langzeituntersuchung (Hubers »Bonn-Studie«) bei 42 Prozent der schizophrenen Patientinnen und Patienten Wahnwahrnehmungen zu finden waren, berichtet Manfred Spitzer von Studien von K. Koehler und H. Sauer bzw. Andreas Marneros, wonach man sie bei nur 15,5 bzw. 19 Prozent dieser Patienten finde (Spitzer 1989, S. 24, Anmerkung 5; siehe auch Gross/Huber 2001, S. 100).

Wenn man den Grad der Gewissheit bei Patienten eruiert, ist es wichtig zu wissen, dass im Verlauf psychotischer Erkrankungen und ihrer Behandlung immer mit Fluktuationen in der Wahngewissheit zu rechnen ist (Huber 1955, S. 21; Gross/Huber 2001, S. 101; Stompe/Schanda 2013, S. 17). Es kann eine Verschiebung der Gewissheit auf neue Wahninhalte geben, ein Wahn kann in den Hintergrund treten und unter Belastung plötzlich wieder »aufblühen«. Wenn bestimmte Inhalte von einem stationär behandelten Patienten nicht mehr im Brustton der Überzeugung vertreten werden, kann das ein Zeichen sein, dass das Wahnerleben zurückgeht. Betroffene kreisen dann nicht mehr ständig um die gleichen Gedanken und bringen ihren Wahn nicht mehr »up to date«, indem sie alte Wahnideen mit aktuellen Ereignissen verbinden oder in dem, was man in der Umgebung wahrnimmt oder »aufschnappt«, Bestätigung für paranoide Annahmen suchen. Möglich ist aber auch, dass der Betroffene nur realisiert, dass er nicht mehr so viel und so entschieden über seine Gedanken und Erlebnisse sprechen sollte, weil das weitere Dosiserhöhungen von antipsychotischen Medikamenten und damit verbundene Nebenwirkungen, medikamentöse Umstellungsversuche oder gar die Verlängerung einer etwaigen gerichtlichen Unterbringung zur Folge hat. In dem Fall behält der Wahnkranke lieber seine Gedanken für sich (dissimuliert). Ein solches Bebrüten des Wahns im Stillen kann allerdings zu einer weiteren Festigung der Überzeugung führen, weil nun jedes soziale Korrektiv wegfällt.

Was wir »Krankheitseinsicht« nennen, das bedeutet immer auch: Verlust an Gewissheit. Krankheitseinsicht ist etwas, was sich in einem oft mehrwöchigen bis mehrmonatigen, oft schmerzlichem und irritierendem Prozess erst allmählich herstellt. Wahngewissheiten werden vom Zweifel angenagt oder geraten ins Wanken, was wiederum enorm verunsichern kann. Auch bei weitgehender Distanzierung vom psychotischen Erleben zieht sich die Wahngewissheit oft auf einige Inseln zurück. »Im sogenannten ›Residualwahn‹ dagegen bleibt die ›falsche‹ Realitätsgewißheit für den inselartig ausgesparten Wahnkomplex [...] isoliert bestehen« (Weitbrecht

1964, S. 163). Ein Patient sagt dann zum Beispiel: »Also, das mit der Kamera im Knopf der Duscharmatur und dass man mich in der Duschzelle vergasen wollte, das habe ich mir eingebildet, aber man hat mich eben systematisch vorher verrückt gemacht, indem dauernd Sachen in meiner Wohnung verlegt wurden, weg waren und plötzlich wieder aufgetaucht sind.« Solche insulären Gewissheiten erlauben es dem Patienten, sein Gesicht zu wahren: Etwas von seinem Erleben lässt er sich nicht nehmen. Karl Peter Kisker hat sehr treffend von »Wahn-Reservate[n]« (Kisker 2007, S. 161) gesprochen. Diese Inseln können aber ein Archipel bilden, von dem aus bei einer späteren psychotischen Krise der Wahn wieder Fahrt aufnehmen kann.
Rätselhaft bleibt die Art und das Erleben von Gewissheit bei Personen, die sich kaum etwas von ihren psychotischen Gedanken und Erlebnissen anmerken lassen, weil sie den Forderungen des Alltags ihren Tribut leisten, während auf der Hinterbühne das wahnhafte Erleben alles, was in der Umgebung passiert, im Sinne der wahnhaften Annahmen aufnimmt und verarbeitet. Ganz passend hat man hierfür den Begriff der »doppelten Buchführung« geprägt. Das angepasste Funktionieren ist dabei kein bloßes So-tun-als-ob-nichts-Wäre, womöglich wahnhaft motiviert, zum Beispiel um nicht erkennen zu lassen, dass man das üble Spiel der Umgebung durchschaut hat und deshalb Gefahr für Leib und Leben befürchtet. Vielmehr macht es den Eindruck, als leben manche Wahnkranke mit einer solchen doppelten Buchführung wirklich wie in zwei Welten, wobei die Alltagsrealität und deren Logik die wahnhaften Zusammenhänge und Gewissheiten in keiner Weise anzufechten scheint. Von doppelter Buchführung hat man aber auch in dem Fall gesprochen, wenn ein Patient, der sich als der letzte legitime Nachfolger des deutschen Kaisers wähnt, klaglos im Garten der Landesheilanstalt tagein tagaus Laub harkt, Baumkronen schneidet und sich so in das Regime einer Anstalt fügt, die sich der Arbeitskraft dieses ungekrönten Hauptes bedient und eine Beschäftigung bietet, die eines designierten Kaisers unwürdig wäre. »Der ›Rex totius mundi‹ [König des Weltalls] beschäftigt sich mit der Gartenarbeit, der ›Herrgott‹ mit Holztragen, die ›Braut Christi‹ mit Nähen und Flicken« (Hoppe 1919, S. 168).
Aber auch in den meisten anderen Fällen gibt es eine deutliche Diskrepanz zwischen dem Wahnerleben und dessen Handlungsrelevanz. So hat Otto Kant schon 1927 (1927b; 1933, S. 606) darauf hingewiesen, dass in Anbetracht der Wahngewissheit die Auswirkung des Wahns auf das Verhalten (etwa im Sinne tätlicher »Verteidigung« im Verfolgungswahn) nicht so durchschlagend ist, wie man es erwarten könnte. Das Gefährdungspotenzial durch einen Wahnkranken für sich und andere ist eben an einem einzelnen Subsymptom wie dem der Wahngewissheit nicht ablesbar. An den wohl nur lockeren Zusammenhang zwischen Wahngewissheit und Tat knüpfen

sich klinisch wichtige Fragen der Einschätzung von Eigen- oder Fremdgefährdung, gutachterliche Fragen der Steuerungs-, Einsichts- und damit der Schuldfähigkeit und weitere forensische Fragestellungen an.

Wie kann man die Gewissheit von Wahngedanken eigentlich herausfinden? Und: Kann man das überhaupt?

Wenn man die Wahngewissheit direkt erfragt, ja vielleicht Zweifel an bestimmten Erlebnissen, Zusammenhängen und Deutungen anmeldet, Erklärungen für Geschehnisse anbietet, die einem alltagsweltlich plausibler erscheinen als die Wahntheorie des Patienten, dann kann das gegebenenfalls zeigen, ob und inwieweit der Patient wenigstens versuchsweise die Perspektive eines Dritten einnehmen kann und ob eine Realitätsprüfung ansatzweise noch möglich ist (»Ich weiß, das klingt alles so unwahrscheinlich, aber …«; »Wenn mir früher jemand so etwas erzählt hätte, was ich erlebt habe, den hätte ich auch für verrückt gehalten …« etc.).

In der psychiatrischen Klinik ist man gewohnt, Symptome einer Erkrankung zu explorieren und dann differenzialdiagnostisch einzuordnen. Den Grad der Gewissheit des Wahns zu erfragen kann aber bedeuten, den Wahn »gewiss« zu machen. Durch kritische Nachfragen treibt man den Wahnhaften womöglich erst in die Gewissheit hinein.

Wahngewissheit stellt sich dann nicht mehr dar als inhärentes Moment des Wahns, als etwas *im* Kranken, was unabhängig vom Untersucher »besteht« und nur hinsichtlich seiner symptomatischen Ausprägung festzustellen ist. Wahngewissheit wird durch die Art der klinischen Exploration mitgestaltet, wenn nicht sogar provoziert (Feldmann 1988, S. 20; Feldmann/Schmidt-Degenhard 2000, S. 50). Sie ist dann kein isolierbares, psychopathologisch zu erfragendes deskriptives Merkmal, sondern Effekt der Begegnung zwischen dem Paranoiden und dem Kliniker und somit Gegenstand einer »interaktionale[n] Psychopathologie« (Glatzel 1977, S. 132).

Dringt man direkt in die Patienten und fragt, wie sicher sie sich denn seien, dass sie verfolgt, verrufen, verraten, ausspioniert, durch Apparate traktiert, vom Entertainer im Fernsehen persönlich angesprochen werden etc., dann können sie sich angegriffen fühlen. Sie sehen dann nicht nur ihr Erleben infrage gestellt, sondern womöglich sich selbst als Person. Wahnkranke gehen dann oft zur Verteidigung über, indem sie sich um eine schlüssige Darstellung des Geschehens bemühen und sich auf gewisse Wahnerlebnisse versteifen, denen dadurch mehr Gewissheit geliehen oder verliehen werden soll (siehe Hofer 1968a, S. 12). Oder sie ziehen sich in sich zurück, um sich nicht in die Karten schauen zu lassen und ihr wahnhaft verändertes Selbst zu schützen. Wenn sich jemand zum Beispiel als auserkoren sieht, die Welt von ihren Sünden zu erlösen, dann geht das mit »*Selbstgewissheit* des Berufenseins« (Feldmann/Schmidt-Degenhard 2000, S. 50) einher.

»Diese Selbstgewissheit wird man in einer ersten Annäherung auf die *Wahngewissheit* zurückführen können. Damit ist die Evidenz gemeint, die den primären wahnhaften Erlebnissen, die den Wahn konstituieren, direkt, davon abgeleitet aber auch dem aktualisierten Wahn als einem sekundären kognitiven Konstrukt indirekt zukommt« (ebd.).

In gewissen Berufungserlebnissen meint der darin Be-Rufene, seines »wahren« Selbst innezuwerden, es wird also dem wahnhaft überformten und aufgeblähten Selbst Gewissheit verliehen. Entsprechend erklärt sich die entsprechende Patientin von Harald Feldmann zur »Ikone Gottes«, zu der sie kraft »›Transsubstantiation‹ durch den ›Eingriff‹ des ›ganz Anderen‹« geworden sei (ebd.). Als Ikone aber, als ausgezeichnetes Ebenbild Gottes, verlangt die Patientin vermutlich eher Verehrung oder Ehrfurcht als die für sie ketzerische Frage, wie sicher sie sich ihrer Mission sei.

Mit einem Wahn – gleich welchen Wahninhalts – ist mehr oder weniger ausdrücklich die Hoffnung verbunden, dass einem jemand glaubt, dass der andere die eigene Gewissheit teilt. Je mehr ein Wahn sich im Rahmen dessen bewegt, was im Leben vorkommen kann (zum Beispiel »Mobbing« bei der Arbeit, üble Nachrede), je mehr er plausibel und mit Gewissheit behauptet, mit passenden Details unterfüttert und kohärent erzählt wird, desto eher kann er auch Dritte überzeugen, was bis zum geteilten Wahn gehen kann. Für solche »Infektionen« sind nicht nur enge Angehörige und Vertraute empfänglich, sondern zuweilen auch Behandler.

Gewissheit kann mit bestimmten psychotischen Erfahrungen unmittelbar verbunden sein und bleiben, Gewissheit kann aber auch von dort auf andere Elemente der Wahnbildung übergehen: Sie wird dann gleichsam anderen Inhalten, Zusammenhängen »geliehen«. So kann die mit einem Wahneinfall verbundene Gewissheit am Beginn einer psychotischen Krise auf einen sich bildenden Erklärungswahn übergreifen; die am Beginn der Psychose einbrechende Evidenz verleiht dann dem sich darum bildenden Wahnsystem Gewissheit. Gewissheit lässt sich als ein dynamisches Phänomen auffassen, als eine Art Energie, mit der an bestimmten Vorstellungen wahnhafter Art festgehalten wird.

In der klinischen Praxis und in der theoretischen Auseinandersetzung scheint die Frage der Gewissheit in den letzten Jahren zunehmend weniger Thema zu sein – und das, obwohl sie aus meiner Sicht das wichtigste und belastbarste der klassischen Wahnkriterien darstellt.

Gewissheit und Gewissen: der »Zeiger der Schuld« im depressiven Wahn

Typisch für die psychotische Depression ist, dass der Betroffene darum »weiß«, dass er sich maßlos schuldig gemacht hat. Das Muster der Selbstbezichtigung scheint seit mehr als 175 Jahren unverändert: Karl Wilhelm Ideler (1795–1860) schreibt, der Kranke ergehe sich in »Selbstanklagen, mit denen er sich jede erdenkliche Schuld aufbürdet, um seinen Abscheu gegen sich selbst zu rechtfertigen«. »Erfinderisch in seiner Selbstquälerei« »übertreibt [er] jeden geringfügigen Fehltritt zu einer fluchwürdigen That, dichtet sich unerhörte Verbrechen an« (Ideler 1838, S. 468). Kann man aber von einem Wahn sprechen, wenn der Fehltritt wirklich passiert ist, der Wahninhalt also nicht nur möglich, sondern real ist?

Mit sieben Jahren, klagt sich ein Patient an, habe er beim Krämer eine Packung Kaugummi gestohlen und mit 14 Jahren sei er in der U-Bahn schwarzgefahren, das sei jetzt in aller Munde. Selbst wenn der Diebstahl und das unbezahlte Fahren real sind, so erscheint uns die moralische Bewertung durch den »Täter« unverhältnismäßig, der in solchen Jugendsünden keine Bagatellen sieht, sondern mit einem Mal geradezu Kapitalverbrechen, mit denen er sein Recht zu leben verwirkt habe. »Wahnhaft« am Schuldwahn stellt sich dann nicht der Inhalt (das Delikt), sondern das Übermaß an Schuld dar, das der Betreffende auf sich geladen sieht. Deutlicher ist das wahnhafte Moment, wenn besagter Patient eine drakonische Strafe durch die irdische Gewalt erwartet. Unstrittig psychotisch dürfte es sein, wenn ein schwer Depressiver sich bei der Polizei meldet und die Verantwortung für einen Flugzeugabsturz in Fernost übernimmt, von dem er gerade zufällig im Rundfunk gehört hat. Hier ist das Verbrechen, wie Karl Wilhelm Ideler sagen würde, angedichtet, also gewähnt. Die Frage nach dem Wahncharakter von Schulderleben ist wichtig, weil einige Autoren den rein depressiv Erkrankten oder bipolaren Patienten in Phasen einer Major Depression und Manie einen echten Wahn überhaupt absprechen.

Wenn man, wie ich, davon ausgeht, dass es einen psychotischen Schuldwahn gibt, dann ist aufschlussreich, dass hier Gewissheit und Gewissen eine enge Verbindung eingehen: Zur Gewissheit, in Schuld geraten zu sein (Glatzel 1988, S. 121), kommt hinzu, dass an der empfindlichen Strafe bis zur Hinrichtung kein Zweifel ist. Dabei kann die Strafe auch über das irdische Dasein hinausreichen. Bei einer christlichen Prägung des Wahns kann es sein, dass für die eigenen Verfehlungen nicht das Fegefeuer zu erwarten ist, das ja noch die tröstliche Aussicht auf Reinigung und Sühne und damit auf die Seligkeit eröffnet. Nein, gewiss erwartet einen die Hölle, deren

Rauchschwaden schon in der Luft hängen, deren brandiger Geruch einem schon in die Nase steigt. Während schizophrene Personen sich zum Beispiel oft vom Geheimdienst verfolgt sehen, könnte man vom melancholischen Schuldwahn sagen, dass den Betroffenen eher das eigene Gewissen verfolgt, und zwar gnadenlos. Dabei kann es auch in einer psychotischen Depression vorkommen, dass der Erkrankte wahrnimmt, wie andere Menschen ihn mit Blicken verfolgen oder ihm immer ein Wagen folgt.

Was hier paranoid anmutet oder mit einem schizophrenen Beziehungswahn verwechselt werden kann, gehört aber meist einer anderen Ordnung an: Die anderen sehen einen an, weil sie einem ansehen, welche Schuld man auf sich geladen hat – es steht einem die ewige Verdammnis oder die bevorstehende Hinrichtung auf der Stirn geschrieben. Die Angst, von dem dunklen Kombi mit verspiegelten Scheiben abgeholt zu werden, der gerade im Halteverbot vor der eigenen Wohnung parkt, gründet sich auf die sichere Erwartung, der gerechten (oder »gerächten«) Strafe zugeführt zu werden.

Der Depressive sagt gewissermaßen sich und anderen: Ich bin schuld und verdiene schwerste Strafe. Werner SCHEID (1934) hat in seiner Dissertation treffend vom »Zeiger der Schuld« gesprochen, der in der schweren Depression typischerweise auf den Schuldwahnkranken weist. In seiner Studie zu sogenannten Involutionspsychosen untersucht Scheid die Schuldrichtung bei 14 Patientinnen, die zwischen 1924 und 1931 in einer Münchener Klinik behandelt wurden. Alle hatten die Mitte ihrer Vierziger überschritten, als sie ihre erste psychotische Krise erlitten. In den Katamnesen oft einige Jahre nach der Krise kam es meist zu einer »Ausheilung« bei jenen Patientinnen, bei denen der »Zeiger der Schuld« am Anfang der Krise auf sie selbst zeigte (Scheid: »reine Ichschuld«), auch wenn sich daran später Vorwürfe gegen die Umgebung anschlossen, etwa von Nachbarn wegen der eigenen Verfehlung verleumdet, verspottet oder gar bedroht zu werden. Scheid spricht hier von einer sekundären Fremdschuld. Eine Patientin äußert in der Katamnese, sie habe während ihrer Depression gedacht, sie habe durch ihre Schuld »die ganze Welt sich zum Feinde gemacht« (SCHEID 1934, S. 538).

Wenn der Zeiger der Schuld dagegen anfangs auf die anderen zeigt (primäre Fremdschuld: Der Geheimdienst observiert mich ohne Grund, andere trachten mir nach dem Leben), handelt es sich eher um eine Spätschizophrenie. Das gilt ebenso, wenn die Schuldrichtung uneinheitlich ist, so »daß das Subjekt in dem psychotischen Schuldkomplex dauernd wechselt, das ›Ich bin schuld‹ und das ›Ihr seid schuld‹ sich stetig ablösen, ja selbst nebeneinander bestehen« (ebd., S. 529), dann handele es sich um atypische Fälle, die man heute teilweise als schizoaffektiv bezeichnen würde, oder um Erkrankungen, die sich der psychiatrischen Einteilung nicht beugen und die nach Scheid in der Regel eine schlechtere Prognose haben.

Werner Scheids Kriterium einer positiven Prognose bei primärer Eigenschuld und sekundärer Fremdschuld bewahrheitet sich leider nicht bei einigen Fällen chronischer Wahnerkrankungen, nämlich dem sensitiven Beziehungswahn, der ebenfalls im höheren Lebensalter beginnen kann; diese Erkrankung wird von Scheid in seinem Artikel nicht einmal diskutiert. Beim Paradefall der reinen Wahnkrankheit, dem »Fall Wagner«, findet sich eine primäre Eigenschuld (der Lehrer bezichtigt sich der Sodomie), der eine davon abgeleitete sekundäre Fremdschuld (spöttische Blicke, Bemerkungen wegen einer Perversion) folgt. Scheid betont selbst, dass die Feststellung der Schuldrichtung zur Prognose nicht hinreicht und allein keine diagnostische Differenzierung von wahnhafter Depression, Schizophrenie und anderen Psychosen erlaube.

Der »Zeiger der Schuld« kann gelegentlich ganz konkret in Erscheinung treten: Ein Patient, der seit Jahrzehnten skrupulös und phasenweise von psychotischen Schuldgefühlen geplagt war, saß mir gegenüber. Sein Blick schien während der Stunde wie gebannt von etwas, was am Rand des kleinen Tisches zwischen uns lag. Es ist schwer zu sagen, ob er den dort achtlos abgelegten Schlüsselbund fixierte oder ob der Schlüsselbund nicht eher ihn fixierte, seinen angstvollen Blick und seine Haltung einfrieren ließ. Im Mutismus gefangen, konnte er erst in der Stunde darauf sagen, was ihn so mitgenommen hatte: Ein Schlüssel zeigte auf ihn – ein untrügliches Zeichen seiner Schuld. Dass an dem Ring des Schlüsselbunds mehrere Schlüssel hingen, deren Bärte in alle möglichen Richtungen zeigten, nahm für den Betroffenen dem Zeichen nicht seine Eindeutigkeit. Wenn alles bedeutsam wird, die Haltung meiner Finger, die Ausrichtung meiner übereinandergeschlagenen Beine, dann spüre ich schnell, wie ich befangen werde und nicht mehr weiß, wie ich den Bleistift ablegen soll, der so oft auf mein Gegenüber gezeigt hat. Wenn ein Schlüssel, ein Kugelschreiber, der Stundenzeiger der Wanduhr »Zeiger der Schuld« sind, handelt es sich um einen Konkretismus, wie man ihn typischerweise bei Schizophrenien findet; im genannten Fall handelte es sich um eine schizodepressive Erkrankung.

Werner Scheids Arbeit von 1934 wurde kaum rezipiert, ist klinisch aber bis heute interessant. Die Richtung vom »Zeiger der Schuld« entnimmt Scheid den manifesten Äußerungen der Patientinnen und Patienten, ihren Selbstanklagen bzw. ihren Anklagen gegen Dritte.

Aber wie kommt der Zeiger der Schuld innerpsychisch zu seiner Ausrichtung in der Depression?

Das Subjekt ist seinem eigenen Vorwurf unterworfen (= lateinisch *subiectum*). Diese sich mit immer neuen Selbstbezichtigungen erneuernde kreisförmige Bewegung ist charakteristisch für die »existentielle Bedrängnis depressiver Schuldgewißheit« (Glatzel 1988, S. 121). Es ist zu vermuten, dass sich die »Gewissheit« hier eben dieser Bewegung der Selbstbeschuldigung und des auf sich selbst gerichteten Zeigers der Schuld verdankt. In der schweren Depression ist die Gewissheit eigener Schuld ausgemacht und – wenn man so will – hausgemacht: Psychodynamisch zeigt der depressive Selbstvorwurf ein Selbst, das sich in einen Richter (Gewissen; Über-Ich) und in einen Angeklagten (Ich) gliedert, der diesen Vorwürfen unterworfen ist. Hinter der Gewissheit im Versündigungswahn sehen wir eine andere Dynamik am Werk als bei den Formen von Wahngewissheit bei schizophrenen Psychosen. Der Affekt, der die Gewissheit von Schuld und Strafe unterhält, ist beim Depressiven spürbar das Schuldgefühl. Das Schuldgefühl ist also hier Träger der depressiven Wahngewissheit.

Wenn die depressive Verstimmung nachlässt, verdünnt sich der Schuldwahn meist zu überwertigen Ideen der Verfehlung und schließlich zu Schuld*gefühlen*: Dies zeigt eine Kontinuität von einem uns allen bekannten Schuldgefühl, das sich in der leichten und mittelschweren Depression zur Selbstzerknirschung bis hin zur wahnhaften Gewissheit unverzeihlicher Vergehen in der schweren Major Depression mit psychotischen Symptomen steigert. Hinter der depressiven Verstimmung steckt aber zuweilen auch eine nicht bewusste Verstimmung gegen eine andere Person: Psychodynamisch kann sich eine moralische Selbstquälerei als aggressiver Impuls gegenüber einer bedeutsamen Person entpuppen, von der man sich enttäuscht, »verlassen und verkauft« erlebt.

In *Trauer und Melancholie* hat Sigmund Freud 1917 entwickelt, dass sich hinter melancholischen Selbstvorwürfen auch Vorwürfe gegen eine für den Kranken wichtige und ambivalent besetzte Person verbergen können, mit dessen innerer Repräsentanz sich das Ich des Melancholikers identifiziere. Das Gewissen, das Über-Ich, richtet dann in Selbstvorwürfen über das Ich, das sich das Objekt des Vorwurfs psychisch einverleibt und sich ihm in Identifikation anverwandelt hat. »Die Vorwürfe und Aggressionen gegen das Objekt kommen als melancholische Selbstvorwürfe zum Vorschein« (FREUD 1940a, S. 149; siehe auch FREUD 1946d, S. 434). So kann sich der Zeiger der Schuld auf das durch Identifizierung mit diesem Objekt veränderte Ich zurückwenden. Den Zeiger der Schuld kann das Subjekt nicht als Vorwurf an den anderen richten, weil die zwiespältigen Gefühle, mit denen es dem Objekt verbunden ist, nicht als solche zugänglich und bewusst werden.

In unseren Breiten ist der Schuldwahn ein typisches Symptom der depressiven Psychose, das in seiner Häufigkeit aber seit Jahrzehnten rückläufig ist. In nicht jüdisch-christlich geprägten Kulturen wie in Japan ist der Schuldwahn seltener, weil dort keine Schuldkultur herrscht, sondern eine Schamkultur leitend ist. In einer interkulturellen Studie von M. Tateyama und Kollegen fand sich in der Stichprobe aus Tübingen und Wien bei 37,5 bzw. 45 Prozent

der religiös Wahnhaften ein Schuldwahn, in Tokio waren es lediglich 9,1 Prozent (zitiert nach PFAFF 2008, S. 19).
Deutlich wird hier, wie stark der Schuldwahn ein kulturell und religiös geprägtes Syndrom ist. Religiöse Wahninhalte finden sich bei psychotischen Manien, bei schizoaffektiven, aber auch bei schizophrenen Patienten. Im Kapitel über Wahn und Religion wird es später um die Frage von Ähnlichkeit und Unterschied zwischen Glauben und Wahn gehen, aber auch zwischen religiösen Formen von Gewissheit (Glaubensgewissheit, Heilsgewissheit) und der Gewissheit in Psychosen.

Wahn und Zufall

Gewissheit und Unbeirrbarkeit des Wahnkranken lassen sich im Zusammenhang mit dem betrachten, worauf Eugène Minkowski (1885–1972) zufolge der Wahn generell beruht: dem Ausschluss des Zufalls. Klinisch evident ist eine solche »radikale Zufallsleugnung« (GLATZEL 1981, S. 151) beim psychotischen Beziehungserleben, bei dem alles, was um den Wahnkranken herum passiert, alles, was gesprochen wird, jede Geste, jede Zeile auf der Litfaßsäule mit seiner Person und seiner Geschichte in Verbindung gebracht wird. Mit dem Zufall wird auch jede andere Erklärungsmöglichkeit ausgeschlossen.
Von einem solchen Verlust der Zufälligkeit betroffen ist der Paradepatient »Rainer« aus dem Buch von Klaus Conrad *Die beginnende Schizophrenie*. Getrieben vom Wunsch, die Offizierslaufbahn einzuschlagen, meinte Rainer überall zu hören, wie von »Beförderung« die Rede sei, teils wurde das »so ›herumgesprochen‹, so hinten herum« (CONRAD 2002, S. 23). Als der Patient in seiner psychotischen Dekompensation in ein Krankenhaus transportiert wurde, nahm er beim Abtransport wahr, wie exerzierende Soldaten einen »bestimmten Gewehrgriff [machten]; das sollte heißen, er solle sich zusammennehmen« (ebd., S. 25). Dieser bestimmte Griff am Gewehr hieß nicht einfach etwas, das vom Patienten dann erschlossen wurde. In der Wahnwahrnehmung bedeutete die unmittelbar wahrgenommene »Zackigkeit des Gewehrgriffs« für Rainer, etwas zu tun, das heißt, die Geste befiehlt unmittelbar: Reiß dich zusammen, Rainer! Während des Transports durch Frankreich bedeutete das »Ortsschild ›Gradigan‹, dass es nun ›gerade wieder bergan‹ gehe« (ebd., S. 26) – die grüne Plane eines Wagens, eine grüne Schreibunterlage signalisierten, dass er doch befördert werden solle. Als der Patient dann angekommen in einer Ecke des Raumes einen Besen

sieht, der an einen Schrank gelehnt ist, gilt ihm das als Anspielung darauf, dass man weiß, dass sein Vater »ihm früher wegen Lümmelns Vorhaltungen machte – man will daran erinnern, man wüsste all dies aus seiner Kindheit – auch spielt er [der Besen] auf ein Bild in einem alten Bilderbuch an, wo Hexen auf Besen ritten, unanständig den Stock zwischen den entblößten Beinen – Andeutungen an früher getriebene Onanie« (ebd., S. 194). Dazu bemerkt Rainer: »Ich weiß überhaupt nicht mehr, auch in Zukunft nicht, ob irgendwann etwas Zufall ist« (ebd., S. 33).

Die Kategorie des Zufälligen ist verloren, und zwar für alle Zeit; damit geht auch der Zeitlichkeit die Dimension der Offenheit verlustig: »es kann kein Zufall sein« (Kretschmer 1927, S. 121) bekam auch Kretschmer, der sich dem Syndrom des Beziehungserlebens eingehend gewidmet hat, wohl nach entsprechender Exploration zu hören: »Der Kranke kombinierte die gleichgültigsten Alltagserlebnisse« in der ihm eigenen »Beziehungssucht« (ebd.). Wenn in einer Psychose das Erleben um sich greift, dass alles ›gemacht‹ ist, wenn alles, was um einen ist und geschieht, von Bedeutung durchtränkt und von Gewissheit getragen ist, hat der Zufall keine Chance. Der Paranoiker lebt »in einer der Harmlosigkeit beraubten Welt« (von Gebsattel, zitiert nach Kahn 1950, S. 71); es gibt nichts Belangloses, keinen Zufall mehr, nichts ist ohne Bedeutung. So kommt es zu einer »›krankhafte[n] Ausdehnung des Bedeutungsfeldes‹, d. h. ›alles‹ wird auf die Person des Einen ›polarisiert‹« (Minkowski, zitiert nach Hofer 1968b, S. 259). Dadurch gewinnt der Kranke selbst ungemein an Bedeutung: Alles dreht sich um ihn.

Auch Sigmund Freud sieht im Beziehungserleben den Verlust des Indifferenten. Psychoanalytisch lässt sich das Negieren des Zufalls in der Außenwelt als Projektion verstehen:

» Die Kategorie des Zufälligen, der Motivierung nicht Bedürftigen, welche der Normale für einen Teil seiner eigenen psychischen Leistungen und Fehlleistungen gelten läßt, verwirft der Paranoiker also in der Anwendung auf die psychischen Äußerungen der anderen. Alles, was er an den anderen bemerkt, ist bedeutungsvoll, alles ist deutbar. Wie kommt es nur dazu? Er projiziert wahrscheinlich in das Seelenleben der anderen, was im eigenen unbewußt vorhanden ist, hier wie in so vielen ähnlichen Fällen. In der Paranoia drängt sich ebenso vielerlei zum Bewußtsein durch, was wir bei Normalen und Neurotikern erst durch die Psychoanalyse als im Unbewußten vorhanden nachweisen. Der Paranoiker hat also hierin in gewissem Sinne recht, er erkennt etwas, was dem Normalen entgeht, er sieht schärfer als das normale Denkvermögen, aber die Verschiebung des so erkannten Sachverhalts auf andere macht seine Erkenntnis wertlos « (Freud 1941a, S. 284).

Anstatt das eigene Seelenleben in seiner psychischen Determiniertheit (endopsychisch) wahrzunehmen, sieht der Wahnkranke alle Äußerungen anderer als ausdeutbar an, sie »anerkennen bei Anderen nichts Indifferentes und verwerten in ihrem ›Beziehungswahn‹ die kleinsten Anzeichen, die ihnen diese Anderen, Fremden geben. Der Sinn ihres Beziehungswahnes ist nämlich, daß sie von allen Fremden etwas wie Liebe erwarten« (Freud 1940**b**, S. 199). Die anderen machen es ihm zuliebe. Auch Zeichen von Feind-Seligkeit – alle machen mürrische Mienen – lassen sich psychoanalytisch durch Affektumkehr als Weise verstehen, etwas wie Liebe zu erwarten.
In den Gesten ihrer Nachbarn erkennt eine Frau Anspielungen auf einen Fellatioversuch ihres im Krieg gefallenen Gatten. »Sie merkt es an Zeichen.« »Niemand grüßt sie mehr, man schaut auf die Seite, man putzt sich die Augen aus, andere husten und schneuzen sich – ›ich merke alles‹ – wieder andere stecken die Hände in die Tasche oder kratzen sich. ›So hat man mirs auch gemacht auf der ganzen Fahrt bis Tübingen‹« (Kretschmer 1927, S. 104).
Wenn nichts um einen herum Zufall ist, wird alles bedeutsam und bedrängend. In der typisch schizophrenen Reizoffenheit wird man überschwemmt von einer Überfülle an Sinneseindrücken, Lauten, Formen. In der psychotischen Krise kann all das zum Zeichen werden. Solche Zeichen können Anhaltspunkte sein, mit denen dem Prozess drohender innerer Auflösung und Orientierungslosigkeit Einhalt geboten wird. Nichts mehr geschieht dann »einfach so«, alles wird bedeutsam – ein Feld, das sich um den Betroffenen zusammenzieht und sich in gewisser Weise zu ordnen beginnt.
In Niklas Luhmanns Systemtheorie (1984, S. 92–147) ist »Sinn« eine Form, mit der psychische Systeme üblicherweise versuchen, Komplexität zu reduzieren. Diese Funktion kommt auch dem Wahn zu, der in der Überkomplexität, im Chaos an Eindrücken, unter höchster innerer Anspannung wieder Struktur schafft. Der Reduzierung von Komplexität dienen auf kollektiver wie individueller Ebene, im Diskurs der Öffentlichkeit wie in der Klinik politische »Verschwörungstheorien. [Sie] erklären das, was auf keinen notwendigen Grund rückführbar ist, zum Teil einer strikt determinierten Kausalkette. Da, wo ein soziales System Kontingenz produziert, vermutet die Semantik der Verschwörung einen verborgenen Plan, der alles als notwendig erscheinen lässt« (Hahn 2002, S. 196).
Roland Schleiffer macht aber einen Unterschied von Wahnsinn und Sinn an deren unterschiedlichem Verhältnis zum Zufall, zur Kontingenz fest:

» Sinnhaftes Handeln und Erleben negieren bzw. neutralisieren zwar die jeweils nicht selegierten Möglichkeiten, die Negation muss aber prinzipiell zurückzunehmen sein. Die Kontingenz darf nicht ein für allemal ›vernichtet‹

werden. Im Wahn dagegen werden Alternativen, andere Perspektiven ausgeschlossen. Dies macht die ›Wahngewissheit‹, die ›hohe subjektive Evidenz‹ bzw. Unkorrigierbarkeit‹ des Wahns aus « (SCHLEIFFER 1981, S. 518).

Wahnkranken fehlt das, was sonst soziale Komplexität reduziert: Vertrauen (GLATZEL 1981, S. 152). An dessen Stelle tritt Misstrauen, mit dem sich der Komplexitätsgrad exponentiell steigert, eine Komplexität, die dann durch wahnhafte Zuschreibungen entsprechend wieder reduziert wird: Der Nachbar entpuppt sich als Spitzel, der Verkäufer im Kiosk als Mittelsmann, die freundlich lächelnde Frau am Empfang ist auf der Seite des Patienten. »Aus dieser wahnhaften ›Einsicht‹ resultiert eine Reduktion der zuvor überwältigenden kognitiv-emotionalen Komplexität der Situation [...]; an die Stelle der quälenden Ambiguität der sozialen Wahrnehmung tritt ein Gefühl von Stimmigkeit« (FUCHS 2000, S. 602 f.).

Strindberg: vom Zufall verfolgt

»Welcher teuflische Zufall, der wie persönliche Verfolgung auf mich wirkt!«, das schreibt der schwedische Schriftsteller August STRINDBERG (1919, S. 132), der seine psychotischen Erfahrungen 1897 in seinem Buch *Inferno* romanhaft verarbeitet hat.
Im paranoiden Syndrom macht das, was anderen als zufällig erscheint, was als nebensächlich ausgeblendet wird, den Eindruck von Absichtlichkeit und gerät so in den Bereich des menschlich Verfügten und Verfügbaren – dessen, was als von anderen »gemacht« erlebt wird. Anstelle von Kontingenzen treten planvolle Absicht, Intention und ein Wuchern an Bedeutung. Ein Nährboden für diesen Prozess ist Isolation: In seinem Buch *Einsam* heißt es: »Die Erlebnisse erhalten in der Einsamkeit einen Anstrich von Absichtlichkeit« (STRINDBERG 1913, S. 298); das Alleinsein, das Strindberg ebenso sucht wie beklagt, wird im Wahn kompensiert.
Zeigt sich in Strindbergs Rede vom Zufall, der wie Verfolgung wirkt, ein Rest an erhaltener Kritikfähigkeit seinem Wähnen gegenüber, ein Moment kritischer Reflexion (HOFER 1968 a, S. 72)? Strindberg rekurriert auf den »Zufall« meines Erachtens nicht in einer Weise, mit der er sich vom Wahnerleben distanziert, indem er sagt, es könnte auch Zufall sein, dass gerade dieses oder jenes Geräusch vom Nebenzimmer komme, es muss keine Belästigung sein, die ihn terrorisieren *soll*; Strindberg ver-wendet »Zufall« in einer paradoxen und selbst wieder para-noischen Art, indem er sich selbst als vom Zufall mit Absicht verfolgt darstellt: Er schreibt, er »[verwünsche] diesen allgegenwärtigen und unvermeidlichen Zufall [...], der mich in der

offenbaren Absicht verfolgt, den Verfolgungswahn in mir hervorzurufen« (Strindberg, zitiert nach HOFER 1968 a, S. 73).

Das Verwünschen gehört in den Kontext magischer Praxis. Verwünscht wird ein Zufall, den Strindberg als »teuflisch« bezeichnet. In seinem Narzissmus scheint ihm ein menschlicher Feind aber als zu »gering« als Gegner: »Kein Zweifel mehr, hier wird eine Intrige gesponnen; aber der Teufel hat diesen Falschspielern die Karten gemischt. Meinen Argwohn nach vier Richtungen der Welt irren zu lassen, das ist zu erfinderisch für die einfältigen Sterblichen« (ebd., S. 71). |

Strindberg beschreibt in *Inferno* und *Legenden* einen paranoiden Verfolgungs- und Beeinträchtigungswahn, er fühlt sich von seinen Mitmenschen belästigt, elektrisiert, vergast, hört Stimmen, schildert körperliche Beeinflussungsgefühle; in illusionären Verkennungen zeigt sich der Erzähler zutiefst beeindruckt und erschüttert, wie sich sein vom Liegen zerdrücktes Kopfkissen einmal wie ein »Marmorkopf im Stil des Michelangelo modelliert« (STRINDBERG 1919, S. 57) findet, dann blickt ihn aus seinem Kopfkissen ein Teufel mit Bockskopf, ein andermal das Antlitz des Gekreuzigten an.
Zeitweise schwankt er zwischen verschiedenen wahnhaften Erklärungsmöglichkeiten, fragt sich, ob das Geschehen um ihn sinnlich-irdischer oder über-sinnlicher Natur sei: »Ich kehre auf meinen Spuren um, in tiefem Nachdenken über diese Verbindung von Zufällen, die zusammen ein großes Ganzes bilden, das wunderbar ist, ohne übernatürlich zu sein« (Strindberg, zitiert nach HOFER 1968 a, S. 72).
Strindberg, der früher wegen Gotteslästerung angeklagt worden war, sich gegen Magie und okkulte Praktiken wandte, experimentiert in seiner »Inferno-Krise« (1894–1896) mit okkulten Praktiken, alchimistischen Experimenten zur Goldgewinnung und übte Voodoozauber aus an seiner Tochter (STRINDBERG 1919, S. 35 f.) – parapsychologische Erfahrungen, die später wohl halluzinatorisch und wahnhaft verarbeitet wurden.
Er versöhnt schließlich die eher spirituell-übersinnliche Seite seines Erlebens mit dem technischen Erklärungswahn (Strom) und der Verfolgung durch »sichtbare Feinde« (ebd., S. 233) aus Fleisch und Blut. Später meint er zu entdecken: Hinter all der Verfolgung, Nachstellung, Belästigung, Bedrohung, den Winken durch Passanten und Nachbarn etc. waltet eine »unsichtbare Hand [...], welche die unwiderstehliche Logik der Ereignisse lenkt« (S. 9, siehe auch 16). Dieser Macht unterstellt er eine »bewusste, denkende, allwissende Absicht mit gutem Endzweck« (S. 423). Es ist ein »unsichtbarer Mentor« (S. 407), der ihn zu seinem Besten, seiner »Erziehung« immer wieder züchtigt und lenkt; hinter den Beeinträchtigungen, die er erlebt, den Geräuschbelästigungen durch seine Feinde, von denen er sich gezielt verfolgt

fühlt, erkennt er am Ende: sein eigenes schlechtes Gewissen, das ihn verfolgt – paranoisch gewendet: »so schloss ich: – Christus verfolgt mich« (S. 420). Es »dichtet sein böses Gewissen böse Menschen. So versteht er nicht, daß Gott ihn verfolgt« (Strindberg 2005, S. 26).

Der vermeintliche »Zufall« stellt sich ihm dann als Fingerzeig dieser unsichtbaren Hand dar – das ist es wohl, was Strindberg an einer Stelle mit »Schicksalslogik« (Strindberg 1919, S. 423) meint: Selbst im kleinsten »Zufall« waltet »unerschütterliche Logik« (ebd., S. 57), etwas, was einem von der Vorsehung her zu-fällt. Damit wird das gemeine paranoide Erleben zur Transzendenzerfahrung erhoben. Der folgende Satz zeigt eine Nahtstelle zwischen dem Verfolgungserleben und dessen Aufhebung in der religiösen Vorsehung: »Infolge eines Zufalls, den die zornige Vorsehung herbeigeführt hat, liegt das einzige verfügbare Zimmer unter dem meines Feindes« (ebd., S. 93). Die »Feinde« in unmittelbarer Nähe des Hotelzimmers, in das er sich geflüchtet hat, operieren ohne deren Wissen in höherem Auftrag (ebd., S. 97, 115; siehe auch Hofer 1968 b, S. 259; Häfner 1967, S. 617).

Es war die Lektüre der Schriften seines Landsmanns Emanuel Swedenborg (1688–1772) (Strindberg 1919, S. 191 f.), wodurch sich der Verfolgungs- und elektrische Beeinträchtigungswahn in das Erlebnis göttlicher Bekehrung wandelte. Strindberg schreibt, die Lektüre des berühmten Theosophen habe ihn von dem Verrücktwerden geheilt (ebd., S. 278, 374). Ob man nun von »Heilung«, »Schiefheilung« auf dem Weg der Heil(ig)ung der Symptome sprechen will: Was Strindberg aus seiner akuten psychotischen Krise führte, war wohl die in der literarischen Bearbeitung gelingende Einbettung des Verfolgungserlebens in das im weitesten Sinn Numinos-Religiöse, der im spirituellen Wahnerleben beförderte Glaube an eine »unsichtbare Hand«, die sein Schicksal über »Zuchtgeister« (Swedenborg, zitiert nach Strindberg 1919, S. 348) zum Besten fügt. Der Glaube an eine göttliche Prädetermination des Schicksals ist die sozial anschlussfähige Form, den Zufall zu verleugnen.

Den von Strindberg im Wahn geprägten Begriff der »Schicksalslogik« hat Heinz Häfner für die Psychosenpsychotherapie fruchtbar gemacht. Im Anschluss an Ludwig Binswanger (1881–1966) kann man in der psychotischen Schicksalslogik des Wahns einen Modus sehen, mit dem eine eigentümliche Konsequenz im psychotischen Erfahrungsstrom wiederhergestellt wird – wodurch eine drohende psychische Fragmentierung aufgehalten wird. Häfner zeigt auf, dass die psychotische Schicksalslogik in der Therapie in vielen Fällen Zusammenhänge mit der individuellen Schicksalslogik im Sinne biografischer Muster, von »Kindheitserfahrung und persönliche[m] Schicksal« (Häfner 1967, S. 617) des Betroffenen zeigt. Diese individuelle Schicksalslogik kann sich bei späteren Anlässen und

Konflikten wieder geltend machen und zur psychotischen Dekompensation führen.

Dies ist ein Beispiel dafür, wie ein wahnhaftes Konzept (»Schicksalslogik«) therapeutisch gewendet werden kann bzw. wie ein sekundär entstehender religiöser Wahn – der Glaube an die unsichtbare Hand – als psychisches Stützkorsett stabilisierend wirkt. Die Systematisierung des Erlebens im Wahn hat eine solche Stützfunktion.

Vom Wahneinfall zum Wahnsystem

Ein isolierter Wahneinfall kann jeden möglichen (und unmöglichen) Inhalt haben: verfolgt, geliebt zu werden, vergiftet zu sein, unbefleckt empfangen zu haben, Kronprinz oder Werwolf zu sein. Der plötzliche Wahngedanke, religiös berufen zu sein, wird von manchen als »Eingebung« aufgefasst und kann dann schwer von einer Ich-Störung in der Art einer Gedankeneingebung zu unterscheiden sein. Berufungserleben findet sich aber auch in Erfahrungsberichten religiöser Konversionen – ein deskriptiver Unterschied zum religiösen Wahneinfall, so Kurt Schneider, sei hier »jedenfalls nicht faßbar« (Schneider; zitiert nach SPITZER 1989, S. 91), jedenfalls nicht zwingend.

Schwer zu unterscheiden ist der Wahneinfall also nicht nur von anderen psychotischen Symptomen, sondern überdies von dem, was wir einen »Einfall« nennen. Kennen wir nicht auch Gedanken, von denen wir sagen, dass sie uns urplötzlich in den Kopf schießen, und die, genau besehen, ziemlich verrückt anmuten? Das Äußern ungefilterter Einfälle, also die »Grundregel« in der Psychoanalyse, macht sogar den Kern dieser Behandlungstechnik aus: Einfälle können also kurative Wirkung haben.

So wie es einen Erfinderwahn gibt, der sich aus einem entsprechenden Wahneinfall bilden kann, so gibt es nicht wenige patentierte Erfindungen, die sich einem produktiven Einfall verdanken. In einem klassischen Lehrbuch der Psychiatrie lesen wir zum Wahneinfall ein Fazit, das sich schon bei Kurt Schneider findet und das für einen Psychopathologen resignierend wirken muss: »Die Abgrenzung von den Einfällen Nicht-Psychotischer, von überwertigen und Zwangsgedanken ist oft schwierig und manchmal unmöglich« (HUBER 2005, S. 276; siehe auch STOMPE/SCHANDA 2012, S. 256; SPITZER 1989, S. 25).

Bernhard PAULEIKHOFF (1957) hat sich dennoch der Anstrengung unterzogen und Wahneinfälle von Schizophrenen mit Einfällen nicht psychotischer

Personen verglichen. Erstere seien subjektiv gewiss und unkorrigierbar, und für eine Infragestellung des Einfalls sei die Gruppe jener Patienten nicht zugänglich, die sich von ihren Einfällen auch in ganz besonderer Weise betroffen zeigten (nach Huber 1955, S. 21). Und dennoch: »Die *Kriterien* der fehlenden Korrigierbarkeit, des Ausmaßes, der Abwegigkeit, Unwahrscheinlichkeit oder Unmöglichkeit lassen einen oft im Stich« (Huber 2005, S. 276). Auch andere Autoren sehen keine Möglichkeit, Wahneinfälle begrifflich von normalen Einfällen zu unterscheiden (Kolle 1957, S. 14; Stompe/Schanda 2012, S. 256).

Als vergleichbare Phänomene zum Wahneinfall werden die Inspiration insbesondere in der künstlerischen Arbeit und die Intuition bei kreativen Problemlösungen angeführt (Kehrer 1951, S. 122; Lenz 1976, S. 145 ff.). Auch Denker, Künstler, Erfinder kennen »›Einfälle‹, in denen sie der Schauplatz neuer Einsichten, Beziehungssetzungen, Kombinationen, Gestalten sind« (Gruhle 1943, S. 286) und sich nicht immer als deren Schöpfer erleben.

Hans Walter Gruhle (1880–1958) geht sogar so weit, einen Markstein der Psychose (»Beziehungssetzungen«) in den Bereich der Genialität zu rücken – eine aus klinischer Sicht »unsaubere« Verwendung dieses Begriffs. Dennoch: Zwischen Wahn und Einfall liegt ein schmaler Grat von Krankheit und Gesundheit, er bringt ein Moment von (Un-)Unterscheidbarkeit mit sich, wo etwas Verrücktes in unsere »Normalität« einzufallen droht, wo sich aber auch etwas Produktives, Kreatives ereignen kann. Vielleicht ist das der eigentliche Grund, warum man dieses Symptom heute kaum mehr in psychopathologischen Befunden liest, obwohl Wahneinfälle bei 87 Prozent der Schizophrenien auftreten sollen (Pauleikhoff, nach Huber 1955, S. 22).

Wahneinfälle haben in der Regel ein besonderes Gewicht im Leben der Betroffenen und markieren so etwas wie Soll-Bruchstellen im Psychischen. Sie treten öfter im Vorfeld (Prodrom) einer Psychose auf und können so fremd, so schockierend oder auch so »positiv« überwältigend sein, dass sie auf den bisherigen Erfahrungs- und Lebenszusammenhang Sprengkraft ausüben – dies umso mehr, wenn weitere psychotische Symptome hinzutreten wie Beziehungssetzungen, Stimmen, Gedankenentzug etc.

Karl Jaspers sieht in Wahneinfällen ein primäres Wahnerlebnis. Sie sind oft »*Wahnkeime*« (Bychowski 1923, S. 49) weiterer – sekundärer – Wahnbildungen, bei denen diskutiert wird, ob sie von der absoluten Gewissheit des Wahneinfalls zehren und dadurch geringere Evidenz haben. Ein Wahneinfall kann auch Quell- und Ausgangspunkt von einem »weitverzweigte[n] Netz von Verfolgungsideen« (Hedenberg 1927, S. 720) sein. Die Bildung einer solchen Vernetzung stellt dann bereits einen neuen psychischen Zusammenhang her, der zwar an den Wahneinfall anknüpft, aber mit zunehmender Systematisierung des Wahns und Einbindung anderer psychotischer Symptome der weiteren Fragmentierung des Psychischen entgegenwirkt.

Schematisch ausgedrückt: Der Wahneinfall fällt ins Psychische ein, er trennt, spaltet, zerstückt, während die Wahnarbeit synthetisiert, verbindet und der »Wiederherstellung der strukturellen Ordnung« (Kisker, zitiert nach Gross/Huber 2001, S. 97; siehe auch Huber 1964, S. 472) dient. Karl Peter Kisker würdigt beim Wahn – an der Feldtheorie von Kurt Lewin orientiert – die »ordnungshafte Geschlossenheit seelischer Gestaltungen des Schizophrenen« (Kisker 1960, S. 1).

Psychoanalytisch betrachtet, kann man sich den primären Wahneinfall als Ein-Fall von Primärprozesshaftem ins Feld des Bewusstseins vorstellen, während die Verknüpfung zu einem Netz, einem Wahnsystem eine Art »sekundärer Bearbeitung« (Freud) darstellt. Eugen Bleuler (1857–1939) und Ferdinand A. Kehrer (1883–1966) gehen davon aus, dass der vermeintlich »plötzliche« Wahneinfall im Unbewussten länger »ausgebrütet« wird, bevor er ins Bewusstseins dringt, also in es ein-fällt.

Die Wahnarbeit verbindet Wahneinfälle untereinander, verbindet sie zum Beispiel mit Wahnwahrnehmungen, Sinnestäuschungen, Körpermissempfindungen und Ich-Störungen; sie bindet aktuelle Erfahrungen und Begebenheiten in das Wahngeschehen ein. Die Wahnarbeit versucht damit, »wieder Klarheit über sich und die fremdartig gewordene Welt zu erlangen« (Stompe/Schanda 2012, S. 259 f.).

In der Wahnarbeit wird nach Ursachen für psychotisch »primäre« Erlebnisse gesucht, wodurch sich ein »Erklärungswahn« als Überbau bildet: Der französische Psychiater Gaëtan Gatian de Clérambault (1872–1934) spricht vom Wahn als »superstructure« (zitiert nach Kehrer 1951, S. 122). Der Patient hat zum Beispiel den Wahneinfall, Sohn eines Grafen zu sein, »folglich sind seine Eltern nur seine Pflegeeltern« (siehe Hoppe 1919, S. 183). Von hier könnte der Wahn paranoid weitergesponnen werden, dass diese ihm immer nur das reiche Erbe streitig machen und schließlich aus dem Weg räumen wollen, sodass sich zu dem Abstammungswahn ein Verfolgungswahn hinzugesellt.

Gebilde wie ein schlüssiger Erklärungswahn oder ein anderer systematisierter Wahn stellen sich nicht als unvernünftig, sondern eher als über-vernünftig dar, weil der Wahn mit allen (para-)logischen Mitteln »sekundäre[r] Elaboration« (Bash 1955, S. 129) arbeitet.

Beschrieben findet sich das schon in den Anfängen der deutschen Psychiatriegeschichte im 19. Jahrhundert: Der psychotische Patient »führt [...] aus dem dargebotenen Material ein systematisches Kunstwerk auf, welches, auf neu ersonnene Prinzipien gestützt, durch scharfsinnige Schlußfolgen bewiesen, gegen alle Angriffe mit streitgerüsteter Dialektik vertheidigt. [...] Man nennt dies den raisonnirenden Wahn« (Ideler 1838, S. 448), der zuweilen zu einem »förmlichen System verschrobener Weltklugheit« (ebd., S. 349) führt. Es hat den Anschein, als könne der Verstand sich selbst um den Verstand bringen, wenn sich der Wahn die »Kräfte des logischen Denkens dienstbar« (Lomer 1905 b, S. 944) macht: Ein Wahn ist »ein in sich geschlossenes systematisches Kunstwerk [...] (raisonnirender Wahnwitz)« wie Ernst von Feuchtersleben (1845, S. 301) in seinem *Lehrbuch der ärztlichen Seelenkunde* schreibt.

Wahngebäude – ein Grundriss

Am Ende der Wahnarbeit kann ein imponierendes Wahngebäude stehen, in dessen Zimmerfluchten die Psyche Zuflucht und Orientierung sucht. Ein Gebäude, dessen Bausteine, tragende Elemente, Schwellen, Stockwerke, Dachstuhl, Balkons, aber auch provisorische Einbauten, Installationsschächte, Fenster und Türen aus Wahnwahrnehmungen, Wahneinfällen, Erklärungswahn, Beziehungssetzungen, irritierenden Körpersensationen, Stimmen, längst vergessenen Erinnerungen, Szenen der letzten Monate, Äußerungen Dritter und vieles mehr sind. Bleibt man in dieser bildlichen Vorstellung, dann kann man sich einen Verfolgungs-, Beeinträchtigungs-, Größen- und Berufungswahn, die sich in einer psychotischen Phase nacheinander entwickeln, überlappen oder ablösen können, als auf verschiedene Stockwerke verteilt vorstellen, zwischen denen man über Wendeltreppen und über Falltüren von einer Ebene in die andere gelangt.

Im Wahngebäude sind die psychotischen Elemente und Bruchstücke erst einmal verbaut und untergebracht, werden geordnet und verbunden, man gewinnt nach und nach Orientierung. Natürlich ist so ein Gebäude um- und ausbaufähig, etwa zu einem »durch neue Anbauten systematisierten physikalischen Verfolgungswahn[...]« (O. Kant 1927c, S. 563) – etwa so, wie in *Inferno* von Strindberg an den Verfolgungswahn und an magische Wahninhalte ein technischer Wahn angebaut ist: Der Ich-Erzähler findet in seiner neuen Unterkunft »das amerikanische eiserne Bett, dessen vier in Messingkugeln endende Pfeiler den Leitern einer Elektrisiermaschine gleichen. Fügt man dazu die elastische Matratze, deren kupferne Sprungfedern wie die Spiralen der Rühmkorffschen Induktionsrolle aussehen, so kann man sich denken, wie wütend ich über diesen teuflischen Zufall bin« (Strindberg 1919, S. 109).

Es war Otto Kant, der auch in solchen beängstigenden paranoiden Wahngebäuden einen »Schutzbau« erkannt hat, einen »Verteidigungsbau« (O. KANT 1927a, S. 631), der oft anmutet wie eine Festung, die auch der Festigung der wahnhaften Überzeugung dient.

Wenn das Seelische in Auflösung begriffen ist, das totale Chaos herrscht, dann schafft jeder wahnhafte Anhaltspunkt dafür, wodurch quälende Beeinträchtigungen verursacht werden, wieder psychische Orientierung, weil es jetzt zumindest etwas gibt, vor dem man sich in Acht nehmen kann: bei Strindberg vorrangig vor Betten aus Metall.

Als sich in *Inferno* der Ich-Erzähler nachts in Panik aus dem Bett zu einem Freund flüchtet, tut der das damit ab, solche »elektrischen Geschichten« kenne man aus dem Irrenhaus (STRINDBERG 1919, S. 111). Wenn dieser Freund die Möglichkeit einer solchen elektrisierten Bettstatt technisch in Zweifel zieht, ist der Wahnkranke womöglich nicht beruhigt, sondern umso mehr »von der geheimen Furcht durchzittert, es könnte doch ein gegnerischer Einwand eine Bresche in seinen wohlgebauten Wahn schlagen« (O. KANT 1927a, S. 629). Deshalb »rüstet sich der Verstand zu ihrer [der Wahnideen] Vertheidigung mit allen Waffen der Dialektik« (IDELER 1838, S. 432) und nutzt alle »Schlingen der Afterweisheit« (ebd., S. 478) zur Begründung des Wahns. Das Fundament des Wahns gründet bei manchen in Überzeugungen, die auf uns fundamentalistisch wirken. Mancher Wahn wirkt wie eine »Festung, die durch mühevolle Armierungsarbeiten uneinnehmbar geworden ist, in deren ›Schutz‹ er [der Kranke] fortan friedlich dahinleben kann« (O. Kant 1927a, S. 637). Kranke, die es sich in ihrem Wahngebäude »einrichten«, wie wir oft ganz passend sagen, suchen dadurch wieder ins seelische Gleichgewicht zu gelangen (TÖLLE 2008, S. 156).

Einerseits sichert eine solche Festung jene spezifische Festigkeit der Überzeugung, die nur in der Wahngewissheit zu finden ist. Chronisch wahnhaft zu sein bedeutet aber andererseits oft, sich wie in Festungshaft zu befinden, aus dem Verteidigungsbau keinen Ausweg mehr zu finden.

Sicher, die Rede von einem Wahngebäude ist eine Metapher; nicht selten erfährt sie aber eine Konkretisierung bei paranoiden Patienten, die sich in ihren psychischen Grenzen so bedroht erleben, dass sie ihre Wohnung vor Eindringlingen zu schützen versuchen, Schlösser austauschen, Schlüssellöcher und Lichtschächte verkleben, Stromkabel aus der Wand stemmen, Türen verbarrikadieren.

Niemand hat die Verbindung von Wahn und Bau und die Unmöglichkeit einer wirklich sicheren Befestigung gegen Feinde besser beschrieben als Franz Kafka in seiner Erzählung *Der Bau* (1923/24). Ein im Erdreich hausendes Tier sucht sich vor dem Feind in verwinkelten Stollen zu schützen, jeder unterirdisch gegrabene Gang ist Antwort auf einen antizipierten

Gedankengang des Feindes. Aber die Sorge vor der Heim-Tücke des anderen macht das Heim selbst tückisch: »Ich lebe im Innersten meines Hauses in Frieden und inzwischen bohrt sich langsam und still der Gegner von irgendwoher an mich heran« (Kafka 1973, S. 412 f.).
Das Tier baut seinen Bau immer mehr aus, aus Sorge um die eigene körperliche Unversehrtheit. Daraus folgt aber umso mehr die Besorgnis, nämlich um die Unversehrtheit der eigenen vier Wände:

» Eben als Besitzer dieses großen empfindlichen Werkes [des Baus] bin ich wohlverstanden gegenüber jedem ernsteren Angriff wehrlos. Das Glück meines Besitzes hat mich verwöhnt, die Empfindlichkeit des Baues hat mich empfindlich gemacht, seine Verletzungen schmerzen mich, als wären es die meinen« (ebd., S. 440). »Mir ist dann, als stehe ich nicht vor meinem Haus, sondern vor mir selbst « (ebd., S. 420).

Der Bau zeigt sich hier als ein ins Außen vorgelagerter Schutzbau, als Projektion des in sich brüchigen, von innen her bedrohten Selbst.
Was bleibt einem als Behandler, der vor einem solchen Bau steht, sei er eher labyrinthisch oder massiv wie eine Trutzburg? Zuerst sicherlich Respekt vor der Bauleistung und Verständnis für das Sicherheitsbedürfnis, das sich in den Gräben darum ausdrückt. Wir müssen uns aber auch mit unseren Gefühlen eigener Ohnmacht auseinandersetzen, wenn der Wahn unverrückbar scheint, und wir sind mit den Machtansprüchen des Wahnkranken konfrontiert: Wenn er »*Anerkennung des paranoischen Wahnsystems seitens der Welt zu erzwingen*« sucht (Lomer 1905 b, S. 947) und keine andere Perspektive zulässt, braucht es Sensibilität dafür, wie man selbst in der Gegenübertragung darauf reagiert. Vielleicht gelingt es, sich Zugang zum Wahngebäude zu verschaffen, sei es als Unterhändler des Common Sense, als Handwerker, Seelenklempner, Mitarbeiter der seelischen Müllabfuhr (»containing« von Winnicott) oder besser noch als Bauzeichner. Als solcher kann man sich »auf den Boden des Wahngebäudes stellen und dieses dann möglichst vollständig erforschen« (Freud 1941 b, S. 46 f.).
Bleibt man in dem Bild, könnte es darum gehen, die Entstehung des Bauwerks nach und nach so zu rekonstruieren, dass es sich womöglich selbst de-konstruiert, dass es rückgebaut wird, sofern es möglich ist, dass »Behandlung und Erforschung des Wahnes zusammenfielen und die Aufklärung der Entstehungsgeschichte desselben sich gerade während seiner Zersetzung ergäbe« (ebd., S. 7). Bei einer solchen Rekonstruktion vom Grundriss im Wahngebäude findet es sich Freud zufolge öfter, »daß der Wahn wie ein aufgesetzter Fleck dort gefunden wird, wo ursprünglich ein Einriß in der Beziehung des Ichs zur Außenwelt entstanden war« (Freud 1940 d, S. 389) – vom Auffinden dieses Risses her ließe sich der Aufbau

des Wahns rekonstruieren und gegebenenfalls der Rückbau therapeutisch einleiten.

Die klassisch psychiatrische Psychopathologie liefert mit ihren feinen Deskriptionen und subtilen Unterscheidungen von Wahneinfall, mnestischer Wahnwahrnehmung, Wahnsystem etc. ein Inventar der Bauteile eines Wahns. Unter den »Aufbauelementen des Wahns« nennt Peter Berner Interpretationen, Erinnerungsfälschungen, Beeinflussungserlebnisse, Personenverkennungen, Halluzinationen und Ich-Störungen. In der Psychiatrie zeigt sich das Bemühen um eine »in sich geschlossene[...] Wahnkonzeption«, etwa in der Theorie Kurt Schneiders (siehe GLATZEL 1970, S. 322). Es scheint, als ob die Psychiatrie auf den systematisierten Wahn ihrerseits mit Systematisierung und Geschlossenheit antwortet. Das verspricht einen gewissen Schutz vor dem Chaotischen und vor der Auflösung, die in der Psychose droht – dies nur als Vorgriff auf die allgemeine Frage nach einer Verwandtschaft von Wissenschaft und Wahn.

Peter Berner hat sich nicht nur den Aufbauelementen, sondern auch der Analyse der Organisation und der Struktur des Wahns gewidmet. Thomas Stompe und Hans Schanda folgend, kann der:

» Grad der Systematisierung [...] als die Kombination der Konkretisierung und Kohäsion der einzelnen Wahninhalte aufgefasst werden. Im Falle des Verfolgungswahns bedeutet Konkretisierung der Thematik, dass der Kranke weiß ›von wem‹, ›wie‹, ›warum‹ und ›zu welchem Zweck‹ er verfolgt wird. Intrathematische Kohäsion bezeichnet die Verbindung zwischen den einzelnen Elementen innerhalb der Wahnthemen, interthematische Kohäsion die Verbindung zwischen den einzelnen Wahnthemen. Durch die Vernetzung der Wahnthemen gewinnt das Wahngebäude an Stabilität und bleibt auch nach Rückgang der Wahndynamik bestehen. [...] Das Ausmaß der Systematisierung ist von unterschiedlichen Faktoren wie Dauer der Erkrankung, intellektuelle Kapazität des Patienten, Wahndynamik und Ausmaß der Denkstörungen abhängig « (STOMPE/SCHANDA 2013, S. 17).

Die »Wahnfabel« als verbalisierte Form, als Narrativ des Wahns, lässt sich entsprechend analysieren. Dazu liefern auch andere Disziplinen wie die Linguistik und Erzähltheorie Möglichkeiten, zum Beispiel die Kohärenz eines Wahnnarrativs zu prüfen, indem sie diese mit dem Ablauf gewöhnlicher Alltagserzählungen vergleichen, die einen umso kohärenteren Eindruck vermitteln, je mehr sie einem gewissen typischen Erzählschema folgen (siehe SCHÖDLBAUER 2012, S. 208; DÖLL-HENTSCHKER 2013, S. 148 ff.). Bezeichnend für viele Wahnerzählungen ist deren mangelnde Kohärenz sowie der Umstand, dass sich Erzähler weniger als Handelnde beschreiben *(reduced selfagency)*. In Anlehnung an die Analyse von Traumerzählungen,

wie sie Ulrich MOSER 2005 vorgelegt hat, können auch Wahngeschichten analysiert werden (MOSER/STOMPE 2006). Dabei lassen sich zum Beispiel häufige »Interrupts in Wahnerzählungen« (DÖLL-HENTSCHKER 2013, S. 157) beobachten, die der Desaffektualisierung dienen sollen, aber sicher auch den Effekt haben, den Zuhörer quasi abzuhängen, sodass er nicht folgen kann ins Wahngebäude.
Die linguistische Analyse von Wahnfabeln stellt ein interessantes interdisziplinäres Feld zwischen Sprachwissenschaft und klinischer Psychologie dar. Aber der Fokus auf die Wahnerzählung und methodisch auf narratologische Ansätze lässt eine monologische Verkürzung solcher Forschung befürchten. Der Kliniker leiht ja dem Wahnhaften nicht nur sein Ohr, er zeigt mimisch Resonanz, Interesse oder Langeweile, hakt nach. Das heißt, so etwas wie »logische Konsistenz der kohäsiven Verbindungen« (STOMPE/SCHANDA 2013, S. 17) wird vielleicht erst auf entsprechende Nachfrage (»Wie kommt es, dass ...«) hergestellt – ein logisch konsistenter Wahn ist einer dialogischen Psychopathologie zufolge ein Produkt von Zweien. Dies verlangt nach Modellen der »Ko-Narration«, um einen Begriff von Antonio Ferro aufzugreifen, und es verlangt eine darauf zugeschnittene Konversations- und Diskursanalyse (siehe SCHÖDLBAUER 2012, S. 211).

Begleitsymptome des Wahns

Abgesehen von der reinen Wahnstörung (Paranoia), die der klassischen Definition zufolge nur in einem systematisierten Wahn besteht, treten bei anderen wahnbildenden Psychosen meist auch andere psychotische Symptome auf: Halluzinationen, Zönästhesien, Ich-Störungen, formale Auffälligkeiten des Denkens, motorische Symptome. Dieser Abschnitt widmet sich zunächst dem Wechselverhältnis zwischen dem Wahn und den damit assoziierten Symptomen, bevor es um diagnostische Fragen geht, die sich daran anschließen.

Halluzinationen

Stimmenhören und Wahnbildungen treten so oft im Verein auf, dass man auch vom »paranoid-halluzinatorischen Syndrom« spricht, das sich typischerweise bei der paranoiden Schizophrenie findet.

Akustische Halluzinationen können verbaler Art sein. Beim Stimmenhören handelt es sich um Eigennamen, Worte, Sätze oder auch nur Satzfragmente, bei denen der Hörer sich quälend dazu gedrängt fühlen kann, diese Sätze zu vervollständigen. Es können aber auch Geräusche auftreten – Husten, wüstes Stöhnen, Klingeln, Klopfen, Klirren, Zischen oder Kirchenglocken. Man spricht dann von Akoasmen. Oft lagern sich Stimmen auch auf Geräuschkulissen in der Umgebung, wobei es sich dann meist um illusionäre Verkennungen und nicht um »echte« Halluzinationen handelt. Bei einer Stimmenhörerin hat alles mit solchen illusionären Verkennungen angefangen: Aus der offenen Tiefkühltheke vernahm sie den erhebenden Klang gregorianischer Gesänge. Jemanden zu hören, der nicht da ist, verlangt nach einer Erklärung – der Wahn liefert sie.

Es gibt viele Arten, wie Stimmen ihren Hörern und Hörer ihren Stimmen begegnen, wie Stimmenhörer also damit umgehen, die Stimmen und Akoasmen auffassen, welchen »Träger« sie für die Stimmen annehmen und wen sie als Sender der Botschaft vermuten. Je nach biografischem, soziokulturellem Hintergrund und je nachdem, was die Stimmen oder Geräusche inhaltlich nahelegen, welche »akustische« Qualität sie haben (im Kopf hörbar, aus einem Körperteil klingend, außerhalb verortet etc.), wird der Betroffene seine Erfahrungen eher in religiös-spirituelle, philosophische, technische, paranormale oder andere Zusammenhänge einbetten.

Die Wahnarbeit stellt einen Versuch dar, das halluzinative Erleben in einem Horizont zu verorten, einzuordnen. Wenn das anschließbar ist an Vorstellungen einer Gemeinschaft oder an subkulturelle Vorstellungen, dann kann das helfen, die berückende Erfahrung des Stimmenhörens zu bewältigen, sie sich selbst irgendwie verständlich zu machen und den Betroffenen sozial wenn nicht einzubinden, so doch anzubinden.

Einen solchen Kontext bietet zum Beispiel die Parapsychologie: So verspricht das in spiritistischen Kreisen verbreitete »Channeling« eine Art direkten Drahts ins Jenseits, über den zum Beispiel eine Hausfrau aus London Kontakte mit Beethoven, Liszt und Debussy unterhalten haben will. Channelers haben aber auch »mit einer Vielzahl nichtmenschlicher Wesenheiten kommuniziert, darunter Delphine, Engel, Cherubine, Feen und Narzissen« (Siegel 1998, S. 205). Von solchen Erfahrungen zu sprechen findet in entsprechenden Zirkeln eher Anklang, als akustische Halluzinationen einzugestehen.

Ein paranoid-halluzinatorisches Syndrom kann beispielsweise infolge spiritistischer Experimente auftreten. Zu »psychographischen Psychosen« (Stekel 1919) kam es historisch öfter bei Versuchen mit dem »automatischen Schreiben«. Dabei wartet das Medium in einem tranceartigen Zustand mit dem Stift in der Hand, bis diese sich wie von Geisterhand zu bewegen beginnt und auf dem Papier die fremde Botschaft niedergeschrieben wird. In

Einzelfällen konnte es dazu kommen, dass bei dieser Form des telepathischen Fern-Schreibers das Geschriebene plötzlich zu Gehör kam – dann kann das Stimmenhören ganz schnell an die Stelle des automatischen Schreibens treten. Solche »Geister« werden dann auch ungerufen laut, also ohne dass man sich mit ihnen in einer spiritistischen Sitzung verabredet. Ein entsprechendes Beispiel findet sich unten (Psychotische Nebenwirkungen beim Experimentieren). Ich vermute, dass die mit konzentriertem Lesen und Schreiben häufiger verbundene Subvokalisation – das »Hören« des Gelesenen/Geschriebenen mit unserer inneren Gedankenstimme – bei entsprechend labilisierten Personen dazu führt, dass sich die »eigene« Gedankenstimme im alienierten, veräußerten Zustand so verfremdet, dass sie als fremde Stimme vernommen wird. Das paranoide Erleben, von »Geistern« traktiert und gepeinigt zu sein, von ihnen verbal beschimpft oder geleitet zu werden, führt dann oft zu einem spiritistischen Wahn.

Ein solches wahnhaftes Erklärungsmodell stabilisiert gegebenenfalls nicht nur den Hörer, sondern unter Umständen auch sein Hören, womit sich das Halluzinieren chronifizieren kann. Bei einem chronischen halluzinatorischen Erleben kann man nach der Funktionalität des Stimmenhörens fragen: Oft wird nach einer einmal gehörten Stimme weiter gelauscht, wenn diese Stimme als Begleiter zum Beispiel unerträgliche Gefühle von Einsamkeit unterbricht.

Zunehmenden Einfluss auf das Erklärungskonzept von Stimmenhörern üben technische Entwicklungen aus: Patienten fühlen sich heutzutage weniger in telepathischem Kontakt, sondern zum Beispiel durch computergesteuerte Radiowellen oder Strahlen angepeilt. Eine interessante Forschungsfrage wäre, ob nicht auch die »akustischen« Qualitäten des halluzinativ Gehörten von solchen Erklärungsweisen abhängen. So könnte der Umstand, dass halluzinierte Stimmen oft ohne die gewohnten mitklingenden Ober- und Untertöne »gehört« werden, damit zusammenhängen, dass man sie für technisch übermittelt erklärt und dadurch ähnlich hört wie eine Stimme aus dem guten alten Telefon. Umgekehrt würde ein sehr synthetischer Charakter einer Stimme deren Erzeugung durch eine Maschine nahelegen.

Wenn man den Wahn als »kognitive Antwort auf halluzinatorische Wahrnehmung« (Scharfetter 1987, S. 47) sieht, dann wird ein solcher »Erklärungswahn« (Wernicke) als sekundäre Folge des Stimmenhörens betrachtet.

Die Reihenfolge von Halluzination und Wahn kehrt sich um, wenn der primäre Wahn – etwa von der CIA verfolgt zu werden – durch Stimmen, die mit der Ermordung der eigenen Person drohen, unterstrichen wird. Gaetano Benedetti spricht in diesen Fällen davon, dass der »Wahn die Unterschrift der Halluzination, der sinnlichen Evidenz bekommt« (Benedetti 1987, S. 150).

Man kann hier von einer Beleghalluzination sprechen, bei welcher »der Wahn durch Sinnestäuschungen bekräftigt« (IDELER 1838, S. 442) wird.
Die wahnhafte Verarbeitung von Stimmen, etwa als ein Erlebnis im religiösen Erklärungswahn, zum Welterlöser berufen zu sein, einhergehend mit der Wahnidentität (STOMPE/SCHANDA 2013, S. 17 f.), Jesus Christus zu sein, kann auch als ein Bewältigungsversuch verstanden werden. Die Copingfunktion der Wahnarbeit gerät jedenfalls aus dem Blick, wenn man den Erklärungsrahmen nur als weiteres psychopathologisches Symptom, als »inhaltliche Denkstörung« auffasst.

Zönästhesien

Halluzinationen des Körperinneren oder auf seiner Oberfläche – zum Beispiel haptische Tastempfindungen, Schmerzsensationen, Gefühle des Versengens von inneren Organen, Organverpflanzungen bei wachem Bewusstsein und anderes mehr – gehören sicher zu den irritierendsten und schrecklichsten Erfahrungen in einer Psychose. Zwar können solche Empfindungen gelegentlich lustvoll erlebt werden, etwa wenn eine Liebeswahnkranke einen orgiastischen Koitus als *actio in distans* erfährt. Meist werden Manipulationen an den Genitalien aber beschrieben als »Schändung« oder etwa als »Wegnahme der Manneskraft« (BASH 1955, S. 142). Diese sogenannten Zönästhesien, unter denen ein Teil der schizophrenen Patientinnen und Patienten zu leiden hat, scheinen meist mit einem Wahn einherzugehen, meist einem Verfolgungs-, Beeinflussungs- oder Beeinträchtigungswahn. Schon im Gefühl, an einem Leibesglied oder im Körper elektrisiert zu werden, ist das Agens schnell gefunden: Eine Elektrisiermaschine, ein Akkumulator oder einer jener moderneren Apparate, die aus der Ferne die Ladung durch den Körper schicken, bilden dann die Hauptbestandteile insbesondere technischer Wahnideen. Zu Zeiten des Mesmerismus war es der tierische Magnetismus: Franz Anton Mesmer (1734–1815) hatte 1784 einen Bottich (»le baquet magnétique«) entwickelt, von dem sich das darin enthaltene magnetische Fluidum über Drähte und Seile auf die umstehenden Kranken kurativ auswirken sollte – noch über hundert Jahre danach fanden psychotische Missempfindungen ihre Erklärung in solchen magnetistischen bzw. spiritistischen Wahngebilden.
Die diversen »Beeinflussungsapparate« (Viktor Tausk) werden für das veränderte Körpererleben verantwortlich gemacht. Sie sind natürlich abhängig vom Zeitgeist und vom Stand der Technik, nehmen aber auch künftige technische Entwicklungen vorweg – aber das wäre Thema einer gesonderten Arbeit zu »Wahn und Technik«. Wichtig ist an dieser Stelle,

dass solchen magischen oder technischen Wahnideen Beziehungsqualität zukommt, und zwar zwischen dem, der aus der Ferne gepeinigt wird und dem dabei eigene Gedanken abgezogen und fremde einspeist werden, und dem, der gegebenenfalls die vermittelnde Maschine bedient. Denn der »Kranke, der sich von außen kommender technischer Einwirkung ausgesetzt erlebt, empfindet dieses als real Bewirktes und Getanes und somit aus der mit anderen gemeinsamen Mitwelt herrührend, freilich oft in eigenartig verdünnter Weise, wenn hinter den anonymen technisch-physikalischen Einwirkungen der menschliche Verfolger ganz zurücktritt« (Feldmann 1966, S. 87), aber diese Verdünnung oder mediale Vermittlung ist eben der rudimentäre menschliche bis unmenschliche Kontakt, dem der Betroffene ausgesetzt ist.

Auch hier zeigt sich das Janusartige psychotischer Symptome: Einerseits sind Leibeshalluzinationen Ausdruck eines Zerfalls, der in der Schizophrenie nicht nur das erfasst, was wir unser »Ich« nennen, sondern was auch »seinen« Körper ergreifen kann, sodass sich einzelne »Leibesinseln« (Moldzio) verselbstständigen. Andererseits wird diskutiert, ob nicht »die Überbesetzung des eigenen Körpers ein erster Versuch der Reintegration« ist (Küchenhoff 2012, S. 91), das heißt, dass die Konzentration auf körperliche Missempfindungen, psychoanalytisch betrachtet, die libidinöse Besetzung eines Körperareals, also ein Versuch sein kann, sich irgendwie wieder zu »sammeln«. Mehr noch ist die wahnhafte Verarbeitung von Zönästhesien ein Versuch, das Unfassliche einer Berührung aus der Ferne fassen und als Beziehungsgeschehen (Opfer-Täter; Geliebter-Liebende) auffassen zu können – wenigstens gedanklich.

Zönästhetische Halluzinationen sind körperliche Empfindungen, die als »gemacht« erlebt werden. Werden diese Sensationen als von anderen – gegebenenfalls vermittels einer Maschine oder einer magischen Praxis – verursacht angesehen, so tritt das eigentliche paranoide Moment, der Erklärungswahn, deutlicher hinzu.

Ich-Störungen

Gemachte Empfindungen grenzen also an ein anderes psychiatrisches Syndrom, die Ich-Störungen. Dabei wird typischerweise geklagt, dass Gefühle und deren Ausdruck (Lachen, Weinen) von anderen »gemacht« sind, dass die eigenen Gedanken nach außen dringen (Gedankenlautwerden) oder von anderen weggenommen, »abgesaugt«, »gestohlen« werden oder dass umgekehrt fremde Gedanken, Impulse in den eigenen Bewusstseinsstrom eingespeist, »eingegeben« werden, bis dahin, dass der Körper in seinen

Bewegungen und Handlungen ähnlich einer Marionette von außen bewegt wird oder man durch hypnotischen Einfluss gelenkt wird. Auch die Muskulatur der Körperöffnung kann tangiert sein, sodass plötzlich der Enddarm entleert wird, was Daniel Paul Schreber (1842–1911) in seinem religiösen Wahn als »Anwundern des Sch...dranges« (D. P. Schreber 1985, S. 155) bezeichnet.

Für Wolfgang Blankenburg ist ein solches »Gemachtbekommen« ein primäres Erleben schizophrener Patienten mit Ich-Störungen. »Die ›Absichtlichkeit‹ wird zumeist nicht i. S. eines Erklärungswahnes, den es daneben freilich auch gibt) erst hintennach erschlossen, sondern in einer sehr unmittelbaren Weise vom Kranken gespürt bzw. ›wahrgenommen‹« (Blankenburg 1988, S. 192). Vielleicht kann man sagen, dass Ich-Störungen fast immer wahnhaft aufgeladen oder verarbeitet sind.

Ich-Störungen spielen in der deutschsprachigen Psychiatrie eine große Rolle, angefangen von Kurt Schneider, der einschlägige Phänomene unter diesem Begriff zusammengefasst hat, bis zu Christian Scharfetters Ich-Psychopathologie, der die Ich-Störungen weiter differenziert und in die verschiedenen Dimensionen veränderten Ich-Erlebens systematisch eingezeichnet hat.

Kurt Schneider sieht bei Ich-Störungen eine Störung des Aktivitätsbewusstseins des Ichs, genauer der »Meinhaftigkeit« von Gedanken oder Impulsen. Es wird auch von Störungen der Urheberschaft oder von »passivity feelings« gesprochen (Hirjak 2012, S. 39) – etwas, was Sven Hedenberg (1888–1966) schon 1927 als schizophrenietypisches »Passivitätsgefühl gegenüber dem eigenen psychischen Geschehen« beschrieben hat (Hedenberg 1927, S. 719).

Dabei kann es geschehen, dass das gesamte Erleben, die Gefühle, die Impulse nicht mehr als »meine« oder mir zugehörig empfunden werden. In Scharfetters Terminologie ist dabei auch die Dimension der Ich-Demarkation gestört, die Ich-Umwelt-Schranke aufgehoben (Bürgy 2010, S. 1101).

Die amerikanische Psychiatrie und deren Klassifikationssystem (DSM-5) kennt dagegen interessanterweise keine Ich-Störungen: Hier wird der phänomenologische Befund, das unmittelbare Erleben des Gemachten, übersprungen und man diagnostiziert einen Wahn, nämlich den Wahn, kontrolliert und beeinflusst zu werden. Bei diesen »delusions of being controlled« (DSM-III, zitiert nach Spitzer 1988, S. 180) handelt es sich dann per se um einen bizarren Wahn. Bei Gedankeneingebung, Gedankenentzug, gemachten Gefühlswallungen und Bewegungen handelt es sich jedoch primär nicht um inhaltliche Denkstörungen, sondern um tief greifende Veränderungen des Erlebens, die eine wahnhafte Verarbeitung nahelegen, wobei sich das Erleben nicht im Wahn erschöpft, zum Beispiel Opfer unbekannter Strahlen zu sein. Ich-Störungen werden oft mit technischen Vorstellungen wahnhaft überformt, etwa dergestalt, dass die Gedanken mittels eines Apparats dirigiert werden (HEDENBERG 1927, S. 718f.) oder dass eine Patientin davon ausgeht, »daß von der Polizei eine *Maschine dort aufgestellt sei, um ihre Gedanken aufzuschreiben*« (KRETSCHMER 1927, S. 46).

Während es meist so scheint, als sei der Patient das »Opfer«, dem seine Gedanken weggenommen und fremde eingepflanzt werden, dessen Bewegungen durch die Straßen gelenkt werden, finden sich neben solchen entmächtigenden Erlebnissen auch Ich-Störungen, die andere attackieren und von Macht zeugen: Einer meiner Patienten erlebte während eines Gottesdienstbesuchs, wie aus einem Loch in seinem Schädel »Strahlen« in die Richtung des bigott erlebten Priesters ausstrahlten. Das habe diesen in seiner Predigt aus dem Konzept gebracht. Das Durcheinander im eigenen Kopf, aber auch die gehörten Stimmen sexuell diffamierenden Inhalts drangen in den anderen und brachten den kirchlichen Würdenträger durcheinander. Der Patient beschrieb, wie die »Strahlen« dabei aus einer durch ticartiges Kratzen an der Haut rot umschriebenen Stelle an der linken Stirnhälfte austraten.

Mit Esther BICK (1990) kann man hier von einem »Hautsieb« sprechen. Darunter versteht sie »Löcher« in der Körperoberfläche, aus denen das Selbst oder etwas von ihm auszufließen droht (siehe KÜCHENHOFF 2012, S. 57). Ein anderer Patient, der unter dem Gefühl litt, dass seine befremdenden Gedanken sich nach außen ausbreiteten, realisierte, dass der russische Präsident in knapp 1800 km Entfernung so dadurch gestört war, dass dieser nicht mehr klar zu denken vermochte. Dabei erlebte der Patient die Fernübermittlung seiner Gedanken so unmittelbar, dass er sich über die technische Form und das Medium der von ihm erlebten Gedankenübertragung in die Ferne überhaupt keine (Wahn-)Gedanken machte. Zur eigentlichen Wahnbildung kam es erst im zweiten Schritt: So etwas lässt einer der mächtigsten Männer der Welt nicht mit sich machen – der Patient entwickelte eine massive paranoide Angst, vom russischen Militär oder Geheimdienst eliminiert zu werden.

Formale Denkstörungen

Auch zwischen Ich-Störungen und formalen Denkstörungen sowie deren wahnhafter Verarbeitung gibt es ein Feld, das oft schwer zu differenzieren ist und das auch im Erleben gelegentlich Übergänge und Überschneidungen zeigt. So können formale Störungen des Denkablaufs

wie Gedankenabreißen oder Sperrung von Gedanken von den Betroffenen ähnlich wie der Gedankenentzug als Ich-Störung beschrieben und/oder wahnhaft als »Gedankenklau« durch Dritte verstanden werden. Was der eine »noch als ein unbeeinflußbares, verwunderliches Entgleiten [von Gedanken registriert], der andere faßte es [...] als fremdtätiges ›Gedankenentziehen‹ auf« (Schmidt 1941, S. 587 f.).
Auch andere formale Denkstörungen wie Denkhemmung, Denkverlangsamung, Zerfahrenheit finden gelegentlich eine wahnhafte »Erklärung«; in diesen Fällen ist anzunehmen, dass etwas im Erkrankten die Veränderungen in den kognitiven Abläufen registriert, dafür aber etwas außer ihm verantwortlich macht (siehe Maher 1988, S. 118), etwa einen Hypnotiseur oder im physikalischen Beeinträchtigungswahn einen neuartigen Apparat. Für Brendan Maher ist es die Wahrnehmung der »Diskrepanz zwischen intendierter und tatsächlich ausgeführter Denk- bzw. Sprachhandlung« (ebd., S. 119), die zum deduktiven Schluss führt, dass man von anderen gezielt beeinträchtigt, verwirrt, beeinflusst wird.
So äußert ein schizophrener Patient mit sichtlichen Denkstörungen und Neologismen: »Ich bin nicht mehr so formgehalten. Ich fühle mich auseinander genommen. [...] Man ist ein System aus gehaltenem Bewußtsein, das durch erregerschaftliche (sc. sexuelle) Auffassungen lahmgelegt wird« (Kisker 1960, S. 65). Gesetzt, es ergibt sich im weiteren Verlauf, dass dieser Mann sich nicht fühlt, als ob er auseinandergenommen würde, sondern erlebt, wie andere ihn und sein Denken gezielt auseinandernehmen (mit Strahlen, sexueller Aufreizung ...), könnte man von einem Erklärungswahn sprechen. Das Erleben innerer Verstörung wird dann auf Störer von außen zurückgeführt, wie bei jenem Buchhalter, der zunehmend unter Konzentrationsstörungen und Denkstörungen litt und das dann auf Kollegen zurückführte, die ihm übel wollen, womit die eigenen »Fehler externalisiert und auf die ›Anderen‹ bezogen sind« (ebd., S. 33).

Motorische Symptome

In der katatonen Form der Schizophrenie, aber auch bei schizoaffektiven und bei bipolaren Patienten kann es zu körperlichen Extremzuständen zwischen den Polen von Starre und Erregung kommen. Stupuröse Zustände totaler Starre können unbehandelt sogar tödlich enden. Von daher verwundert es nicht, wenn Patienten im Nachhinein von einer »Apokalypse« oder einem Weltuntergang sprechen. Klaus Conrad bezeichnet diese Form der Schizophrenie sogar als »apokalyptische Phase«. Zumindest im jüdisch-christlichen Kulturkreis weckt dieser bedrohlichste Zustand

»Schreckensbilder der Offenbarung«, des »dies irae« als dem letzten und zugleich Jüngsten Tag (MUNDHENK 2007, 65 f.), sodass es nicht Wunder nimmt, wenn es im Anschluss an solche Erfahrungen erstmals zur Bildung religiöser Wahnvorstellungen und zu konversionsartigen Erlebnissen kommt – doch dazu mehr im Kapitel zu Wahn und Religion.

Strittig dürfte sein, ob während des katatonen Zustands, den man als eine Art Totstellreflex auffassen kann, Wahnbildung überhaupt möglich ist oder ob ein nihilistischer Wahn vom Weltuntergang erst möglich wird, wenn diese Art katatoner Totenstarre sich zu lösen beginnt und im Wahn eine Projektion des eigenen drohenden Untergangs nach außen möglich ist. Dann wäre der Weltuntergangswahn paradoxerweise schon ein Zeichen der Besserung, weil in der Katatonie eben gar nichts mehr geht. Wenn Herrmann Nunberg bei einem Patienten mit Weltuntergangs- und Welterneuerungswahn von einem »Wahnsystem, das sich erst im katatonischen Anfalle klar herausbildete«, spricht (NUNBERG 1920, S. 37), dann ist denkbar, dass der Wahn sich nicht in/während der Katatonie bildete, sondern dass der sich bildende Wahn aus der Katatonie herausführte.

Wenn der drohende Tod des Ichs zum Untergang der Welt gerät, gewinnt alles, was man tut oder nicht tut, kosmische Dimension: So berichtet ein Patient, seine katatonen Bewegungen dienten »der Wiederherstellung des irgendwie gestörten Energiegleichgewichts im All« (STORCH 1923, S. 334) – hier wendet sich das Erleben höchster Bedrohung zur All-Macht im wahrsten Sinne.

Auch mildere Formen oder Vorformen der Katatonie wie katatone Rigidität und Steifigkeit oder die sogenannte wächserne Biegsamkeit des Körpers (»flexibilitas cerea«), Mutismus und Negativismus können paranoid gewendet werden, etwa wenn der Bewegungsapparat zum Apparat, ja zur Baumaschine mutiert, wie bei folgender Patientin, bei der ein Verfolgungs- und Größenwahn in einen nihilistischen Wahn münden:

> **D**ie 47-jährige Christine Huber wähnte ein Komplott ihrer Nachbarn und fürchtete, von der Polizei abgeführt zu werden. Nach Aufnahme in die Klinik hört sie Stimmen und fürchtet sich vor einem Radioapparat, der ihrem zweiten Mann dazu diene, sie mit 5000 Volt unter Strom zu setzen. Die verwitwete, ein zweites Mal verheiratete kinderlose Frau hat auch Größenideen, erfreut sich als »Frau Doktor« großen Reichtums und »betreibt in ihrem Wahn einen großen Kinderwagenhandel« (KUHN 1952a, S. 74). Die Frage der Bewegung des menschlichen Körpers organisiert bei der phasenweise mutistischen und stupurösen Patientin, die in katatonen Krisen ihren Körper nicht mehr unter Kontrolle hat, einen entsprechenden nihilistischen Wahn:

»Sie glaubt, sie sei bei ihrer ersten Internierung gestorben und seitdem ›ein besinnungsloser Mensch‹, eine ›irrsinnige Leiche‹. Sie kann sich nicht mehr bewegen, sondern wird von einem grauen Kran bewegt, der hinter ihr steht, oder oft auch in ihr selbst ist und dann bloß noch mit Haut überspannt erscheint« (ebd.). Auch in einigen der sie umgebenden Personen, Patienten wie Pflegekräften, sieht sie solche hautbespannten Kranmaschinen.

Die Idee, von menschenähnlichen Automaten umgeben zu sein, trieb schon Descartes in seinen Meditationen um: »Was sehe ich denn von diesem Fenster aus außer Hüten und Kleidern, unter denen auch Gespenster oder künstliche, durch Federn bewegte Menschen stecken könnten?« (Descartes, zitiert nach DERRIDA 2010, S. 115).

Im klinischen Fallbeispiel realisiert sich dieses Gedankenspiel des durch Federn bewegten Menschen. Dieser Kran-Wahn, wie man ihn nennen könnte, erinnert im Übrigen auch an die Entwicklung humanoider Automaten. Schon 1737 hat Jacques de Vaucanson (1709–1782) einen mechanischen Flötenspieler in menschlicher Gestalt gebaut. Solche Erfindungen spiegeln sich in Wahnbildungen wider.

Baugeräte sprechen nicht – dadurch erklärt sich der Mutismus der Patientin. Gibt sie einmal einen Ton von sich, dann darum, weil sie »am Kopf angeschlagen [wird,] und dann fällt ein Wort aus dem Munde heraus, wie wenn man ein Möbelstück anschlägt und dieses einen Ton von sich gibt« (KUHN 1952a, S. 74)). Roland Kuhn nimmt an, dass ein Gerät, mit dem die Patientin in der Arbeitstherapie befasst war, mit an diesem Wahn gesponnen hat: ein Webstuhl, in dessen beweglichem Gestänge der Webende bei der Arbeit ja irgendwie mit eingespannt scheint. |

Ein stupuröser Patient ist unheimlich: reglos, mit starr ins Leere blickenden Augen, einer Schaufensterpuppe gleich, aber atmend, in oft »unmöglich« scheinender Haltung – und dabei nicht ansprechbar. Dieses Bild des Scheintoten oder des Untoten macht etwas mit uns – aber auch mit Mitpatienten und Angehörigen: In einer anderen Fallgeschichte verfällt eine schizophrene Patientin mit Erfinderwahn auf den Gedanken, ihren Bruder, der in der Klinik an einer Katatonie verstarb, exhumieren und konservieren zu lassen durch ein Bepinseln von außen und einem Klistier mit chemischer Flüssigkeit von innen. »Diesen Prozeß, den sie Karbonisation benannte, beschrieb sie mit eigentümlich lüsternem Lächeln« (KIELHOLZ 1923, S. 475). Die makabre Idee vom ausgestopfte Bruder ist eine Art Monument der (un-)sterblichen Katatonie.

Erwähnt sei an dieser Stelle, dass nicht nur die Katatonie, sondern auch deren psychiatrische Behandlung den Körper maschinenhaft, steif und unbeweglich machen kann. Man denke an die extrapyramidalen Nebenwirkungen insbesondere der typischen Neuroleptika, das Gefühl der medizierten Patienten, im Schulterbereich »gebunden« zu sein, bis hin zu jenem maschinenhaft anmutenden Gang, an dem der erfahrene Psychiater die Einnahme von Haloperidol erkennt. Vielleicht sind auch die Praxis der Fixierung erregter Patienten und die vor Einführung der Neuroleptika gebräuchliche Zwangsjacke oder das Dauerbad Formen der institutionellen Antwort auf den erstarrten Schizophrenen? Wenn ein Antipsychotikum wie Risperidon auch bei manchem Mann Milchfluss »macht«, wäre es nicht verwunderlich, wenn sich neben der Milch womöglich einmal ein entsprechender Wahn bildet – bis hin zu der Bedrohung, in der Klinik einer Geschlechtsumwandlung wider Willen unterzogen zu werden.

Personenverkennung

Wenn wir auf der anderen Straßenseite nach Jahren einen alten Bekannten zu sehen glauben, kann dieser sich beim Näherkommen doch als eine andere, völlig fremde Person entpuppen. Irritierend ist ebenfalls, wenn wir in der Fußgängerzone eine Kollegin aus dem Betrieb uns entgegenkommen sehen, die jedoch mit ihrem Blick kein Erkennen signalisiert – wir haben deren eineiige Zwillingsschwester angesprochen, von der wir bis dato nichts wussten. Oft sind es wirklich frappante Ähnlichkeiten im Äußeren, im Gang bis zum Kleidungsstil, die hinter solchen verbreiteten Verwechslungen stehen. Für mich war es eines der unheimlichsten Erlebnisse, eine Patientin, die sich einige Wochen zuvor suizidiert hatte, auf meinem Heimweg auf einem Fahrrad fahren zu sehen. In dieser Wiedergängerin verkörperten sich Schuldgefühle, die auch dann noch aufkamen, als ich den ganzen Behandlungsverlauf Revue passieren und supveridieren ließ; das Schicksal dieser jungen Frau ging mir eben nach, weswegen sie auf der Straße »wiederkehrte«. Nach Todesfällen wird von Angehörigen öfter beschrieben, sie hätten einen Passanten für den Verstorbenen gehalten. Hier ist es der starke Affekt der Trauer, vielleicht auch das Nichtwahrhabenwollen des Verlusts, die zu solchen Verwechslungen führen und von dem Schauder begleitet sind, mit dem wir einem gespenstischen Wiedergänger begegnen. Aber: »Es kann nicht sein, er ist ja tot« – damit versichern wir uns dessen, was man den gesunden Menschenverstand nennt. Ist der aber angegriffen, kann man es mit Untoten zu tun bekommen. Die verstorbene Erbtante wandelt im Klinikhof, ein Konkurrent aus der Firma tut als Arzt verkleidet seinen Dienst und zieht im Untersuchungszimmer die Todesspritze auf.

Eine Vielzahl solcher klinisch relevanter Personenverkennungen findet sich in der Krankengeschichte von Aby Warburg (1866–1929), dem Begründer der Ikonografie, der sich als Kunst- und Kulturwissenschaftler überdies mit dem Phänomen des »Nachlebens« beschäftigte, nämlich mit dem, was er das »Nachleben der Antike« nannte. Als Kunstwissenschaftler hatte er sich darauf spezialisiert, Züge antiker Figuren in Werken späterer Epochen wiederzuerkennen. Warburg, dem man vor seiner Einlieferung in eine psychiatrische Klinik seinen Revolver entwinden musste und der seither unter dem Schuldwahn litt, seinen Sohn erschossen zu haben, erkennt nach seiner Überführung in eine Schweizer Klinik in einem Mitpatienten seinen Sohn. »Glaubt, bestimmt seinen Sohn gesehen zu haben«, schreibt Ludwig Binswanger (2007, S. 230) in die Krankenakte. Aby Warburg hört die Schreie von Sohn und Ehefrau, verkennt zudem eine Sängerin, die in der Prominentenklinik auf Bellevue einen Gesangsabend gab, für seine Frau – auch wenn der Altersunterschied erheblich und die äußere Ähnlichkeit gering gewesen sein dürfte. »Eine Patientin (Frau B.) wäre bestimmt seine Mutter, man hätte sie nur verkleidet und ihr einen anderen Namen gegeben« (ebd.).

Warburg wähnt, dass seine Familienangehörigen in die Klinik verschleppt, umgebracht und ihm dann als Speise oder in Keksen verbackt gereicht würden. Die Schreie seines Sohnes auf dem Klinikgelände seien seine Hilferufe. Der Vater hörte zwar nicht wirklich die Schreie des Sohns, sein Sohn aber womöglich die seines Vaters. Während der jahrelangen Behandlung von Aby Warburg kam auch sein Sohn erstmals in psychiatrische Behandlung nach Kreuzlingen. Dabei kann es gut sein, dass er seinen Vater aus dem anderen Trakt gehört hat, dessen tierisches Brüllen über viele Wochen, wenn nicht Monate auf dem ganzen Klinikgelände zu hören gewesen sein soll, was sogar zu Blutungen der Luftröhre führte (Binswanger/Warburg 2007, S. 219; siehe Didi-Huberman 2010, S. 409). Aby Warburg wähnte also seinen bislang gesunden Sohn zu einer Zeit in der Anstalt, bevor dieser dort überhaupt in Behandlung kam! Bellevue in Kreuzlingen war eine Privatklinik unter der Leitung einer Ärztefamilie, begründet von Ludwig Binswanger dem Älteren. Warburg wird von dessen Sohn und Nachfolger, dem Begründer der Daseinsanalyse, Ludwig Binswanger behandelt, zeitweise auch von dessen Neffen Kurt Binswanger. Da kann man als Patient schon einmal durcheinanderkommen: Kurt erscheint Warburg als Alter Ego von Ludwig dem Jüngeren. Doch anstatt Ähnlichkeiten in den Zügen bei Neffen und Onkel wahrzunehmen, sagt Warburg bei der Übernahme der Behandlung durch den Neffen: »der ist gar kein Binswanger, der hat ein anderes Gesicht, sieht aus wie ein Athlet, ist ein noch viel größerer Henkersknecht, ein raffinierter Helfershelfer« (Binswanger/Warburg 2007, S. 45).

In der Psychose kann eine mehr oder weniger große Ähnlichkeit zur Identität werden (Personenverkennung; Fregoli-Syndrom), aber auch Identisches gespalten oder verdoppelt werden, bis hin zum Doppelgänger. Eine Patientin aus unserer Klinik verkannte in einem etwas verwahrlosten Nachbarn den von ihr als Kind sehr geliebten »Papa«, zu dem seit Scheidung der Eltern nur sporadisch Kontakt bestand. Erst als Erwachsene hatte sie erfahren, dass sie adoptiert worden war – ihre leiblichen Eltern lernte sie nie kennen. Die Verkennung des völlig anders aussehenden älteren Nachbarn als Adoptivvater wirkte auf mich wie eine halbironische Referenz auf die Kindheit, in der die Patientin immer auf vermeintliche Ähnlichkeiten zwischen ihr und dem Adoptivvater hingewiesen wurde: Sie sei »ganz der Papa«, ihm »wie aus dem Gesicht geschnitten«.

In ihrer zweiten psychotischen Krise gab es den Adoptivvater schon in drei Ausgaben – und die in unterschiedlichen Körpergrößen, wie sie selbst bemerkte, ohne dadurch an der Identität der drei zu zweifeln. Diese »Pluralisierung des Vaters« (CONRAD 2002, S. 13) ist gleichsam eine psychotische Antwort auf die »Frage nach dem Vater« (Jean Laplanche), wenn der leibliche Vater und die eigene Genealogie ein ? bleibt. Den Partner, mit dem diese Patientin mehrere Jahre zusammen war, erlebte sie dagegen durch ein Double ausgetauscht. Am Körper des Mannes sei ihr plötzlich eine Narbe aufgefallen: Sie wusste mit einem Mal, dass er durch einen »siamesischen Zwilling« ausgetauscht sei, der sie vergiften wolle.

Eine solche gewähnte Ersetzung durch ein Double nennt man Capgras-Syndrom (nach Joseph Capgras, 1873–1950). In einem Paargespräch mit der eben genannten großen schlanken Patientin und ihrem eher untersetzten adipösen Partner wurde deutlich, dass dieser sich so freundlich gebende Mann wirklich »nicht wiederzuerkennen« war, wenn ihn ein Affekt überkam. Wir dachten hinterher darüber nach, ob sich bei dieser schizophrenen Patientin die Redewendung, jemand sei »wie ausgewechselt«, in der Erfahrung des Doppelgängers ihres Partners konkretisierte. Im Wahn aber ist der andere nicht »wie« ausgewechselt – der Wahn ist kein »Als-ob« – der andere *ist* ausgetauscht durch einen »bösen« Zwilling, in dem sich das befremdend »Böse« des Partners, seine spürbar destruktiven Regungen, inkarnieren.

Wahnhafte Personenverkennung geht über äußerliche Unterschiede – selbst den berühmten kleinen Unterschied – hinweg: So hielt eine Patientin eine Krankenschwester für ihren früheren Liebhaber »Hans«, der als Frau verkleidet sei, »da wollte ich schon immer sagen, warum er sich die Haare hat lang wachsen lassen und warum er Schwesternkleider trägt. Die Schwester hatte denselben Finger gekrümmt wie Hans, faßte auch die Nadel genau so an. Hans ist Schneider« (SCHMIDT 1941, S. 578). Dieser signifikante Zug, der eigentümlich gekrümmte Finger des Mannes, liefert das Schnittmuster, nach dem die Patientin Hans in seiner Ausgabe als Krankenschwester identifiziert. Auch Schwestern wissen ja mit einer Nadel umzugehen, mit der Nadel der Spritze.

Gegenüber den mehr oder weniger »normalen« Verwechslungen aufgrund der Ähnlichkeiten zwischen verschiedenen Personen in Aussehen, Gang und der äußeren Erscheinung, denen wir gelegentlich aufsitzen, gehen Psychotiker offensichtlich leichter über Unterschiede im Gesicht, in der Haartracht, der Augenfarbe, der Größe, ja selbst im Geschlecht hinweg. Für Dritte muss eine Ähnlichkeit zwischen der verkannten Person und der in ihr erkannten Person gar nicht erkennbar sein. Klaus Conrad sagt über den psychotischen Gestaltwandel im Wahn:

» Das Entscheidende aber ist, *dass ›Ähnlichkeiten‹ auf einmal unvergleichlich viel stärker hervortreten, ja sich geradezu aufdrängen,* die früher bestenfalls nebenbei registriert, aber meist überhaupt nicht beachtet worden wären. Dieses sich *Vordrängen von ›Ähnlichkeiten‹* ist aber nichts anderes, als eben jene *Dominanz von physiognomischen Eigenschaften* über Strukturqualitäten « (Conrad 2002, S. 127).

Damit zielt Conrad auf das, was Matussek orientiert an der Gestaltpsychologie Wolfgang Metzgers (1899–1979) ein Hervortreten von »Wesenseigenschaften« genannt hat. Zu einer solchen Wesenseigenschaft kann ein winziges Detail erhoben werden, etwa ein gewisser Zug um den Mundwinkel oder eine Besonderheit der Zahnstellung, die an eine signifikante Person erinnert. Derlei kann genügen, um zwei Personen miteinander zu identifizieren und die eine für die andere zu halten. Es kann aber auch ein Kleidungsstück sein, an dem sich ein und derselbe Verfolger zu erkennen gibt. Es ist dann der graue Trenchcoat, an dem »zwei sich durch ein gemeinsames, zur Wesensverkörperung geeignetes Merkmal [grauer Mantel] gleichende Menschen z. B. als identisch erlebt werden« (Matussek 1963, S. 29). Auch der japanische Psychiater Bin Kimura betont, es handele sich dabei nicht um eine sinnlich perzeptive Illusion, sondern um ein »wesenseigenschaftliches ›eidetisches‹ Erkennen« (Kimura 1974, S. 197), das zur Personenverkennung führe.

Es wird aber nach wie vor kontrovers diskutiert, wo diese Phänomene anzusiedeln sind zwischen den Störungen der Wahrnehmung und denen des Denkens, also zwischen illusionärer Verkennung und Wahnerleben. Karl L. Kahlbaum (1828–1899) hat bereits 1866 Personenverkennungen beschrieben, bei denen ein Patient in anderen Klinikinsassen seine Angehörigen erkannte, die ihn in der Anstalt besuchende Familie dagegen für betrügerische »Figuranten« erklärte; selbst seine Ehefrau mime nur seine Frau und beteilige sich an dieser »Betrugs-Comödie« (KAHLBAUM 1866, S. 61). An dem Beispiel wird verständlich, dass Kahlbaum darin eines der »Urtheilsdelirien«, also einen Wahn, sieht, den er von den »Sinnesdelirien« (Halluzinationen, illusionäre Verkennungen) unterscheidet (ebd., S. 72). Personenverkennungen gibt es aber in der ganzen Bandbreite: Einige stehen den illusionären Verkennungen näher, wenn nämlich auch für Dritte eine Ähnlichkeit der Personen ins Auge springt, einige können als Wahnwahrnehmungen eingeordnet werden, bei wieder anderen ist die wahnhafte Gewissheit primär, eine vertraute Person vor sich zu haben, und die Wahngewissheit ist stark genug, um die Wahrnehmung entsprechend zu beugen, sodass man von einem Wahn sprechen muss.

In seiner anthropologischen Ausleuchtung des Phänomens schildert Caspar Kulenkampff den Fall einer scheuen, sozial isolierten 41-jährigen Frau, die im Krankensaal feststellt: »Es ist alles Lug und Trug hier« (KULENKAMPFF 1953, S. 327). Die Patientin erkennt hinter der »Verkleidung« als Mitpatienten die wirklichen, ihr von früher her vertrauten Menschen, sie erkenne sie an einzelnen Zügen: »Am Weinen, an der Figur, am Gangwerk [...] am Bügeln, an der Art des Erzählens, an der Sprache, an der herrischen Art [...], am Nasengestülpe, am Schauen der Augen« (ebd., S. 328) – an all dem erkennt sie Nachbarn und Bekannte aus ihrer früheren Egerländer Heimat, aus der sie nach dem Zweiten Weltkrieg vertrieben wurde. Sie kann die anderen, mit denen sie den Krankensaal teilt, nicht als Fremde betrachten und in ihrer »Belanglosigkeit lassen« (ebd.). Damit wird ihr die Fremde heimisch, die Fremden scheinen ihr Altvertraute.

»Hinter den Masken erscheint der Kranken das Bekannte. Aber dieses Bekannte bleibt ihr doch wiederum durch die gleiche Maskierung, Verstellung in weiter Ferne. Dennoch könnte man das Durchschauen dahingehend verstehen, daß die Kranke aus der unsicheren, ungewissen Atmosphäre eines abgewandelten Weltbezuges nun im Durchschauen der Masken auf festeren Boden trifft und auf diese Weise eine, wenn auch pathologisch eingeschränkte und gelockerte Kommunikation festhält« (ebd., S. 329) und in der fremden Klinik Menschen ihrer verlorenen Heimat wiederfindet. Aber wo die »Fremden nicht mehr richtig fremd sind, sind auch die Nahen und Vertrauten nicht mehr richtig nah und vertraut« (ebd., S. 330). Wenn die Mitpatientinnen so tun, als seien sie nicht aus dem Egerland, ist Vertrauen nicht wirklich gewonnen, dann findet sich nichts mehr von dem, was Kulenkampff die fundamentale »Wohnordnung« nennt.

Die vergiftete Atmosphäre

Ob es sich nun um akustische, optische, olfaktorische oder taktile Halluzinationen handelt, wann immer das halluzinative Geschehen mit wahnhaften Vorstellungen einhergeht, kann man versuchen, Erklärungswahn und Beleghalluzinationen zu unterscheiden, auch wenn sich in vielen Fällen die Frage nach der zeitlichen Reihenfolge, in der Halluzination und Wahn auftraten, kaum (mehr) klären lassen wird. Eine Exploration in diese Richtung kommt vielleicht eher dem Bedürfnis des Behandlers nach, Ordnung in den chaotischen Symptomen und in der Wahnfabel zu schaffen und wenigstens die zeitliche Ordnung zu rekonstruieren. Die psychotische Erfahrung ist aber oft verwickelter und komplexer:

> **E**ine Patientin mit einer akuten Psychose flieht vor ihren Verfolgern mit ihrem Auto. In einem Tunnel nimmt sie einen »komischen« Geruch wahr und beobachtet, wie aus dem Wagenfenster des Fahrzeugs vor ihr etwas nach außen gehalten wird, offensichtlich ein Spray mit einer giftigen Substanz, die über die Kühleröffnung ins Wageninnere gelangt sein muss – bleierne Schwere zieht in ihre Glieder, sie wird so müde, dass sie gerade noch den nächsten Rastplatz ansteuern kann ... War es eine olfaktorische Halluzination oder die im Tunnel konzentrierte Abgasluft, die sie illusionär als Nervengift verkannt hat, oder eine Wahnwahrnehmung? Fast möchte man sagen: Bei diesem Stelldichein von Verfolgungs- und Vergiftungswahn fällt das alles als Geruch in der Nase in eins, ein Geruch, der bereits lähmend wirkt. **|**

Man sieht an dem Beispiel, dass man nicht immer klar illusionäre Verkennung und Halluzination trennen kann. War das Spray in der Hand halluziniert oder war es nur ein Ellbogen, mit dem sich ein Beifahrer lässig auf das heruntergekurbelte Fenster gestützt und seinen Kopf an die Faust gelehnt hat, also eine illusionäre Verkennung? Der »stechende« Geruch zeigt den Übergang vom Halluzinativen zum Vergiftungswahn – also das, was ich die Zone der »Wahn-Nehmung« nennen möchte.

»Hat nach Genuß von Kuchen einen bitteren Geschmack und geschwollene Zunge. Vermutet, daß er Strychnin bekommen hat« (Binswanger/Warburg 2007, S. 230) – heißt es im Krankenblatt Aby Warburgs.

Am Beispiel des Vergiftungssyndroms hat Kulenkampff aus anthropologischer Sicht den Begriff der »Atmosphäre« entfaltet. Was in der Psychose primär verändert ist, ist ihm zufolge weder die Sinneswahrnehmung noch das Denken, primär ist weder die Halluzination noch der Wahn – verändert ist vielmehr die Atmosphäre, die als »vergiftet« erlebt wird.

Kulenkampff schildert den Fall von Werner H., 47 Jahre alt, verheiratet, der erstmals an Silvester die Empfindung hatte, dass Kollegen seinem Wein »etwas Verdächtiges zusetzten« (KULENKAMPFF 1955, S. 1). Bei seiner Arbeit in einem Industriebetrieb spürte er dann einen scharfen Geruch, als Asthmatiker fühlte er sich weiter von »Asthmapulver« beeinträchtigt, das man versprühe, auch das Kantinenessen wollte ihm nicht mehr schmecken, auch hier fürchtete er, vergiftet zu werden. Er wähnte, dass »sein Abteilungsleiter mit Helfershelfern« ihm schaden und sein gutes Verhältnis zu einer befreundeten Arbeitskollegin zerstören wollten. Als er sich wegen der asthmatischen Anfälle in stationäre Behandlung begab, zeigte sich, dass die Geruchsempfindung nur auftrat, wenn »bestimmte zur Verfolgerclique gehörende Personen« ihn besuchten (ebd.).

Nach einigen Monaten griff die Beeinträchtigung auf sein Zuhause über. Der Patient wähnte, seine Ehefrau gehe mit dem Abteilungsleiter fremd, vergifte ihm den Tee; nachts hörte er das pfeifende Geräusch eines Zerstäuberflakons: Ein Behältnis, mit dem sonst betörendes Parfum aufgetragen wird, verkehrte sich zur Giftspritze, der wärmende Tee geriet zum Giftbecher. **|**

Die Gewissheit, mit der ein Kranker sich von seiner Familie vergiftet erlebt, verunsichert ihrerseits die Angehörigen, macht diese befangen bei Tisch. Damit ist für den wahnhaften Tischgenossen ausgemacht: Hier stimmt doch etwas nicht!

Bei Kulenkampffs Patienten wird sein Heim selbst zu einer Art Wahngebäude: Aus dem Untergeschoss würden durch ein »Rohrsystem gasartige Betäubungsmittel unter das Linoleum, die Lamperie geleitet«, am Gashahn sitze schließlich die Sozialdemokratie; von dort spinnt sich der Wahn weiter in die Weltpolitik und nimmt dann kosmische Dimensionen an – eine für die Paranoia typische Generalisierung des Wahns, der immer weiter um sich greift. Seinen Ausgang nimmt der Wahn aber von der Angst, vergiftet zu werden. In diesem paranoiden Vergiftungserleben sieht Caspar Kulenkampff eine »Störung des Kontaktes mit der Welt« (ebd., S. 2). Psychoanalytiker würden hier auf eine sogenannte frühe Störung schließen, weil Atmen, Riechen, Schmecken, Essen, Trinken an allerfrüheste Erfahrungen anknüpfen, jene, bei denen die Mutter dem Säugling die spendende Brust reicht. Dass die Brust auch anders kann, das wusste die Kinderanalytikerin Melanie Klein (1882–1960), die in der Analyse schwer gestörter Kinder auf Fantasien von der »bösen Brust« stieß. Das ist die Brust, die keine Milch gibt, wenn man nach ihr schreit, oder die einen ständig in einem Fluss an Milch ertränkt, die dem Säugling mit der Fülle ihrer Brust den Atem nimmt und die dadurch etwas »Verfolgendes« bekommen kann. Vielleicht ist das auch ein Quell des »beißenden« Geruchs, unter dem paranoide Patienten oft leiden.

In der von Kulenkampff zitierten Krankengeschichte erfahren wir weder etwas über die Kinderstube des Werner H. noch über die Beziehung zu seiner Frau und der genannten Kollegin. Kulenkampff geht es in der Fallvignette auch nicht um die Psychodynamik, sondern um einen anthropologischen Aufriss des Paranoiden, der Verbundenheit des Menschen mit den Elementen von Himmel und Erde, die sich im Vergiftungswahn verkehren: Der Wein ist für Werner H. kein Ertrag fruchtbarer Böden und idealer Sonnenlagen, kein Medium der »communio« mit den anderen, er stiftet hier keine Geselligkeit mit Kollegen. Durch seine Bande mit der Kollegin erlebt der Patient das Betriebsklima als vergiftet, die Helfershelfer seines Chefs im Betrieb, ja die ganze politische Bewegung der Arbeiterschaft trachtet ihm nach dem Leben und versetzt den Wein bei der Betriebsfeier mit giftiger Substanz. Die Sozialdemokratie ist dann keine politische Kraft, die das politische und soziale Leben ordnet und damit Orientierung erlaubt. Diese ansonsten das menschliche Dasein tragenden Mächte gefährden in der Psychose das »Wohnen in der Welt« (Kulenkampff 1955, S. 9).

Hier klingen Denkfiguren an, um die das Denken des späten Martin Heidegger in seinen Vorträgen »Bauen Wohnen Denken« und »Das Ding« kreist. Darin geht Heidegger zwar dem feinen philosophischen Unterschied von geselligem »Trunk« und »Trank« als Opfer für die Götter nach und entwickelt seinen ontologischen Aufriss des Daseins im »Geviert« zwischen Erde, Himmel, Sterblichen und Göttern. Doch neben dem Trunk in der Wirtschaft und dem Trank aus dem Abendmahlskelch gibt es ein Gefäß, das neben Sokrates auch im Vergiftungswahn gereicht wird: der Schierlingsbecher, der den Tod gibt.

Kulenkampff sieht in der daseinsanalytischen Erkundung der vergifteten Atmosphäre keine Alternative zu einer fundierten klinischen Diagnostik, es geht nicht darum, alle Symptome in einer dunstigen Atmosphäre verschwimmen oder aus ihr auftauchen zu lassen: »Im Verlauf dieser fortschreitenden, psychotischen Umwandlung seines Daseins begegnen wir einer Reihe von Symptomen, die die diagnostische Einordnung als Schizophrenie ermöglichen: Wahnstimmung, Wahnwahrnehmungen, Beeinflussungserlebnisse, Gefühl der Gedankenübertragung, massenhafte Eigenbeziehungen und auch eindeutige Geruchshalluzinationen« (Kulenkampff 1955, S. 1). Deutlich wird aber, dass sich Beleghalluzination und Erklärungswahn nicht immer klar unterscheiden lassen, wenn jemand einen stechenden Geruch wahn-nimmt.

Wahnbildende Erkrankungen

Ein gesteigertes Misstrauen oder der Verdacht, dass über einen gesprochen, gar gegen einen gehetzt oder intrigiert wird, sind in der sogenannten Normalbevölkerung durchaus verbreitet. Die Grenze zwischen berechtigter Vorsicht den Mitmenschen gegenüber und paranoiden Anwandlungen ist fließend.

Der Staatstheoretiker Thomas Hobbes hat es auf die Sentenz gebracht: »homo homini lupus«, als anthropologische Credo: Der Mensch ist (des Menschen) Wolf – etwas tierisch Gefährliches und Verschlagenes, vor dem man sich vorzusehen hat. Niemand sei ohne Arg! Argwohn wohnt dem Menschen inne, von daher gehört die Paranoia zum Menschen.

Nehmen wir das Phänomen »Mobbing«. Einerseits zeigt sich in der Konjunktur dieses Begriffs eine zunehmende Sensibilität für entsprechende interpersonelle Prozesse, Aufmerksamkeit für die verschiedenen Formen, in denen in Gruppen wie Handwerksbetrieben, Konzernabteilungen, Schulen, universitären Instituten, Hausgemeinschaften, Vereinen, Chören schikaniert, isoliert oder in anderer Weise einzelnen Personen übel mitgespielt wird. Andererseits ist diese Diskussion auch ein Zeichen für das paranoide Klima, das in unserer Mitte herrscht. Dazu kommt: Äußert jemand einen Mobbingverdacht, kann das in der jeweiligen Gruppe Misstrauen säen, von dem man nicht weiß, wer es schließlich erntet, denn auch mit einem Mobbingvorwurf kann man »mobben«.

Zweifelsohne gibt es Menschen, die von anderen in ihrer Gruppe geschnitten, übel beleumundet und ausgeschlossen werden, das Misstrauen also massiv geschürt wird, sodass unter einer solchen Belastung paranoide Vorstellungen um sich greifen und sich in seltenen Fällen sogar zu einem Verfolgungswahn verdichten. Umgekehrt ist die Klage von wahnhaften Menschen, von jeher »gemobbt« worden zu sein, eine Möglichkeit, die psychotische Erkrankung entweder zu verleugnen oder die anderen, die einen durch Mobbing erst »krank« gemacht haben, dafür verantwortlich zu machen.

Im Folgenden soll ein kursorischer Überblick über Erkrankungen gegeben werden, die mit paranoiden Vorstellungen bis hin zum klinischen Wahn einhergehen können.

Persönlichkeitsstörungen

Bezeichnend für die paranoide Persönlichkeitsstörung ist das chronische Misstrauen und die Annahme, dass andere einem abfällig gegenübertreten oder einem irgendwie übelwollen. Das paart sich gerne mit flüchtigen Beziehungssetzungen, zum Beispiel: Der Nachbar von gegenüber hat seine Schuhe vor seiner Wohnungstür bewusst so schief hingestellt, damit man über sie stolpert. Dabei sind die paranoiden Vorstellungen üblicherweise eher wechselnder und flüchtiger Natur, sie verbinden sich nicht in der Form, dass der Betreffende von einem organisierten Komplott ausgeht; es gibt keine Systematisierung und es fehlt die für den Wahn kennzeichnende länger anhaltende Gewissheit. Bei den psychosenahen Persönlichkeitsstörungen bestehen paranoide Züge und andere Eigentümlichkeiten des Erlebens seit der Adoleszenz und sind Teil des Charakters.

Paranoides Misstrauen, typischerweise gepaart mit dem Gefühl, von anderen ausgenutzt zu werden, kennt man bei der vielgestaltigen Borderlinepersönlichkeit. Unter Belastung kann es zu mehrstündigen, teils auch mehrere Tage andauernden wahnnahen Episoden kommen; man spricht hier von einer »nicht wahnhaften Paranoia« – was widersprüchlich klingt. Folgt man den diagnostischen Kriterien der ICD-10 können solche psychotischen Dekompensationen bei Borderlinepatienten gegebenenfalls als kurze psychotische Episoden diagnostiziert werden, worin ich eine Pseudokomorbidität sehen würde. Solche »Mini-Psychosen« gehören in das buntscheckige Bild der Borderlinestörung, die ja ursprünglich als »Grenzfall« zwischen den neurotischen und psychotischen Erkrankungen konzeptualisiert wurde. Diese Zustände klingen in der Regel von selbst wieder ab, sprechen gegebenenfalls auf beruhigende und anxiolytische Medikation gut an und müssen keinesfalls immer neuroleptisch behandelt werden. Weitere Kriterien der Borderlineorganisation (aber auch der schizotypischen Persönlichkeit) können flüchtige Beziehungsideen sein (im Unterschied zum wahngewissen und systematisierten Beziehungswahn), oft findet sich eine Beschäftigung mit Magie, Telepathie, Spiritismus; daraus können sich paranoide Beeinflussungsideen entwickeln, die wahnnahe Züge annehmen können.

Bei psychosenahen Persönlichkeitsstörungen kommt es zu »überwertigen Ideen«, um die das Denken kreist. Dabei kann es sich um die Inhalte handeln, wie man sie auch beim Wahn findet. An überwertigen Ideen wird aber nicht völlig »unverrückbar« festgehalten wie am Wahn (siehe Tölle 2008, S. 133), auch fehlt ihnen das Moment der absoluten Gewissheit, von daher sind sie »wahnähnlich« (Conrad 1959, S. 305), eher wahnverwandt (Scharfetter 2003, S. 17), aber nicht echt wahnhaft.

Organische Psychosen

Auch organisch bedingte Psychosen können wahnbildend sein. Dabei handelt es sich in vielen Fällen um flüchtige paranoide Zustände, die sich bei Behandlung der Grunderkrankung wieder zurückbilden sollten. Paranoide Bilder können sich beispielsweise bei Verletzungen (Schädel-Hirn-Trauma; Kontusionspsychose), raumfordernden Prozessen (Tumoren), bei Drogenintoxikationen, bei Vergiftung – Beziehungsideen nach Kohlendioxidvergiftung (CONRAD 1959, S. 307) – aber auch bei fortgeschrittener Chorea Huntington oder bei Demenzen finden.

Ein Drittel der Alzheimerpatienten entwickeln einen Wahn, und zwar oft »wahnhafte Verfolgungs-, Vergiftungs- und Eifersuchtsideen sowie um die Überzeugung, bestohlen zu werden« (STOMPE/SCHANDA 2012, S. 271). »Bei der Demenz mit ihrem Verlust der alltäglich benötigten kognitiven und affektiven Werkzeuge ist das flüchtige Paranoid (als Erklärung für Verlorenes, Verlegtes, als Lückenfüller für mnestisch Entglittenes) oder als Ausdruck der Lebensverunsicherung (Bedrohungswahn) bekannt« (SCHARFETTER 2003, S. 34).

Eine gründliche medizinische Abklärung bei Psychosen ist um so dringlicher, wenn es entsprechende Hinweise auf organische Ursachen gibt oder die Psychopathologie Merkmale zeigt, wie man sie oft bei organischen Psychosen findet (zum Beispiel Bewusstseinstrübung, Orientierungsstörungen, optische Halluzinationen).

Zu einer leitliniengetreuen Behandlung gehören diagnostisch Blutbild, Toxikologie (drogeninduzierte Psychosen), Lumbalpunktion (Nachweis von entzündlichen Erkrankungen des Gehirns), EEG (zum Beispiel psychotische Bilder bei Temporallappenepilepsie), Bildgebung (MRT zum Ausschluss von Tumoren oder demenzieller Abbauprozesse). Darüber hinaus kann auch eine Untersuchung auf HIV-Infektion oder Lues, die vor wenigen Jahrzehnten noch zum klinischen Standard gehörte, sinnvoll sein. Der Erreger der Syphilis, deren Verbreitung wieder zunimmt, kann das Nervensystem befallen, typisch sind dann oft sehr bizarre megalomane Wahnbilder. So zeigte ein 36-jähriger Patient mit auffälligem Äußeren (»altmodischem Anzug und Baseballkappe«) die für eine progressive Paralyse typischen Größenwahnideen, wie die, »der uneheliche Sohn Hannelore Kohls zu sein oder von Gloria von Thurn und Taxis das Schiller-Theater in Berlin geschenkt zu bekommen. Es bestand eine euphorische Gestimmtheit, die aber zeitweise einer ansteckend-mitreißenden Qualität entbehrte und sich in Albernheiten und einer leeren Betriebsamkeit verlor« (BSCHOR u.a. 1995, S. 54). Das Maniforme zeigte sich in Ideenflucht, gesteigertem Antrieb und Logorrhoe, ferner bestanden Störungen der Merkfähigkeit und der Konzentration sowie Zeitgitterstörungen.

Psychosen können aber auch als Nebenwirkungen von Medikamenten auftreten. So kann es bei der Einnahme eines Medikaments zur Malariaprophylaxe (Mefloquin) in seltenen Fällen zu Wahnpsychosen kommen, bei Interferon-Therapie der Hepatitis C entwickeln sich nicht selten Depressionen, die je nach Schwere auch mit den entsprechenden Wahnideen einhergehen können.

Sofern möglich, wird man in solchen Fällen die Behandlung der organischen Grunderkrankung einleiten bzw. Medikamente absetzen, die im Verdacht stehen, Psychosen auszulösen; symptomatisch lassen sich die psychotischen Symptome mit anxiolytischer Medikation oder mit Neuroleptika behandeln.

Bei chronischer Alkoholabhängigkeit kann sich eine alkoholbedingte Paranoia entwickeln. Sie hat typischerweise nur einen Inhalt: Eifersucht. Der alkoholische Eifersuchtswahn wurde erstmals 1847 von Claude N. S. Marcel und in deutscher Sprache von Nasse 1878 beschrieben (DEISTER 2011, S. 114) und findet sich in der ICD-10 unter F 10.5: psychotische Störung durch Alkohol. Ob dieser Wahn rein organisch auf eine substanzbedingte Gehirnschädigung zurückzuführen ist, lässt sich allerdings bezweifeln. Die Affinität des Alkoholikers zum Wahninhalt kann man auch im Zusammenhang sehen mit den Konflikten in einer Partnerschaft, die durch eine Suchterkrankung massiv belastet ist; zudem tendieren Männer, deren Potenz durch chronischen Alkoholabusus beeinträchtigt ist, zu wahnhafter Eifersucht, weil dann der Grund dafür, dass sexuell nichts mehr »läuft«, in der Partnerin gesehen werden kann. Gefühle der Insuffizienz als Mann können im Eifersuchtswahn verleugnet und projektiv abgewehrt werden. Psychodynamisch wird diskutiert, ob nicht auch verdrängte homosexuelle Regungen zur Wahnbildung beitragen. Die Abwehr folgt dann dem Schema: »Nicht *ich* liebe den Mann – *sie liebt ihn ja*« (FREUD 1945, S. 301). Im Wahn werden dem Partner »Situationen zugeschrieben, die auf diejenigen hinwiesen, in denen der Paranoiker sich schuldig wisse« (Scholz, zitiert nach SCHMIDT 1940, S. 132).

Bei dauerhafter Abstinenz kann ein alkoholischer Eifersuchtswahn remittieren; typischer scheinen bei Alkoholkranken aber chronische Verläufe zu sein. Bei Patienten mit einem Eifersuchtswahn ist eine Suchtanamnese und Kontrolle entsprechender Laborwerte wichtig. Eifersuchtswahn ist aber »keine homogene nosologische Krankheitseinheit« (DEISTER 2011, S. 114).

Zahlenmäßig überwiegt in klinischen Populationen bei den wahnhaft Eifersüchtigen die paranoide Schizophrenie, ein Anteil ist alkoholabhängig oder leidet an einer organischen Psychose, bei affektiven Psychosen ist der Eifersuchtswahn selten (SOYKA 1992, S. 55 f.). Unter den insgesamt seltenen

Wahnhaften Störungen sollen 40 Prozent der Betroffenen an Eifersuchtswahn leiden (FUCHS 2000, S. 605). Interessant ist der Geschlechterunterschied: Während bei Schizophrenen mehr Frauen einen Eifersuchtswahn entwickeln, findet sich bei Alkoholabhängigen der Eifersuchtswahn fast ausschließlich bei Männern (SOYKA 1992, S. 55).
Zu krankhafter Eifersucht neigen im Übrigen auch paranoide Persönlichkeiten, deren chronisches Misstrauen an der ehelichen Treue nagt, wobei die Eifersucht dann aber keine wahnhafte Ausarbeitung und Gewissheit annimmt. Echter Eifersuchtswahn ist auch ein wichtiges Thema in der forensischen Psychiatrie, weil es psychotisch bedingt zu Gewalttaten gegen den Partner, der der Untreue bezichtigt wird, oder gegen den vermeintlichen Nebenbuhler kommen kann, wobei Alkoholeinfluss bekanntlich generell die Schwelle zur Gewalttätigkeit senkt (DEISTER 2011, S. 117; PRÜTER 2011, S. 106; STOMPE 2011, S. 93, 95).
Neben dem rein wahnhaften Typus einer Alkoholpsychose können sich Wahngedanken auch im Zusammenhang mit oder im Gefolge einer Alkoholhalluzinose entwickeln. Dabei handelt es sich meist um optische und szenische Halluzinationen: Neben den berühmten weißen Mäusen können sich zum Beispiel auch Spinnweben über der Bierflasche bilden etc. In diesen Fällen handelt es sich um einen »schizophreniformen« Typus, bei dem sich ein paranoid-halluzinatorisches Syndrom entwickeln kann, das bei chronischem Verlauf der Psychopathologie einer schizophrenen Psychose ähnelt (DEISTER 2011, S. 118); häufig bestimmt dann aber die Angst, bestohlen oder bedroht zu werden, die Inhalte des Wahngeschehens.

Wochenbettpsychosen

Erwähnt seien auch die sogenannten Psychosen des Wochenbetts, die etwa zwei bis zwanzig Tage nach der Entbindung auftreten können. Unter tausend Entbindungen gibt es ein bis zwei psychotische Komplikationen. Diese können in Form schwerer depressiver Verstimmungen mit psychotischen Symptomen wie Versündigungs- und Schuldwahn, gelegentlich auch maniformer Stimmung mit religiös-beglückendem Erleben oder schizophreniformen Symptomen auftreten, wobei gelegentlich neben Halluzinationen auch Ich-Störungen auftreten. Typisch ist der abrupte Beginn der Psychose, Verwirrtheit und ein schneller Wechsel der Symptome; in dieser Verfassung kann es raptusartig zur Selbstgefährdung bis zum erweiterten Suizid mit Kindstötung kommen, weswegen zum Schutz der Mutter und des Kindes eine stationär-psychiatrische Behandlung kaum zu vermeiden ist.

Die hormonelle Umstellung der Mutter nach der Geburt gilt als ein Faktor im unklaren Bedingungsgefüge der postpartalen Psychosen, nicht weniger sind psychische Momente zu diskutieren: Die Entbindung ist bei aller Freude über das neue Menschenkind auch ein einschneidender Verlust für die, die mit dem Kind schwanger ging, eine Krisis in der Symbiose von Mutter und Kind sowie zuweilen eine physische Grenzerfahrung. Das Stillen kann im Einzelfall auch kannibalistische Wahnideen befördern.

> **P**aul Schilder zeigt an einer Fallgeschichte die Bedeutung oralsadistischer Fantasien, Ängste und Triebe, die bei einer Patientin auch durch das Stillen geweckt worden seien. Es handelt sich um eine 26-jährige Frau, die etwa ein Jahr nach der Geburt ihres Sohnes depressiv geworden zu sein scheint und das Kind noch mit anderthalb Jahren stillte. Sie entwickelten einen Wahn, am Tod unzähliger Menschen schuld zu sein, und fühlte sich auch selbst phasenweise als »verwester Körper, [...] lebender Leichnam« (Schilder 1925, S. 142).
> Als sie ihren eigenen Haushalt für sich und ihre kleine Familie führen sollte, hatte sie die kannibalistischen Fantasie, dass sie Menschenfleisch, insbesondere Penisse, esse, von denen sie übervoll und zugleich leer sei; die Aufnahme von Menschen geschah nicht nur oral, sondern auch durch den Muttermund, wenn man so will: »Die Vorstellung war bald die, daß die Männer beim Geschlechtsverkehr ihr Glied verlieren und dann zugrunde gehen [...], daß die Männer als Ganzes durch die Vagina verschluckt würden« (ebd., S. 151). Sie verlangt in der Klinik selbst, unschädlich gemacht zu werden, man solle Wurst aus ihr machen und »Stullen« damit belegen, an einem anderen Tag berichtet sie die autophage Fantasie, sie habe ihr Gehirn aus dem Schädel entnommen und als Suppe zu sich genommen.
> Auch schon vor ihrer Psychose soll sie orale Eigentümlichkeiten gezeigt haben. »Die Patientin beißt gern beim Küssen, so daß ihr Partner oft sagte, ›du saugst mir ja das Blut aus‹, sie ist stolz auf ihr Raubtiergebiß, sie hat früher manchmal ganze Äpfel auf einmal durchgebissen« (ebd., S. 153). **|**

Schilder führt diesen Fall als Beispiel depressiven »Irreseins« an. Ob die Auffälligkeiten nicht schon im Wochenbett bestanden, ist unklar.

Affektive Psychosen

Schuldwahn

In einer tiefen depressiven Umstimmung können sich auf dem Höhepunkt einer »Major Depression« Wahnideen bilden, die typischerweise zum Affekt und zum veränderten Erleben stimmig sind und die ihrerseits dann weiter ver-stimmend sein können. Bei 421 monopolar depressiven und bipolaren Patienten wiesen 20,9 Prozent eine ausgeprägte Wahnsymptomatik auf (Tölle/Wefelmeyer 1987, S. 125).

Als stimmungskongruent gelten bei Depressiven der nihilistische Wahn, der Versündigungs- und Schuldwahn, der Kleinheitswahn, der hypochondrische Wahn sowie der Verarmungswahn. Der nihilistische Wahn negiert die lebendige Existenz, der Versündigungs- und Schuldwahn spricht das Recht auf die eigene Existenz ab und stempelt den Betreffenden zur unwürdigen Kreatur, die über das irdische Leben hinaus nichts als Höllenstrafen zu erwarten hat. Im Kleinheitswahn ist die eigene Person bis zum Verschwinden nichtig, im hypochondrischen Wahn die körperliche Existenz durch schwere Krankheiten bedroht, oder aber man kann nichts mehr zu sich nehmen und ausscheiden, sodass die Person wähnt, von den eigenen Abfallstoffen vergiftet zu werden (ebd., S. 128); im Verarmungswahn herrschen monetäre Existenzängste. Der Wahn, bald am Hungertuch zu nagen, findet sich im Übrigen auch außerhalb von Zeiten volkswirtschaftlicher Depression, denn auch während des »Wirtschaftswunders« hat man in historisch vergleichenden Untersuchungen den Verarmungswahn gefunden (Kranz 1967, S. 608).

Johann C. A. Heinroth (1773–1843) schreibt schon 1818 in treffender Weise, dass »das Gemüt in der Melancholie die Welt verloren hat und zum hohlen, leeren, an sich selbst nagenden Ich geworden ist« (zitiert nach Kranz 1967, S. 605). Im depressiven Wahn kehrt man sich ab von der Welt und betreibt eine Art innerer Einkehr, in der man sich als schmutziger und nichtiger Kehricht erlebt; demgegenüber ist der schizophrene Wahn eher »eng verzahnt« mit dem Weltgeschehen (Matussek 1993, S. 697). Das an sich selbst nagende Ich, das Heinroth schon vor zweihundert Jahren bei schwer Depressiven beobachtet hat, äußert sich bevorzugt darin, dass das Ich vom eigenen Gewissen *gebissen* wird (Schuldwahn) oder dass das »vom Mund« sauer abgesparte Vermögen von der kommenden Inflation aufgefressen wird. Es kann aber auch ein Teil des Körpers von Krebs oder die ganze Körperhülle bereits von Maden zerfressen sein.

In der Talsohle des Erlebens, im nihilistischen Wahn, fühlt man sich nicht nur so energie- und kraftlos, dass man sich »wie tot« fühlt, sondern in paradoxer

Art weiß man sich als schon verstorben. »Die ›Existenz ohne Existenzgefühl‹ (v. Gebsattel 1928) ist als Extrem jener gefühlten Gefühllosigkeit und erlebten Leblosigkeit anzusehen, die das melancholische Erleben prägt« (Tölle 2008, S. 68). Wenn dann noch in die Nase der Geruch eigener Fäulnis aufsteigt, der schlechte Geschmack im Mund Signum innerer Zersetzung ist, dann bewegt man sich in einem Feld »zwischen-zwei-Toden« (Lacan 1996, S. 324). Ob es sich bei solchen Sinneserfahrungen im Einzelnen um eine Wahnwahrnehmung des Zahn- und Zungenbelags, um Beleghalluzinationen oder bloß illusionäre Verkennungen handelt, scheint angesichts solch abgründiger Erfahrungen manchmal eher eine akademische Frage. Jules Cotard (1840–1889) hat 1882 erstmals einen solchen Fall von »délire des négations« beschrieben; bei diesem Wahn, nicht zu existieren, kann die körperliche Existenz, aber auch die der Seele negiert sein. Dieses sogenannte Cotard-Syndrom findet sich neben der schweren Depression auch in der Schizophrenie.
Auch Sven Hedenberg erkennt als typisch für die Depression solche »synthetisch-affektiven« Wahnideen – also das, was auch als synthymer und heute meistens als kongruenter Wahn bezeichnet wird, bei dem der Wahninhalt zur Stimmung passt. Hedenberg beschreibt den ängstlichen Melancholiker, für den nun alles, was er jemals im Leben tat, von Übel ist; überdies kann auch alles, was man an Gutem unterlassen hat, eine sogenannte Unterlassungssünde sein, die nicht minder schwer wiegt. In einem solchen Versündigungswahn erwartet der Kranke nach seinem Tod Höllenpein, »alles, was dem Kranken passiert, wird gemäß dem stark gefühlsbetonten Grundgedanken von der eigenen Schlechtigkeit umgedeutet. Alles, was in diesem von Angst durchsäuerten Bewußtsein hervorwächst, [...] wird zu Stützpunkten der grauenhaften Gewißheit der Verdammnis« (Hedenberg 1927, S. 696).
Der Versündigungswahn und die damit verbundene Erwartung höllischer Strafen sind Teil eines religiösen Wahnerlebens. Von daher ist es interessant zu sehen, dass dieses klinische Syndrom in der Religionsphänomenologie seine Entsprechung findet. Für den Religionsphilosophen Rudolf Otto (1869–1937) zeigt sich im strafenden Gott des Alten Testaments etwas, was den Menschen von jeher mit Scheu, wenn nicht Angst erfüllt: »Fühlbar zuckt und leuchtet im ›Zorn Gottes‹ immer das Irrationale« (Otto 1979, S. 22) des Numinosen der Religion mit. Otto spricht vom »Kreaturgefühl« des religiös erfassten Menschen als etwas, was mit dem »Gefühl [...] eigener Nichtigkeit, eigenen Versinkens gegenüber dem in der ›Scheu‹ objektiv erlebten Schauervollen und Großen selber« (Otto 1979, S. 20) verbunden ist. So heißt es bei Moses, der Mensch wende sich an Gott, obgleich »ich *Erde* und *Asche* bin« (Moses 18,27). Mutet es nicht wie ein psychotischer Konkretismus dieses Bibelwortes an, wenn sich der schwer Depressive

dem »Gott in Weiß« gegenüber für vermodernd, verwest und auf ewig verloren erklärt? Eine Besonderheit des Depressiven ist, wie er den Behandler machtlos zu machen versucht: Ihm ist nicht zu helfen. Man könnte aus klinischer Perspektive sagen, dass das von Rudolf Otto so eindrücklich beschriebene Kreaturgefühl als eine »selbstabwertende[...] Gefühls-antwort« (Otto 1979, S. 66), verbunden mit »Gefühlen des Versinkens, des Klein- und Zunichtewerdens« (ebd.) seinen extremen Ausdruck in der schweren Melancholie mit Versündigungswahn und Kleinheitswahn findet.
Auch bei einer rein affektiven Psychose, in der schweren Melancholie, werden von Patienten Ängste geschildert, man sei ihnen »auf den Fersen«. Aber im Unterschied zum schizophrenen Verfolgungswahn sieht sich der Melancholiker nicht persönlichen Feinden, sondern den »Vollstreckern« (Tölle/Wefelmeyer 1987, S. 131) seiner verdienten Strafe gegenüber. Diese Widersacher sind dann nur Henkershelfer eines gerechten Richters; der vermeintliche Verfolgungswahn entpuppt sich als Strafwahn, als sichere Erwartung der Strafe (siehe Tölle 2008, S. 66 f.). Dies ist oft verbunden mit der Selbstbezichtigung, an allem Übel der Welt schuldig zu sein.
Auch wenn Depressive sagen, sie würden von anderen schief angesehen, Passanten und Bekannte zögen die Augenbraue hoch, wenn diese sie sähen, dann ähnelt das Beziehungsideen, wie man sie bei schizophrenen Patienten findet. Eine genaue Exploration zeigt allerdings bei den rein Depressiven, diese Art von vermeintlichem »Verfolgungswahn aber spiegele nichts als die Selbstvernichtungstendenz« (Schmidt 1940, S. 123) im Sinne der Projektion der inneren Entwertung, die man in der Depression von außen gespiegelt erlebt: Auch die anderen sehen einem die eigene Schlechtigkeit, Nichtigkeit, Nichtswürdigkeit und die schwere Schuld an. Wenn ein Melancholiker abgehört wird und sich beobachtet erlebt, dann geschieht das, um ihn seiner Vergehen zu überführen.
Reiner Tölle sagt dagegen kategorisch: »Anders als bei Schizophrenie und wahnhafter Störung ist der Wahn bei melancholischer Depression nicht durch Verrückung, Beziehungssetzung und Bedeutungsbewusstsein gekennzeichnet« (Tölle 2008, S. 62). Dem kann man insoweit folgen, dass wir bei schwer depressiven Patientinnen und Patienten, die Beziehungssetzungen haben oder gar einen Beziehungswahn entwickeln und die unter Verfolgung leiden, immer prüfen sollten, ob es sich nicht eher um eine schizoaffektive Psychose handelt. Bei dieser Erkrankung finden wir typisch schizophrene Symptome, die von mehrwöchigen bis mehrmonatigen Phasen manischer oder depressiver Stimmung dergestalt überlagert sind, dass psychotische Symptome gleichzeitig mit der Stimmungsveränderung auftreten, aber auch dann noch andauern, wenn die Manie oder Depression bereits abgeklungen ist. Bei einer rein affektiven Psychose (Depression oder Manie mit psychotischen Merkmalen)

dagegen kommt es nur am Höhepunkt der affektiven Veränderung zu psychotischen Symptomen, die sich wieder auflösen, wenn die Depression oder Manie sich bessert. In einem solchen Fall hat man als Behandler oft Gelegenheit, den Übergang von der Wahngewissheit zu überwertigen Ideen und zu depressivem Grübeln beobachten zu können.

»Die Übergänge von Schuldgefühlen zum Schuldwahn, von übersteigerten wirtschaftlichen Sorgen zum Armutswahn oder von hypochondrischen Befürchtungen zum Krankheitswahn sind in der ganzen Breite fließend. Nirgends läßt sich eine scharfe Grenze ziehen« (Tölle/Wefelmeyer 1987, S. 125). Der synthyme, stimmungskongruente Wahn bildet bei bipolaren Menschen nur das Extrem einer tiefen Verstimmung. Wenn diese sich bessert, weicht der Schuldwahn einem tiefen Schuldgefühl, das als primär anzusehen ist. Für solche Schuldideen bieten sich natürlich reale Verfehlungen und Dinge an, die man sich hat zuschulden kommen lassen. Wenn man aber wegen Falschparkens im Vorjahr nicht den Entzug der Fahrerlaubnis, sondern die eigene Hinrichtung erwartet, dann wird deutlich, was ein Patient von Hubertus Tellenbach meint, wenn er sagt, es sei »gleichgültig, was für ein Brennmaterial man in diesen Schmelzofen des Leidens wirft« (ebd., S. 132).

Kurt Schneider hat 1934 in diesen schweren Formen depressiven Erleben das Aufbrechen von »Urängsten« des Menschen gesehen und Zweifel angemeldet, ob man überhaupt von einem depressiven Wahn sprechen kann (siehe Stompe/Schanda 2012, S. 266 f.). Damit spricht er ebenso wie bereits Karl Jaspers solchen melancholischen Ideen den echten psychotischen Charakter ab; Jaspers spricht von wahnhaften Ideen in der Depression im Unterschied zu den »echten« Wahnideen, weil für ihn Gedanken wie die, sich vergangen zu haben, schuldig zu sein, zu verarmen, todkrank zu sein etc., aus dem melancholischen Affekt heraus verständlich seien (nach Kraus 1991, S. 77). Ich persönlich teile Jaspers Dogma der Unverständlichkeit auch beim Wahn des Schizophrenen nicht. Am Beispiel des depressiven Schuldwahns sieht man die Problematik der Jaspers'schen Wahnkriterien: Der Melancholiker ist sich zwar zum Beispiel der eigenen Verdammnis gewiss. Damit ist das gewichtige Kriterium der Wahngewissheit im Wahn des Melancholikers ebenso erfüllt wie das der Unkorrigierbarkeit, denn ein Beschwichtigen des Gewissens richtet nichts aus. Wie ist es mit der Unmöglichkeit des Inhalts? Wenn der schwer Depressive sich einer Schuld bezichtigt, die er aus unserer Sicht nicht auf sich geladen haben kann (Schuld an einem Vulkanausbruch mit vielen Toten, dem Brand auf einer Ölplattform, einem Zugunglück), dürfte der Wahncharakter unstrittig sein. Wenn er sich aber eines »Vergehens« bezichtigt, das er wirklich begangen hat (den Nachbarn nicht gegrüßt zu haben, Ladendiebstahl, Ehebruch etc.), so taugt sicher das Kriterium der

Unmöglichkeit des Inhalts nicht, vielmehr springt einem dann eher die Unverhältnismäßigkeit ins Auge: Unverhältnismäßigkeit zwischen der Tat, derer sich der Patient bezichtigt, und der Schuld, die er damit meint, auf sich gezogen zu haben, bzw. die Strafe, die er dafür erwartet. Für Gedanken wie Vergebung (eines Bagatelldelikts), Sühne oder juristische Verjährung eines Delikts ist der Melancholiker nicht empfänglich.

Megalomanie

In der Manie, jener, wie es scheint, grundlos gehobenen, ja überschäumenden Stimmung, findet man am häufigsten den stimmungskongruenten Größenwahn. Megalomane Ideen bedienen menschlich-allzumenschliche Wünsche wie jene, mächtig, reich, berühmt, genial, berufen zu sein; noch vor einigen Jahrzehnten war der Wahn, von hohem Geblüt zu sein, gerade für Menschen aus den unteren Schichten attraktiv.

Die in der manischen Verfassung oft gesteigerte Libido und das Bewusstsein eigener Grandiosität bzw. das gesteigerte Selbstbewusstsein, einfach unwiderstehlich zu sein, können in einen Liebeswahn münden. Man erlebt sich als von einer Berühmtheit oder einer anderen Person, die faktisch unerreichbar ist, geliebt.

Handelt es sich dagegen um eine »Bombenstimmung« im Sinne einer gereizten Manie, dann wird man nicht nur heftige Auseinandersetzungen mit Dritten, sondern bei einer psychotischen Symptomatik auch einen ins Paranoide übergehenden Wahn nicht ausschließen können. Auch ein manischer Erfinderwahn kann vom Überschwang kommenden Erfolgs in das Erleben übergehen, überwacht und des Patentes beraubt oder von Konkurrenten ausgemerzt zu werden. Auch religiöser Wahn findet sich nicht selten bei bipolaren Patienten als Berufungswahn, eine besondere Mission zu haben oder Wunder wirken zu können. Die »Wahnidentität« (Stompe), Christus zu sein, hat natürlich etwas Erhebendes, doch einem »Christus«, den ich in meiner beruflichen Tätigkeit behandelte, wurde um die Kartage herum dann doch bange, sodass das Größenerleben jener Todesangst wich, von der auch die Passionsgeschichte von Jesus am Ölberg erzählt. Sinnlich ekstatische Zustände bei einer Manie können aber auch zu religiösen Entrückungen führen, die an Schilderungen aus der mystischen Tradition (»Brautmystik«) erinnern.

Paranoide Gedanken, Beeinträchtigungs- und Verfolgungsideen kommen zwar auch bei Manien vor. Solche stimmungsinkongruenten Wahnideen sind jedoch nicht so typisch für eine Manie, deshalb sollte man in solchen Fällen differenzialdiagnostisch eine schizoaffektive Störung abklären. Erschwerend für die diagnostische Frage kommt hinzu, dass sich bei schizophren Ersterkrankten am Beginn der psychotischen Krise nicht selten eine maniform anmutende Stimmung entwickelt; diese Stimmung ist aber in der Gegenübertragung nicht so »ansteckend« wie bei Manikern; die maniform wirkende Gehobenheit bei der Schizophrenie kann zudem den Charakter einer spirituell wirkenden »Offenbarung« haben. Bei jungen schizophren Ersterkrankten findet man häufiger als in anderen Altersgruppen religiöse Wahnideen, was Thomas Stompe mit der »Ähnlichkeit zwischen dem Gefühl des Numinosen (Erschauern vor der Präsenz des Heiligen) und der Wahnstimmung« in Verbindung bringt (Stompe 2008, S. 37).

Je ideenflüchtiger sich eine Manie gestaltet, desto eher werden auch Wahnideen vorübergehender Natur sein; manisches Gedankendrängen und Sprunghaftigkeit erlauben es kaum, ein Wahnthema lange beizubehalten und systematisch zu entfalten. Die Wahnbildungen können so flüchtig und wechselnd sein, dass es schwer ist zu sagen, ob sie im Moment ihrer Behauptung wirklich unkorrigierbar waren. Der Wahn schwindet aber nicht etwa, weil er korrigiert wurde, sondern weil etwas anderes das Interesse auf sich gezogen hat. Der Wahn in der Manie ist gegenüber dem des Schizophrenen eher flüchtig und wirkt oft fast spielerisch und unernst.

Die Wahngewissheit in der Manie scheint mir eher Ausdruck der Wucht des dahinterstehenden Affekts als Frucht feinsinniger Beobachtungen der Umgebung zu sein, die auf Indizien hin abgetastet wird, wie man das beim systematisierten Wahn in der paranoiden Schizophrenie oder bei der Wahnhaften Störung finden kann. Wie bei der Schizophrenie sind aber auch bei bipolaren Patientinnen und Patienten mit psychotischen Merkmalen alle Arten von Beleghalluzinationen möglich. Was den Erklärungswahn für manische Halluzinationen betrifft, wird man an dessen logische Schlüssigkeit geringere Ansprüche stellen als beim oft sehr schlüssig wirkenden Erklärungswahn bei gedanklich geordneten Schizophrenen.

Die Bandbreite des schizophrenen Wahns

Für die meisten, die eine paranoide Schizophrenie erlebt haben, ist der Wahn eine bleibende Erfahrung, und das nicht nur, wenn er sich so im Psychischen behauptet, dass er gleichsam zum Rahmen künftiger Erfahrung wird und chronifiziert. Auch nach einer einmaligen akuten psychotischen Episode vergisst man die Irritation nicht so schnell, wenn die Blicke der Passanten alle auf einen gerichtet waren, oder die Ängste, wenn man Stunden auf der Flucht vor seinen Häschern war, sich von der eigenen Familie vergiftet wähnte, ein Komplott im Gemeinderat aufgedeckt hat; man vergisst nicht die immense Bedeutung, die einem zukommt, aber auch die Bürde, wenn man der Retter der Menschheit ist, oder das Gefühl, alles zu durchschauen, oder die beglückende Offenbarung, wenn die tiefsten Geheimnisse des Alls durchschaut sind in evidenter Einsicht.

Die Spannbreite des Wahns bei schizophrenen Patientinnen und Patienten ist extrem breit: Inhaltlich gibt es wohl kein Wahnthema, dessen sich die Betroffenen nicht annehmen würden; von seiner formalen Struktur her reicht die Bandbreite von chaotisch fluktuierenden Wahnideen kurzer Dauer bis zu streng organisierten und konsistenten Wahnsystemen, an denen über Jahre »gearbeitet« wird. Wahnkranke sehen sich Vorgängen ausgesetzt, die im Leben wirklich vorkommen können (beobachtet, abgehört, verfolgt, vergiftet zu werden), sie entwickeln aber ebenso Ideen, die uns äußerst bizarr erscheinen. Letztere verorten wir außerhalb des Bereichs des Möglichen und können sie leichter als »verrückt« abtun – was nicht ausschließt, dass wir fasziniert in den Bann solchen Erlebens gezogen werden.

Das Befremdliche solcher Wahnbildungen rührt oft von weiteren psychotischen Symptomen her – etwa daher, dass die gesamte Welt nicht nur wahnhaft überformt, sondern halluzinatorisch umgestaltet ist oder im Falle der schon erwähnten Ich-Störungen, wenn der Wahn einen beherrscht, in Gedanken, Worten und Werken durch eine ausländische Macht dirigiert zu werden wie eine Marionette, man meint, unter Hypnose wider Willen zum islamistischen Schläfer programmiert worden zu sein oder dass die eigenen Ideen durch eine Maschine im Nebenhaus angezapft und von Unternehmen im Ausland ausgeschlachtet und vermarktet werden (Plagiatswahn).

Um eine schizophrene Psychose zu diagnostizieren, werden von den diagnostischen Systemen (ICD-10 der WHO; DSM-5 der amerikanischen APA) eine bestimmte Anzahl und Dauer verschiedener psychotischer Symptome gefordert (produktive Symptome wie Wahn, Halluzinationen, Ich-Störungen; formale Denkstörungen; motorische Symptome; Negativsymptome etc.). Die Ausnahme von der Regel ist in der ICD-10 und war noch im DSM-IV der bizarre Wahn, etwa von Außerirdischen gelenkt zu sein, die Weltgeschicke zu bestimmen, die Zeit anhalten zu können. Sofern eine organische Ursache und eine andere Erkrankung ausgeschlossen wurde, galt: Wenn der Wahn bizarr ist, liegt – auch ohne weitere psychotische Symptome – eine paranoide Schizophrenie vor.

Bei der »Wahnhaften Störung«, um die es im nächsten Abschnitt geht, darf der Wahn nach ICD-10 und DSM-IV hingegen nicht bizarr sein. Die Unterscheidung von bizarrem Wahn und anderen Wahnideen wurde im DSM-5 aus unerfindlichen Gründen aufgegeben, sodass ein bizarrer Wahn nicht zur Diagnose einer Schizophrenie ausreicht. Klinisch nicht nachvollziehbar ist, dass bei der Wahnhaften Störung nach DSM-5 auch ein bizarrer Wahn vorliegen darf. Auch erscheint das Zeitkriterium von mindestens vier Wochen bei einer Wahnhaften Störung in keiner Weise ausreichend, da es sich bei dieser Erkrankung gerade um eine chronische Wahnbildung handelt. Das typische Erkrankungsalter bei der Wahnhaften Störung ist deutlich später als bei der paranoiden Schizophrenie, es liegt zwischen dem dritten und vierten Lebensjahrzehnt, während schizophrene Psychosen meist in der Adoleszenz beginnen.

Die »klassische« Paranoia – seltene Erkrankung oder Fiktion?

Wenn es so etwas wie die paradigmatische Wahnkrankheit gibt, dann ist es die rein Wahnhafte Störung. Es handelt sich dabei um ein Krankheitsbild, das man früher als *die* Paranoia bezeichnete – im Unterschied zur paranoiden Form der Schizophrenie. Karl Birnbaum würdigt sie 1915 als »Idealtypus der reinsten Wahnpsychose« (zitiert nach Schmidt-Degenhard 2011, S. 34; siehe auch Schmidt-Degenhard 1998, S. 314). In der klassischen Paranoia verkörpert sich der Wahn definitionsgemäß am »reinsten«: »zirkumskripte Wahnbildungen ohne sonstige schizophrene Symptomatik«, nennt es Gerd Huber (1964, S. 453) zum Beispiel.

Bei der reinen Wahnstörung geht man also davon aus, dass das Wahnbild nicht von anderen psychotischen Symptomen gleichsam verunreinigt wird, sodass sich das Wahnhafte hier »an sich« zeigt. Mittlerweile ist man von einem solchen, vielleicht typisch deutschen »Reinheitsgebot« etwas abgewichen. Mit einer Wahnhaften Störung gelten nämlich gelegentliche Halluzinationen durchaus als vereinbar, sofern sie in einem engen Zusammenhang mit dem Wahn*inhalt* stehen. Sinnestäuschungen dürfen nicht primär auftreten, nicht chronisch persistieren, sind aber als Begleiterscheinungen des Wahns möglich, sofern sie der Bestätigung der wahnhaften Annahmen dienen (Beleghalluzinationen). Ich-Störungen und formale Denkstörungen dagegen schließen die Diagnose einer Wahnhaften Störung nach ICD-10 aus. Bei der klassischen Paranoia heißt »Wahnbildung« immer Bildung eines Systems, wobei Verzweigtheit der Wahnideen, Konsistenz und Schlüssigkeit der Verbindungen der wahnhaften Gedanken und Beobachtungen imponieren.

Wenn die Wahnhafte Störung nichts weniger als *die* Wahnstörung ist, dann kommt ihr für die Theorie des Wahns besondere Bedeutung zu.

Dabei dürfte sich die intensive, ja bei einem Psychiater wie Robert Gaupp (1870–1953) fast obsessive Beschäftigung mit diesem »Idealtypus« (Birnbaum) nicht zuletzt damit erklären, dass die Erforschung der Paranoia auch dem wissenschaftlichen Wunsch nach Bildung einer Systematik in der

Psychiatrie eine gewisse Befriedigung bietet, und zwar umso mehr, wenn man versucht, im Feld der Psychosen, das von so viel Chaotischem beherrscht scheint, die Ordnung der Dinge zu finden. So spricht Ferdinand A. KEHRER (1951) vom besonderen Stellenwert der Paranoia im »System der Psychosen«. Man ist versucht zu sagen, das klinische Korrelat wissenschaftlicher Systematizität – auch in der Psychiatrie – ist die klassische Paranoia. Die wissenschaftliche Erforschung der Paranoia begegnet in ihrem Gegenstand ihrer eigenen Form: der Systematizität.

Ernst Kretschmer (1888–1964), der einerseits eine »scholastisch erstarrte[...] Paranoiadiskussion« (KRETSCHMER 1927, S. 16) beklagt, betreibt nichtsdestoweniger selbst eine »Systematik der psychopathischen Seelenstörungen« (ebd., S. 20). Wenn es über den sensitiven Beziehungswahn heißt, der Autor Ernst Kretschmer liefere eine »schlüssige Theorie« der Paranoia (SCHMIDT-DEGENHARD 1998, S. 318), kommt das Schlüssige der Theorie dem Paranoiden entgegen, denn kein Wahn ist so schlüssig wie der des Paranoikers.

Schon Sigmund Freud betont diese Ähnlichkeit von systematisiertem Wahn und wissenschaftlichen und philosophischen Systemen, wenn er schreibt, dass »selbst die Wahnbildungen der Paranoiker [...] eine unerwünschte äußere Ähnlichkeit und innere Verwandtschaft mit den Systemen unserer Philosophen [zeigen]« (FREUD 1947, S. 327).

Während die Paranoia einerseits als Inbegriff der Wahnstörungen gilt, gibt es gewichtige Stimmen, welche die Existenz der Wahnhaften Störung überhaupt abstreiten. Für Schneider, Janzarik und Gross gelten entsprechende Fälle nur als Randerscheinungen der Schizophrenie (HUBER 1964, S. 453). Gisela Gross sieht in diesem »Idealtypus« fast so etwas wie eine wahnhafte Einbildung ihrer Kollegen, sie spricht von einer Fiktion: »Die Paranoia, einige Zeit bevorzugter Gegenstand der Wahnforschung, erweist sich so nahezu als Fiktion, die in der Empirie lebenslanger Verläufe keine Entsprechung hat« (GROSS/HUBER 2001, S. 102; siehe auch GROSS u. a. 1977, S. 71). Im Krankheitsverlauf solcher Patienten will Gross weitere psychotische Symptome beobachtet haben, wie man sie typischerweise bei der Schizophrenie kenne.

Gerd Huber beruft sich dabei auf seine Untersuchung von 502 Patientinnen und Patienten, die zwischen 1945 und 1959 mit einer Schizophrenie aufgenommen wurden, wobei er neun Patienten (1,8 Prozent) gefunden habe, die dem Bild der Paranoia zu entsprechen schienen (siehe GROSS u. a. 1977, S. 69). Im Verlauf der Erkrankung hätten acht davon schizophrene Symptome entwickelt. Nun muss man sagen, dass Patienten, bei denen aufgrund des Querschnitts fälschlicherweise eine Wahnhafte Störung diagnostiziert wurden, ja nicht gegen die Existenz des klinischen Bildes sprechen. Eben der eine Patient der Untersuchungsgruppe, bei dem das klinische Bild weiterhin das einer klassischen Paranoia zeigte, entspricht der durchschnittlich zu erwartenden Häufigkeit der Wahnhaften Störung in stationär-psychiatrischen Populationen. Man findet sie schätzungsweise nur bei 0,06–0,1 Prozent aller psychiatrischen Aufnahmen (KOLLE 1957, S. 42)! Unter 100.000 Personen soll es nur ein bis drei Betroffene geben (Inzidenzrate nach PRÜTER/HOFF 2011, S. 155).

Dass die Wahnhafte Störung eine so seltene Erscheinung ist, spricht nicht gegen ihre Existenz. »Mit Gaupp bin ich der Überzeugung, dass die Paranoia im System der Psychosen wirklich existiert, so klein auch die Zahl ihrer Vertreter sein mag« (KEHRER 1951, zitiert nach SCHMIDT-DEGENHARD 2011, S. 42).

Was die Häufigkeit dieser Erkrankung angeht, ist von einer gewissen Dunkelziffer auszugehen. Nicht alle Betroffenen kommen von sich aus in Behandlung, zumal zwar oft Leidensdruck, aber keine Krankheitseinsicht besteht. Neben den seltenen Fällen, die durch wahnbedingte Taten öffentliche Aufmerksamkeit auf sich ziehen und dann gegebenenfalls Gegenstand forensischer Begutachtung werden, gibt es einen Teil an Betroffenen, die ihren chronischen Wahn im Verborgenen pflegen, ohne andere direkt damit zu behelligen, die zum Beispiel eine berufliche Nische in einem Archiv gefunden haben, als Sachbearbeiter in einem Hinterzimmer tätig sind und vielleicht als Eigenbrötler gelten.

Eine Behörde übt eine besondere Anziehungskraft auf den klassischen Paranoiker aus: die Gerichte. Aus dem Gefühl, dass einem bei einem Verfahren Ungerechtigkeit widerfahren ist, kann sich ein Bild entwickeln, das Außenstehenden als querulatorisch erscheint. Das Gefühl von Ungerechtigkeit kann Nährboden einer sogenannten querulatorischen Entwicklung sein. Streitbare Geister wissen Gerichte mit immer neuen Anträgen und Verfahren zu beschäftigen und werden darüber gegebenenfalls auffällig. Eine Wahnhafte Störung wird leicht übersehen, weil sie sich in der Regel allmählich entwickelt und womöglich einen realen Kern hat.

Emil Kraepelin führt das Krankheitsbild der Paranoia in der sechsten Auflage seines Lehrbuchs ein als eine »aus inneren Ursachen erfolgende, schleichende Entwicklung eines dauernden, unerschütterlichen Wahnsystems [...], das mit vollkommener Erhaltung der Klarheit und Ordnung im Denken, Wollen und Handeln einhergeht [...], jene ›Verrückung‹ des Standpunktes gegenüber der Umwelt [...], die man mit dem Namen der ›Verrücktheit‹ zu kennzeichnen wünschte« (Kraepelin, zitiert nach TÖLLE 2008, S. 25 f.).

Auch Karl Birnbaum bezeichnet die Paranoia als »Verrücktheit an sich«, wobei das Verrückte paradoxerweise darin besteht, dass es sich auf den ersten Blick überhaupt nicht als solches zeigt, sofern man mit dem Wort

»verrückt« alltagssprachlich gerade das Unverständliche, Chaotische, Desorganisierte, im Alltag grob Auffällige bezeichnet. Kraepelin betont aber gerade die Klarheit und Ordnung im Denken und Handeln – Klarheit und Ordnung sind es, die den Paranoiker oft nicht als unvernünftig, sondern fast als *über*vernünftig erscheinen lassen. Wenn der Wahn »mit allen Hilfsmitteln der Logik vom Kranken verteidigt« wird (GAUPP 1916, S. 9), ist Unkorrigierbarkeit kein bloßes psychopathologisches Symptom, sondern eine rationale Leistung; hier »wird der Wahn mit gutem, logischem Zusammenhang gebildet« (KRETSCHMER 1927, S. 14), der dann eine Art »Hyper«-Logik aufweist.

So kann man die Paranoia »als ein Zuviel an Vernunft, als Parasit der vernünftigen Vernunft« (in Anschluss an Michel Serres, HAHN/BARTZ 2001, S. 381) bezeichnen. Der Paranoiker frönt seinem Hang zum Zusammenhang in den Wahnideen.

Wenn solche »von einem Punkt herausentwickelten, psychologisch konsequent geführten, geschlossenen Wahnsysteme« (KRETSCHMER 1927, S. 5) einem anderen mitgeteilt werden, kann der Wahn sich einem hörigen Angehörigen oder einer zuhörenden Person in der Form mitteilen, dass der andere ihn teilt. Eine solche »Folie à deux« kann neben Angehörigen passager auch einem Behandler geschehen. Der berüchtigte Paradefall einer Paranoia, der Massenmörder Ernst August Wagner (1874–1938), entwickelte während der Jahre seiner forensischen Unterbringung den Plagiatswahn, dass Franz Werfel in seinen literarischen Arbeiten die Lebensgeschichte des Patienten und Texte Wagners plagiiert habe. Die behandelnden Ärzte ließen sich zeitweise von diesen wahnhaften Plagiatsideen anstecken, und zwar bis hin zu der Folge, dass Wagner in der Druckerei der Anstalt sein Pamphlet *Werfel – der Plagiator* (1929) drucken durfte.

Sein früherer psychiatrischer Gutachter Robert Gaupp wandte sich sogar brieflich an Werfel und konfrontierte diesen mit den Vorwürfen Wagners, geistigen Diebstahl begangen zu haben. Erst nach dem Tod des Patienten wird Gaupp in den »Plagiatsvorwürfen ausschließlich einen Wahn seines Patienten« (NEUZNER/BRANDSTÄTTER 1996, S. 76) sehen. Man könnte vermuten, dass der Psychiater, der sich mit Wagner im Gutachten intensiv befasste und den forensischen Patienten immer wieder nachuntersuchte, über dessen Krankheitsverlauf wiederholt publizierte, erst nach der Trennung von Wagner von dem induzierten Plagiatswahn abrücken konnte. Derjenige, der mit Wagners Massenmord und mit Verwendung von Wagners Texten zu Berühmtheit gelangte, war Robert Gaupp.

Nach diesem Überblick über wahnbildende Erkrankungen und damit verbundene differenzialdiganostische Fragen komme ich nun zu Wahnverwandtschaften.

Wahnverwandtschaften

Wesensunterschiede oder Zonen des Übergangs?

Schon im einleitenden Fall *Der heimliche Verehrer* ging es um die Frage: Liebe oder Liebeswahn? Im Folgenden geht es systematischer um den Unterschied zwischen »echtem« Wahn und den verschiedenen wahnnahen, wahnähnlichen Phänomenen. Worin besteht die Differenz zwischen Wahngewissheit und nichtpsychotischen Überzeugungen, zwischen dem Wahn eines Einzelnen und kollektiven Ideologien? Unter der Überschrift »Wahnverwandtschaften« geht es um Ähnlichkeiten und Unterschiede zwischen Einfällen, wie wir alle sie kennen, und Wahneinfällen, zwischen kreativen Einfällen und dem Erfinderwahn, zwischen den Gedanken, die sich dem Zwangsneurotiker aufdrängen, und Wahngedanken, zwischen dem gedanklichen Kreisen um das Aussehen des eigenen Körpers und körperbezogenem Wahn, zwischen fixen Ideen und Wahnideen sowie schließlich um die Frage, ob Wahn und Wissenschaft vielleicht mehr miteinander gemein haben, als Letztere glauben will. Wo gibt es womöglich gleitende Übergänge zwischen den genannten Wahnverwandten und dem Paranoiden, wo ist das, was wahnverwandt scheint, zwar wahnähnlich, gehört jedoch einer ganz anderen Ordnung an? Haben wir es also mit Wesensunterschieden zu tun oder handelt es sich vielmehr um Zonen des Übergangs?

Einfall und Wahneinfall

Wahnsymptome sind zuweilen schwer, manchmal auch gar nicht sicher von Phänomenen zu unterscheiden, die nicht psychotischer Art sind. Eine »Schwierigkeit im Wahnproblem« hat schon Kurt Schneider 1938 darin gesehen, dass der Wahneinfall nicht einmal von normalpsychologischen Einfällen sicher zu differenzieren sei. Kurt Kolle geht so weit, dass »wahnhafte ›Ideen‹ und Einfälle [...] in die Streuungsbreite des gesunden Seelenlebens [!]« (Kolle 1957, S. 16) gehören.

Das ist aber noch kein Grund, eine solche Unterscheidung nicht zu versuchen: Zwar kann auch ein ganz »normaler« Einfall von seinem Inhalt her bizarr auf uns wirken – man tut ihn dann aber meist als »bloßen Einfall« ab, hängt ihm nicht länger nach, baut ihn nicht gedanklich aus, es fehlt ihm die charakteristische Wahngewissheit, das Schwergewicht und, wenn man so will, die Bedeutsamkeit.

Ist das, was manchmal so schwer zu unterscheiden ist, nur (erstens) graduell verschieden oder besteht (zweitens) ein »abgrundtiefer Wesensunterschied zwischen Wahneinfällen und ähnlichen normalpsychologischen Erlebnissen« (Pauleikhoff 1957, S. 130), sodass der Wahneinfall als das »sich-aufdrängende Reale« (ebd., S. 135) imponiert?

Hier berühren wir die aktuelle Auseinandersetzung zwischen den Vertretern einer dimensionalen im Unterschied zur kategorialen psychiatrischen Diagnostik. Mit der zunehmenden Verbreitung dimensionalen Denkens verlieren viele differenzialdiagnostische Fragen ihre Schärfe, wenn nicht Berechtigung. Unter der Annahme einer Kontinuität zwischen »gesund« und »krank«, »normal« und »anomal« kann es zu einer zunehmenden Verarmung der Fähigkeit zu psychopathologisch differenzierter Beschreibung und klinisch genauer Beobachtung kommen, mit klinisch möglicherweise fatalen Folgen: Mit einer unscharfen Diagnostik werden fälschlich eher mehr Psychosen diagnostiziert; paranoid klingende Gedanken werden vorschnell als Wahn betrachtet, ohne sich der Wahngewissheit zu vergewissern. Immer öfter wird von dimensionalen Zugängen zum Wahn gesprochen (Stompe u. a. 2011, S. 19), und zwar insbesondere aufgrund der kognitionspsychologischen Grundannahmen, die in der Verhaltenstherapie der Psychosen leitend sind, in der der Wahn nur »als extreme Ausprägung auf einem Kontinuum der Überzeugungsstärke verstanden« wird (Prüter/Hoff 2011, S. 157). Im klinischen Alltag hat das aber zur Folge, dass die Wahngewissheit oft gar nicht mehr erfragt wird! Auch das Jaspers'sche Kriterium der Unmöglichkeit des Inhalts ist kein Problem mehr in sich, wenn man von einem »kontinuierliche[n] Übergang zwischen Wahninhalt und normalen oder abstrusen Ideenbildungen« ausgeht (Stompe/Ortwein-Swoboda 2011, S. 19).

Sehen wir uns im Folgenden die fraglichen Wahnverwandten, Ähnlichkeiten und Unterschiede, näher an.

Kreativer Einfall und Erfinderwahn

Wenn einem die Idee zu einer neuen technischen Erfindung kommt, können paranoide wie nichtparanoide Erfinder intensiv, wenn nicht »überwertig« mit ihrem Einfall befasst sein, ihm nachgehen, an ihm gedanklich basteln, Skizzen zu der Erfindung verfertigen, sich vielleicht Fantasien von Erfolg und Reichtum hingeben – solche Phasen kennt auch fast

jeder Künstler. Ein technischer Einfall kann in einen Erfinderwahn münden, aber auch zum Patent angemeldet werden und Marktreife erlangen.
Dabei kann das Schicksal einer Erfindung und seines Erfinders sehr unterschiedlich sein: Wenn ein neuer Gedanke aufkommt, kann der als »fixe Idee« eines Sonderlings gelten, während man später den Einfall eines Genies darin erkennt. An dieser Stelle sei beispielhaft an einen Erfinder erinnert, der chronisch psychotisch geworden ist und später durch seine verrückten Maschinen die Kunst der Moderne zumindest inspiriert, wenn nicht teilweise vorweggenommen hat: Heinrich Anton Müller (1869–1930) hat 1903 unter der Nr. 25711 im Bundesamt für Geistiges Eigentum in Bern eine Maschine für Rebbau zum Patent angemeldet. Die Patentschrift beschreibt seine Maschine »bestehend aus einem Paar zusammenhängender kreisförmiger Klingen, um die Enden der männlichen Pfropfreiser zu beschneiden, und einer einzelnen kreisförmigen Klinge, um die Enden der weiblichen Pfropfreiser zu beschneiden« (zitiert nach KURZMEYER 1994, S. 11). Der Einsatz der Maschine sollte den Rebbau gegen Schädlingsbefall schützen. Dafür sollte der Apparat amerikanische Rebsorten, die gegen die Reblaus resistent waren, auf europäische Edelsorten pfropfen nach dem »englischen Kopulationsschnitt« (Perret, zitiert nach KURZMEYER 1994, S. 30) – eine Technik, die damals nur französische Arbeiter in Handarbeit beherrschten und die Müller automatisieren wollte. In der Krankenakte heißt es, Müllers »Erfindung wurde von anderen ausgebeutet, seither abnorm« (KURZMEYER 1994, S. 169).

Abbildung 1
Zeichnung der von Heinrich A. Müller patentierten Maschine (1903); Quelle: KURZMEYER 1994, S. 63

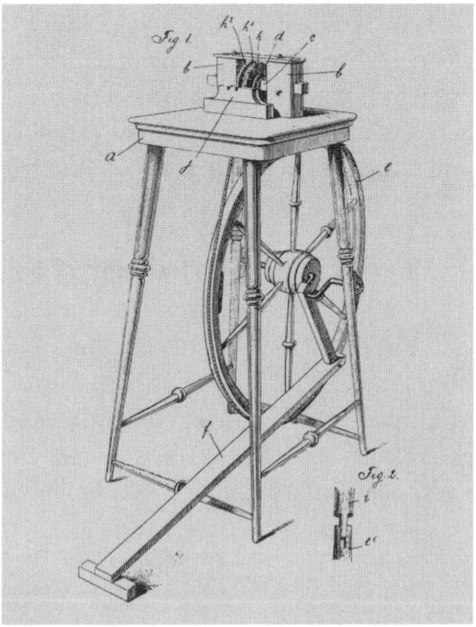

Ob Müller wirklich auf einen Diebstahl seines geistigen Eigentums hin eine reaktive Psychose entwickelte – erst 1926 soll eine elektrisch betriebene Maschine nach diesem Prinzip gebaut und einige Jahre im Einsatz gewesen sein – oder nicht eher einen Plagiatswahn entwickelte, muss offenbleiben. Jedenfalls blieb Müller nicht bei der Idee einer schöpferischen und transkontinentalen Vereinigung von Pflanzen dank des mechanisierten Kopulationsschnitts stehen, in seinem späteren Größenwahn wurde er – in Verleugnung der »Kastration« (des »Kopulations-Schnitts«), würde man psychoanalytisch sagen – ewiger Vatergott, wie er 1919 kundgab; »›papa Dieu‹ & L'Eternelle« (ebd., S. 172).

Abbildung 2

Heinrich A. Müller, »Maschine, um 1914/22«; Quelle: Kurzmeyer 1994, S. 65

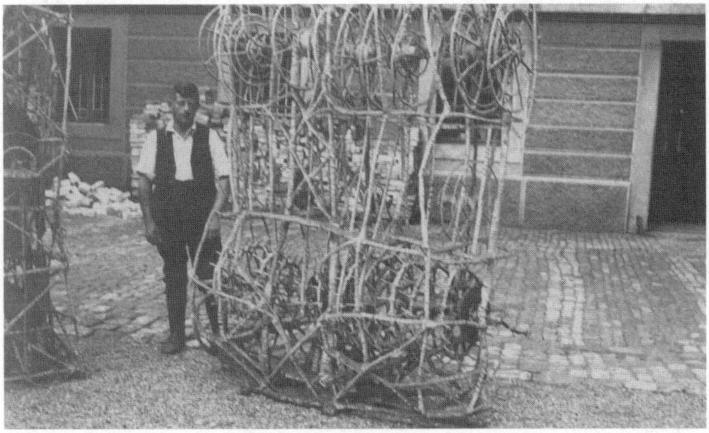

In den Jahren seiner Hospitalisierung von 1906 bis zu seinem Tod in der Anstalt Münsingen bastelte Müller aus einer nicht gerade appetitlichen Mischung aus Abfällen wie Lumpen, Draht, Geäst, Körpersekreten und -exkreten komplexe, teils fahrbare Apparate, die er in Schwung zu setzen schien, wenn ihm jemand zu nahe kam; man kann vermuten, dass es sich um Maschinen handelt, die für ihren Erbauer lebensrettend waren, mit denen sich Müller wohl auch gegen zönästhetisches Beeinträchtigungserleben zu erwehren versuchte. Wenn man bedenkt, dass Müller an katatonen Krisen gelitten haben soll, liegt der Gedanke nahe, dass seine »kinetischen« Werke ihn nach katatoner Starre in Bewegung bringen oder halten sollten.

Jean Tinguely (1925–1991), mit dem der Begriff der kinetischen Kunst verbunden wird, sah in Müller seinen »Wahlverwandten« (ebd., S. 163) und widmete ihm einige seiner fahrbaren und lärmenden Werke wie »Klamauk« und »Radau« (1979/80).

Als Erster war es aber Jean Dubuffet, der Arbeiten Müllers, die er der »Art brut« zurechnete, in einer Ausstellung zeigen ließ; auch auf der *Documenta* 5 in Kassel waren 1972 Arbeiten von Müller zu sehen. Dubuffet sprach von einer *aliénation* Müllers, die mit seiner Erfindung einhergehe, *aliénation* ist hier nicht nur die Bezeichnung für Geisteskrankheit, sondern mehr noch für den kreativen Akt, der eine Entfremdung vom Gewohnten mit sich bringt als eine nötige »Distanz hinsichtlich der Menschen und der Welt, als völlige Verweigerung des Gewohnten in all seinen Entwürfen und auf allen Gebieten [...] und als hartnackige Aufbauarbeit, um das Gewohnte zu ersetzen; ein neues System von Ansichten und Praktiken« (Dubuffet, zitiert nach Emmerling 1994, S. 181).
Alfred Kubin (1877–1959) dagegen stieß sich an den doch recht natürlichen Arbeitsmaterialien. Ihm galten Müllers Werke als Arbeiten eines »Urinophagen, eines verblödeten Menschen, der sich mit seinem eigenen Harn beschmutzt, ihn trinkt usw.« (Kubin, zitiert nach Kurzmeyer 1994, S. 13). Hier wäre viel zu sagen über den Zusammenhang von Triebhaftem und dem Erfinden (»Daniel Düsentrieb«), der bei wahnhaften Erfindern besonders ins Auge springt. Aber das Thema »Wahn und Technik« als eine der »Kulturen des Wahns« muss einer anderen Veröffentlichung vorbehalten sein.
Wichtig erscheint mir die Frage nach der Art des Einfalls, sei es eine Erfindung technischer Art oder der Einfall eines philosophisch erschütternden Gedankens wie der der ewigen Wiederkunft oder der Umwertung aller Werte bei Friedrich Nietzsche.
Woher kommt überhaupt das Erfinderische, wer oder was in uns – oder gar außer uns? – er-findet das Neue? Von wo fällt der Ein-Fall ein? Bei Goethe kann man beispielsweise lesen, die Erfindung, der geniale Einfall, »steht in niemandes Gewalt [...] ist dem Dämonischen verwandt«. Hier sei der Mensch nur »ein würdig befundenes Gefäß zur Aufnahme des göttlichen Einflusses« (Goethe, zitiert nach Birnbaum 1919, S. 518 f.); auch Nietzsche spricht von der Inspiration als einer »Offenbarung«, in der der Betreffende »bloß Mundstück« sei, »man fragt nicht, wer da gibt; wie ein Blitz leuchtet ein Gedanke auf, mit Notwendigkeit« (ebd., S. 519).
Man sieht, wie einige unter den alten Dichtern und Denkern den Quell ihrer Kreativität als etwas sehr Geheimnisvolles zur Geltung brachten, ja ihn teils als etwas Fremdes ansahen, von dem aus etwas in sie her-ein-fällt. Folgt man solchen Beschreibungen des kreativen Akts, wird die Grenze zum »schizophrenen Einfallsmäßige[n]« (Tramer 1926, S. 72), etwa einer Erfinderidee, schmal oder verwischt sich womöglich. Ein Dichter oder Philosoph kann »in dem Moment des Auftauchens der ›Idee‹ diese nicht anders erleben als unser Kranker« (Schilder 1918, S. 37), meint Paul Schilder (1886–1940) in seiner beeindruckenden Krankengeschichte eines

psychotischen Patienten, der zwischen Glaubensgewissheit und Zweifel hin- und hergerissen in seiner Psychose Philosopheme von Descartes (*cogito, ergo sum*) über Kant, Schopenhauer bis Nietzsche verarbeitet und sie in einer grafischen Notation auf Notenpapier in Beziehung zueinander setzt.

Zwangsgedanken

Unter den klinischen Phänomenen machen besonders Zwangsgedanken Schwierigkeiten, sie von psychotischen Phänomenen klar zu unterscheiden. Die Erwartung, dass die ganze Welt untergehe, wenn man nicht dies oder jenes denke oder tue, kann für einen schizophren Erkrankten reale Gefahr sein, beim Zwangsneurotiker ruft sie Gedanken und Gegengedanken oder ein anderes anankastisches Zeremoniell auf den Plan. Auch der Zwangsneurotiker macht sich dann zur »Ursache des Weltunterganges. In dieser Hinsicht gleichen sie manchen Schizophrenen, die zwischen Erlöser- und Zerstörerideen pendeln. *Nur schmal ist die Grenze, die den Zwangskranken von dem Schizophrenen trennt.* In dem Glauben an die Allmacht der Gedanken, in den Erlöser- und Weltzerstörerideen, in der Christus- und Satanidentifzierung weisen die beiden Leiden ähnliche Züge auf« (Stekel 1927, S. 407).
Wenn ein sich immer wieder aufdrängender Gedanke sehr bizarr anmutet, sollte man immer wachsam sein, ob er nicht Vorbote einer psychotischen Krise ist: Es *kann* sich um einen Wahneinfall handeln. Der typische Zwangsgedanke wird zwar vom Betroffenen als fremd(-artig) erlebt, aber in der Regel wird erkannt, dass er aus dem eigenen Kopf stammt und nicht etwa von einem Dritten eingepflanzt ist. Zwangsgedanken lassen ferner erwarten, dass die Gedanken subjektiv als störend oder quälend erlebt werden, dass man sich mit Gegengedanken oder einem ritualisierten System der Gedanken innerlich zu erwehren sucht, indem man etwa einen Zählzwang entwickelt oder andere Rituale vollführt, um die befürchteten Folgen des Gedankens zu verhindern oder ihn irgendwie ungeschehen zu machen:

» Fällt mir der böse Gedanke ein (mein Mann könnte krank oder überfahren werden), so muß ich ängstlich die Stelle ausradieren, wo mir der Gedanke eingefallen ist. Ich trete mit dem Fuße die Stelle ab, ich scharre, ich wiederhole ›Lieber Gott – Nein!‹, zweifle dann, daß ich es gut getan habe « (Stekel 1927, S. 285).

Zwangsneurotiker wie Schizophrene sind beide irgendwie mit der »Allmacht der Gedanken« (Freud) befasst. Aber der Zwangskranke lebt irgendwie im Glauben an die magische Allmacht seiner Gedanken, während der Psychosekranke mit Ich-Störungen entsprechender Art um seine Allmacht weiß und gedanklich in der Welt wirkt. Schematisch gesagt, erlebt sich der Wahnkranke im Feld der Gewissheit, der Zwangskranke dagegen oszilliert zwischen Zwang und Zweifel.

Die Zwangsneurose kennt viele Formen, den Zweifel zu kultivieren: Nach dem Verlassen des Hauses bleibt die nagende Frage, ob die Tür auch ganz ins Schloss gefallen ist, man sieht sich genötigt, eine bestimmte Bewegung, eine beiläufige Geste, eine Abfolge von Schritten etc. wieder rückgängig zu machen, bleibt aber im Zweifel, ob das wirklich gelungen ist – es geht dabei oft um Leben und Tod. Der völlig befremdende und sich doch aufdrängende Zwangsgedanke, der über alles Geliebten könnte etwas passieren, droht sich zu bewahrheiten, es sei denn, der Gedanke lässt sich durch eine »magische« Handlung neutralisieren oder man bietet ein ausgeklügeltes System von Gegengedanken auf.

In dieser Neigung zum Systematischen besteht auf den ersten Blick eine gewisse Ähnlichkeit zwischen Zwangsneurotikern und systematisiert Wahnkranken. Der Zwangsneurotiker macht aus Zweifeln ein System an Gedanken oder Kontrollhandlungen. Doch dabei erhält die Systembildung den Zweifel aufrecht, denn je komplizierter die Auflagen werden, die der Kranke zu erfüllen hat, desto weniger kann er sich vergewissern, dass »alles wieder gut ist«. Im systematisierten Wahn dagegen wird die Gewissheit errungen, das Wahnsystem dichtet sich gegen den Zweifel ab. Und doch: Verwechselungen von Zwangssyndromen und psychotischen Erkrankungen sind möglich.

Zwangssyndrome können gelegentlich wie Beziehungsideen anmuten. Im magischen Denken wird dem Zwangskranken alles »Omen, ein Junktim, alles hat eine geheime Bedeutung [...]. Die Nummer der Tramwaykarte wird genau beachtet. Sonderbar! Sind nicht die Geburtszahlen hineingeheimnist?« (Stekel 1927, S. 311). Einem solchen Symptom ist isoliert betrachtet nicht anzusehen, ob es Ausdruck einer komplexen Zwangsstörung oder ein psychotisches Symptom ist.

Erschwerend kommt hinzu, dass anankastische Phänomene auch das Prodrom einer Psychose sein können, sie schützen dann oft als Zwangskorsett vor einer psychotischen Dekompensation. Versucht man, eine solche Symptomatik als Zwangsstörung vermeintlich »lege artis« verhaltenstherapeutisch zu behandeln, riskiert man die Exazerbation einer Psychose. Ein Patient, der unter dem Gedanken litt, er könne die Muttern seiner Wagenräder nicht fest genug angezogen haben und dadurch mit dem Auto verunfallen, wurde von seinem verhaltenstherapeutischen Behandler irgendwann zum Parkplatz begleitet, um sich gemeinsam des festen Sitzens der Räder zu vergewissern – nach dieser therapeutisch begleiteten Inspektion und Exposition wurde er erstmals manifest psychotisch. Der gemeinsame Griff nach der vermeintlichen

»Realität« des Problems kann fatal sein. Wenn der Versuch der Kontrolle im Zwangssyndrom das ist, was einen noch im Innersten zusammenhält, kann seine Behandlung zur totalen Auflösung führen.

Das Beispiel macht deutlich, wie wichtig nicht nur eine genaue Psychopathologie, sondern auch deren differenzialdiagnostische Erörterung und die Frage der psychischen Struktur des Patienten ist. Die Neuerungen im diagnostischen Manual DSM-5 führen bedauerlicherweise zur vollkommenen Verwirrung, indem bei Zwangsgedanken kodiert werden kann: »mit Fehlender Einsicht/Wahnhaften Überzeugungen« (APA 2015, S. 323). Das Bestehen einer wahnhaften Überzeugung war bisher Ausschlusskriterium für eine Zwangserkrankung!

Rein deskriptiv betrachtet, gibt es natürlich auch Fälle von sogenannter Komorbidität. Zwangsgedanken und -handlungen können etwa nach einer schizophrenen Ersterkrankung sekundär auftreten und dienen dann meist dazu, innerlich wieder »Ordnung« und »Struktur« zu schaffen, also innerer Desorganisation entgegenzuwirken. Das zwangsartige Syndrom bildet dann eine Art Widerhaken, der ein Abgleiten in die Psychose aufhält, wobei »die Manifestation von Zwangsphänomenen bei Schizophrenen weniger eine Abwehr von übermäßig starker Triebhaftigkeit [oder aggressiver Impulse; Konflikt mit rigidem Über-Ich, siehe Lang 1981, S. 648] als vielmehr den existentiellen Versuch beinhaltet, dem psychotischen Persönlichkeitszerfall entgegenzuwirken« (Lang 1981, S. 643).

Ich habe mehrere psychotische Patienten in meiner Behandlung gehabt, die berichteten, dass sie andere Menschen, gegen die sie eigentlich nichts hatten oder denen sie sogar freundschaftlich verbunden waren, zwangsartig innerlich mit Schimpfworten belegten und das wieder durch Entschuldigungen oder auf andere Weise rückgängig zu machen suchten. Im Unterschied zum typischen Zwangskranken erlebten sie es aber so, dass diese lästernden Gedanken von der Umgebung registriert wurden, wie man das bei einer Ich-Störung kennt. Solche zwangsartigen Symptome dienen bei Menschen mit Psychosen meist der Regulierung von Nähe und Distanz.

Eine andere Patientin mit einer schizoaffektiven Störung, die in der Gastronomie arbeitete, hatte typische Ängste, beim Servieren Gäste mit Keimen und Schmutz zu verunreinigen; als ihr einmal ein Glas zu Bruch ging, kam sie nicht von der Angst los, mit kleinen Glassplittern, die in die Nahrung gelangt sein könnten, Kunden verletzt zu haben, sodass diese sterben würden. Im Querschnitt und isoliert betrachtet, wäre das von einem typischen Zwangssyndrom nicht zu unterscheiden gewesen; umso wichtiger ist es in Zweifelsfällen, die gesamte Psychopathologie, den Verlauf und natürlich die Kontaktgestaltung zu berücksichtigen.

Zwanghafte Beschäftigung mit dem Äußeren – körperbezogener Wahn

Die Beschäftigung mit dem eigenen Äußeren kann zwanghafte Formen annehmen, was diagnostisch schwer einzuordnen ist: pubertäres Durchgangssyndrom, zwanghaftes Grübeln, Körperdysmorphophobie, Prodrom einer Schizophrenie oder körperbezogener Wahn?
Besonders bei jungen Männern in der Adoleszenz kann die dauernde Beschäftigung mit der Frage der Symmetrie des Körpers Prodromalsymptom einer Schizophrenie sein: Im Spiegel, durch Betrachten von eigenen Fotografien oder durch Berührung wird immer wieder geprüft, ob die Nasenflügel wirklich symmetrisch sind, die Nase gerade ist oder es wird geklagt, dass sie wegen einer wahrgenommenen Ungleichheit etwa der Größe der Nasenlöcher entstellt sei. Ein Patient, der einen Chirurgen dafür gewinnen konnte, seine vermeintlich schiefe Nase zu operieren, dekompensierte nach dem Eingriff psychotisch. Nach der Remission dominierte eine zwanghafte Beschäftigung insbesondere mit der auf die Minute exakten Einnahme der neuroleptischen Medikamente in kleinsten Mengen.
Bei einem anderen Patienten aus unserer Klinik, der im Verlauf Ich-Störungen und Denkstörungen entwickelte, stand ebenfalls besonders die Sorge um die Symmetrie seiner Nase im Mittelpunkt seiner Beschwerden. Diese Beschäftigung mit der Nase, die für Dritte übrigens keinen Makel erkennen ließ, stand, wie sich im späteren Verlauf ergab, stellvertretend für seine innere Beschäftigung mit seinen Hoden – ein »Sack« hinge etwas tiefer als der andere. Im Schulsport habe ihn einmal ein Tritt in der Schamgegend getroffen; eine urologische Untersuchung erbrachte keinen Befund und keine Auffälligkeiten, was ihn in keiner Weise beruhigte. Als er in der Kunsttherapie angeregt wurde, sein Gesicht in Ton zu modellieren, machte er sich in der Gruppensitzung akribisch ans Werk, im Laufe der Sitzung arbeitete er immer besessener an der Formung »seiner« Nase aus Ton und wurde dabei immer unglücklicher mit seinem Werk. Hatte die Nase einmal ihre Form gefunden, warf er den Ton wütend zusammen und knetete sie wieder neu. Zum Ende der Stunde wollte die Nase nicht am Rest des von ihm schemenhaft als Schale modellierten Gesichts halten, die Nase fiel ihm quasi aus dem Gesicht, was für ihn magisch-konkretistisch als Zusammenbruch erlebt worden sein muss: Er dekompensierte psychotisch und war völlig desoganisiert im Handeln und kaum noch erreichbar.
Bei solchen körperbezogenen Syndromen besteht die Gefahr, nicht nur Chirurgen zu kontraindizierten Eingriffen zu bewegen, es kann in seltenen Fällen auch zu psychotisch motivierten Selbstverstümmelungen kommen.

Überwertige Idee und Wahnidee

Je mehr der Wahn akut ist und aktive »Wahnarbeit« besteht, desto mehr zieht er so gut wie alles psychische Interesse auf sich. Ähnlich ist das bei einer »überwertigen Idee«, die stark affektiv besetzt wird und den Betroffenen stark beschäftigt. Beispiele einer solchen »fixen Idee«, wie man alltagssprachlich sagt, wären die oben erwähnte »überwertige Erfindungsidee« (Birnbaum 1915, S. 50), die man vom Erfinderwahn unterscheiden möchte, der Gedanke erlittenen Unrechts und des Anspruchs auf Genugtuung gegenüber dem sogenannten Querulantenwahn oder auch die krankhafte Eifersucht gegenüber dem wahnhaften Othello-Syndrom.

Während Karl Birnbaum annimmt, dass bei einer überwertigen Idee die starke Gefühlsbetonung auch eine logische Überwertigkeit nach sich ziehen kann, was zu »Realitäts-, Wahrheits- und Richtigkeitswert der überwertigen Vorstellungen« (Birnbaum 1915, S. 50) führe und das Gedachte unumstößlich gewiss mache, unterscheidet man klassischerweise die überwertige Idee von der echten Wahnidee dadurch, dass nur Letzterer die ausgezeichnete Wahngewissheit zukomme. Die Tatsache, dass Wahnideen in Remission zu überwertigen Ideen werden können oder sich aus überwertigen Ideen Wahnideen entwickeln können, bedeutet aber nicht notwendigerweise, dass Wahn und überwertige Idee nur quantitativ unterschiedlich sind. Dafür sind überwertige Vorstellungen viel zu verbreitet und unspezifisch und gehen verhältnismäßig selten in einen echten Wahn über. Die Wahngewissheit bringt meines Erachtens einen qualitativen Sprung gegenüber dem nur Überwertigen mit sich.

Auch ein weiteres Wahnkriterium neben der Gewissheit kann manchmal hilfreich zur Unterscheidung sein: Bei der überwertigen Idee handelt es sich um »gefühlsmäßig stark besetzte Erlebnisinhalte [...], die das Denken zwar einseitig ausrichten, ja dominieren können, aber eben nicht völlig unkorrigierbar sind« (Prüter/Hoff 2011, S.149, siehe auch Tölle 2008, S. 133). Ferner gilt, dass sich die überwertige Idee noch hinterfragen lassen sollte (Hoff 2013, S. 9).

»Überwertiges« kann man auch in kulturell teils hoch bewerteten Zusammenhängen finden, etwa in Weltanschauungen, Ideologien, Religionen, politischen Ideen eines »Kampffanatikers« (Schneider) – aber auch in der Wissenschaft:

»Der Forscher, welcher der Verfolgung eines Problems ein Leben voller Entbehrung widmet, der politische Eiferer, der religiöse Märtyrer, sie alle bieten, wenn man will, physiologische [!] Beispiele für das Vorkommen überwerthiger Ideen dar und es dürfte nicht nöthig sein, dies weiter auszuspinnen, um darzuthun, dass die Uebergänge zu dem pathologischen

Gebiete hier, wie überall sonst, flüssige sind« (NEISSER 1894, S. 549) – man sieht, dimensionales Denken gab es schon 1894 in der Psychiatrie. Dabei stellt sich die Frage nach den fließenden Übergängen oder auch die Suche nach Kriterien der Unterscheidung nicht nur von Ideologie, Weltanschauung, politischer Überzeugung, Glaube zur überwertigen Idee, sondern auch zum Wahnhaften. »Wahnverwandt erscheint zumindest manches im Umkreis von Ideologie, überwertiger Idee, Monomanie, Fanatismus, Orthodoxie« (SCHARFETTER 2003, S. 17).

»Es gibt keine verlässlichen auf Inhalt und Form abstellenden Kriterien, um Mythologeme, Philosopheme, Ideologien klar von Wahn im psychopathologischen Sinn zu trennen« (ebd., S. 100): Äußerungen wie diese, aber auch die Annahme einer Kontinuität des Normalen und Wahnhaften stoßen gerade in Kreisen engagierter »Psychoseerfahrener« auf positive Resonanz, verspricht man sich doch von einer solchen Sichtweise, sozialer Ausgrenzung Betroffener entgegenzuwirken.

Worin aber gibt es Ähnlichkeit, wenn nicht Verwandtschaft, wo liegen aber auch die Unterschiede und was bedeutet ein solcher Vergleich überhaupt? Das ist ein weites Feld, das nicht nur nach einer interdisziplinären, sondern transdisziplinären Auseinandersetzung dieser allgemeinen Fragen verlangt. So kann man das Verhältnis von politischer Theorie, Theologie und Paranoia am Beispiel von Carl Schmitts *Politischer Theologie* und seinem Begriff der Feindschaft untersuchen (siehe SCHÖDLBAUER 2011b) oder das in den USA endemische Verschwörungsdenken mit der Klinik des Verschwörungswahns vergleichen (siehe GROH 1992, S. 275; SCHÖDLBAUER 2011a). Für eine eingehende Auseinandersetzung mit solchen »Kulturen des Wahns« ist hier nicht der Raum, weswegen ich mich auf ausgewählte Problemstellungen beschränken muss:

Idiosynkratischer Wahn und kollektive Überzeugung

Eugen Bleuler schreibt in seinem Lehrbuch: »Die Wahnideen haben [...] ihr normales Analogon [...] in irrationalen Überzeugungen eines Einzelnen oder in gefühlsgetragenen und unbeweisbaren Bekenntnissen ganzer Gruppen« (zitiert nach LENZ 1976, S. 17). Aber ist Massenwahn nicht ein Widerspruch in sich? Schließlich kann man einwenden, dass Weltanschauungen, Ideologien, wissenschaftliche oder parawissenschaftliche Anschauungen oder der Glaube von Sekten per se von jedem Wahnverdacht frei sind, eben weil sie von einer Gruppe an Menschen geteilt werden. Denkt man an das Beispiel der früheren UdSSR, in der politisch missliebige Personen ihrer Überzeugungen wegen in psychiatrische Anstalten verbracht wurden, liegt es auf der Hand, wie missbräuchlich es sein kann, Überzeugungen etwa einer Gruppe von Dissidenten zu »psychiatrisieren«. Wer hat dann den Wahn? Nach dem DSM-IV und -5 dürfen kollektive Überzeugungssysteme gar nicht als Wahn diagnostiziert werden. Eine Einschränkung, die nicht nur politischen Missbrauch verhindern soll, sondern auch, dass ein Diagnostiker ihm fremde religiöse, spirituelle oder andere Überzeugungssysteme, die (sub-)kulturell tradiert und verankert sind, fälschlich pathologisiert.

In einem gewissen Widerspruch dazu kannte aber noch das DSM-IV eine Form von Wahn, der von zweien oder gar mehreren geteilt wird, weil der Wahn sich von einem auf den anderen überträgt, er »induziert« wird (folie à deux, folie à trois etc.). Die zweifelhafte »Lösung« dieses Widerspruchs findet man im DSM-5 in der Eliminierung als eigenständiger Diagnose! Folie à deux wird nun entweder als Wahnhafte Störung kodiert oder unter der Untergruppe einer Restkategorie (»Wahnhafte Symptome bei Partnern von Personen mit Wahnhaften Störungen«; APA 2015, S. 165). Was steckt hinter diesem Etikettenschwindel?

Wenn sich der Wahn eines schizophren Erkrankten auf eine Person der näheren Umgebung überträgt, bei der keine primär psychotische Erkrankung vorliegt, spricht man auch bei ihr von einem Wahn, eben einem induzierten Wahn. In der Literatur gibt es Einzelbeschreibungen, die darauf hinweisen, dass einzelne religiöse Sekten sich aus einer solchen paranoiden Gemeinschaft auf einen weiteren Personenkreis ausgebreitet haben, sich also teilweise in der Form einer solchen Induktion verbreiten. Ab wie vielen induzierten Personen soll aber nicht mehr von Wahn, sondern von subkulturellem Glauben gesprochen werden? Zugegeben, der Fall ist selten, denn: »Verfangen in seinem speziellen wahnhaften Weltverhältnis, wird man kaum jemals von ihm [dem Psychotiker mit religiösem Wahn] einen echt erfüllten, engagierten Missionsversuch beobachten können, und der mittragende Konsensus einer Glaubens- oder Ideologiegemeinschaft wird entsprechend selten intendiert« (Hunger 1970, S. 247). Und dennoch gibt es sie, die »Wahnbrüder und Wahnschwestern im Herrn« (siehe unten). Die Seltenheit des Phänomens schmälert nicht die grundlegende Bedeutung der Frage, ob der Wahn ein rein idiosynkratisches Phänomen ist oder ob man in einem strengen Sinn von Massenwahn sprechen kann und wie man ihn zu verstehen hätte.

Hans-Peter Kapfhammer hat in einer lesenswerten Arbeit die Frage diskutiert, wie sinnvoll es ist, die Jaspers'schen Wahnkriterien auf Kollektive zu übertragen. Dabei setzt er sich mit Sekten auseinander, die sich entweder in wahngewisser Endzeiterwartung zum gemeinsamen Suizid entschieden oder in Erwartung der Apokalypse zum Kampf gegen das Böse rüsteten (Kapfhammer

2011, S. 67). Inhaltlich erinnern diese kollektiven Überzeugungen an Erlebnisse, wie sie Schizophrene insbesondere in der apokalyptischen Stufe schildern, aber auch bipolare und schizoaffektive Patienten mit religiösem Wahn. Der Autor sieht in diesen Sekten zwar paranoid strukturierte Gruppierungen, warnt aber davor, solche sektiererischen Überzeugungen aus der Individualpathologie der Mitglieder erklären zu wollen, da es sich vielmehr um spezifisch gruppendynamische Prozesse handele, die sich um eine charismatische Führerperson herum entwickeln. Zu prüfen wäre, ob und inwiefern solche Prozesse der Ausbreitung des Glaubens der Induktion des Wahns von einem Induktor auf einen Induzierten ähnlich sind.

Wie gesagt, es ist »viel wahrscheinlicher, daß manche politische Ideologien und Mythen aus der Gemeinsamkeit in die Privation [!] von echten Wahnwelten übernommen werden, als daß sie aus den Wahnsystemen Kranker absteigen werden in die nachvollziehbare Gemeinsamkeit der alltäglichen Vorurteile und den Massenideologien« (Häfner 1967, S. 621).

Auch kollektive Phänomene kann man versuchen psychologisch, eben massen-psychologisch zu verstehen, wie das etwa Dieter Groh für das kollektive Verschwörungsdenken unternommen hat: Für Menschen, die sich verunsichert und bedroht fühlen, »vermag die subjektive Anerkennung einer ›wahnhaften‹ kulturellen Bedeutung gemeinschaftsstiftend und gemeinschaftsstärkend zu wirken. [...] Die wahnhafte kulturelle Bedeutung besetzt – wie in der Massenpsychologie bekanntlich die Führerfigur – das Über-Ich der Mitglieder des befangenen Kollektivs« (Groh 1992, S. 276 f.).

Was den Wahn im Feld des Politischen angeht, würde es sich beispielsweise anbieten, den »Rassenwahn« der Nationalsozialisten mit den damit scheinbar konformen erbbiologischen Ideen des Parade-Paranoikers Ernst August Wagner zu vergleichen, der seinen Mord an Frau und Kindern rechtfertigte mit der Verhinderung der Fortpflanzung seines entarteten Geschlechts. Wagner schreibt, er habe seine eigenen Kinder aus Liebe getötet, damit sie später nicht so leiden müssten wie er. »Man *redet* immer so viel von Rassenhygiene; ich habe *gehandelt* und praktische Rassenhygiene betrieben« (Wagner, zitiert nach Gaupp 1938, S. 53).

Wagners Gutachter Robert Gaupp hat nicht nur Wagners Plagiatswahn passager geteilt, sondern scheinbar auch einige seiner »rassenhygienischen« Ansichten, was sich unter anderem in Gaupps Schrift *Die Unfruchtbarmachung geistig und sittlich Kranker und Minderwertiger* aus dem Jahr 1925 zeigt: ein konformer Wahn des forensischen Insassen und seines psychiatrischen Sachverständigen? Schmidt-Degenhard spricht von der »fatal anmutende[n] Affinität der bereits seit Beginn unseres Jahrhunderts virulenten faschistoiden Ideen des bekennenden Nationalsozialisten Wagner mit den systemkonformen und opportunistischen Anschauungen Robert Gaupps« (Schmidt-

Degenhard 1998, S. 315). Gaupp schrieb mit seinem Buch *Zur Psychologie des Massenmords. Hauptlehrer Wagner von Degerloch* (Gaupp/Wollenberg 1914) Wahngeschichte und ist selbst Verfechter eugenischer Ideologien, die man teilweise als »Rassenwahn« bezeichnet.
Klinische Fälle politischen und religiösen Wahns zeigen, dass der einerseits autistisch wirkende Wahn sich nicht nur auf »die anderen«, sei es auf die Genossen der Partei oder eine Gemeinschaft im Glauben, richtet, sondern der Wahn in ideologische Kontexte eingebunden sein kann und wie »sich im Wahndenken die politischen Stereotype, die Strömungen, Ideologien und Vorurteile der Zeit niederschlagen« (Häfner 1967, S. 621). In dieser Form nimmt der Paranoiker durchaus am Diskurs der Gesellschaft teil. Psychosen bedienen sich aber nicht nur solcher Themen, im Wahnerleben kreuzen sich oft politische, religiöse und soziale Bedeutungen, wechseln Kontexte schlagartig, was als Sichtweise frappierend wirken kann. Ein Wahn ist eben in mehrfacher Hinsicht ein produktives Symptom, wie Schilder sagt: Psychosen tragen in sich den »Keim zu ganzen Weltanschauungen« (Schilder 1918, S. 36), abhängig von der Originalität der Gedanken manchmal auch zu neuen Weltanschauungen, einen Keim, der – abhängig von Faktoren wie primärer Intelligenz, Bildungshintergrund, Belesenheit, erhaltener Ordnung im Denken, Neigung zur Systematisierung des Wahns – mehr oder weniger schlüssig entfaltet werden und – sofern der Betroffene damit in die Öffentlichkeit tritt – in seltenen Fällen auch Anhänger finden kann.
Der Wahn zeigt sich als Wahnarbeit und als Leistung, gerade im Hinblick auf die genannten kollektiven Wahnverwandten. Karl Peter Kisker würdigte das bei »stabilisierten Paraphrenen, deren Ideologien man als profilierte seelische Leistungen ansprechen darf, die ihre Schöpfer [...] nicht selten in neue lebensweltliche Bereiche trugen, ganze Interessenlagen aktualisierten und individuelle Erfüllungsmöglichkeiten erschlossen (Kisker 1960, S. 97).

Wissenschaft und Wahn

»Auch bei Nichtwahnkranken gibt es akzentuierte Interessen (›Lieblings‹-Ideen usw.). Sie stimulieren die Erfahrung, den Erkenntnisimpetus. Sie sensibilisieren für bestimmte Aspekte des Begegnenden« (Blankenburg 1987, S. 83). Solche Lieblingsideen findet man gerade bei Wissenschaftlern.
Solche Ideen können einerseits sensibilisieren, aber als fixe Ideen eben auch anderes ausblenden, denn es »hängt [jemand leicht] seine Seele [...] an einen wissenschaftlichen Vorstellungskomplex, der ihn – wer kennt nicht den Typus des in seine Idee verbissenen Gelehrten! – für Einwände und Zweifel

unempfindlich macht« (LOMER 1905a, S. 330). Damit wäre womöglich eines der drei Jaspers'schen Wahnkriterien berührt: die Unkorrigierbarkeit. Vieles, was von der Wissenschaft entdeckt, von der Technik erfunden wurde, galt in früheren Zeiten als »unmöglich«, als Hirngespinst, sodass man mit der »Unmöglichkeit des Inhalts« besonders vorsichtig sein sollte, denn wie sagte etwa ein Psychiater 1927 zur Raumfahrt: Warum »weisen wir den alten amerikanischen Vorschlag, mit einer Rakete nach dem Mond zu reisen, als Phantasie ab? [...] Weil eine Reise nach dem Mond nach unserer jetzigen Kenntnis des Raumes eine Unmöglichkeit ist. Es spricht gegen alle unsere Erfahrung. Es ist ein isolierter Einfall« (HEDENBERG 1927, S. 691). Es dauerte nur noch vier Jahrzehnte bis zur ersten Mondlandung.

Ein Kliniker exploriert in Richtung einer Psychose, wann immer Patienten ihren Annahmen »letzten Geltungswert« (SCHILDER 1918, S. 36) zusprechen. Aber kennen wir diesen Anspruch auf Letztgültigkeit, den Gestus gesicherten Wissens nicht auch in Kreisen der Wissenschaft? Wenn man in der ausgezeichneten Gewissheit das Kernmerkmal des Wahns sieht, kann die Frage der Grenze von Wahn und Wissenschaft prekär werden.

Was, wenn das Wahnhafte dem Wissen der Wissenschaft selbst inhärent ist, wenn das νοεῖν (griechisch *noeîn* = denken, erkennen) immer schon vom para-noeîn (der παράνοια) durchsetzt und getrieben wäre?

Das betrifft neben dem gewissen Wissen die bereits beschriebene Neigung zur Systematisierung, zum einen das Bestreben nach Systematizität in den Wissenschaften, zum anderen im systematisierten und »raisonnirenden Wahn« (IDELER 1838, S. 448), fördern doch Systematisierung und Geschlossenheit sowohl im Wahn als auch in der Wissenschaft Gefühle von Gewissheit. Wie schon Freud schreibt: Ein »paranoischer Wahn [ist] ein Zerrbild eines philosophischen Systems« (FREUD 1944a, S. 91; siehe auch 1946c, S. 303). Aber die Berufung auf Evidenzen findet man nicht nur in der alten Philosophie (vorkritische Metaphysik) oder der dogmatischen Theologie, sondern auch empirisch verfahrende Disziplinen sind nicht frei vom Streben nach Gewissheit.

Vergessen wir nicht, dass auch Paranoiker in gewissem Sinne Empiriker sind, sei es, dass sie immer wieder die Probe aufs Exempel machen (wenn ich dies oder jenes denke oder innerlich frage, bekomme ich Antwort von Umstehenden: Ich denke X, prompt zieht der Passant die linke Braue hoch, das heißt natürlich Y). Ein anderer findet Einzelheiten seines Intimlebens unzweideutig in Werbeslogans verbreitet, die Farbe des Pullovers einer Passantin gilt als untrüglicher Fingerzeig, wie man sich verhalten soll, in ISB-Nummern von Büchern harren Botschaften ihrer Entschlüsselung. Je mehr sich diese paranoiden Erlebnisse zu einer konsistenten Struktur verdichten, desto »ökonomischer« stellt sich die Erklärung des Erlebten dar. Dabei stellt sich die Frage, was den Wahn genau von einem wissenschaftlichen Paradigma (Kuhn) unterscheidet. So kann man politische Verschwörungstheorien von Patienten mit einer paranoiden Schizophrenie oder Wahnhaften Störung mit denen vergleichen, die in den USA verbreitet sind (siehe GROH 1992), überdies kann man den Verschwörungsdiskurs mit ähnlich gearteten Theorien in den politischen Wissenschaften vergleichen: All das kann auf seinen »paranoiden« wie seinen »wissenschaftlichen« Status und die Theorieförmigkeit hin befragt werden.

Es ist Sigmund Freud, der die in der Theoriebildung schon angelegte Wahnbildung nicht nur bedacht, sondern offen zur Diskussion gestellt hat:

»Es bleibt der Zukunft überlassen, zu entscheiden, ob in der Theorie mehr Wahn enthalten ist, als ich möchte, oder in dem Wahn mehr Wahrheit, als andere heute glaublich finden« (FREUD 1945, S. 315), so schreibt Freud in seiner Abhandlung über Daniel Paul Schrebers psychotische Erlebnisse, wie der sie 1903 in seinen *Denkwürdigkeiten eines Nervenkranken* veröffentlicht hat. Freud bezieht sich damit auf die Ähnlichkeit zwischen seiner Libidotheorie und Schrebers körperlichem Erleben der Strahlen Gottes, die von seinem Leib nicht mehr lassen können, wie er meint. Diese durch »Verdichtung von Sonnenstrahlen, Nervenfasern und Samenfäden komponierten ›Gottesstrahlen‹ Schrebers sind eigentlich nichts anderes als die dinglich dargestellten, nach außen projizierten Libidobesetzungen und verleihen seinem Wahn eine auffällige Übereinstimmung mit unserer Theorie« (ebd.).

Schrebers Rede von der Notwendigkeit der Ablösung der Strahlen Gottes klinge »fast wie endopsychische Wahrnehmungen der Vorgänge, deren Annahme ich hier einem Verständnis der Paranoia zugrunde gelegt habe« (ebd.; siehe auch STINGELIN 2002, S. 281), nämlich, dass in der apokalyptischen Stufe der Schizophrenie jede Objektbesetzung (libidinöse Besetzung) abgezogen ist und Wahn und Halluzination als produktive psychotische Symptome der Wiedergewinnung libidinöser Bindung dienen. An seinen ungarischen Freund Sándor Ferenczi (1873–1933) schreibt Freud hinsichtlich seine Veröffentlichung über den Fall Schreber, dieser Aufsatz sei »flüchtig hingemacht« (FREUD/FERENCZI 1993, S. 338). In dieser halb scherzhaften Form äußert er auch hier, dass das Theoretisieren immer ein paranoid-halluzinatorisches Moment hat. Denn als »flüchtig hingemacht« empfindet Schreber nach seinem Weltuntergangserleben die Menschen in seiner Umgebung: Wärter, Mitpatienten und wohl auch halluzinierte und verkannte Personen in der Umgebung.

»Die Gefahr, die man heraufbeschwört, wenn man mit dem Kranken deliriert, kann uns nicht einschüchtern, so wenig wie seinerzeit Freud«, schreibt auch Jacques LACAN (1986a, S. 107), der in seiner Auseinandersetzung

mit Schreber und Freud unter anderem das Vokabular der Stimmen des oberen und niederen Gottes in den *Denkwürdigkeiten* untersucht und mit seiner Theorie der Verwerfung des Symbolischen und ihrer Folgen für die sprachliche Struktur des Subjekts in Verbindung gebracht hat.
Am Beispiel von Freuds Arbeit über Schrebers *Denkwürdigkeiten* und ihrer Rezeptionsgeschichte kann man sehen, wie systematisierter Wahn und wahnnahe Theorien sich in einer Weise verbinden, dass man von »Theorien des Wahns (im doppelten Sinne)« (Pethes 2002, S. 314) sprechen kann. Theorien des Wahns können nicht ganz gegen den Wahn gefeit sein – und sollen es auch nicht, gesetzt, dass es darum geht, im Wahn das darin enthaltene Körnchen Wahrheit zu finden, wie Freud sagt. Die Frage nach dem Verhältnis von Wahn und Wissen ist auch Gegenstand interdisziplinär angelegter Sammelbände (siehe Pazzini u. a. 2005 sowie Hahn u. a. 2002).

Psychotische Nebenwirkungen beim Experimentieren

Wissenschaftliches Experimentieren kann gefährlich sein. Das musste Ludwig Staudenmaier (1865–1933), Professor für Chemie in Freising, am eigenen Leib erfahren. Er handelte sich Halluzinationen und körperliche Beeinflussungserlebnisse sowie Wahnideen als »Nebenwirkung beim Experimentieren« (Staudenmaier 1968, S. 83) ein, als er im Alter von 36 Jahren einer Anregung folgend parapsychologische Phänomene experimentell prüfen wollte. Er versuchte sich mit sogenanntem automatischen Schreiben: Wiederholt setzte er sich vor ein weißes Blatt Papier mit einem weichen Bleistift in der ruhigen Hand und wartete passiv – bis der Griffel eines Tages in seiner Hand zu zucken begann und durch leise Impulse über das Papier bewegt wurde, wo ungelenk fremd wirkende Schriftzüge zurückblieben. Irgendwann reichte es ihm, nur erwartungsvoll den Stift in der Hand zu halten, nun begann er, vorher zu »hören«, was seine Hand beim automatischen Schreiben auf dem Papier hinterlassen würde. Als sich dieses Stimmenhören etablierte, brach der Kontakt zu den fraglichen Geistern nicht mehr ab. Zu jeder Tages- und Nachtzeit behelligten sie ihn mit Botschaften, ja beschimpften ihn stimmlich aufs Gröbste. Parapsychologisch ausgedrückt, vollzog sich bei dem Professor eine Wandlung vom schreibendem Medium zum hörenden, ein Psychiater würde festhalten, dass die als »gelenkt« erlebten Handbewegungen in akustische Halluzinationen übergingen.
In welches Fach gehört diese Geschichte? In der Psychiatrie stritten sich die Geister, ob Staudenmaier an einer Schizophrenie litt – eine Diagnose, an der schon Kraepelin zweifelte, weil keine Denkstörungen wie Zerfahrenheit belegt waren – oder ob es sich um eine »mediumistische Psychose« (Henneberg 1919) handelte, bei der von einer dissoziativen Ursache ausgegangen wird.

In einem solchen Fall wird »durch Abspaltung nichtegoifizierter Bereiche der Psyche eine schizophrenieartige Symptomatik manifest« (SCHARFETTER 1998, S. 474). Parapsychologen wie Hans Bender, Johannes Mischo, aber auch der Hamburger Nervenarzt Heinz Ahlenstiel (AHLENSTIEL 1965, S. 22) sahen bei Staudenmaier eine solche typische psychografische Psychose.
Ludwig Staudenmaier sah sich selbst infolge seiner experimentellen Erfahrungen, die ihm entglitten waren, und deren theoretischer Durchdringung als Begründer dessen, was er Experimental-Magie nannte. Seinen Selbstversuch publizierte er unter dem Titel *Die Magie als experimentelle Naturwissenschaft* (1912, 1922). Ein Fall, der als paradigmatisch angesehen werden kann für die »Koevolution zwischen Experiment und Paranoia« (HAHN u. a. 2002, S. 12).
Für unseren Kontext, die Frage nach dem Zusammenhang von wahnhaften Erfahrungen und Theorie, ist interessant, wie Staudenmaier sich die optischen und akustischen Phänomene zu erklären versucht: Seine Theorie der »Projektion« ähnelt verblüffend frühen psychoanalytischen Annahmen, wie Sigmund Freud sie 1899 in seiner Traumdeutung publiziert hat. Üblicherweise geht man, schematisch gesprochen, davon aus, dass unsere Sinnesorgane Reize von außen rein rezeptiv aufnehmen, die dann psychisch verarbeitet (eingeordnet, Sinn konstruierend, »verstanden«) und im Gedächtnis aufbewahrt werden. Während bei der Wahrnehmung die Erregung also von den Sinnesorganen in der Peripherie zum Kortex verläuft, sei es bei der Halluzination umgekehrt, so Staudenmaier; wenn nämlich »die Erregung der vorher erwähnten Rindenpartien ungewöhnlich stark« sei, so liefen diese über das Zwischenhirn bis zum Wahrnehmungsapparat, bei optischen Halluzinationen bis zur Netzhaut (STAUDENMAIER 1968, S. 41). So stellt er das »*Gesetz der Umkehrbarkeit (Reversibilität) des Verlaufs der Nervenerregungen*« (ebd., S. 43) bei gesteigerter »Vorstellungstätigkeit« auf. Damit meint er, dass sich verselbstständigende Teile des Psychischen so stark (etwas) vor-stellen können, dass uns das Vorstellungsbild ähnlich real entgegentritt wie eine Person, die sich uns im wirklichen Leben vorstellt.
Wo endet aber die wissenschaftliche Hypothese und wo beginnt das Wahnhafte? Wahnhaft muten die Annahmen Staudenmaiers an, wie halluzinierende Personen die Stimmen zu Gehör bringen: Ihm zufolge entsteht eine »[Halluzination des] Gehörs, wenn man schließlich die Erregung bis zur peripheren Ausbreitung des Gehörsnerven in der Schnecke und von hier aus weiter über periphere Hörnervengebiete bis zum Trommelfell treibt« (ebd., S. 42). Ja, nicht nur bis zu diesem, denn die innervierenden Vorstellungen übertreiben es vollends, der Halluzinierende treibt es über die Körpergrenzen hinaus (S. 223), das Trommelfell wird vom passiven Sensorium zum trommelnden Instrument gemacht »nach Art des Grammophons (das Trommelfell

entspricht der Schallmembran desselben)« (S. 42 f.; siehe auch S. 49). Über das Trommelfell wird der »Verkehr [...] sozusagen ein ›öffentlicher‹« (S. 159). »Es frägt sich nun, läßt sich dieselbe [Erregung] nicht vielleicht so weit treiben, daß sie auch *objektiv* und *real* wird und an einer bestimmten Stelle des Raumes auftritt?« (S. 46; siehe auch S. 190), was Staudenmaier für »objektive = reelle« (S. 51) Halluzinationen bejaht. Das Trommelfell wird hier zum Lautsprecher, das Auge zum Projektor (siehe S. 47), hellhörige Nebenmenschen oder empfindliche Apparate müssten dafür den Nachweis erbringen können (S. 51), sodass zum Beispiel »optische Halluzinationen Geisteskranker photographierbar« (S. 190) würden. Demnach müssten Stimmen auch für Dritte hörbar sein. Analog zur Membran des Telefons kann man »vermittels des Trommelfells ›sprechen‹ und überhaupt Töne hervorbringen« (S. 48).

Rezeption ist immer schon Produktion, ja, der Mensch hat vermöge seiner Einbildungskraft das schöpferische Prinzip und die Fähigkeit zur Materialisation in sich: »Vom rein physikalischen Standpunkte aus betrachtet ist ja der menschliche Organismus gewissermaßen ein Universalapparat, vermittels dessen man sozusagen die ganze Welt magisch reproduzieren kann« (S. 61), selbst Kräfte in die Ferne übertragen und – in der Zukunft – womöglich Materialisationen als umgewandelte Energie zeitigen kann.

Für diese Version der Theorie der Projektion ganz im Sinne eines Projektors technischer Art nimmt Staudenmaier »naturwissenschaftliche Objektivität in Anspruch« (Stingelin 2002, S. 285) und beteuert, dass er die Stimmen wirklich hört, die Gesichte wirklich sieht und dass andere sie auch müssten wahrnehmen können. Eine genaue Analyse der Art, wie Staudenmaier auf technische Apparate rekurriert – etwa solche akustischer Art wie das Grammofon und optische Apparate wie den Kinematografen –, im Vergleich zu deren Verwendung in Arbeiten von Freud, würde zeigen, dass Staudenmaier diese Apparate konkretistisch auf den menschlichen Sinnes- und Vorstellungsapparat überträgt, während Freud sich ihrer in metaphorischer Weise bedient.

Was den Zusammenhang von wahnhafter Erfahrung und psychologischer Theoriebildung angeht, könnte auch Staudenmaiers Theorie der Dissoziation oder Spaltung in Teilpersönlichkeiten mit den Theorien seiner Zeit, insbesondere von Pierre Janet (1859–1947), in denen er sehr bewandert war, bis hin zu aktuellen Veröffentlichungen einer vergleichenden Lektüre unterzogen werden. Nun ist eine gewisse Ich-Spaltung wohl schon Voraussetzung für das, was wir »Reflexivität« nennen. Freud sah in der normalen Fähigkeit zur Ich-Spaltung sogar die Voraussetzung therapeutischer Arbeit, die nämlich eine Spaltung in beobachtetes und beobachtendes Ich voraussetzt. Staudenmaier macht aus der ihm widerfahrenen psychischen

Spaltung und der Fähigkeit, diese Wahrnehmungen zu beobachten, das Prinzip seiner experimentellen Anordnung:

» Wenn ich meine Personifikationen Hoheit, Kind, Bockfuß usw. studiere oder auch anderweitige nicht personifizierte Zentren, soweit sie bereits imstande sind, halluzinatorisch zu sprechen oder sonstwie sich selbständig zu äußern, dann beobachte ich in Wirklichkeit nicht mich selbst, sondern ›ich‹ (d. h. in diesem Fall das Oberbewußtsein) beobachte und studiere das Unterbewußtsein. Es ist also vorher psychische Spaltung eingetreten. Ich studiere jetzt den abgespaltenen Teil meines Ich und kann das so lange tun, als die Spaltung andauert « (STAUDENMAIER 1968, S. 170).

Seine »Personifikationen«, die er sieht, hört, teils zu spüren bekommt in multimodalen Halluzinationen, sind Spalt-Produkte. Diese Personifikationen treten Staudenmaier wie andere entgegen und nennen Staudenmaier selbst »den *Alten*« (ebd., S. 70).

Was die theoretische Verarbeitung seiner Spalt-Produkte angeht, wird man keine wesentlichen Unterschiede finden zwischen Staudenmaiers Theorie über die Spaltung seiner Psyche in verschiedene Personifikationen und der etwa von Christian Scharfetter, wonach sich bei der »›teilbaren‹ Psyche [...] gewisse Teile relativ verselbständigen und kaum eine oder gar keine Verbindung (Assoziation) mit dem Ich eingehen« (SCHARFETTER 2004, S. 38). Die Personifikationen Staudenmaiers lassen sich im Sinne Scharfetters als »Subselves«, als Subpersönlichkeiten, auffassen – so wie Staudenmaier sie selbst im Laufe der Jahre identifiziert und mit Anteilen seines Unterbewusstseins, unterdrückten Regungen, in Verbindung gebracht hat. Er schreibt schon 1910, dass sich bei ihm »das Unbewußte [...] bis zu einem gewissen Grade in eine Anzahl von Teilwesen, ein jedes mit einem Sondergedächtnis und Sonderbestreben gespalten« (STAUDENMAIER 1910, S. 350) habe. Damit begegnet man schon bei Staudenmaier Konzepten, die heute unter dem Begriff der dissoziativen oder »multiplen Persönlichkeit« zu neuer Aktualität gelangt sind.

Einerseits lassen sich die »Personifikationen« Staudenmaiers als dissoziative und fraglich psychotische Phänomene auffassen, andererseits rücken psychoanalytische Konzepte wie das der Dissoziation (Janet, Breuer, Freud), der Projektion, der Regression auf eine Ebene mit wahnartigen Erklärungskonzepten – und genau dies macht den Fall Staudenmaier so interessant und zugleich so beunruhigend für die Wissenschaft.

Ludwig Staudenmaier, der sich mit seiner Schrift im Feld zwischen Theologie, Psychiatrie, Metapsychologie, Parapsychologie und »Experimentalmagie« bewegt, die er als experimentelle Naturwissenschaft versteht, bietet seine Experimentalmagie unter anderem als »Hilfswissenschaft der Psychiatrie«

(Staudenmaier 1968, S. 149) an. Ein zeitgenössischer Nervenarzt aus Hamburg hat sich dieser Hilfe bedient, ohne den Souffleur zu nennen:

» **D**erselbe Heinz Ahlenstiel, der sich in seinen Aufsätzen zu Staudenmaier und mit der Auswahledition des Krauß-Textes von 1967 so sehr [...] verdient gemacht hat, hat gleichzeitig mehrere Arbeiten publiziert, die sich ohne Nennung Staudenmaiers genau dessen Forschungsgegenstand widmen. 1955 berichtet Ahlenstiehl [sic] über die *Selbstbeobachtung einer von der Basis gelösten Illusion* und erklärt sich im Untertitel als treuer Schüler Staudenmaiers: ›Betrachtung zur Frage einer ›rationalen Unterbringung‹ bei Trugbildern‹ [Ahlenstiel 1955]. Im Unterschied zu diesem fügt er allerdings zwei präzise geometrische Graphiken seiner (ansonsten durchaus faustischen) Halluzination eines Pudels an, der nach dem Erwachen neben seinem Bett geschwebt habe, und reiht seine Wahrnehmung in den Kontext der Halluzinationsforschung ein. In seinem Bericht *Die Klopf- und Klingel-Halluzinationen* von 1960 rationalisiert er das bei Staudenmaier noch pathologische Phänomen als ›Rückwärtswirken der Traumreize‹ und Teil des ›akustischen Sinnengedächtnisses‹ [Ahlenstiel 1960] « (Pethes 2002, S. 311 f.).

Damit gehen die Theorien Staudenmaiers, die teilweise wie ein Erklärungswahn wirken, doch noch in die Organe psychiatrischer Fachzeitschriften ein: Aus Wahn wird Wissen. Mit Verweis auf diesen paradigmatischen Fall hat Torsten Hahn die These vertreten, dass wir die Theorien von Wahnkranken »als das Unbewußte der Wissenschaft« (Hahn u. a. 2002, S. 13) verstehen müssen.

Methodische Vorkehrungen gegen den Wahn

Man wird sich damit beruhigen, dass experimentelle Beobachtung heute anders gestaltet ist als in der Experimentalmagie. Die empirischen Wissenschaften haben mit ihren experimentellen Anordnungen und statistischen Auswertungsverfahren methodische und mathematische Vorkehrungen getroffen, die verhindern sollen, dass man nur seinen Lieblingsideen aufsitzt: In der akademischen Psychologie macht man die Prüfung auf Null- und Alternativhypothese, man prüft die Repräsentativität von Stichproben, und die Angabe von Signifikanzniveaus soll abschätzen lassen, ob es sich bei den gefundenen Ergebnissen oder »Trends« vielleicht doch nur um ein Spiel des Zufalls handelt. In der Medizin macht sich die *evidence-based medicine* geltend mit der Forderung empirischer Nachweise der Wirksamkeit von Behandlungsmethoden. Aber: Was kommt auf Deutsch dabei heraus, wenn man von der evidenzbasierten Medizin spricht?

Die Berufung auf solche »evidenzbasierten« Ergebnisse *suggeriert* oft Evidenz, unter der im deutschen Sprachraum etwas verstanden wird, was offensichtlich richtig und gewiss ist, was eigentlich keiner weiteren Prüfung mehr bedarf. Nun steht die Nützlichkeit und Notwendigkeit der etablierten empirischen Forschungsmethoden außer Frage – ebenso wie ihre Begrenztheit. Aus einer epistemologiekritischen Perspektive lassen sich solche wissenschaftlichen Methoden aber auch verstehen als Vorkehrungen gegen den Wahn, die – so meine Hypothese – eine zwangsneurotische Struktur aufweisen. Die Methoden als Rituale einer Wissenschaft bilden auch einen Kern der *scientific community*, die, wie jede Gemeinschaft, vor Wahnverdacht schützen soll.

Wissenschaftliche Methodik ist Vorkehrung gegen den Wahn unter Verkehrung des drohenden Wahnsinns ins Zwanghafte: Wiederholbarkeit, Genauigkeit, Exaktheit ... Der Zwangsneurotiker ist es, der das ständige Spiel zwischen Unsicherheit und Suche nach Sicherheit immer schon zur endlosen Perfektion getrieben hat. Schon Emil Kraepelin wusste, dass die Antriebe des Zwangs aus »denselben Unlustgefühlen, die uns dazu treiben, Klarheit und Wahrheit zu suchen [stammen], aber sie sind nicht mehr die Diener, sondern die Herren der geistigen Persönlichkeit [...], wo sie den Kurs des Denkens hindern« (zitiert nach Stekel 1927, S. 570f.). »Diese ewige Beschäftigung mit Zahlen [beim Zählzwang] wertet Kraepelin im Friedmannschen Sinne als ein nicht zu Abschlusse gelangendes Streben nach Genauigkeit und Wissen. Ähnlich soll es sich mit der Frage- und Grübelsucht verhalten« (ebd., S. 571). So wie man klinisch Zwangssyndrome als Bollwerke gegen die Psychose findet, so haben die Methoden der empirischen Wissenschaften auch die Funktion, sich vor dem Abgleiten in den Wahn vorzusehen. Ein Grund mehr, Empirie zu betreiben.

Was über der empirischen Forschung in Klinischer Psychologie und Psychiatrie leicht vergessen wird, ist der Wert klinischer Erfahrung als eines Modus von Empirie mit eigenem Recht. Hier finden sich wertvolle klinische Beobachtungen zur Entwicklung des Wahns. Damit kommen wir zurück zur Klinik der Paranoia.

Entwicklung des Wahns

Die sensitive Wahnentwicklung

Was sind nun die »inneren Ursachen« eines systematisch-paranoischen Systems, das sich bei der Paranoia allmählich ausbildet? Bei einer spezifischen Untergruppe der Paranoia fand Ernst Kretschmer die Keime des Wahns in der Persönlichkeit. In seiner Habilitationsschrift *Der sensitive Beziehungswahn* (1918) sieht er entsprechende Wahnphänomene bedingt durch:

- einen spezifischen Charakter, der in seiner Sensitivität empfindlich und
- unter einem extrem kränkenden oder beschämend erfahrenen Erlebnis leidet,
- wobei ein engstirniges Milieu den sozialen Nährboden des Wahns bildet.

Diese Trias von Charakter, Erlebnis und sozialer Umgebung entfaltet nach Kretschmer eine »*Kumulativwirkung*« (Kretschmer 1927, S. 150), die in einen sensitiven Beziehungswahn münden kann.

Den sensitiven Charakter beschreibt Kretschmer als einerseits äußerst sensibel, verwundbar, oft schüchtern und kränkbar, aber auch von einem Ehrgeiz getrieben, der sich oft mit Eigensinn und Stolz paart; er kann auch voller Ressentiment gegenüber den Erfolgreichen, Begüterten sein. Mit dem überhöhten Selbstgefühl als Kompensation erlebter Insuffizienz und Schwäche (ebd., S. 24) ist etwas umschrieben, was man heute als narzisstische Problematik betrachten würde.

Das Gewissen des sensitiven Menschen ist dabei typischerweise überstreng und skrupulös, was zu überhöhten Leistungserwartungen und/oder moralischen Ansprüchen an sich selbst führt. Erlebnisse, die mit den eigenen Idealen nicht vereinbar sind, führen zu tiefster Kränkung des überhöhten Selbstgefühls bzw. zu Schamgefühlen. Dabei geht es nicht um Qualitäten des Erlebnisses »an sich«, sondern um seine psychischen Wirkungen, also um die beschämende oder kränkende Begebenheit als einem »Innenerlebnis« (ebd., S. 183).

Insuffizienzgefühle können zum Beispiel geschürt werden durch das Gefühl der Zurücksetzung im Beruf oder gescheiterte Ambitionen, was die Karriere, den sozialen Status, den Ehestand etc. betrifft. Wegen des überstrengen Über-Ichs können etwa sexuelle Impulse mit dem eigenen Ich-Ideal so unvereinbar sein, dass Blamage und Schuld zu einer öffentlichen Angelegenheit zu werden scheinen, womit sich aus solchen Schuldgefühlen ein systematisierter Beziehungswahn entwickeln kann (siehe ebd., S. 90). Wenn die »in Erscheinung tretenden triebhaft-sexuellen Wünsche von ihrem eigenen Idealich streng abgelehnt und verurteilt werden«, kann das zum Beziehungswahn führen, dass andere über einen herziehen, spotten (O. Kant 1934, S. 280).

Unter einem solchen Beobachtungswahn litt zum Beispiel eine spröde 29-jährige Kontoristin. Sie wähnte sich von einem acht Jahre jüngeren Kollegen geliebt und »kämpfte mit innerem Abscheu gegen ihre starken sexuellen Regungen«; sie glaubte, andere sähen ihr ihren »sinnlichen Blick« an und nähmen wahr, dass sie durch eine Spritze heimlich geschwängert worden sei. In der Firma machte es vermeintlich bald die Runde: »Man sieht's an den Augen«, dass sie schlecht sei (Kretschmer 1927, S. 47).

»Der Blick ist es, mit dem der innerlich Beschämte, Unsichere sich seinen Nebenmenschen zu verraten glaubt«, schreibt Ernst Kretschmer (ebd., S. 107); die Patientin schnappte so etwas auf wie: »sie hat was zu hoffen«, »ist das ein Schwein«, auch die Predigt zielte auf sie. »Im Speisesaal drehte sich die ganze Unterhaltung nur um sie« (ebd., S. 47). Dies wuchs sich im Laufe der Jahre immer weiter aus bis zu einem »intensiven Beziehungswahn, der vor nichts haltmacht: Zeitung, Kirche, Straße, Geschäft, die mißverständlichsten wie die banalsten Redensarten – alles wird hineinverwoben« (ebd., S. 57).

Kretschmer fand zu seiner Zeit gehäuft das, was er sexualethische Konflikte nannte: junge Männer, die darunter litten, der Versuchung der Onanie nicht widerstehen zu können, die seinerzeit als gesundheitsschädlich bzw. sündhaft galt, aber auch die »verspätete Liebe« bei Frauen. Das dritte Kapitel in Kretschmers Monografie ist überschrieben mit: »Der erotische Beziehungswahn alter Mädchen«. Versuchungserlebnisse und andere »Niederlagen« kränken umso mehr, je fragiler das Selbstgefühl und sofern eine eher rigide Moral auch in der Umgebung verbreitet ist, wie man es mancherorts in einem kleinstädtischen Milieu oder einer gewachsenen dörflichen Umgebung mit streng religiöser Prägung findet: Alle machen Anspielungen auf das Liebesspiel, bei dem man sich hat gehen lassen.

Im wahnhaften Erleben wird das eigene Versagen, Ungenügen oder die sexuelle Schuld von der gesamten Umgebung gleichsam gespiegelt: Die anderen sehen es einem an, machen Andeutungen, verspotten oder schneiden einen. Das beginnt mit einer Beziehungssetzung (der andere sieht einem den sexuellen Fehltritt an), entwickelt sich aber im sensitiven Beziehungswahn zu einem ganzen Netz an Beziehungsideen: Passanten wechseln den Bürgersteig, lächeln süffisant, tun so, als sähen sie einen nicht, und geben so zu verstehen, dass man aus der Gemeinschaft ausgeschlossen sei, sie stecken die Köpfe zusammen, wenn man vorbeigeht, tuscheln hinter dem eigenen Rücken, der Priester hat einen bei der Predigt so stechend angesehen, als es um das 6. Gebot ging …

Der Pfarrer spricht also einzig von der geheimen Verfehlung des Patienten – und nicht von der allgemeinen Sündhaftigkeit. Hier ist es die ethische Struktur, in der der Wahn wurzelt, welche »die Einheitlichkeit und Straffheit seiner Gedankenrichtung und die damit zusammenhängende Neigung zum geschlossenen System begründet« (KRETSCHMER 1927, S. 161).
Ernst Kretschmer berichtet auch den Fall eines höheren Justizbeamten, der fürchtete, dass sein illegitimes Verhältnis zu einer verheirateten Frau ruchbar werden könne »und der das Gefühl hatte, daß andere dazu angestellt seien, im Gespräch Worte einfließen zu lassen, die sich auf seine Affäre bezögen« (ebd., S. 122). Wenn man »Triebregungen« nachgegeben hat, die als pervers gelten, unterhöhlt das das hohe Bild, das man von sich selbst hat, sodass man sich in der Psychose von anderen verspottet und geschmäht wähnt und man alles in der Umgebung in der entsprechenden Weise wahrnimmt. Das Beziehungserleben erlaubt es, genauer zu beschreiben, worin die paranoische Ver-Rückung besteht: Psychoanalytisch betrachtet, ist im sensitiven Beziehungswahn das kritische Über-Ich nach außen gerückt – die kritischen Blicke, Zeichen, Bemerkungen oder der erhobene Zeigefinger kommen von den anderen. Kretschmer verzichtet auf die notwendige binnenpsychische Differenzierung in Ich und Über-Ich, wenn er schreibt: Jeder »Wahn verrückt irgendwo die Stellung zwischen Ich und Außenwelt und damit auch die Deutung realer Außenwahrnehmungen, die der Kranke auffaßt« (ebd., S. 162).
Man könnte das Konzept des sensitiven Beziehungswahns für angestaubt, ja antiquiert ansehen: Gibt unsere säkularisierte, aufgeklärt scheinende, liberalisierte Gesellschaft, in der die Medien, die das Bild der Öffentlichkeit prägen, kein sexuelles Tabu zu kennen scheinen, überhaupt noch Anlass für solche »sexualethischen« Konflikte? Ist die kulturelle Vielfältigkeit nicht auch in den dünn besiedelten Landstrichen angekommen und hat die Relativierung und Erosion traditioneller Werte vorangetrieben? Selbst Kretschmer geht ja von regionalen Häufungen der Erkrankung in Abhängigkeit von der Mentalität aus: »Mag der sensitive Beziehungswahn in einem so grüblerischen und schwerblütigen Volksstamm, wie dem schwäbischen, vielleicht etwas häufiger sein als in anderen Stämmen« (ebd., S. 8). In diesem Rekurs auf eine Stammesmentalität ahnt man etwas von dem Ernst Kretschmer, der im Dritten Reich auf der Basis seiner Konstitutionstypologie mit gewissen erbbiologischen und rassischen Gedanken konform ging. Nun, die Institution des ›Kehrtags‹ kennt man in Schwaben noch immer, als biologisch ererbt wird den Kehrtag keiner (mehr) betrachten, wohl aber als einen sozialen Faktor: die Erwartung, samstäglich nicht nur die Gosse vor dem eigenen Haus zu reinigen, sondern auch die Fenster, damit der Blick für die soziale Kontrolle nicht getrübt werde.

Dieser dritte Bedingungsfaktor Kretschmers, das soziale Milieu, hat sich radikal verändert. Das Verlangen, das Leben der anderen zu kennen, nach Geschwätz, übler Nachrede wird nicht mehr in jeder Stadt, jedem Viertel, jeder Nachbarschaft von Mund zu Mund befriedigt. Was sich verändert hat, sind die Medien des Austauschs über Dritte. Soziale Kontrolle reicht bis zur wechselweisen Überwachung, der sich gerade die jüngere Generation in Form von SMS, Facebook oder WhatsApp hingibt. Beziehungssetzungen werden dann zunehmend an dem festgemacht, was man auf dem Bildschirm des Computers und des Smartphones sieht. So ist davon auszugehen, dass sich die Ausprägung des sensitiven Beziehungswahns und anderer paranoider Bilder im Zuge gesellschaftlicher, technischer und psychosozialer Veränderungen der letzten Jahrzehnte gewandelt hat und weiter wandeln wird. So mag sich der Anteil des durch einen sensitiven Charakter bedingten Beziehungswahns verändert haben. Aber: Beziehungserleben, Beziehungsideen, Beziehungswahn sind nicht auf den sensitiven Beziehungswahn beschränkt (ebd., S. 162), sondern finden sich auch bei anderen psychiatrischen Erkrankungen. Insgesamt zeigen historisch vergleichende Untersuchungen, dass ein Beziehungswahn bei Psychosen in den vergangenen Jahrzehnten, auch interkulturell, in etwa gleich häufig auftritt, nämlich bei 70 Prozent aller Psychosen (Spitzer 1989, S. 99).

Das Moderne in der Auffassung von Kretschmer ist, dass er Wahnphänomene aus der »Matrix von psychologischen und sozialen Bedingungen« (Hoff 2013, S. 5) versteht und dabei in den Blick nimmt, dass bestimmte Mentalitäten ein paranoides Klima befördern.

Eine Patientin, deren schwärmerische Verehrung einer Autoritätsperson eine sinnliche Seite annahm, gegen die sie ankämpfte, erlebte sich beim Sonntagsausflug mit dem Oberlehrer von ihm kritisiert und entwickelte einen Beziehungswahn: Kretschmer schreibt dazu:

> **»** Die Figur von Anna Feldweg läßt sich nicht ohne ihre beiden ältlichen Schwestern, ohne die preziöse Sanftmut und Reinlichkeit ihrer häuslichen Atmosphäre, ohne ihre beschaulichen Häkelarbeiten, ohne ihre Sonntagsschule und den rechtgläubigen Oberlehrer sehen, kurz, sie ist mit dem *Hintergrund von Kleinstadt und Altjungfernstube* unzertrennlich verwachsen. Die Beimischung von kleinem Egoismus, von Bigotterie und konventioneller Beschränktheit in ihrem Charakter wurde durch diesen Hintergrund sicherlich gefördert **«** (Kretschmer 1927, S. 75 f.).

Den Faktor des sozialen Milieus verstehe ich als Platzhalter für Konstellationen, die ein paranoides Klima schüren – ein Milieu, das selbstredend gesellschaftlichen Veränderungen unterliegt.

Wie sieht eine sensitive Wahnentwicklung heute aus? Ebenso wie ein kleinstädtisches, »enges« Milieu scheint auch staatliche Überwachung ein Boden, auf dem paranoides Erleben zu gedeihen scheint.

Ich erinnere mich an eine Patientin in den Vierzigern, der die Flucht aus der früheren DDR in den Westen gelungen war. Überwachung und Angst vor Bespitzelung waren über zwanzig Jahre Teil ihrer täglichen Realität gewesen – zumal der Vater der Patientin Funktionsträger im System war, sodass auch nach der Flucht Telefonate mit der Familie nicht unbedingt vertraulichen Charakter hatten. Jahre später kam es in einer inneren Konfliktsituation nach einem ersten »Date« mit einem irgendwie interessant und doch suspekt erscheinenden Mann zu inneren Skrupeln, die alsbald von Beziehungssetzungen überlagert, ja als Vorwürfe und Kommentare ins soziale Feld projiziert wurden: Zunächst waren es nur einzelne Blicke, Bemerkungen von Nachbarn, von Leuten aus ihrem Viertel, die irgendwie Zustimmung oder Missfallen bekundeten, indem sie eine Braue hochzogen oder durch die Art ihrer Kleidung mit der Frau kommunizierten.

Der Wahn generalisierte und systematisierte sich immer weiter, dazu erlebte sie sich in jedem Winkel der Wohnung beobachtet und abgehört. Anstelle der früheren Gefühle von Einsamkeit und von unerfüllten Beziehungswünschen machte sich das Gefühl breit, nirgends allein zu sein, von überall her Winke zu bekommen, Zeichen, wie sie sich verhalten solle. Die heimliche Beobachtung und Bespitzelung musste irgendwie heimische Gefühle wecken – gerade in der Unheimlichkeit dieses Geschehens. |

Hier findet man den sensitiven Beziehungswahn mit der typischen Trias von auslösendem Ereignis (Affäre), (kontrollierendem) Milieu und ihrem skrupulösen Charakter. Die Patientin war von jeher eher schüchterner Art und wuchs in einem sehr engen, kontrollierenden Milieu auf, in dem sie früh zu enormem Fleiß angehalten wurde und auch einen entsprechenden Ehrgeiz entwickelte – eine Erziehung, in der aber jede Form von Muße, Vergnügen, Zusammensein mit anderen, Freundschaft oder Sexualität streng verpönt war, was zu notorisch schlechtem Gewissen führte, wenn sie sich nicht ihren »Arbeiten« widmete und ihr Auge auf etwas anderes geworfen hatte als auf ihre Bücher.

Während in diesem Beispiel noch wie zu Kretschmers Zeit Gefallen wie Missfallen nur »durch Blicke« (Kretschmer 1927, S. 186) ausgedrückt wurden, haben sich heute die Medien des Beziehungserlebens verändert. Zeitung und Radio werden zunehmend verdrängt durch das Internet, das mit den teilweise nutzerspezifischen Such- und Verknüpfungsalgorithmen, den »Links«, sich als paranoides »Internetz« geradezu anbietet, zumal das Netz ja real voller »Trojaner« ist, die den eigenen Rechner ausspähen und überwachen.

Ein Patient aus dörflicher Umgebung, in der die konservativ-bürgerliche Mutter immer klagte, dass der ganze Ort über seine »verkrachte« Existenz rede, suchte in der Adoleszenz seine Autonomie in der autonomen Szene einer Großstadt und in Drogen. Von jeher unter Errötungsfurcht leidend, färbte er sein Haar rot und betätigte sich politisch. In seinem fast besessenen Broterwerb als kreativer Kopf war er von großem Perfektionismus getrieben. Im Alter von Mitte dreißig keimte in ihm der Verdacht auf, dass ein Musikvideo, an dessen Produktion er freiberuflich beteiligt gewesen war, bei Rechtsradikalen Zuspruch fand und er deswegen in den »autonomen« Kreisen seiner Großstadt, in der er mittlerweile lebte, als »rechts« oder gar als V-Mann systematisch diffamiert werde.

In seinen »Antifa«-Recherchen im Internet stieß er allerorten auf Beweise einer gezielten Kampagne, wonach man suggeriere, er würde rechtsradikale Pamphlete schreiben. Er meinte das am Duktus gewisser Texte und an fotografisch-medialen Inszenierungen aufseiten der rechten Szene zu erkennen, in denen man seinen Stil und seine Ästhetik kopiere, einzelne seiner Worte verwende und sie ihm gleichsam im Mund herumdrehe. Bei Stippvisiten in seinem Heimatdorf stachen ihm politisch inkorrekte und rechtsradikale Graffitis ins Auge, die – wie er meinte – den Eindruck erwecken sollten, dass er selbst diese gesprayt habe. Es hatte sich ein systematisierter Beziehungswahn entwickelt.

Auch in den Therapiestunden fürchtete er abgehört zu werden, man schneide unsere Sitzungen mit, um ihn mit Doppeldeutigkeiten herausgerissenen »dekontextualisierten« Materials in ein falsches Licht zu stellen und als Rechten zu verunglimpfen. Darin kann man eine passagere Übertragungspsychose sehen, eine paranoide Wendung seines verschluckten Vorwurfs gegen mich als Therapeuten, der in seinen Interventionen die Äußerungen des Patienten aus ihrem Zusammenhang reiße, sodass er sich eigentlich von meinen Deutungsangeboten verfolgt fühlte: Hier handelt es sich um paranoide Ängste, die selbst einer massiven Abwehr dienten, die sich in der psychodynamischen Behandlung durcharbeiten ließen. |

Kretschmers sexualethische Konflikte nehmen in der autonomen Szene eine neue Wendung an, denn sie verkehren sich: in ein Gebot der »freien« Liebe, in dem es kein Fremdgehen gibt, weil Treueerwartung als verkapptes kapitalistisch-bürgerliches Besitzdenken gilt. Wünsche nach Exklusivität der

intimen Beziehung schaffen Konflikte mit dem Über-Ich des Autonomen: Die anderen betrachten ihn als konservativ, ja als rechtsgerichtet.
Was Kretschmers bleibende Aktualität, gerade in Zeiten einer zunehmend biologischen Psychiatrie, ausmacht, ist, dass er die psychischen Ursachen des sich schleichend entwickelnden Wahns in der Psyche sieht, indem er nachzeichnet, wie »auf sensitiver Charaktergrundlage ein gutartiger [!], psychologisch zentrierter Beziehungswahn erwächst« (ebd., S. 2), der sich »in jahrelanger Entwicklung aus verständlichen psychologischen Wurzeln« (ebd., S. 75) heraus gestaltet. Damit wenden sich Kretschmers Untersuchungen zur »Verständlichkeit« des Wahns (HOFF 2013, S. 5) gegen das Jaspers'sche Diktum von dessen Unverständlichkeit. Und mit der psychologischen Ableitung gewisser Wahnbilder lässt sich auch eine Indikation zur Psychotherapie der Psychosen begründen.

Vom Beziehungsgefühl zum Beziehungswahn

Im Zentrum seiner Monografie *Der sensitive Beziehungswahn* beschreibt Ernst Kretschmer als Kerngruppe jene Wahnhaften Störungen, die auf einer bestimmten Charaktergrundlage unter dem Einfluss spezifischer Kränkungsereignisse in einem oft bigotten sozialen Milieu entstehen.
Er weitet seinen theoretischen Ansatz aber über diese systematisiert-paranoische Form – die oft der klassischen Paranoia nahekommt – aus auf die ganze Bandbreite dessen, was er »Beziehungsgefühle« (KRETSCHMER 1927, S. 54) nennt, von der »Beziehungssucht« im Rahmen neurotischer Erkrankungen (Beziehungsneurosen) über Formen der reinen Paranoia bis zu schizophrenieartigen Verläufen, die anfangs ein sensitives Beziehungserleben zeigen. Damit vertritt Kretschmer die Annahme einer Kontinuität zwischen nicht psychotischen Beziehungsgedanken, wie viele Menschen sie kennen, sowie der Beziehungsneurose ohne Wahngewissheit, der Beziehungsidee (wie man sie auch bei psychosenahen Persönlichkeitsstörungen kennt) und dem systematisierten paranoiden Wahn, der dann mit Inbrunst tiefer Überzeugung vertreten wird. Stellt sich die Frage: Was ist »normal«?
Wenn in einer Firma betriebsbedingte Kündigungen ins Haus stehen, kann ein Mitarbeiter schon *sensibel* registrieren, ob und wie der Abteilungsleiter ihn morgens grüßt (normaler Beziehungsgedanke). Selbstunsichere Menschen sind notorisch empfänglich für jedes Wort und jede Geste, die vielleicht kritisch auf sie gemünzt gewesen sein mögen (Beziehungsneurose).
Was aber, wenn eine verheiratete Frau steif und fest behauptet, dass ihr alle »etwas husten«? In der Straßenbahn hinter ihr werde demonstrativ gehustet, im Aufenthaltsraum der Firma schälten Kolleginnen Bananen

genüsslich, um sie wissen zu lassen, dass alle im Bilde sind, dass sie sich bei einer außerehelichen Affäre zur Fellatio hat hinreißen lassen. Wenn diese Frau davon nicht abrücken kann, handelt es sich um ein echt wahnhaftes Symptom; in der echten Psychose werden Bezüge als »zwingend [...] erlebt, als unerschütterliche Gewissheiten« (Tamm 1968, S. 112).

Wie bereits erwähnt, kann sich psychotische Gewissheit aber auch aus flüchtigen Beziehungsideen im Vorfeld der akuten Psychose entwickeln. Beziehungsgefühle können sich in einer solchen Prodromalphase häufen und zu Verdachtsmomenten verdichten und dann in der akuten Psychose Wahngewissheit annehmen, ebenso wie die Wahngewissheit in der Remission auch wieder bröckeln kann oder sich die Gewissheit auf einzelne Begebenheiten zurückzieht, was man dann einen Restwahn nennt.

Kretschmers dimensionale Betrachtung, die Annahme einer Kontinuität zwischen Beziehungsgefühlen, neurotischen Beziehungsgedanken, psychosenahen Beziehungsideen und systematisiertem Beziehungswahn kann etwas Beunruhigendes für uns haben. Aber es ist auch eine Brücke zum anderen. Für Piet C. Kuiper ist *reality testing* das, was uns alle vor dem Abgleiten in das Wahnhafte schützt, weil »jeder von uns durch Verzerrung und unrichtige Erfassung der Realität bedroht wird« (Kuiper 1967, S. 668).

Eindeutig pathologisch gestaltet sich die »Beziehungssucht«, der Hang, »alles mit sich in Beziehung zu bringen« (Kretschmer 1927, S. 144), handelt es sich nun um Gesprächsfetzen von Passanten, bedeutsam scheinende Blicke oder einen vertraulich scheinenden Wink.

Bei zunehmender Systematisierung zeigt sich dann eine »beispiellose Massenhaftigkeit und Feinverzweigtheit der Beziehungsidee [...], die sich im Zusammenstellen kunstreicher Eigenbeziehungen aus den banalsten Tagesgesprächen und Zeitungsnotizen, aus Beruf und Aufzug ihrer Nebenmenschen, aus Kleiderrauschen, Türengehen und Heizungsgeräuschen nicht genugtun kann« (ebd., S. 152). Der sensitive Beziehungswahn ergibt sich durch »Multiplikation des wahnhaft egozentrischen Kerngedankens durch die planmäßige Ausbeutung kleiner Alltagserlebnisse, also die Eigenbeziehung nur dort, wo sie systematisch, massenhaft und feinverzweigt auftritt« (ebd., S. 163).

Wenn man einem solchen Beziehungswahn nachgeht, so findet sich oft »ein zugrunde liegendes psychodynamisches Erlebnis, Schuld oder verbotene, nicht eingestandene Wünsche, nicht aufgearbeitete Konflikte, kurz Erlebniskomplexe von dynamischer Wirkung« (Conrad 1959, S. 304 f.), was einen Behandler zu einem »analytische[n] Deutungsspiel« (ebd.) einladen oder gar verführen könne, das mehr oder minder plausibel zu machen, aber nie zu beweisen sei.

Aus der verwirrenden Nähe von dem ver-rückt erscheinenden Deutungsspiel des Beziehungswahnkranken (der alles in der Außenwelt auf sich bezieht) und dem analytischen Deutungsspiel (das nach allen Regeln der Behandlungskunst das Beziehungserleben auf Konflikthaftes im Patienten oder in einer Übertragungsdeutung auf den Behandler bezieht) dürften sich die Vorbehalte vieler Psychiater (auch Kretschmers!) gegenüber der analytischen Auffassung und Behandlung von Psychosen speisen. Während das eigenartige Deutungsspiel des echt Wahnkranken keines Beweises bedarf, weil es sich im Raum der Gewissheit bewegt, sollte das analytische Deutungsspiel sich der Versuchung eines den Patienten (be-)zwingenden Beweises enthalten; Psychosenpsychotherapie kann vielmehr zu einem gemeinsamen Deutungsspiel einladen.
Josef Berze (1866–1958) ging in seinen Überlegungen zum Beziehungserleben davon aus, dass ein psychotisches Bedeutungsbewusstsein entsteht, wenn affektbetonte unbewusste Vorstellungen mit Objekten der Wahrnehmung eine assoziative Verbindung eingehen. Als Gewährsmann beruft er sich auf einen offenkundig in der Psychologie seiner Zeit, aber auch im Idiom seines Behandlers bewanderten Patienten, der seinen Beziehungswahn im Nachhinein so beschreibt:

» *Der kommt davon, daß durch jedes Erlebnis der Ablauf der Vorstellungen erregt wird, wobei es dann immer geschieht, daß eine unangenehme Vorstellung berührt wird, oft auch mehrere*; dazwischen können auch wieder harmlose sein. Dabei ist das Unterbewußtsein wie aufgerissen, weil das Oberbewußtsein nicht zusammenhalten kann [...]. An jede Wahrnehmung knüpft sich sofort die Reihe, die irgendwo den Beziehungswahn auslöst, an jeden Gegenstand, den man sieht, z. B. einen Tisch, an jedes Wort, an jedes Geräusch, das man hört, ja an jeden Buchstaben. Die Reihe bleibt manchmal in einer bestimmten Rubrik, z. B. Kunst, Literatur, Sexualleben. Ist die Krankheit aber arg, so springt der Gedankenablauf von einer Rubrik in die andere « (Berze 1926, S. 3 f.).

Man könnte sagen, dass sich diese »arge Krankheit« quasi interdisziplinär oder transdisziplinär gebärdet. Nach dieser Selbstbeobachtung eines Betroffenen sind es gleichsam tektonische Verwerfungen zwischen dem, was er Oberbewusstsein und Unterbewusstsein nennt, was am Aufriss beider den Beziehungswahn an den Wahrnehmungsobjekten festmachen lässt. Der Wahn ankert hier im Boden der sogenannten Realität. Zu ergänzen ist an dieser Stelle, dass der Beziehungswahn, auch wenn er chaotisch anmutet (Wechsel der »Rubriken«) dennoch typischerweise zentriert ist – zentriert um die Person des Wahnhaften: Gestaltpsychologisch betrachtet wird im Beziehungswahn alles auf das »Ich als letzten Bezugspunkt gerichtet und bezogen erlebt [...]: Alles gilt von nun an dem Ich: jede Bewegung, jeder Blick, jede Bemerkung, jeder Gegenstand, – nichts verbleibt mehr ›außerhalb‹, im Raume des Zufälligen, Belanglosen, im neutralen Umraum, der einen nichts angeht. Alles geht ihn an, alles gilt irgendwie ihm, auch wenn die Art dieser Geltung ihm gar nicht klar ist« (CONRAD 1959, S. 306).

Bei schizophrenen Psychosen kann man den Beziehungswahn, bei dem sich alles Geschehen nur noch um die eigene Person dreht, sich alles auf sie bezieht, der Wahn konzentrische Kreise um den Betroffenen dreht, als Versuch verstehen, dem in Auflösung begriffenen Ich irgendwie wieder Halt zu geben.

Es hat sich gezeigt, wie sich das Beziehungserleben monosymptomatisch bei einer Form der Paranoia findet (sensitiver Beziehungswahn), ein typisches schizophrenes Symptom darstellt (Beziehungsideen), sich bei mehreren Persönlichkeitsstörungen findet, aber auch unserem »normalen« Erleben nicht fremd ist. In der Rede von Beziehungsgefühlen (Kretschmer) klingt der Bereich von Stimmung an. Eine paranoid aufgeladene »Gestimmtheit« (Heidegger) ist die sogenannte Wahnstimmung.

Zwischen Wahnstimmung und Weltuntergang

Trema

Typisch für den Beginn schizophrener Krisen ist die Wahn*stimmung*. Der Betroffene wittert, *dass* irgendetwas nicht stimmt, weiß aber nicht, *was*. Hemmo Müller-Suur prägt ein Oxymoron, wenn er hier vom Bewusstsein von Ungewissheit spricht, die ihrerseits »*absolut gewiß*« sei (MÜLLER-SUUR 1950, S. 45). Gewiss ist, dass irgendetwas in der Luft liegt (Jaspers). Die gesamte Atmosphäre ist verändert. Im Unterschied zur eigentlichen Wahnbildung handelt es sich hier um ein »vorsprachliches Angemutetwerden« (SCHARFETTER 2003, S. 27). Die Wahnstimmung als Wähnen ist »ein präverbales Ahnen, das erst nachträglich mühsam eine begriffliche Sprachgestalt erhält« (ebd., S. 15).

Fast paradox mutet die Umschreibung als »inhaltlose[...] Bedeutungshaltigkeit« (MATUSSEK 1952, S. 316) an: Man weiß nicht, was, aber *dass* es etwas zu bedeuten hat. Es herrscht eine »Bedeutungsträchtigkeit« (JANZARIK 1999, S. 982), die sich noch nicht inhaltlich konkretisiert: Der Betreffende geht gleichsam noch schwanger mit dem Wahn.

Jürg Zutt (1893–1980) beschreibt die »wahnhafte Bedeutungsbewußtheit« als »Wandel, den das bergende Wesen der Menschen und Dinge in ordnungsspezifischen Grenzsituationen vom Bergenden, Vertrauten und Sichernden zum Unheimlichen und Gefährlichen erfährt« (Zutt 1963, S. 188). Auch Karl Peter Kisker spricht hier von »Ausgangsstimmungen der Unheimlichkeit und Ratlosigkeit« (Kisker 1960, S. 28; siehe auch O. Kant 1930, S. 639; Bash 1955, S. 96) und bezeichnet damit zum einen den Widerfahrnis-Charakter (die Umgebung wird unheimlich, ist irgendwie verändert), zum anderen die Irritation des Subjekts: *Mir* wird unheimlich.

Neben solchen zutiefst beunruhigenden, verunsichernden, oft beängstigenden Erlebensweisen beschreiben einige Patientinnen und Patienten aber auch eine bis zur Euphorisierung gehende gespannte Erwartung, so als ob irgendetwas Beglückendes, Erhebendes bevorstünde. Dabei kann es nach einem anfänglichen Einbruch von Angst, Beklemmung, Düsternis zum plötzlichen Umschwung kommen in einen Überschwang an Gefühlen; theatralisch wirkender Ausdruck kann mit ekstatischer Stimmung einhergehen, die wieder in panische Angst kippen kann (Ortwein-Swoboda/Stompe 2012, S. 110f.; siehe auch Schneider 1963, S. 110).

Diese zwischen der Angst und einer diffusen Erwartung, »groß herauszukommen«, schwankende Stimmung innerer Anspannung hat Klaus Conrad mit dem Lampenfieber des Schauspielers hinter dem Vorhang der Bühne verglichen. In seiner »Gestaltanalyse des Wahns« bezeichnet er dieses Vorfeld der Schizophrenie mit dem entsprechenden griechischen Wort: Trema. Dieses Trema hat Georg Büchner (1813–1837) in seinem *Woyzeck* selbst auf die Bühne gebracht:

> **»** Andres, das waren die Freimaurer, ich hab's, die Freimaurer. Still! Still, hörst du's, Andres? Hörst du's? Es geht was! [...] Es geht hinter mir, unter mir. – (stampft auf den Boden) Hohl, hörst du's? Alles hohl da unten. Die Freimaurer! [...] S' ist so kurios still! [...] [weiter heißt es im Text:] Still, alles still, als wär' die Welt tot **«** (Büchner, zitiert nach Sigmund 1998, S. 397).

Hier wird die Wahnstimmung in genau jenem Moment literarisch eingefangen, in dem sie auf dem Sprung ins Paranoide ist. Das bedeutungsschwangere »Es geht was!« entbindet den Wahn, von den Freimaurern beeinträchtigt und verfolgt zu sein. Hier entfaltet sich, »was keimhaft in geballter Spannung schon im Trema enthalten war: der Wahn«, so Klaus Conrad (2002, S. 44). In einer Art Heureka (»Ich hab's!«) kommt es zu einer para-noietischen (V-)Erkenntnis: der Enttarnung der Freimaurer als feindlicher Agenten. Der daseinsanalytische Psychiater Ludwig Binswanger spricht von dem »›Umschlag‹ von der Unheimlichkeit des Fürchterlichen

[Trema] in die Heimlichkeit der Feinde« (zitiert nach HUBER 1955, S. 53; FELDMANN/SCHMIDT-DEGENHARD 1997, S. 229), die sich gegen den Patienten verschworen haben. »An Stelle der unpersönlichen Macht des bodenlos *Unheimlichen* traten die *heimlichen* Machenschaften der personenhaften Feinde« (BINSWANGER 1961, S. 211). Daseinsanalytische, anthropologisch orientierte Autoren wurden dieser Kippbewegung inne:

» Wie aber geht es zu, daß sich eine derart unvertraut-unheimliche angsterfüllte Welt zumeist und zugleich als eine bedrohliche, beobachtende, bedeutungsbeladene, verfolgende, ja schließlich als Wahn-Welt konstituiert? « (KULENKAMPFF 1963, S. 206).

Die »zunächst ›nur‹ ins Unheimliche gewandelte Welt [bekommt] zumeist und zugleich den Charakter der Beobachtung, Verfolgung, der Bedeutungsgeladenheit – kurz des ›Paranoiden‹« (KULENKAMPFF 1963, S. 211). Der Verfolger ist auch für Wilfred R. Bion (1897–1979) die Rationalisierung eines diffusen amorphen Verfolgungsgefühls, Produkt einer Pseudo-Kausalität. Der Paranoide wird nicht vom Geheimdienst, sondern von seinen »Verfolgungsgefühlen verfolgt« (BION 1997, S. 85). Dabei handelt es sich um archaische Gefühlszustände, die nach Melanie Klein schon der Säugling in den ersten drei Lebensmonaten erlebt. Der Paranoide wird immer wieder von solchen frühen Ängsten heimgesucht, dabei wird »das Gefühl von Verfolgung selbst [...] zu einer Verfolgung, und zwar einer, die an die Vorstellung einer Ursache ›gebunden‹ ist« (ebd., S. 87).

Weil die Wahnstimmung dazu neigt, zum Wahn*inhalt* umzuschlagen, ist das Spezifische des Tremas auch für uns so schwer greifbar.

Sobald man versucht, die »frei flottierende« Erwartung in der Wahnstimmung begrifflich zu fassen, gerinnt das Trema schon und man fühlt sich beim paranoiden Wahn bedroht, verfolgt, beeinträchtigt, beeinflusst oder aus der Ferne geliebt. Die Wahnstimmung verhält sich zum Wahn in etwa so wie die pure Angst zur objektbezogenen Furcht. Die radikale Verunsicherung im Trema ist offensichtlich schwerer auszuhalten, als wenn man Verfolger hinter sich wähnt, vor denen man sich noch in Acht nehmen kann, selbst wenn Letzteres mit Todesängsten verbunden ist! Wenn das Ungewisse im Trema schlagartig der Gewissheit des Wahns weicht, liegt es nahe, anzunehmen, dass Wahngewissheit etwas mit dem Nachlassen der angespannten Suche nach dem, was das alles zu bedeuten hat, zu tun hat. Die Gewissheit wäre dann die Empfindung der Abfuhr einer Wahnspannung.

Will man das wahnschwangere Lampenfieber physiologisch reformulieren, so ist das Korrelat der hoch gespannten Erwartung die Hypervigilanz in der Psychose, die rechtshemisphärisch mit gesteigerter Aufmerksamkeit einhergeht. Manfred Spitzer schreibt: Durch die »sorgfältige Musterung der

Umgebung kommt es zur Bestätigung von vorausgegangenen Erlebnissen der Bedeutsamkeit, und Koinzidenzen werden ›entdeckt‹, angestoßen durch das Bedürfnis, den Grund der gefühlten Bedeutsamkeit zu entdecken« (Spitzer 1989, S. 58). Verschiedene Studien weisen darauf hin, dass Wahnbildungen mit Hypervigilanz und Fehlattribution einhergehen (Morgner u.a. 2011, S. 180).

In der Wahnstimmung kann alles um einen herum, alles Treiben der anderen, irgendwie suspekt werden. Wenn sich das Misstrauen dergestalt breitmacht, das alles wirkt, als sei es ein abgekartetes Spiel, mit dem man den Betroffenen prüfen wolle (Conrad 2002, S. 95 f.), so geht das Trema bereits in den paranoiden Modus über: Klaus Conrad spricht dann von der zweiten Stufe der Apophänie, in der sich das Geheimnis lüftet, etwas offenbart: Dem Patienten fällt es wie Schuppen von den Augen: »Es ist alles Lug und Trug hier«, so beschreibt es Caspar Kulenkampff (1953, S. 327). Gestaltpsychologisch ausgedrückt ist die Apophänie jener Moment, in dem Gestaltfindung wieder möglich ist, womit sich die ängstliche Anspannung, die im diffusen Trema herrscht, etwas löst (Feldmann/Schmidt-Degenhard 1997, S. 227): Der Nebel klart auf. Die namenlose existenzielle Bedrohung weicht »einer mundanen oder aber – im magisch-mythischen Wahn – [...] einer numinosen Bedrohung« (ebd., S. 228). Der Übergang des Wahnschwangeren in das Gewähnte ist eine Weise, so etwas wie »Sinn« zu erfahren, und erlaubt es, eine gewisse Konsistenz des Erlebens wiederzugewinnen.

In der Wahnstimmung dagegen ist noch alles offen – zu offen, um noch aus-halt-bar zu sein: Alle Poren und Sinne sind geöffnet, die Aufmerksamkeit angespannt. Das kann »sich steigern zu beunruhigender Ahnung, zu geheimnisvollem Vorgefühl eines unnennbar Kommenden« (Bash 1955, S. 96). »Das Gespannte, nach nie Betretenem Offene, ins Unfaßbare hinein Fragende und den Rückhalt im Faßbaren Verlierende der schizophrenen Grundstimmung kennzeichnet ihre Andersartigkeit und ihren Unterschied sogar zu allen normalen ›metaphysischen‹ Stimmungen« (ebd., S. 97). Diese Wahnspannung geht schlagartig zurück, wenn es zur Konkretisierung kommt, indem sich zum Beispiel ein Verfolgungswahn, ein Beeinträchtigungserleben oder auch ein Erlöserwahn ausbildet.

In der schizophrenen Wahnstimmung hat man die primäre Ver-rückung gesehen, die dem Wahn als einem Sekundärsymptom vorhergeht. Das Trema ist die schizophrene Grundstimmung (von Baeyer 1979, S. 31) – zu verstehen als eine abgründige Stimmung, in der alles fragwürdig, hintergründig, (un-) heilschwanger wird; es ist ein »rätselhaft Fremdes und Angstvolles, weil alles Vertraute in Frage Ziehendes« (Erichsen 1974, S. 193).

Apophänie

Wahnbildungen, Beziehungserleben oder einen Beziehungswahn ordnet Klaus Conrad ebenso zur »apophäne[n] Erlebnisstruktur« (CONRAD 1959, S. 307) wie eine Fülle anderer schizophrener Symptome: Mit dem verschmutzten Spazierstock, der in der Ecke des Raumes lehnt, bedeutet man dem Steuerhinterzieher, dass er »Dreck am Stecken« hat. Die verstummende Kreissäge verheißt, dass der Weltenlauf endet (BLANKENBURG 1967, S. 642 f.) – eine Apophänie in der Form einer Wahnwahrnehmung.
Von solchen Apophänien in der Wahrnehmung der Welt (Offenbarungen im »Außenraum«) unterscheidet Conrad Apophänien des Selbsterlebens (des »Innenraums«). Bei Letzteren ist es das Innerste, was bar jeder schützbaren Intimität offenliegt, was von innen nach außen publik wird oder von außen nach innen eindringt: Die geheimsten Gedanken breiten sich nach außen aus oder fremde Gedanken werden in den Kopf eingespeist.
Conrad beschreibt die Apophänie vom Gedankenlautwerden bis zum Stimmenhören: akustische Halluzinationen, bei denen es sich für ihn selbstredend um eine Entfremdung der eigenen Gedankenwelt handelt: Innere Gedanken, die mit der Stimme eines Fremden intoniert werden, können nicht als »eigene« Gedanken erkannt werden, sie werden als befremdende Stimme gehört (siehe CONRAD 2002, S. 195).

Anastrophe

In der nächsten Stufe schizophrenen Erlebens, der »Anastrophe« (Conrad), dreht sich alles um die eigene Person. In diesem zentripetalen Modus von Erfahrung ist die Geste der Kassiererin an der Supermarktkasse ein Wink, jeder Gesprächsfetzen auf der Straße eine Bemerkung, die der eigenen Person, ihren Lebensumständen, ihrer Vergangenheit gilt oder Verheißung dessen ist, was sie zu erwarten hat. Klaus Conrad spricht hier vom »Verlust des ›Überstiegs‹« (CONRAD 2002, S. 82). Es ist nicht mehr möglich, die Perspektive eines anderen einzunehmen, in der Zentrierung um die eigene Person ist eine »kopernikanische Wendung« (Conrad, zitiert nach GROSS/HUBER 2001, S. 99) nicht mehr möglich.
In dieser Verfassung wird selbst der Himmel zum Spiegel der Seele. Im Behandlungszimmer wird nicht nur »gut Wetter« gemacht: Als sich die Stimmung eines meiner Patienten plötzlich verdüsterte, wies er triumphierend darauf hin, dass sich gleichzeitig das Wetter eintrübte, dabei zeigte er aus dem Fenster: Wolken verdunkelten die bis eben strahlende Sonne – der Makrokosmos als Spiegel des Mikrokosmos.

Hier beginnt die Anastrophe bereits kosmische Wendungen anzunehmen. In der Anastrophe wird das Ich so zum Mittelpunkt der Welt, auf das sich alles in der Umgebung bezieht, sodass im Extrem die ganze Welt, ja alle Gestirne um das Ich kreisen und von ihm und seinem Verhalten abhängig sind (CONRAD 2002, S. 143). Die Anastrophe ist dann dabei, zur Katastrophe zu werden, zur Stufe der Apokalypse, wie Conrad sie nennt.

Apokalypse

Auch hier soll Georg Büchners *Woyzeck* das Wort haben:

> WOYZECK *(bleibt stehen)*: 's ist kurios still. Und schwül. Man möcht den Atem halten! Andres!
> ANDRES: Was?
> WOYZECK: Red' was! *(Starrt in die Gegend.)* Andres! wie hell! Ein Feuer fährt von der Erde in den Himmel und ein Getös herunter, wie Posaunen. Wie's heranklierrt!
> ANDRES: Die Sonn' ist unter. Drinnen trommeln sie.
> WOYZECK: Still, wieder Alles still, als wär' die Welt tot! (BÜCHNER 2014, S. 16) |

Auch bei dem 27-jährigen Maschinisten Richard O. war es eine gewisse Helle, ein entferntes Licht. Mit einem Mal geht ihm auf, dass die Erde dem Ende zugeht. Es ist eines dieser Erlebnisse von »etwas Ungeheuerem, einer Katastrophe, von etwas Grauenhaftem, Erschütterndem« (HEDENBERG 1927, S. 727), wie es für die katatone Form der Schizophrenie typisch ist.

Die Begegnung mit den ersten und letzten Dingen macht Betroffene oft sprachlos, starr oder tobend: im Mutismus, in der katatonen Starre oder im katatonen Erregungszustand, in der Grimasse der Verzückung. Hier kann der Körper im Bann zwischen ekstatischen Zuständen und Weltuntergang stehen. Wenn dem Gefangensein in apokalyptischen Bildern, wie sie in der Offenbarung des Johannes beschrieben sind, wieder paranoides, verbalisierbares Erleben folgt, kann diese Wahnbildung, so pathologisch sie an sich ist, klinisch als Besserung verstanden werden.

Den vielfältigen Verbindungen zwischen den von Conrad beschriebenen Stufen schizophrenen Erlebens und religiösen Erfahrungsräumen soll im Abschnitt über Religion und Wahn weiter nachgegangen werden. Noch eine Bemerkung aber zu den genannten »Stufen«: Bei Trema, Apophänie, Anastrophe und Apokalypse handelt es sich nicht um eine fatalistische Teleologie, wonach der Schizophrene im Krankheitsverlauf diese Stufen notwendig in dieser Reihenfolge durchläuft und schließlich dem Untergang geweiht ist. Bei den »Stufen« handelt sich um idealtypische Unterscheidungen, deren Reihenfolge sich auf klinische Beobachtungen stützt, die aber auch gestaltpsychologischen Überlegungen folgt. Ungeachtet der damit verbundenen ganzheitstheoretischen Implikationen (die ich problematisch finde) ist Conrads Buch klinisch von bleibendem Wert: Mit der Umschreibung des Tremas hat er Pionierarbeit bei der Phänomenologie prodromaler Zustände in der psychotischen Inkubationszeit geleistet: die Wahnstimmung als Wähnen ohne Gewähntes. Patienten, bei denen die paranoide Form der Schizophrenie vorherrscht, sind primär durch die klinischen Erscheinungen charakterisiert, die Conrad unter Apophänie zusammenfasst, wobei uns hier besonders die Wahnbildungen interessieren, mit dem typischen Kreisen um die eigene Person (Anastrophe).

Wie steht es mit der letzten »Stufe«? Es soll auch vereinzelt katatone Krisen geben, in denen die Apokalypse urplötzlich da ist – manchmal beginnend mit einer Wahnwahrnehmung oder einem Wahneinfall. In solchen klinischen Fällen lohnt es sich, nachzuspüren und weiter zu explorieren. Beginnt eine Psychose wirklich von einem Moment zum anderen mit einer primären Wahnwahrnehmung, die Kurt Schneider oft bei Ersterkrankten beobachtet hat, oder mit einem plötzlichen Wahneinfall als »plötzlich auftauchende[r], wahnhafte[r] Überzeugung« (Stompe/Schanda 2012, S. 263)? Von woher fällt der Wahn denn ein? Psychoanalytisch könnte man sagen, dass der Wahneinfall aus einem ex-timen (Lacan) Inneren ins Bewusstsein tritt, in es ein-fällt, es befällt. Auch dem plötzlichen Wahneinfall kann eine Inkubationsphase vorhergehen:

> » *Kehrer* bezweifelt, ob beim primären Wahnerlebnis wirklich plötzlich ein ganz neues, fertiges psychisches Gebilde auftrete, und ist geneigt (ähnlich wie *Bleuler*, der ein Ausbrüten im Unterbewußtsein annimmt – 1926), im primären Wahnerlebnis nur das Schlußglied eines komplizierten langläufigen Krankheitsvorganges zu sehen, der sich bis zur Konkretisierung eines bestimmten Inhaltes auf eine ›Wahngestimmtheit‹ und ›Wahnahnung‹ beschränkte « (Huber 1955, S. 9).

Einer meiner Patienten mit einer schizophrenen Psychose war nach dem Abklingen des paranoid-halluzinatorischen Bildes voll remittiert. Allerdings erlebte er Monate und teils Jahre später erneut produktiv-psychotische Krisen. Dabei pflegte er seine Wahnfabel jeweils dort weiterzuspinnen, womit er bei der letzten Psychose beschäftigt war. Der Wahn gestaltete sich hier wie ein Fortsetzungsroman. Es war, als ob sich immer wieder ein »Wahnbedürfnis« geltend machte.

Bei solchen Fortsetzungswahngeschichten sollte dem biografischen und psychodynamischen Hintergrund unser therapeutisches Interesse gelten, wenn

wir eine solche »Serie« verstehen und gegebenenfalls psychotherapeutisch unterbrechen wollen. Damit so ein Wahn als Fortsetzungsgeschichte erkennbar ist, muss er eine gewisse Ordnung aufweisen. Er wird eher einen systematisierten Charakter haben. Eine Reihe von Patienten ist in ihren psychotischen Phasen mit den immer gleichen Wahnthemen beschäftigt, die man dann als »sterotypic delusions« bezeichnet (Stompe 2011, S. 96).
Der Begriff »Wahnfabel« ermahnt uns psychiatrisch Tätige, nicht die interaktionelle Dimension des Wahns zu übersehen, also die Weise, wie er versprachlicht, wie er anderen mitgeteilt, elliptisch angedeutet und auch verschwiegen wird. Die Entwicklung des Wahns ist kein rein krankheitsimmanentes Geschehen. Wie das Wahngeschehen sich entwickelt, hängt unter anderem davon ab:

- ob und wie er andere Personen in das Geschehen verwickelt;
- ob und wie sich diese anderen verwickeln lassen;
- ob die Annahmen im Geheimen gepflegt und gehegt werden;
- ob sich in einer doppelten Buchführung eine zweite Sicht der Dinge etablieren kann;
- ob andere Personen massiv mit den Wahnurteilen konfrontiert werden (wie beim Eifersuchtswahn, beim sogenannten Querulantenwahn) und wie diese damit umgehen;
- ob sich durch die Bedrohlichkeit, die der Betroffene ausstrahlt, Ordnungskräfte zum Einschreiten berufen fühlen (Polizei, Sozialpsychiatrische Dienste etc.);
- ob der sich bildende Wahn anfangs oder sogar länger von den Nächsten geteilt wird (folie à deux);
- wie der Wahnkranke sozial eingebunden ist;
- ob er in Behandlung kommt und dabei wieder Vertrauen fassen kann;
- ob er annehmen kann, dass es sich bei seinen paranoiden Annahmen um ein krankhaftes Geschehen handelt und er von entsprechender therapeutischer Unterstützung Gebrauch machen kann.

Es stellt sich generell die Frage, wie die Umgebung auf den Wahnkranken reagiert und wie sie in den Wahn involviert ist.

Wahnarbeit

Klaus Conrad wendet sich mit seiner Gestaltanalyse des Wahns gegen eine Zerlegung in Einzelsymptome, weil »*die Problematik des Wahns eine ausgesprochen ganzheitstheoretische,* [sic] *ist, die uns bei atomistischem*

Ansatz förmlich unter den Fingern zerrinnt« (Conrad 2002, S. 122). Aber auch der Versuch der Gliederung apophäner Erscheinungen in die Apophänie des Innen- und des Außenraums kann nicht darüber hinwegtäuschen, dass das, was Conrad unter der Stufe der Apophänie behandelt, eher wie ein Sammelsurium der verschiedensten produktiv-psychotischen Symptome anmutet. Eine Erkrankung, die psychische Zusammenhänge, das geordnete Denken, das Leiberleben und die Ordnung der Erfahrung so sprengen kann wie die Schizophrenie, sperrt sich gegen ein ganzheitstheoretisches Konzept wie das der Gestaltpsychologie.

Innerhalb der schizophrenen »Entordnung« (Kisker 1960, S. 71) ist es aber besonders der Wahn, mit dem die Psyche versucht, der drohenden weiteren Fragmentierung entgegenzuwirken und im Wahnsystem neue Ordnung, Struktur, Orientierung zu schaffen durch das, was schon Karl Jaspers und viele andere Autoren so glücklich »Wahnarbeit« genannt haben.

Zunächst mag es befremdlich erscheinen, die Bildung und Ausgestaltung des Wahns als Arbeitsprodukt zu verstehen, als Ergebnis psychischer Arbeit und als Abarbeiten an den Herausforderungen des sozialen Miteinander. Die Wahnarbeit ist sogar so geartet, dass mehrere sich daran – sei es gemeinsam, sei es arbeitsteilig – beteiligen können, etwa wie jener von Mechler geschilderte Fall eines »Schwesternpaares [...], das in gemeinsamer Wahnarbeit einen konformen Beeinträchtigungswahn entwickelte und dessen paranoid-halluzinatorischer Primärwahn schließlich noch den ›Erklärungswahn‹ einer seit Jahrzehnten schizophrenen 3. Schwester angeregt hatte« (nach Huber 1964, S. 459). Bevor sich die Sache aber zur folie à deux oder womöglich einer folie à trois kompliziert: Was wird in dieser Wahnarbeit eigentlich ver-arbeitet?

Die Einzelelemente, die Ingredienzien des Wahns, bezeichnet Peter Berner als »Aufbauelemente«. Damit sind Erfahrungen gemeint, auf die sich der Erkrankte in seinem Wahn bezieht, auf die sich das Wahnerleben gründet, für die der Wahn oft eine Erklärung bietet oder die dem Wahn zur Abstützung dienen. Wie bereits erwähnt, können solche Aufbauelemente sowohl ganz normale Beobachtungen, Wahrnehmungen des Gehörs, Gesichts, Geschmacks, Geruchs sein, aber auch halluzinatorische Erlebnisse. Auch Erinnerungen spielen oft eine Rolle, etwa wenn Begebenheiten der Vergangenheit im Nachhinein wahnhaft umgedeutet werden; ferner gehören Wahneinfälle, Wahnwahrnehmungen und die verschiedenen Ich-Störungen zu solchen Aufbauelementen (siehe Berner/Lesch 1987, S. 7; Stompe/Schanda 2013, S. 17; Feldmann 1988, S. 14).

Wenn ein Patient aber beklagt, dass ihm dauernd Gedanken eingegeben oder gestohlen werden, ist nicht immer klar, ob es sich hier um ein einfaches Aufbauelement handelt oder schon um eine wahnhafte Erklärung. Bei einer formalen Denkstörung kann ein gesperrter Gedanke vom Betroffenen als von außen abgezogen, »geklaut« gewähnt werden. Das in der Wahnarbeit Ver- und Bearbeitete ist also vom Erarbeiteten nicht immer klar zu sondern. Auch bei Zönästhesien ist der Anteil der vermeintlich »reinen« Körperhalluzination nicht zu ermitteln: Wenn der Betroffene wähnt, von einem Infrarotgerät in der Gegend der Milz versengt oder am Penis pulsierend mit Strahlen befeuert zu werden, ist diese Missempfindung schon von den Eigenschaften des gewähnten Agens, also vom Erklärungswahn, mitbestimmt. Ein solcher Erklärungswahn kann das körperliche Leid zunächst mildern, indem es diese Missempfindungen fassbar macht, aber der Wahn hält die Beschwerden oft auch aufrecht, denn im Wahn geht es darum, »Erklärung [zu] finden für das Unerklärbare, denn anders ist es nicht zu ertragen. Die Qualen wollen benannt, die Schuldigen und ihre Foltermethoden identifiziert werden. Nicht von ungefähr spricht die Psychiatrie heute manchmal von »Wahnarbeit« (Wunnicke 2002, S. 111).

Ein Wahn schafft Verbindungen: Wahnarbeit verbindet sowohl die von einigen Autoren als »primär« betrachteten Aufbauelemente (zönästhetische Halluzinationen, Wahneinfälle etc.) als auch verschiedene Wahngedanken untereinander, wobei sich ein mehr oder weniger schlüssig wirkender, neuer, psychotischer Erfahrungszusammenhang entwickeln kann.

In der Art und Weise der Verbindung, der Systematisierung gibt es individuelle, aber wohl auch kulturelle Unterschiede. Was den Deutschen sonst nachgesagt wird, soll auch hier gelten: Sie leisten gründlichere (Wahn-)Arbeit. In einer Studie von Piedmont aus dem Jahr 1966 wurden deutschstämmige und polnischstämmige Patientinnen und Patienten in New York untersucht, wobei sich zeigte, »daß die Deutschen konsequenter waren, mehr Wahnideen zeigten, diese Wahnideen auf einen weiteren Umkreis bezogen und länger an ihnen festhielten. Diese Prädisposition besonders der deutschen Kultur zu kohärenten Wahnideen und insbesondere zum Festhalten an diesen wird auf die Tendenz zur Vernunft und Konsequenz innerhalb der deutschen Kultur zurückgeführt« (Spitzer 1989, S. 14).

Die Aufbauelemente eines solchen mehr oder minder systematisierten Wahns können dabei, wie gesagt, normalpsychischer Art sein (Wahrnehmungen, Erinnerungen): »Die gleichgültigsten Dinge werden verwertet, wenn sie sich dem Wahnsystem irgendwie anzupassen geeignet sind« (Hoppe 1919, S. 182).

Es kann sich aber auch um psychotische Symptome handeln, etwa um Halluzinationen, für die im Wahn Erklärungen gesucht und gefunden werden: Der »Wahn entstehe aber erst, wenn der Patient seine gestörte Wahrnehmung logisch zu erklären versuche und allerlei Schlüsse ziehe, d.h. ›Wahnarbeit‹ leiste« (Spitzer 1989, S. 47).

Es können darüber hinaus verschiedene Wahnerlebnisse miteinander verbunden werden. Das meint Kurt Schneider, wenn er schreibt: Ein »*Wahnsystem* ergibt sich, wenn der Kranke zwischen den einzelnen Wahnwahrnehmungen, paranoiden Reaktionen, Wahneinfällen und den aus Wahneinfällen und Wahnwahrnehmungen festgehaltenen Meinungen (›Wahngedanken‹) Verbindungen herstellt« (zitiert nach HUBER 1964, S. 445; siehe auch GLATZEL 1970, S. 323).
Adolf Hoppe unterscheidet einen Hauptwahn als »eigentlichen Kern des Wahnsystems«; ihn »umranken jedesmal eine Anzahl abgeleiteter Wahnideen im Sinne des sogenannten Neben- oder Erklärungswahns« (HOPPE 1919, S. 183). Beispielhaft wird ein Patient Eugen Bleulers mit einem Vergiftungswahn erwähnt, den in der Klinik nach Einnahme der Medikation ein Unwohlsein befällt, »da ist es eine logische Wahrscheinlichkeitsfolgerung, daß der Arzt ihm habe Gift geben lassen« (ebd.). Mit beeinträchtigenden Nebenwirkungen erweist sich die Medizin subjektiv als Gift – eine Bedeutung des griechisch φάρμακον (pharmakon). Man sieht hier, wie die Wahnarbeit die Rationalität gleichsam in Dienst nimmt, was dem Wahn sein (para-)logisches Gepräge gibt. Dies beschreibt Karl Wilhelm Ideler als einen »raisonnierenden Wahn« bei jenen Patienten, deren prämorbid hohe Intelligenz in der Psychose nicht gelitten hat, die »aus angeborenem Talente oder aus erworbener Virtuosität sich den Rang einer höheren Intelligenz erworben« und ein Wahnsystem ausgeklügelt haben (IDELER 1838, S. 447 f.).
Peter Berner spricht von Versuchen »einer logischen Durchdringung« der psychotischen Erfahrungen, was zu einer »Systemisierung [...] im Sinne der ›sekundären Verarbeitung‹« führe (BERNER 1965, S. 147). Hier klingt ein Begriff an, den man aus Freuds *Traumdeutung* kennt, in dem ja wesentlich von der »Traumarbeit« die Rede ist. Eine Form der Traumarbeit (neben Verdichtung, Verschiebung, Rücksicht auf Darstellbarkeit) ist die *sekundäre Bearbeitung* des Traummaterials, der Traumgedanken. Die sekundäre Bearbeitung als Modus der Traumarbeit schafft es, in den chaotisch und beängstigend scheinenden Elementen »Ordnung zu schaffen, Relationen herzustellen, es unter die Erwartung eines intelligibeln Zusammenhangs zu bringen« (FREUD 1942, S. 503 f.). Die »sekundäre Bearbeitung mit Rücksicht auf Zusammenhang und Verständlichkeit« (ebd., 580 f.) ist es, die mit »Fetzen und Flicken [...] die Lücken im Aufbau des Traumes [flickt]« (ebd., S. 494).
Eva Horvath zieht *stillschweigend* eine Parallele von Wahnarbeit und Traumarbeit, wenn sie schreibt, im Wahn werde »der wunscherfüllende Inhalt unter Einsatz primärprozesshafter Mechanismen wie Verschiebung, Verdichtung, szenischer Darstellung und sekundärer Rationalisierung entstellt« (HORVATH 2013, S. 79). Unstreitig gibt es sie, die Wunscherfüllung

im Wahn, teils kaum entstellt. Es ist auch zuzugestehen, dass sich Psychosen, gerade wenn sie eine halluzinatorische Bildwelt eröffnen mit ihren teils fantastisch anmutenden Wahnbildern, ihrer eigentümlichen Kombinatorik, ähnlich von der Alltagswelt frei machen wie der Traum. Aber im Unterschied zum nächtlichen Träumen wähnt der Mensch im Wachen. Es ist auch nicht ausgemacht, dass in der Psychose psychische Mechanismen wie Verdichtung und Verschiebung in gleicher Weise wie bei der Traumbildung am Werk des Wahns beteiligt sind. Auf jeden Fall verdient ein Wahngebilde nicht weniger therapeutisches Interesse als der Traum, der in der Behandlung für Deutung offen ist.

Sigmund Freuds *Traumdeutung* ist das Projekt, hinter dem erzählten Traum die latenten Traumgedanken, den Traumwunsch, zu rekonstruieren; aber eine erschöpfende Deutung des durch Zensur entstellten Traumwunsches wird durch das vereitelt, was Freud als »Nabel« bezeichnet – »Nabel des Traums, die Stelle, an der er dem Unerkannten aufsitzt« (Freud 1942, S. 530). Dieses Unerkannte ist der letzte (Ur-)Grund, aus dem der Traum sich speist, wegen dieses Nabels bleibt der »Kern unseres Wesens [...] unfassbar« (ebd., S. 609).

Ja, eine Art »Nabel« ist auch dem Wahn eigen – und damit sind wir bei einer Form der Wahnarbeit, die ich als »primordiale« bezeichnen würde, weil sie den anderen Formen der Wahnarbeit vor-geordnet ist: der synthetisierenden Wahnarbeit, die Zusammenhänge stiftet, den vom Wahnsystem eingemeindeten Nebenwahn und dem para-logischen Erklärungswahn. Die primordiale Wahnarbeit hat die Gabe, gleichsam aus einem oft bedrohlichen, teils auch erregenden oder als erweckend erlebten Nichts ein Etwas zu machen. Wie heißt es bei Büchner: »'s ist so kurios still!« Das Stille ist seltsam, diese seltene, bislang ungekannte Stille ist gleichsam der Same des Wahns. Der Boden der Erfahrung trägt nicht mehr richtig, er ist wie unterhöhlt. Woyzeck stampft auf den Boden: »Hohl, hörst du's ? Alles hohl da unten!« Als er realisiert: Es geht hinter mir, unter mir, da steht er völlig allein mit Andres auf »freiem Feld«. Das Aufstapfen erweist es: Der Körper der Erde ist hohl, unterhöhlt durch: »die Freimaurer«!

Die Freimaurer, eine geheimnisumwitterte Organisation, boten sich über viele Jahrzehnte als »Personal« für Wahnfabeln an. Mit den Freimaurern wird das Unbegreifliche, welches das Trema beherrscht, begreiflich, das unnennbar Beunruhigende, das jetzt »eine benennbare Gestalt bekommt, [damit] nimmt die Bedrohlichkeit langsam ab, und die nächste Phase der Wahnarbeit folgt« (Moldzio 2004, S. 85).

Wahnarbeit dient dazu, wieder Struktur zu schaffen, also das freie Feld wieder zu gliedern, in fern und nah, oben und unten, auch wenn dabei der Boden doppelbödig, wenn Mutter Erde von unterirdischen Stollen der

Freimaurer durchzogen erlebt wird; mit den Freimaurern werden auch wieder strukturierende Grenzen, Mauern aufgerichtet zwischen sich und den feindlich erlebten anderen. Der Wahn dient dazu, »Erlebnisse zu organisieren, um wieder Klarheit über sich und die fremdartig gewordene Welt zu erlangen. Aus diese Grund beginnt er [der Erkrankte], mit ungestörten Strukturanteilen Wahnarbeit zu leisten« (Stompe/Schanda 2013, S. 20).

Wahn und Sinn

Psychotisch Erkrankte sind von psychischer Fragmentierung und damit von massiver Verstörung von innen wie auch von außen bedroht. Wenn bei der paranoiden Form der Schizophrenie Wahnarbeit zur Systematisierung des Erlebens führt, lässt sich darüber wieder eine Konsistenz der Erfahrung gewinnen – also das generieren, was man nebulös »Sinn« nennen kann. In dieser Hinsicht ließe sich sagen: Wahn macht Sinn.

Aber es gibt ebenso Menschen mit Wahneinfällen, die völlig durcheinander wirken und »neben der Spur« sind, wie man sagt, weil zum Beispiel formale Denkstörungen wie assoziative Lockerung oder Gedankenabriss unter Umständen gar nicht erlauben, wahnhafte Zusammenhänge entweder innerlich herzustellen oder solche zumindest sprachlich zu vermitteln, sodass man den Eindruck gewinnen kann, dass es hier gerade an Sinn mangelt. In einigen Fällen drängt sich der Gedanke auf, dass Denkstörungen verstärkt auftreten, wenn das Verstehen von Helferinnen und Helfern als vereinnahmend erlebt, wenn Nachfragen als penetrierend erfahren werden. Inkohärenz kann also den Sinn haben, den anderen auf Abstand zu halten, weil man sich andernfalls noch mehr im Anderen zu verlieren droht. Sich dem Verstehen verweigernder »Eigensinn« hat dann die Bedeutung, »einen letzten Hort von Eigenheit zu retten« (Bock u.a. 2014, S. 32).

Wenn fusionäre Verschmelzung mit dem Nächsten droht, kann im Einzelfall auch eine wahnhafte Deutung rettend sein: »Während ich solche Angst fühlte, hatte alles irgendwie einen ›Sinn‹, sagt eine Patientin. Ein Kaffeebecher aus Plastik [...], der am Boden die Zahl ›11‹ trug, musste als ›1 + 1‹ gelesen werden und besagte, dass sie und ihr Mann ›beide existieren dürfen‹« (Bernet 2012, S. 29 f.). Wie Jacques Lacan sagt, wird »der Wahnsinn ganz im Register des Sinns erlebt« (Lacan 1986b, S. 141).

Auch bei gedanklich ansonsten völlig geordneten Psychotikern kann es einem passieren, dass man sich auf das, was sie sagen, keinen Reim machen kann, weil sie sich nur in Andeutungen oder Rätseln ergehen. Aber auch das kann im Kontext ihres Wahns »Sinn« haben, weil sie womöglich allen anderen unterstellen, dass die ohnehin im Bilde sind, was ihnen geschieht, was im »Busche« ist, oder sie einem vermeintlich Eingeweihten auf kryptische Art versuchen, etwas mitzuteilen, womit feindliche Lauscher nichts anfangen können. Wenn der Eigensinn die Form einer »autistischen Sinnentnahme« (Scharfetter) annimmt, kann man darin eine Entfremdung von dem sehen, was Immanuel Kant in seiner *Kritik der Urteilskraft* (§ 40) den Gemeinsinn, den »sensus communis« nennt, als den Sinn, den man gerade mit den anderen teilt

und der damit auch als Sinn für das Gemein(sam)e in Anspruch genommen wird (siehe Blankenburg 1969, S. 157; Blankenburg 1971, S. 83). In Kants *Anthropologie in pragmatischer Absicht* heißt es dazu: »Das einzige allgemeine Merkmal der Verrücktheit ist der Verlust des *Gemeinsinnes* (sensus communis) und der dagegen eintretende *logische Eigensinn* (sensus privatus)« (zitiert nach Blankenburg 1969, S. 148, Anmerkung 10).
Sinn – Gemeinsinn – Eigensinn, dazu der Wahnsinn – ein Wort, das umgangssprachlich verbreitet ist. Aber das Verhältnis von Wahn und Sinn ist komplex, wenn nicht gespalten. Das lässt schon die Etymologie ahnen: Es gibt begründete Zweifel, ob das Wort »Wahnsinn« überhaupt die gleiche sprachgeschichtliche Wurzel hat wie das Wort »Wahn«. Letzteres wird nämlich auf indogermanisch *wen* zurückgeführt: erwarten, nach etwas suchen, trachten, wünschen, vermuten. In der Wortbildung Wahnsinn dagegen soll sich »Wahn-« von mittelhochdeutsch *wan* im Sinne von »leer« herleiten (siehe Schott 2003, S. 77; Musalek 2004, S. 137). Wahnsinn hieße demnach wörtlich nicht so etwas wie »Sinn des Wahns«, sondern gerade »ohne Sinn« oder »sinnfrei«. Manche Psychiater mögen sich dadurch bestärkt fühlen, den Wahn als Art »Non-Sense« abzutun; demgegenüber reklamieren viele anthropologisch orientierte Psychiater den Wahn als Sinnphänomen. Wie verhält sich Wahnsinn als fraglicher Non-Sense zum Sinn und in welchem (wie wir sehen werden) sehr unterschiedlichen Sinn wird »Sinn« von den verschiedenen Autoren in Anspruch genommen?
Der Stempel des Unsinnigen als Narrenkappe der Wahrheit? Für Paul-Claude Racamier kann ein vermeintlicher Non-Sense Methode haben. Schizophrene neigten manchmal dazu, etwas von tiefer Wahrheit »mit dem Stempel des Unsinnigen [zu] versehen«, um es zu verschleiern. Für diesen psychotischen Modus von Verleugnung prägt er den Neologismus »insanisation«, was in etwa »Unsinnbewirkung« heißt, womit der Kranke behauptet, das, was ich gerade sage, »hat keinen Sinn«, ja, ist »Non-sense« (Racamier 1982, S. 60, 62).
Wahnsinn als Kompensation von Sinnverlust? Man kann den Wahn als ein sinnhaftes Phänomen auffassen, das in einem dialektischen Bezug zum »Non-Sense« als Ohne-Sinn steht. Diese interessante Position findet sich bei Harald Feldmann, der sich seinerseits auf Alfred Storch und Hemmo Müller-Suur bezieht. Wahn entsteht demnach als sekundäre Reaktion auf eine primäre psychotische Sinnauflösung, wie sie typischerweise bei kataton-apokalyptischen Zuständen erlebt werde. Der Einbruch psychotischer Verstörung sei für den Betroffenen per se etwas Unverständliches (Feldmann/Schmidt-Degenhard 1997, S. 227), ein Geschehen, das mit Bildung des Wahns irgendwie fasslicher und damit sinnhaft gebunden werde. Feldmann spricht davon, dass der im Wahn generierte Sinn (Feldmann

1988, S. 17) eine Kompensation des initialen Sinnverlusts in der Psychose sei (ebd., S. 16; Feldmann 1991, S. 29; siehe auch Schmidt-Degenhard 1995, S. 350; Pechriggl 2012, S. 143). Dabei bieten Felder wie Politik (zum Beispiel Verschwörungsdenken), Religion oder Spiritismus in Form entsprechender Wahninhalte neue Sinnhorizonte »So könnte man von einer imaginativen Teilhabe (Methexis) des Subjekts an überindividuellen Sinnstrukturen sprechen, die der die individuelle Integrität bedrohenden psychotischen Sinnauflösung den Versuch eines Sinnerhaltes entgegensetzt« (Schmidt-Degenhard 2000, S. 129), sodass der Wahn den »schmale[n] Grat zwischen Sinnfindung und Sinnentleerung« (Mundhenk 2007, S. 29) bildet.

Wahn-Sinn als Bedeutungserlebnis? Versteht man »Sinn« schlicht als Erlebnis von Bedeutung, dann liegt es durchaus nahe, damit konkrete klinische Phänomene in Verbindung zu bringen: Man spricht bezeichnenderweise klinisch vom »abnormen Bedeutungserleben«, aber so etwas wie Bedeutungserleben ist für den Menschen natürlich lebensnotwendig. Christian Scharfetter fällt zu diesem klinischen Phänomen die bekannte Sentenz aus Reiner Maria Rilkes (1875–1926) erster *Duineser Elegie* ein: »Und die findigen Tiere merken es schon, dass wir nicht sehr verlässlich zu Haus sind in der gedeuteten Welt« (zitiert nach Scharfetter 2012, S. 15).

Der Mensch in seiner Weltoffenheit (Heidegger), nicht instinktgebunden wie die »anderen Tiere«, ist notgedrungen »findig«, was Bedeutung angeht, was sich ihm als bedeutsam aufdrängt oder erschließt. Caspar Kulenkampff zufolge findet so etwas wie »Bedeutungserleben« beim Menschen als Menschen je schon statt als Suche nach der »Bewandtnis«, die es mit etwas hat, nach dem Kontext, in dem etwas zu verstehen ist. »Deuten ist unumgänglich. ›Die Welt‹ ist immer eine vom Menschen gedeutete« (Scharfetter 2012, S. 51). Dieses anthropologisch verankerte Bedeutungserleben nimmt nur im paranoiden »Weltentwurf« sogenannte abnorme Formen an (Kulenkampff 1956, S. 10). Wilfred R. Bion drückt das in seiner formalen Terminologie knapp so aus: »In K und −K suchen Analytiker und Analyand nach Sinn« (Bion 1997, S. 110). Damit meint er: Nicht nur in der psychoanalytischen Suche nach Wahrheit (K), auch in −K als der wahnhaften (V-)Erkenntnis äußert sich Sinnsuche. Klinisch zunächst als Einbrechen von wahnhaftem Sinn und dann in der Wahnarbeit in der Form, dass »Sinn« als Zusammenhang gestiftet wird. Karl Jaspers schreibt dazu:

» Ein Grundzug des ersten Bedeutungserlebens im Wahn ist die ›Beziehungssetzung ohne Anlaß‹ (Gruhle). Ohne Motiv, einbrechend in den Zusammenhang des Seelenlebens, ist die Bedeutung da. Dann allerdings treten die in ihrem Sinne immer wiederholten Bedeutungserlebnisse in einen neuen Zusammenhang. Der Sinn ist gebahnt und die Bereitschaft zu bestimmten Bedeutungserlebnissen taucht dann fast alle wahrgenommenen Inhalte in diese Bedeutungen « (JASPERS 1973, S. 87).

Betrachten wir die Apophänie, die Offenbarung des Sinns: Im Trema, in der Wahnstimmung, kommt es systemtheoretisch formuliert zur Zunahme an Komplexität bei Auflösung normalerweise nicht infrage gestellter Sinnzusammenhänge – Blankenburg spricht treffend vom »Verlust der natürlichen Selbstverständlichkeit«. Darauf folgt nach Conrad die Stufe der Apophänie, also das Offenbarwerden von Bedeutung, eines »neuen, umfassenden Sinnes – des ›Wahn-Sinns‹« (HIRJAK 2012, S. 51 f.). Das Rätsel in der Stufe des Tremas (und die innere Anspannung in der Wahnstimmung) löst sich in der Stufe der Apophänie in Wahngewissheit auf.

Psychische Funktion als »Sinn« des Wahns? Ein klinisches Syndrom kann pathologisch sein und dennoch eine wichtige psychische Funktion erfüllen. So wird psychodynamisch für den Verfolgungswahn diskutiert, ob der »›Sinn‹, die Funktion dieses pathologischen Phänomens [des Verfolgungswahns], darin [liegt], unerwünschte, unerträgliche, insbesondere aggressive Impulse und Gefühle nach außen, also in andere Objekte zu projizieren« (MENTZOS 2004, S. 75 f.). Dieser »Sinn« ist dem Bewusstsein des Betroffenen per se gerade nicht zugänglich, sonst bräuchte er nicht zur projektiven Abwehr zu greifen. Aus psychodynamischer Perspektive stellt sich der Wahn oft als »Parakonstruktion« dar (HARTWICH 2004, S. 91), die innerer Desintegration entgegenwirkt und damit innerpsychisch »Sinn« hat, weil es etwa »Wahnbildungen gibt, die intraindividuell als sinnhaft interpretiert werden können zum Zwecke des Erhaltungsversuchs des individuellen psychischen Gleichgewichts, der Existenzerhaltung oder des Grandiositätserlebens des Patienten« (ebd., S. 85).

Der Wahn – ein Sinnbedürfnis des Therapeuten? Peter Hartwich fährt mit der vielleicht etwas ketzerisch wirkenden Frage fort: »Oder ob eine solche Sinngebung gar der Stabilisierung und Befriedigung des Therapeuten dient, um mit den unverständlichen Phänomenen des psychopathologischen Gegenübers besser zurechtzukommen?« (ebd.). In dem Fall diente die Suche nach einem Sinn im Wahn eher dem Erhalt des psychischen Gleichgewichts des Therapeuten als dem des Wahnkranken. Ein Sinnbedürfnis auch aufseiten des Therapeuten anzunehmen scheint mir durchaus legitim: Bei einem zutiefst misstrauischen Patienten mit desorganisierter Sprache und Wahneinfällen ist die Annahme einer Bedeutung, die irgendwie zu entschlüsseln ist, wichtig für ein offenes Ohr, sie kann das Interesse des Therapeuten stimulieren, seine Fähigkeit zum Denken erhalten. Es kann aber auch die Verleugnung von einem Nicht-Sinn sein, der uns in der Begegnung mit dem Kranken widerfährt und nicht aushaltbar ist. Wenn es dann zu einer analytischen Deutungswut kommt, kann man das als Gegenübertragungsagieren des Therapeuten verstehen, als Reaktion auf die Widerfahrnis innerer Entleerung, die im Kontakt mit einem psychotischen Menschen drohen kann.

Gegen diese Leere kann man als Behandler versucht sein, gerade einen Überfluss an Sinn zu produzieren, einer »Überdeutungstendenz« nachzugeben, sodass sich bei einer Deutung manchmal die Frage stellt: »Wird es nun darum gehen, ihnen [den Patienten] ihren eigenen Sinn darzubieten oder uns selbst zu beweisen, daß wir überhaupt Sinn besitzen« (RACAMIER 1982, S. 70) und noch bei Sinnen sind?

Stiftung von Lebenssinn? In einer Psychose kann man eine überwältigende Erfahrung des Göttlichen haben und auch nach Remission fortan nach dem »Sinn« des Erlebens fragen. Betroffene, die das als »Ruf« verstehen, sehen sich als »Adressat göttlicher Offenbarung« (MUNDHENK 2007, S. 72).

Ähnlich beschreibt Rudolf Bernet eine Art Wuchern von Sinn bis zum Über-Sinn-lichen: »Die Welt des Wahns in all ihrem barocken und mythischen Überfluss ist durch einen Zuwachs an übernatürlichem Sinn charakterisiert, der den Mangel an natürlichem Sinn nur schlecht kaschiert« (BERNET 2012, S. 30) – auch hier wird offensichtlich der Wahnsinn als Kompensation einer Beraubung an Sinn betrachtet.

Müller-Suur spricht vom Schizophrenem als »Ereignis« im ausgezeichneten, ja, nie dagewesenen Sinn. Es handelt sich um Ereignisse, die »den Sinn eines Menschenlebens von Grund aus verändern können [...] als Wahn-Sinn der neue Sinn eines in seinem Wesen gewandelten Lebens« (Müller-Suur, zitiert nach BLANKENBURG 1965, S. 285). Das gilt nicht nur für den religiösen Berufungswahn, die Idee, eine Mission zu haben, sondern auch im säkularen Erfinderwahn ist eine solche Sinnstiftung im Wahn offensichtlich. Selbst dem querulatorisch wirkenden Kläger mit einer Wahnhaften Störung kann sein Prozessieren durch alle Instanzen »Sinn und Ziel« bis ans Lebensende geben und Klagen zum bevorzugten, wenn nicht ausschließlichen »Beziehungsmodus zu anderen« werden (MUNDT 1996, S. 521), während ein Liebeswahn dem Lebensabend einer älteren Frau Sinn geben kann. Auch eine chronische Psychose kann also »Sinn« haben.

Sinn und Genesung? Ob ein Wahn und andere psychotische Erlebnisse von den Betroffenen sinnhaft erlebt werden, versucht ein Fragebogen zum »Subjektiven Sinn« (SuSi) von Psychosen (BOCK u. a. 2014) zu erfassen. Unter der Annahme, die sich unter anderem auf Viktor Frankls Logotherapie stützt, dass sinnhaftes Erleben und Sinnkonstruktion der Bewältigung von Krisen dienen, wurde ein Instrument entwickelt, das im Hinblick auf (1.) Vergangenheit, (2.) Gegenwart und (3.) Zukunft erfragt:

1. *Warum* kam es zur Psychose?
2. *Wie* werden psychotische Symptome erlebt?
3. *Wohin* führt die Krise?

In insgesamt 34 Items finden sich Fragen, ob und wie der Betroffene sich erklärt, dass er psychotisch geworden ist, ob er die Krise zum Beispiel mit seiner Lebensgeschichte, besonderen Umständen und Ereignissen in Verbindung bringt (1.). Die »Attribution auf Lebensereignisse«, wie eine Subskala genannt wird, kann den Autoren zufolge helfen, sich die psychotische Erfahrung als zu sich und zur eigenen Geschichte gehörig anzueignen und das Erleben von Kohärenz (»sense-making«) zu fördern, was auch in der Salutogenese (Antonovsky) als bedeutsam betrachtet wird.

Des Weiteren wird erfragt, ob psychotische Symptome nur als beeinträchtigend, beängstigend, verstörend oder auch in irgendeiner Weise positiv (unterhaltsam, aufschlussreich, aufregend u. Ä.; Subskala: positives Symptomerleben) bewertet werden und ob es Sinn macht, sich mit ihnen und ihrem Inhalt auseinanderzusetzen (2.).

Im letzten Teil des Fragebogens geht es darum, ob die Krise nur negative Auswirkungen hatte oder ob sie auch positive Entwicklungen angestoßen hat, der Betroffene aus der Psychose etwas »mitgenommen« hat, der Erkrankung also insgesamt ein »Sinn« im Leben zugesprochen wird (3.), was ebenfalls das Kohärenzgefühl stärkt. Erwartungsgemäß gab es eine positive Korrelation (r = .36) zwischen einem solchen »benefit-finding« und besserer Lebensqualität (Nordmeyer 2014, S. 102).

Die Autorinnen und Autoren halten als wichtiges Ergebnis fest, »dass Psychoseerfahrene, die die Entstehung der Psychose als kohärent erleben, da für sie ein Zusammenhang zur eigenen Lebensgeschichte besteht, Symptome eher als Bereicherung sowie langfristige Auswirkungen als konstruktiv sehen«. Das könne als »gelungene Sinnkonstruktion« betrachtet werden (Bock u. a. 2014, S. 87). Die Mehrheit der Studienteilnehmer habe die Psychose in einen »biografisch-sinnstiftenden Zusammenhang eingebettet« (Koschinksy 2014, S. 97); bei den qualitativen Daten haben »65 Prozent der Befragten der Psychoseerfahrung konstruktive Auswirkungen und einen finalen Sinn zuschrieben« (ebd., S. 94). Daraus wird auch eine Empfehlung für eine biografisch orientierte Psychosenpsychotherapie abgeleitet: »Sinn ist immer subjektiv und kann nur vom Individuum selbst konstruiert werden« (ebd., S. 13).

Begreift man aber Psychotherapie als dialogischen Prozess, dann würde ich eher von einer Ko-Konstruktion von Sinn sprechen. Sinnhaftes Erleben und ein Kohärenzgefühl ist gerade für ein fragiles Ich bedeutsam. In der Psychose bekommen wir es mit dem Individuum als »Dividuum« zu tun: Dem tragen psychoanalytisch orientierte Therapeuten Rechnung, indem sie in einer haltenden, phasenweise auch das Sinnlose nur aushaltenden Beziehung mit alldem arbeiten, was nicht ohne Grund fragmentiert, abgespalten ist und wofür das Ich und sein Bewusstsein (noch) keinen Sinn hat. Kohärenzerleben und Konsistenz im narrativen Selbst ist aus dieser Sichtweise ein Effekt eines oft langwierigen Durcharbeitens des Inkohärenten, Inkonsistenten und Abgespaltenen.

Wahn und Sinnlichkeit

Die Theorien zur Entstehung des Wahns lassen sich in zwei Typen unterscheiden: Der »empirische« sieht in den abnormen Aufbauelementen wie Halluzinationen und Ich-Störungen primäre Änderungen des Erlebens, die dann auf einer zweiten Ebene wahnhaft verarbeitet werden. Im Unterschied zu diesem Typ von Bottom-up-Theorie gehen die Vertreter des »rationalistischen« Top-down-Ansatzes davon aus, dass der Wahn als Netz an Überzeugungen den Rahmen möglicher Erfahrung verändert, auch der Sinneserfahrung selbst (nach Hirjak 2012, S. 55 ff.).

Sehen wir uns die Klinik der Wahn-Nehmung unter der Frage der Verbindung von Wahrnehmung und Wahn psychopathologisch näher an.

Beleghalluzination

Eine Liebeswahnkranke beginnt eines Tages in ihrer Wohnung die Stimme des fernen Wahngeliebten zu hören. »Es erklärt sich hieraus, warum die Wahnsinnigen so oft Stimmen hören, und sich deshalb in Gespräche mit unsichtbaren Personen einlassen, weil es im Interesse ihrer Leidenschaft liegt, in unmittelbare Verbindung mit den Gegenständen ihrer Liebe und ihres Hasses zu treten, welches durch die Sprache weit mehr, als durch den blossen Anblick geschieht. Ihre Seele drängt sich daher gleichsam ins Ohr, um die gehofften oder gefürchteten Äusserungen anderer zu vernehmen« (Ideler 1838, S. 440).

Die Leidenschaft dringt zuweilen nicht nur ins Ohr, manche Liebeswahnkranke wird auch nachts inne, wie der ferne Liebhaber in andere Körperöffnungen dringt und sie genital beglückt.

Einem Mann mit Vergiftungswahn fällt nach dem Verzehr eines Mettbrötchens ein sichtbarer Belag auf der Zunge und eine Rötung in seinem Schlund auf. Der metallische Geschmack hätte gleich bemerkt werden müssen, Bauchschneiden setzt ein und damit ist dem Betroffenen klar: Jetzt ist er vergiftet worden. Auch hier handelt es sich um eine Beleghalluzination, bei der im Sinne des Top-down-Prozesses der Wahn als primär betrachtet wird, der durch gustatorische Halluzinationen nach Genuss des belegten Brötchens gleichsam »validiert« wird.

Erklärungswahn

Ein Geschichtsstudent hört wiederholt den Namen »Ludwig!« aus dem Off des Fernsehers rufen, Tage später erhält er per Post eine Fernleihe aus dem Staatsarchiv München, Adresse: Ludwigstraße 14. Nun wird ihm sonnenklar: Er ist illegitimer Nachkomme des Sonnenkönigs Ludwig XIV. Dieser Abstammungswahn wäre ein Erklärungswahn der Stimme, der »bottom up« gebildet wird. Manchmal lässt sich ein solcher Hergang anamnestisch rekonstruieren, sodass man die Differenzierung von Beleghalluzinationen und Erklärungswahn vornehmen kann.

Meist beobachtet man aber eine »enge Verwobenheit von Wahn und Sinnestäuschungen beim Gros schizophrener Psychosen«, wobei man bei 74 Prozent der Schizophrenen das paranoid-halluzinatorische Syndrom findet, es jedoch oft nicht ausgemacht ist, was zuerst da war: der Wahn oder die Halluzination (Huber 1964, S. 455).

Logik der Wahn-Nehmung

Meiner Ansicht nach sind Bottom-up- und Top-down-Prozesse in einer oft unlösbaren Weise miteinander verschränkt. Damit ist von einer »›zirkulären Kausalität‹ zwischen *Perzeption* und *Kognition*« auszugehen (Tretter 2013, S. 38). Das lässt sich am Beispiel akustischer Halluzinationen und deren wahnhafter Verarbeitung deutlich machen:

Im Zeitalter der Telekommunikation wird die Stimme eher ohne charakteristische Obertöne zu hören sein, wenn der Betroffene wähnt, dass sie irgendwie technisch übertragen wird. Die wahnhafte Verarbeitung bestimmt also mit, wie die Stimme halluzinatorisch zu Gehör kommt. Umgekehrt formuliert: Wenn der Klang einer akustischen Halluzination an eine Stimme aus dem Telefon erinnert, liegt es nahe, sie als apparativ vermittelt zu verstehen, also einen technischen Erklärungswahn für das Stimmenhören zu entwickeln.

An diesem Beispiel einer halluzinatorischen Wahrnehmung wird ein Prozess deutlich, den ich als »Wahn-Nehmung« bezeichnen möchte. Dieser Neologismus steht für die Verschränkung von Halluzinativem und Wahnhaftem.

Neben dem paranoid-halluzinatorischen Syndrom gehört zur Klinik der Wahn-Nehmung auch die Wahnwahrnehmung. Dasjenige, was Peter Berner »Aufbauelement« dieser Form des Wahnerlebens nennen würde, ist dabei einer Wahrnehmung entnommen, der Kurt Schneider attestiert hat, dass sie völlig normal sei. Nehmen wir das weiter oben schon einmal verwendete Beispiel wieder auf:

> **E**ine junge Frau liest eine rote Blüte vom Boden auf. Diese verheißt ihr mit einem Mal, dass sie noch am selben Tag defloriert wird. Die Wahrnehmung im physiologischen Sinn und das Erkennen der Blüte *als* Blüte ist dabei ja nicht verändert: Jeder andere könnte an der Stelle etwas wahrnehmen, was er mit dem Begriff »Blüte« bezeichnet, vermutlich aber ohne notwendigerweise an eine Entjungferung zu denken. Und dennoch: Kann man diese Assoziation nicht irgendwie nachvollziehen – auch wenn sie hart an der Grenze von dem ist, was man eine Stilblüte nennt?
>
> Diese Wahnwahrnehmung mutet wie ein schizophrener Konkretismus an: Die Defloration (lateinisch *deflorare* = der Blüte berauben), die sich in einer *de*-kapitierten Blüte bezeugt, lässt ein Dominieren des Systems der »Wortvorstellungen« (lateinisch *flos, floris* = Blume, Blüte) über die »Sachvorstellung« (Entjungferung) vermuten, wie es Freud bei Psychosen beschrieben hat. Semiotisch wäre zu ergänzen, dass eine Blüte als verhältnismäßig unverblümtes Zeichen dienen kann: Der Zusammenhang von Blume und vaginaler Blutung ist ein literarischer Topos, denkt man an Alexandre Dumas' *Kameliendame*: Die Kurtisane Marguerite Gautier trägt eine Kamelie im Haupthaar, wenn sie ihre Tage hat. Sie ist das Zeichen, dass sie nicht bereit zum Beischlaf ist. **|**

Paul Matussek, der sich ebenso wie Klaus Conrad aus gestaltpsychologischer Sicht mit der Wahnwahrnehmung befasst hat, erwähnt einen Patienten, für den ein bestimmtes Bürountensil Gegenstand einer Wahnwahrnehmung war. Da das Objekt heute so gut wie außer Gebrauch ist, sei es kurz beschrieben: Das unter dem Namen »Löschwiege« oder »Löschwippe« bekannte Gerät hat auf der abgerundeten Unterseite mehrere Lagen Löschpapier eingespannt. An einem kleinen Knauf hält man diese Löschwiege und wippt mit der bespannten Rundung der Unterseite über die frische Tintenschrift, damit sie nicht verwischt. In einer Wahnwahrnehmung dieses Objekts stellte sich der Griff eines solchen Tintenlöschers dem besagten Patienten als Penis seines Bruders dar, den der Patient anal missbraucht hatte, als er zwölf Jahre alt war (Matussek 1953, S. 196). Matussek unterscheidet solche Wahnwahrnehmungen, die auf biografisch »erworbenen« Bedeutungen beruhen, von solchen, die auf »Wesenseigenschaften« des Wahrnehmungsobjekts selbst beruhen. Was gilt Matussek als eine dem Objekt »eigene« Wesenseigenschaft?

»Der Schizophrene, der im Weiß der Birkenrinde die Bedeutung ›Unschuld‹ erlebt, ›empfindet‹ die Farbe der Rinde nicht als Symbol der Unschuld, sondern sieht in der weißen Rinde ein ganz bestimmtes Wesen verkörpert, nämlich die Unschuld« (Matussek 1952, S. 311). Im Anschluss daran spricht Huber bei einer solchen Wahnwahrnehmung von einem »verständlichen Wahn« (Huber 1955, S. 40). Matussek spricht schizophrenen Menschen, aber auch Künstlern eine besondere Feinfühligkeit für solche Wesenseigenschaften zu (Matussek 1952, S. 300; 1963, S. 26).

»Nicht nur die bedichteten Sterne [...], sondern auch ein im Aschenbecher liegender Stummel, ein auf der Straße aus der Pfütze blickender geduldiger weißer Hosenknopf, ein fügsames Stückchen Baumrinde [...], alles zeigt mir sein Gesicht« (Matussek 1963, S. 26), so wird der Maler Wassily Kandinsky zitiert. Erinnert das den Kliniker nicht an die Patienten mit einer akuten Schizophrenie, die derlei Dinge auf der Straße auf-lesen? Ja und nein: Beide lesen so etwas vielleicht vom Boden auf, widmen ihm eine besondere Aufmerksamkeit, aber Schizophrene sehen darin nicht das Gesicht der Dinge, sondern sie sehen darin das Zeichen von etwas anderem, etwas Bedeutsames, eben ein Zeichen. Nehmen wir den Zigarettenstummel: Was bedeutete er für jenen schizophrenen Patienten, der jeden seiner drei Dutzend Zigarettenstummel am Tag penibel in Tüten einsammelte? Er hatte die wahnhafte Befürchtung, dass man ihm ein Sittlichkeitsdelikt an einem Mann zur Last legen wolle, indem man eine seiner achtlos weggeworfenen Kippen beim Opfer deponiert. In den schlimmsten Phasen seiner Psychose war jeder Stummel auf dem Weg ein Wink seiner imaginären Feinde, dass man ihn in der Hand habe, ein genetischer Test würde ihn als vermeintlichen Täter überführen. Der Stummel zeigt dann nicht *sein Gesicht*, sondern ist von anderen hingelegt, um ihm zu zeigen, wie man ihn hereinlegen könne.

Anders ist es vielleicht, wenn ein psychotischer Patient nicht weiß, *was* die Zigarettenkippe oder der Hosenknopf zu bedeuten hat, wohl aber, *dass* es etwas Bedeutsames ist. Dann ist zu diskutieren, ob sich nicht psychotische Menschen, Künstler, aber auch Vertreter der anthropologisch, gestaltpsychologisch und daseinsanalytisch orientierten ärztlichen Kunst im Wahrnehmen solcher Wesenseigenschaften üben.

Im Unterschied zu Wahnwahrnehmungen, die sich auf Wesenseigenschaften gründen, soll das Wahnwahrnehmen des brüderlichen Genitals am Griff der Löschwippe Matussek zufolge nicht auf der Wahrnehmung einer Wesenseigenschaft an diesem Schreibtischutensil beruhen, sondern aufgrund der Notzucht des Bruders erworben worden sein. Eine solche Unterscheidung zwischen dem Objekt der Wahnwahrnehmung immanenten »Wesenseigenschaften«, die irgendwie nachvollziehbar sind, und den erworbenen ist meines Erachtens problematisch. Dennoch: Gesetzt, die

Beobachtung stimmt, dass primäre Wahnwahrnehmungen über Merkmale des Objekts auf den Hintergrund persönlicher Erfahrung rekurrieren, »erworben« sind (Matussek 1953, S. 210), dann eröffnet sich therapeutisch die Möglichkeit, dieser Vorgeschichte und deren Bedeutung nachzugehen, die sich gegebenenfalls auf das Objekt der Wahrnehmung nur verschoben hat und diesem ein abnormes Bedeutungsbewusstsein verleiht.

Was nun die Frage nach den »Wesenseigenschaften« des besagten Objekts angeht: Man kann darüber spekulieren, ob die Löschwiege neben dem knaufartigen Griff und dem Moment rhythmischer Bewegung, der auch den sexuellen Akt kennzeichnet, durch die Beschaffenheit des Löschpapiers nicht auch ein Hygienepapier evoziert, das in den Bewandtniszusammenhang des Analen gehört. Man könnte dann sagen, dass im psychotischen Modus der Wahrnehmung die Löschwippe an den Analverkehr des Patienten mit seinem Bruder in einer Weise »erinnert«, dass Elemente dieser Erinnerung ent-äußert werden, sodass dem Kranken das Glied seines Bruders in diesem Objekt begegnet.

Paul Matussek macht bei der Wahnwahrnehmung deutlich, dass die abnorme Bedeutung am Gegenstand (hier: der Löschwiege) selbst wahrgenommen und nicht etwa erschlossen, erdacht werde, sondern aufgrund einer grundlegend veränderten Wahrnehmungswelt als Wesenseigenschaft erlebt werde (Matussek 1952, S. 310; siehe auch Huber 1955, S. 40; Weinschenk 1955, S. 296; Feldmann 1988, S. 15). Er führt solche klinischen Phänomene auf eine »Auflockerung des natürlichen Wahrnehmungszusammenhanges« (Matussek 1952, S. 307) zurück, aufgrund derer einzelne Merkmale als »Wesenseigenschaften« beginnen, sich in den Vordergrund zu drängen und gleichsam ihr eigenes Unwesen zu treiben. Zum Beispiel: »Meinen Vater hielt ich für den Teufel, der meine Seele haben will, mein Vater hinkt nämlich« (ebd., S. 299). Das Hinken löst sich als Wesenseigenschaft des Diabolischen ab und passt sich in eine zunehmend verdüsterte Atmosphäre ein, die das Dunkel des Mobiliars atmosphärisch ausstrahlt. »Von all den vielen Wahrnehmungsgegenständen in ihrer Umgebung nahm die Kranke bevorzugt diejenigen wahr, die das Wesen ›feindlich‹ in irgendeiner Weise verkörperten« (ebd.).

So ließ ein Arztkittel, der einige Blutspritzer aufwies, einen Patienten plötzlich »wissen«, »er solle abgeschlachtet werden« (Conrad 2002, S. 110). Conrad beeilt sich zu sagen, dass das Schlachterartige keine originäre Wesenseigenschaft des weißen Kittels genannt werden könne. Bedenkt man aber, dass Conrads Krankengeschichten aus der Behandlung von Wehrmachtssoldaten aus Lazaretten des Zweiten Weltkriegs stammen, mehr noch, welch sadistische Menschenversuche Mediziner, auch Psychiater, im Nationalsozialismus geplant und durchgeführt und sich am planmäßigen

Mord psychiatrischer Patienten beteiligt haben (»T4-Aktion«) und dass Conrad als Oberarzt und Dozent an die Universitätsklinik in Marburg von Ernst Kretschmer geholt wurde, erscheint diese Verbindung von weißem Kittel und Blut nicht so abwegig.

Kretschmer hat 1940 die Anstalt Bernburg besucht, in der chronisch Kranke vergast wurden, und 1941 soll er an einer Sitzung des Beirats der Aktion T4 teilgenommen haben. Kretschmer war kein Parteimitglied der NSDAP, aber 1933 *Förderndes Mitglied SS*, er war am Erbgesundheitsgericht in Kassel tätig und tat sich in Veröffentlichungen als Verfechter der Sterilisierung »Schwachsinniger« hervor (KLEE 2011, S. 339). In seiner Schrift *Körperbau und Charakter* (1921) schließt Kretschmer vom (erblichen) Körperbau auf seelische Eigenschaften und Krankheiten (zum Beispiel sollen hagere Gestalten, sogenannte Leptosome, zur Schizophrenie neigen). Seine Überlegungen zur Verbindung von körperlicher Konstitution und Rasse bieten sich später für einen Anschluss an Eugenik und Rassenbiologie im Dritten Reich an (siehe PERSON 2005, S. 236). Nach dem Krieg war Kretschmer Vorsitzender der 1949 von ihm mitgegründeten Gesellschaft für Konstitutionsforschung, eine Institution, in der nicht nur personelle, sondern auch ideologische Kontinuität mit der Rassenbiologie der NS-Zeit gepflegt wurde.

All das verleiht dem Arztkittel zur Zeit des Faschismus durchaus die Doppeldeutigkeit der »weißen Weste«.

Conrad schreibt: »Im weißen Kittel ›west‹ Schlachthaus-Atmosphärisches, ebenso wie natürlich tausendfältig anderes unter Umständen genau Entgegengesetztes, zum Beispiel ›Hygienisch-Keimfreies‹, ›Freundlich-helfen-Wollendes‹ usw. darin ›west‹« (CONRAD 2002, S. 111). Und: »Im Lichte der Apophänie entbindet offensichtlich der Kittel diese Wahngewissheit beim Kranken, als enthielte das Ding ›weißer Kittel‹ geheimnisvolle Wesenheiten des Barbierhaften, d. h. mit scharfen Messern Hantierens, zugleich des Schlachthofmäßigen, mit Blut Spritzens und Bespritztwerdens, zugleich auch wieder chirurgischen Aufgeschnittenwerdens, kurz des Schlachtens und Geschlachtetwerdens« (ebd., S. 110).

Paul Matussek beschränkt sich nicht darauf, die Wahnwahrnehmung einfach als eine unter mehreren Formen psychotischer Bedeutungserlebnisse unter den Begriff des »abnormen Bedeutungsbewußtseins« (Jaspers) zu rubrizieren (MATUSSEK 1952, S. 288), wo eben »ohne Anlaß« eine »abnorme Beziehung zwischen dem Wahrnehmungsinhalt und dessen Bedeutung gesetzt [wird]« (MÜLLER-SUUR 1950, S. 44; siehe auch TÖLLE 2008, S. 17). Seine Frage nach dem »erworbenen« Bedeutungsgehalt adressiert die Frage nach dem »Anlass« in der Vergangenheit (zum Beispiel traumatische Erfahrungen); auch spricht er Menschen mit einer schizophrenen Psychose einen besonderen Sinn für

Wesenseigenschaften zu, welche die Betroffenen zu bedrängen beginnen – und dies bereits vor dem akuten Wahn, vor der Wahnwahrnehmung.
Im Prodrom lädt sich das gesamte Wahrnehmungsfeld mit Bedeutsamkeit auf. Alles ist irgendwie anders, es geht etwas Bedeutsames vor sich, ohne dass man seine Bedeutung ermessen oder gar benennen könnte. Wir haben gesehen, dass ein solches diffus bleibendes abnormes Bedeutungserlebnis für das Trema charakteristisch ist. In einer primären Wahnwahrnehmung als Form der Apophänie konkretisiert sich dies schlagartig, wie man am folgenden Fallbeispiel erkennen kann, das im Anschluss theoretisch weiter vertieft werden soll.

Ein Krankheits-Bild

Ein 21-jähriger Schweißer, Arbeiter bei einem großen Automobilkonzern, der zum ersten Mal die Praxis eines Nervenarztes aufsuchte, sah auf dem Weg dorthin im Hof einer Rahmenwerkstatt ein Bild. Er betrachtete es und wusste: Es ist gemacht, um ihn darin erkennen zu lassen, dass er seelisch krank sei. Dieses sonderbare Krankheits-Bild, wenn man so will, soll dem Patienten zufolge der »Seelenprognose« dienen – so weit die wahnhafte Einbildung bei dieser Wahnwahrnehmung.
»Er aber habe sofort gewußt, daß es das Bild einer kranken Seele sei, hingehängt, damit einer, der krank ist, auch überzeugt werde, *daß* er es sei« (Blankenburg 1965, S. 287). Blankenburg bringt das Besondere dieses Falls auf den Punkt: Das »Dialektische besteht eben darin, daß die abnorme Bedeutung dieses Bedeutungsbewußtseins ihre eigene Abnormität zum Inhalt hat« (ebd., S. 291).
Von diesem Bild verstört in der Praxis angekommen, ist es der Blick eines anderen Patienten, der ihn das Wartezimmer fluchtartig wieder verlassen lässt. Ein Gemälde war es, »das ihn vom ersten Augenblick an gefangen nahm, ihn in seinen Bannkreis zog und fortan nicht mehr losließ« (ebd., S. 287). Was ist das Besondere an der Wahrnehmung dieses Objekts? Es ist nicht einfach so, dass der Mann das Bild ansieht und im Bild erblickt, dass seine eigene seelische Zerrüttung in diesem Bildnis sichtbar wird. »Was wir sehen, blickt uns an«, wie Georges Didi-Hubermans (1999) bezeichnender Buchtitel lautet. Das Bild blickt also den Betrachter an, weil im Blick »der Blickende von vornherein zum Angeblickten geworden ist« (Blankenburg 1965, S. 290). Nicht zufällig ist es der als musternd erlebte *Blick* des anderen Kranken im Wartezimmer des Nervenarztes, der den jungen Mann in die Flucht treibt.
Was hat es nun mit diesem Bild auf sich, was ist sein Sujet? Besonders »hymnisch« widmete sich der Mann in seinen wiederholten Schilderungen des Gemäldes einem gewissen Blau, dessen Schimmer und der

Unendlichkeit, die sich darin vermittele. Von diesem Blauton, das den Bildhintergrund bestimmte, war der junge Mann fasziniert, aber ebenso bedrängt, sodass er sich nicht davon lösen konnte. Gegen dieses Blau, diese Bläue, diese Blauheit wirke die Welt um ihn nur schal; umso mehr zeigt er sich vom Bild selbst gefangen, was »prinzipiell jeden Versuch einer Lösung oder Befreiung als sinnlos erscheinen lassen mußte« (Blankenburg 1965, S. 287). Diese Bläue hat sich ihm eingebläut, wenn man so will.

Die Bläue im Hintergrund des Bildes, die Art, *wie* es gemalt war, das galt dem jungen Mann wichtiger als das, *was* gemalt war. Das, was man üblicherweise das »Motiv« des Bildes nennt, war immerhin ein verführerisches Wesen. Deshalb mag »auch in psychodynamischer Sicht die Annahme einer Verschiebung der affektiven Besetzung naheliegen« (ebd., S. 288), Verschiebung vom zwiespältigen Reiz des Weiblichen zur unverfänglicheren Bläue des Farbtons.

Und das Sujet? Es handelte sich um eine Szene, die auf Hawaii spielen könnte: ein dunkelhäutiges Mädchen mit einer Blume, von Dienern umgeben, irgendwie eine »Auserwählte« in einer moralisch zwielichtigen Atmosphäre. Der Patient sagte zwar, die Szene übe irgendwie etwas sexuell Verführerisches aus, aber so ganz anders als in Zeitungen, die unter dem Ladentisch vertrieben würden. Indem der Patient »›naturell‹ an das Bild gebunden sei, könne er nicht zu Mädchen finden« (Blankenburg 1965, S. 288). Gefesselt von der Frau im Bild, das er als Spiegel seiner kranken Seele erlebt, ist er für weibliche Wesen aus Fleisch und Blut künftig verloren, wie für die ihm schal gewordene Welt. Blankenburg beschreibt die Atmosphäre, die der Patient von der Wirkung des Bildes vermittelte, als zugleich sirenenhaft-verführerisch wie übersinnlich-numinos. Dem Psychiater vermittelte sich in der Schilderung etwas von der »sinnenfreudige[n] Übersinnlichkeit mancher Mystiker« (ebd.). |

Mit der Art, wie das Gemälde »›betont unauffällig‹ zwischen anderen Bildern« (ebd., S. 287) hänge, habe das Bild seine Aufmerksamkeit auf sich gezogen. Paradox genug »begegnet auch hier die Auffälligkeit des Unauffälligen als ein erstes wichtiges Signum jener ›Entharmlosung‹ der Welt, als welche die schizophrene Weltverwandlung sich in erster Annäherung darstellt. Die Dinge scheinen aus ihren alltäglichen Verweisungsbezügen herausgelöst, sinnentleert oder mit neuen, fremden Bedeutungen überladen, denen sich der Kranke ausgeliefert fühlt« (ebd., S. 288).

Im Zusammenhang unserer Frage nach dem Verhältnis von Wahrnehmung und Wahn bietet sich diese Fallvignette an, theoretisch weiter ausgeleuchtet zu werden im Hinblick auf: die Bedeutung der Paradoxie (Racamier), das Eindringlich-Invasive der Sinnesreize (Bion), das Rahmengebende des Phantasmas (Lacan) sowie das Bild als Schema der Einbildungskraft, in dem Sinnlichkeit und Verstand verbunden sind (I. Kant).

Paradoxie

Unserem Verstand bietet die dargestellte Krankengeschichte einige paradoxe Momente, die von Wolfgang Blankenburg auch herausgearbeitet werden:

- die eigene Abnormität als Gegenstand abnormen Bedeutungsbewusstseins,
- die sinnenfreudige Übersinnlichkeit,
- die Auffälligkeit des Unauffälligen.

Der französische Psychiater und Psychoanalytiker Paul-Claude Racamier hat in seinem Buch *Die Schizophrenen* paradoxale Strukturen herausgearbeitet, die ihm zufolge das psychische Leben in der Schizophrenie bestimmen. Die maligne Form der Paradoxie bewirke, dass die Psyche mit sich, mit ihrem Ich und der Objektwelt in einem Widerstreit befangen ist, was »vernichtend« sein kann (Racamier 1982, S. 127).

In seinen analytischen Psychosentherapien stieß Racamier auf die zentrale Paradoxie, »daß Subjekt, Objekt und Relation zwischen diesen nur sind, indem sie nicht sind« (ebd., S. 19). »Wenn es sie gibt, dann nur, indem es sie nicht gibt; wenn es sie nicht gibt, dann gibt es sie« (S. 128). Etwas von dieser zentralen Paradoxie kann man in der initialen Wahnwahrnehmung des jungen Schweißers aus dem Fallbeispiel erkennen: Man könnte sagen, dass das Bild so etwas ist wie ein objektales Paradox, das den Betrachter in einer »Zwickmühle« (S. 9) gefangen nimmt, angefangen damit, dass es so auffällig-unauffällig zwischen anderen Bildern im Hof hängt. Gestaltpsychologen würden wohl das Verhältnis von Figur und Hintergrund auffällig finden. Der Patient ist vom Mal-Grund, einem unendlichen Blau, so benommen, dass das reizende Motiv fast als Nebensache erscheint. Was auch immer diesen Patienten in der Psychose hinanzieht, Figur oder Grund: Etwas von der Frau mit ihrer verführerischen Figur – vielleicht macht aber auch die Schar dienender Männer einen gewissen Eindruck – zieht ihn in jenen Bann, der eine gelebte intime Beziehung für ihn künftig ausschließt. Hier demonstriert sich das, was Racamier die »Kunst der Beziehung in der Nichtbeziehung und der Nichtbeziehung in der Beziehung« nennt (S. 116).

Wolfgang Blankenburg schreibt über die hymnisch-feierliche, fasziniert-gebannte, den Sexus ent-haltende »übersinnliche Sinnlichkeit« in der Art, wie der Kranke das Bild beschreibt, das zu seinem paradoxen Krankheits-Bild wird: Die »Paradoxie wird für den Patienten zu einem Objekt der Lust, zu seinem einzige Lustobjekt«, weil er die Paradoxie selbst erotisiert (S. 128, siehe auch S. 19, 40) und damit an Affektivität einbüsst.

Das Bild gemalt von einer kranken Seele, damit die Seele des Kranken sich darin selbst erkenne: Hier findet eine Verkehrung von dem, was das Bild als Rahmen beinhaltet, und seinem Inhalt statt, ein paradoxes »Umfüllen« [französisch *transvasement*] (S. 132) von Inhalt und Beinhaltendem bzw. Beinhaltendem und Inhalt, aber ineins eine Verkehrung von Betrachter und Betrachtetem. Dies Bild als »schizophrenes Objekt« ist zugleich »Beinhaltendes wie Inhalt« (S. 39), es ist »ein elastisches Objekt, es ist weder draußen noch drinnen, noch draußen und drinnen, sondern drinnen/draußen und draußen/drinnen: es ist ein umgestülptes auto-erotisches Objekt, so wie auch das schizophrene Denken elastisch und umgestülpt ist« (S. 10).

Das Blau im Bild bläut dem Schweißer in einer »Art Sinnesorgasmus« (S. 57, siehe auch S. 11) ein, dass die Welt, in der er lebt, sich dagegen grau, matt, praktisch monochrom ausnimmt. Das verführerische Wesen im Bild macht ihm alle Menschenwesen madig.

Von diesem Bild als Verkörperung von Intensität geht ein Sog aus: Für »den Psychotiker besteht die Gefahr darin, vom Objekt angesogen, in das Objekt hineingesogen und völlig von ihm verschlungen zu werden [...] das Objekt ist allein deshalb Feind, weil es besetzt ist«, das Objekt wird gehasst, weil es geliebt wird (S. 79).

Wie kommt es zum Fahlwerden der Welt im Angesicht des Krankheits-Bildes? Vielleicht überkam diesen Patienten am Beginn der Psychose eine Ahnung von der drohenden Veränderung seiner Affektivität, die er irgendwie als im Schwinden begriffen erlebte, was er als Farbloswerden in die Welt projizierte und in deren Folge er all sein bisheriges soziales Inter-esse, alle Libido im Bild gefangen und aufgehoben sah. In dieser Zwickmühle »Bild oder Leben?« gefangen, hat der junge Mann eine tragische Wahl getroffen: durch Suizid aus dieser Welt zu scheiden.

Racamiers Buch eröffnet eine therapeutische Option, einen möglichen Weg aus dieser Zwickmühle. Er führt aus, wie es in der Behandlung um das Aushalten der paradoxalen und entleerenden Übertragung geht, um ein Durcharbeiten der Paradoxien, um dann auf neurotischem Niveau die Auseinandersetzung mit Ambivalenz und Konflikthaftigkeit möglich zu machen.

Invasion der Sinne

Typisch für Psychosen ist die Reizoffenheit. Wegen des Fehlens hinreichenden Reizschutzes ist man in einer psychotischen Krise viel sensibler den Sinnen ausgesetzt, sodass jede Empfindung wie ein Pfeil wirken kann (Racamier 1982, S. 82).

Obwohl Blankenburgs Patient aufgrund seiner Tätigkeit als Schweißer viel Erfahrung mit Blautönen grellster Art haben dürfte, geht das »Bombardement von Stimuli« (Symington, zitiert nach Ertl u. a. 2002, S. 85) vom Farbton eines Bildes aus, es bläut sich ihm das gesehene Blau ein und hinterlässt in der Wahnwahrnehmung bleibende Spuren, pflanzt eine Sehnsucht nach dem Unendlichen ein.

Der britische Psychoanalytiker Wilfred R. Bion (1897–1979) hat sich in der Behandlung von Psychotikern therapeutisch und theoretisch mit diesen Attacken auf der Ebene der Wahrnehmung und des Denkens auseinandergesetzt. Die Psyche ist von Anbeginn an massiven Reizen aus der Außenwelt (»rohe« Sinneseindrücke der Wahrnehmung) wie aus dem Inneren (Triebspannungen, Fantasien) ausgesetzt. Bion spricht hier von »Beta-Elementen«, deren Intensität eine Sprengkraft zukommt, wenn sie nicht durch jemanden, der die mütterlich-haltende Funktion wahrnimmt, gleichsam vorverdaut, verstanden und entgiftet werden. Durch das intuitive, verständnisvolle Aufnehmen dessen, was mit dem Säugling geschieht (Alpha-Funktion der Mutter, des Vaters oder anderer), werden Beta-Elemente in Alpha-Elemente verwandelt und dem Säugling in einer Weise, die von Verständnis zeugt, zurückgegeben.

Normalerweise übernimmt die kindliche Psyche im Laufe der frühen Entwicklung diese Verarbeitung der Sinneselemente und der anderen Beta-Elemente. Wenn das Kleinkind Triebspannungen und Widerfahrnisse auszuhalten vermag (Frustrationstoleranz), zu symbolisieren beginnt und versprachlichen kann, dann hat sich die Alpha-Funktion etabliert. In der Psychose versagt diese Alpha-Funktion, sodass man von Fragmenten der Sinneserfahrung überflutet, von Beta-Elementen traktiert wird. Bei einer Wahnwahrnehmung wird ein Objekt der Wahrnehmung dergestalt erfasst, dass man von ihm selbst erfasst wird.

Man könnte diesen Vorgang mit Bion so beschreiben: In unserem Beispiel oben wird das Bild, das im Hof der Werkstatt hängt, zufällig aufgenommen, aufgeschnappt. Es wird aber in seiner auffälligen Unauffälligkeit, wie es da so steht, wieder ausgestoßen in einen Zwischenraum, in dem es zur obsessiven Beschäftigung mit dem Bild in der Erinnerung kommt. Dies Bild ist das, was Bion ein »bizarres Objekt« nennt, gemacht aus projizierten Beta-Elementen, welches die Psyche nicht mehr loslässt. »Diese ausgeschiedenen

Fragmente führen [...] ein unabhängiges und vom ausscheidenden Subjekt auch nicht mehr kontrollierbares Eigenleben« (SCHUSTER u.a. 2002, S. 87; siehe auch SCHUSTER 2013, S. 98–101). Das, was Racamier das umgestülpte schizophrene Objekt nennt, ist nichts anderes als das bizarre Objekt Bions. Dieses besteht Schuster und Kolleginnen (2002) zufolge aus:

- Teilen des Objekts (Es ist das Bild einer kranken Seele ...) sowie
- Teilen der Persönlichkeit (... gemacht, um eine andere kranke Seele wissen zu lassen, dass sie krank ist).

Die Wahnbildung weitet sich aus, wenn immer mehr Fragmente und Objekte den Status »bizarrer Objekte« erhalten und miteinander in wahnhafte Verbindung gebracht werden. So »bekommt die daraus resultierende Erfahrung (durch die Beimengung von Fragmenten der ursprünglichen Urteilsfunktion zu den bizarren Objekten) den Charakter einer wahnhaften Gewißheit, der ›Beziehungssetzung ohne Anlaß‹ (Gruhle ...)« (SCHUSTER u.a. 2002, S. 88).

In der Psychose werden die normalen Verbindungen des Denkens und die affektiven Verbindungen in den »attacks on linking« angegriffen (was sich klinisch in Konzentrations-, Denk- und Auffassungsstörungen manifestieren kann). An die Stelle der normalen Denkverbindungen treten wahnhafte Vernetzungen zwischen bizarren Objekten, Wahneinfällen und anderen Beta-Elementen. Angegriffen werden in diesen »attacks on linking« aber nicht allein intrapsychische Verbindungen, sondern auch interpersonelle Bindungen (RACAMIER 1982, S. 70). In unserem Beispiel: Gefangen vom bizarren Bild der Frau ist dem Patienten eine Beziehung zu einer Frau unmöglich gemacht.

Der Rahmen des Phantasmas

Im Fallbeispiel geht das verführerisch Anrüchige im Sujet des Bildes eine Verbindung mit dem Enthaltsamen ein: Es geht um das Paradox übersinnlicher Sinnlichkeit. Die Frau im Kreis ihrer Diener erscheint dem Patienten zwar als potenzielles Objekt des Begehrens und als Objekt des Begehrens der anderen. Aber der Schweißer kann sich nicht mehr vorstellen, einer Frau näher zu kommen, weil sein Begehren nicht vom Phantasma gestützt wird. Mit dem obsessiven »Bild von Frau« im Kopf kann er sich nicht ausmalen, wie er einer Frau näher kommen oder gar intim beiwohnen soll. Unfähig, sich von der dunklen Haut der fremdländischen Frau und vom Blau der Leinwand zu lösen, scheidet er aus der Welt.

Normalerweise ist unsere Beziehung zur Welt, die Wahrnehmung der Objekte und das Verhältnis zu anderen durch das strukturiert, was der französische Psychoanalytiker Jacques Lacan den »Rahmen des Phantasmas« genannt hat. Mit Lacan wäre anzunehmen, dass bei dem Patienten eben dieser Rahmen aus dem Leim geraten ist, just als er am Hof der Rahmenwerkstatt vorbeiging und ihm das eine Bild so auffiel.

Das Phantasma bringt Lacan auf die Formel »$◊*a*«. Die Punze [◊], die bereits die Gestalt eines Rahmens hat, verbindet das Subjekt [$] mit dem Objekt [*a*]. Die Formel $◊*a* symbolisiert, dass das Subjekt dem Objekt des Begehrens verbunden ist. Auf der einen Seite der Formel steht das $ubjekt des Unbewussten (das Es im Sinne Freuds, von dem man sagen kann: Es, das Unbewusste, denkt). Auf der anderen Seite steht das Objekt *a*. Das kann etwas sein, was einem ins Auge fällt, einem auffällt – ein Objekt der Wahrnehmung. In diesem Sinne verbindet die Formel des Phantasmas Symbolisches und Imaginäres bzw. Denken und Wahrnehmen, wie man mit Immanuel Kant sagen würde. Wir werden im Anschluss sehen, dass die vermittelnde Funktion des Phantasmas analog der Rolle der Einbildungskraft bei Kant ist, die Sinnlichkeit und Verstand vermittelt (Gondek 1990, S. 300–306; Schödlbauer 2000, S. 144 ff.).

Die Raute ◊ verbindet $ und *a*, aber zugleich unterbindet sie, dass beide – $ubjekt und Objekt – zusammenfallen. Das Zeichen der Raute setzt sich Lacan zufolge zusammen aus Disjunktion, Konjunktion, Ein- und Ausschließung, den logischen Operatoren [∧] oder [∨] und den Ungleichzeichen »kleiner als« [<] und »größer als« [>].

Lacan schreibt zum Phantasma, das im Symbolischen artikulierte Subjekt trage »das Realitätsfeld; und dieses selber erhält sich nur durch die Aussonderung des Objekts *a*, das ihm gleichwohl seinen Rahmen [eine Art ◊] gibt« (Lacan 1986a, S. 87, Anmerkung). Das Realitätsfeld, die Welt, wie sie sich uns darbietet, ist an das gebunden, was Lacan den »Schirm des Phantasmas« nennt. Das »normal« strukturierte Menschenwesen [$] hat über das Phantasma vermittelt Anteil an dem, was Lacan im Unterschied zur Realität, die im Realitätsfeld erscheint, das »Reale« als potenziell traumatischen Limes von Erfahrung nennt. Der Schirm des Phantasmas schirmt uns vom Realen ab, nicht ohne zuweilen eine Ahnung von diesem traumatischen Kern zu geben.

In unserem klinischen Beispiel schützt das Phantasma aber nicht vor diesem traumatisierenden Realen, sondern das Reale springt dem Mann aus dem Rahmen [◊] entgegen und wird Objekt der Wahrnehmung (diese gewisse Bläue), die sogleich zur Wahnwahrnehmung wird. Vielleicht könnte man von dem Gemälde sagen, es ist »reine, schematische Form des Phantasmas« (Lacan 2010, S. 98) – so etwas wie das Phantasma des Phantasmas.

Anstelle des »Realitätsfeldes« des (Normal-)Neurotiker treten in der Psychose Elemente halluzinativer Art und Wahngebilde. In Lacans Schema zur psychischen Topik der Psychose (Schema I) im Unterschied zum Normalschema (Schema R) ist das Subjekt aus dem Rahmen des Phantasmas gefallen: Sein Symbol $ fehlt im Schema I (LACAN 1986a, S. 104; siehe auch S. 86).

Für die Wahnwahrnehmung gilt gleichermaßen, was Sigmund Freud allgemein über den Wahn gesagt hat: »daß der Wahn wie ein aufgesetzter Fleck dort gefunden wird, wo ursprünglich ein Einriß in der Beziehung des Ichs zur Außenwelt entstanden war« (FREUD 1940d, S. 389). Diesen Flicken, dieser Fleck, liefert nach Lacan die psychotische Version des Phantasmas, hier in der Form einer Wahnwahrnehmung: »Gehen wir von der Idee aus, daß ein Loch, eine Spalte, eine Bruchstelle in der Struktur der Außenwelt sich durch den Flicken des psychotischen Phantasmas ausgefüllt findet« (LACAN 1997, S. 56f.). Das psychotische Phantasma wird auf das Bild projiziert, aus dem das Subjekt sich in seiner schizophrenen Auflösung, Zersplitterung erkannt sieht. Das Besondere in dem Fallbeispiel ist, dass in der Rezeption des Bildes gerade der »Einriß« der Beziehung des Subjekts zur Welt als so verstörend erlebt wird. Weniger plötzlich als in dieser Fallgeschichte, aber nicht weniger dramatisch wird das am Beginn schizophrener Krisen beschrieben als *Verlust der natürlichen Selbstverständlichkeit* (BLANKENBURG 1971).

Wie aber kommt es in der Psychose zu einem solchen »Einriss« in der Beziehung zur Welt? An dieser Stelle nur so viel: In der strukturalen Psychoanalyse Lacans wird das Subjekt als Effekt der symbolischen Ordnung, des sprachlich formierten, kulturellen Systems aufgefasst. Das $ubjekt findet in der Struktur und Bewegung der Sprache »statt«, es artikuliert sich im Material des Sprechens und Denkens, den Signifikanten (S_1, S_2 ... S_n). Dieser inneren Struktur, formiert von der sprachlich-kulturellen Ordnung, entbehrt der Psychotiker infolge dessen, was Lacan die »Verwerfung« des großen Anderen nennt.

Im Unterschied zum Phantasma des Normal-Neurotikers ist die Begegnung mit dem Realen in der Psychose unvermittelt und verstört in einem Maße, dass das Subjekt seiner Struktur verlustig geht – wobei sich Halluzination und Wahn als psychotische Modi verstehen lassen, um wieder An-halt im Außen und Ordnung im Wahn zu (er)finden.

Das Bild als Schema der Einbildungskraft

So wie nach Kants *Kritik der reinen Vernunft* die beiden »Stämme der Erkenntnis« Sinnlichkeit (Wahrnehmung) und Verstand in der Einbildungskraft als deren »Wurzel« verbunden sind, gründen die beiden Stämme der (V-)Erkenntnis – Halluzination und Wahn – in der Wahn-Nehmung.
Wie das Wort »Einbildungskraft« schon vermuten lässt, hat sie neben ihrer »reinen« transzendentalen Bedeutung in Immanuel Kants *Kritik der reinen Vernunft*, in der die Grenzen der kognitiven Erkenntnis abgesteckt werden, etwas ihr inhärentes »Abseitiges«. Dieses tut man gerne leichtfertig ab, wenn man von einer »reinen Einbildung« spricht und damit halluzinative und wahnhafte Erfahrungen meint. Dazu schreibt Kant:
»Die Einbildungskraft, sofern sie auch unwillkürlich Einbildungen hervorbringt, heißt Phantasie. Der, welche diese für (innere oder äußere) Erfahrungen zu halten gewohnt ist, ist ein Phantast« (I. Kant 1922, S. 66). Die Produkte, die »bloße Wirkung der Einbildungskraft« sind, kann man »in Träumen sowohl als im Wahnsinn« betrachten (I. Kant 1976, S. 276). Diese (Ab-)Seite der »*transzendentale[n] Synthesis der Einbildungskraft*«, die bei Kant Anschauungsform und Verstandeskategorien miteinander verbindet, klingt aber schon an, wenn die reine *Einbildungskraft* bezeichnet wird als ein »Vermögen, einen Gegenstand auch ohne dessen Gegenwart in der Anschauung vorzustellen« (ebd., S. 166), oder, in Heideggers Worten, als »Vermögen der *spontanen* Bildgebung – exhibitio originaria« (Heidegger 1977, S. 419).
Einige Autoren möchten diese quasi halluzinative Dimension als Produkt der empirischen Einbildungskraft verstehen, die Kant in seiner *Anthropologie in pragmatischer Hinsicht* behandelt und von der rein-transzendentalen Einbildungskraft unterscheidet. Hier ist nicht der Ort, um nachzuweisen, dass auch der reinen Einbildungskraft bei Kant eine halluzinative Seite eignet (siehe Schödlbauer 2000, S. 151 ff.). Wenn es heißt, man könne die Einbildungskraft »[nicht] unverdeckt vor Augen legen« (I. Kant 1976, S. 200), so scheint es, als drohe man von der Einbildungskraft und ihren Bildern geblendet zu werden, sofern man nicht durch einen Schirm, eine Art kritischer »Sonnenbrille«, davor geschützt ist. Martin Heidegger meint zu dem Eindruck, den die Einbildungskraft in ihrer »Freizügigkeit« ausübt: »Kant sieht hier in der Tat in einen Abgrund, aber nur, um den Blick sofort zurückzuziehen« (Heidegger 1976, S. 378).
Dieser Abgrund zeigt sich aufseiten der Wahn-Nehmung als halluzinative Dimension, beim Verstand in der wahnhaften Suche nach (Ab-)Gründen der veränderten Erfahrung. Kant sieht die wesentliche Funktion des Denkens in der »Synthesis«; diese Synthesis, dieses Verbinden des Mannigfaltigen,

leistet beim »Para-noeîn«, verstanden als Da/Neben/Erkenntnis, wie wir sehen werden, der Wahn. Wenn Blankenburg den Wahn als »stereotypen Schematismus der Erfahrung (Verformung der Rezeptivität anstelle der geforderten Spontaneität)« (Blankenburg 1987, S. 86) bezeichnet, ist der Bezug auf die Terminologie Kants deutlich.

Die »Sinnlichkeit« und der »Verstand« wurzeln nach Kant in der Einbildungskraft. In der Wahn-Nehmung gehen Wahrnehmung und wähnendes Denken eine innige Verbindung ein, und zwar im paranoid-halluzinatorischen Syndrom genauso wie bei Wahnbildungen, die von »normalen« Wahrnehmungen ihren Ausgang nehmen. Bei Letzteren kann es sich um eine Beziehungsidee handeln (Die lachen über mich), einen Beziehungswahn (Passanten lassen mich durch ihre Mienen und Gesten oder die Farbe ihrer Kleidung wissen, wie ich mich verhalten muss, damit mir endlich meine wahre Mission mitgeteilt wird) oder um die Wahnwahrnehmung, die ich hier paradigmatisch gewählt habe.

Was lässt sich von Kants Philosophie aus zu dem Fall des Schweißers sagen? Dieses gewisse Blau, das den Patienten in die Idee von Unendlichkeit stößt, ist das psychotische Pendant von dem, was Kants *Kritik der Urteilskraft* »bildliche Schematisierung der Idee« nennt. Für Kant ist ein solches Bild eine Sache der Unmöglichkeit, jedenfalls wenn man ein Abbild, ein bildliches Äquivalent der Idee erwartet. Was sagt Kant damit über die Einbildungskraft? Er spricht von der »zweckmäßigen Unzweckmäßigkeit« der »phantasia«. In dieser paradoxen Wendung liegt genau der springende Punkt: »Das Gefühl der Unerreichbarkeit der Idee durch die Einbildungskraft ist selbst eine Darstellung« (I. Kant 1974, S. 193). Der Einbildungskraft fehlt es an der Möglichkeit, Unendlichkeit wirklich sehen zu lassen, ein Bild, eine Anschauung davon zu geben. In eben diesem Scheitern aber gibt sie eine Ahnung von der Unendlichkeit als etwas, was all unser Vermögen der Darstellung, Vorstellung, des Fassenkönnens übersteigt. »Das Überschwengliche für die Einbildungskraft [...] ist gleichsam ein Abgrund, worin sie sich selbst zu verlieren fürchtet« (ebd., S. 181).

Wie kommt es aber, dass der erwähnte Schweißer in eben diesen Abgrund, in den Rahmen des Bildes, gestürzt ist? Der Patient hängt im Bild primär nicht an den Lippen des freizügig wirkenden Mädchens, sondern an einer Farbe im Hinter-Grund, der etwas Abgründiges, Unendliches bekommt. Sicher, auch für uns kann Blau ein »Bild« der Unendlichkeit sein – das Blau des wolkenlosen Himmels über uns, das ganz andere Blau der unendlich wirkenden hohen See. Darin liegt der Versuch einer Schematisierung des Unendlichen. Kant sagt aber, dass sich Ideen nicht in »Schemate«, sondern in »Symbole[n]«, in »indirekte[n] Darstellungen« (ebd., S. 295 f.) zeigen lassen, man denke an das Symbol ∞. In einer Vorstellung und in einem Bild lässt sich ein Begriff, eine Idee, nur »verzeichnen« (I. Kant 1976, S. 200), das heißt vor-zeichnen, allerdings verfehlt diese Vorzeichnung das, was nicht einmal der Verstand fassen kann.

Im Unterschied zu einer Schematisierung in Form einer indirekten Darstellung sehen wir im Fallbeispiel, wie dem Patienten die Idee der Unendlichkeit unmittelbar aus dem Blau ein-leuchtet. Das kann einen um den Verstand bringen: Im Blau begegnet das traumatisierende Reale.

In den Reihen der anthropologischen Psychiater sind es Harald Feldmann und Michael Schmidt-Degenhard, die in ihren Arbeiten die philosophisch-medizinische Tradierung der Idee der »Krankheit der Einbildungskraft« (Haindorf, zitiert nach Schmidt-Degenhard 1995, S. 352; siehe auch Feldmann 1966, S. 20) aufgenommen, historisch verfolgt und fortgeführt haben. Historisch wird auf die »poietische«, quasi »künstlerische« Seite jener Symptome abgehoben, die nicht zufällig bis heute als »produktive« Symptome gelten: Halluzination und Wahn. Schon in dem ersten deutschsprachigen Lehrbuch der Psychiatrie heißt es: Wir »vernehmen daher oft bei Wahnsinnigen Delirien, die wirklich im Einzelnen poetisch und philosophisch sind« (Haindorf, zitiert nach Schmidt-Degenhard 1995, S. 352).

Michael Schmidt-Degenhard spricht von den »fiktiven Erlebniswelten wähnender Menschen«, die er »unter dem Gesichtspunkt einer Phänomenologie der Einbildungskraft betrachtet« (ebd., S. 350; siehe Schmidt-Degenhard 2000, S. 124). Wenn dabei Wahn und Halluzination als »imaginative Matrix des Seelischen« (Schmidt-Degenhard 1995, S. 350) bezeichnet werden und der »gemeinsame Ursprung beider Erlebnisweisen in der *imaginativen Matrix*« (Schmidt-Degenhard 2000, S. 128) gefunden wird, geht es auch hier um den Status der Einbildungskraft als Mittler zwischen Sinnlichkeit und Verstand, Halluzination und Wahn. Analog zur Wahrnehmungsgewissheit kann man von einer Wahnnehmungsgewissheit sprechen, die der gewähnten »Erlebniswirklichkeit« einen »Evidenzcharakter« leiht (Feldmann/Schmidt-Degenhard 1997, S. 226).

Wenn es die je schon »halluzinative« Einbildungskraft ist, die uns Wirklichkeit ein-bildet, liegt darin ein potenziell ver-rückendes Moment beschlossen. Schmidt-Degenhard geht so weit, dass er vorschlägt, »die tradierte Annahme der Subordination von Realität und Fiktion durch die einer *Verschränkung* dieser beiden Seinsbereiche in der Genealogie des Wirklichkeitserlebens zu ersetzen. Die daraus resultierende *Realitätsträchtigkeit des Irrealen* ist nun sehr wohl geeignet, die scheinbare Sicherheit und fraglos vorausgesetzte Kontinuität unserer Alltagserfahrung in Grenzsituationen in Frage zu stellen, in denen die *Wirklichkeit des Imaginären* aufscheint« (Schmidt-Degenhard 1995, S. 351).

Taktile Halluzinose oder Dermatozoenwahn?

Sinnlichkeit oder Verstand, Halluzination oder Wahn: Wie umstritten die Frage nach dem Primat ist, welches der veränderten Perzeption oder dem wähnenden Verstand zuerkannt wird, sieht man bei einer Erkrankung, die sogar zwei Namen hat: Die einen sprechen bei dem Krankheitsbild von einer taktilen Halluzinose, andere von Dermatozoenwahn, was sich in der ICD-10 bezeichnenderweise in zwei ganz unterschiedlichen Kapiteln findet, einmal unter den organischen psychischen Störungen und dann unter Psychosen:

- F 06.0 Anhaltende organische Halluzinose,
- F 22 Anhaltende Wahnhafte Störung.

Beim Dermatozoenwahn handelt sich um die anhaltende unkorrigierbare subjektive Gewissheit:

- dass sich Parasiten oder andere kleine Tierchen (Insekten, Läuse, Würmer, Milben etc.)
- auf, in oder unter der Haut bewegen, und dies
- ohne entsprechenden parasitologischen bzw. dermatologischen Befund.

Bei diesem Beschwerdebild stellt sich in ausgezeichneter Weise die Frage nach dem Verhältnis von Wahnbildung und Wahrnehmung. Was die Seite der Wahrnehmung angeht, betrifft es besonders die Leibesgefühle, die Sensibilität der Haut bis zu Missempfindungen im Körperinneren. Die Tierchen können aber auch durch andere Sinne wahrgenommen werden.

Über hundert Jahre nach der Erstbeschreibung des Syndroms sind sowohl seine klinische Zuordnung als auch das Verständnis und die indizierte Behandlung umstritten. Handelt es sich um eine taktile Halluzinose, wie Bers und Conrad meinten (auch in der ICD-10 wird von einer organischen Ursache ausgegangen), oder um einen primären Wahn, der zumindest psychoreaktive Anteile hat? Ist eine Sinnestäuschung zum Beispiel in Form einer taktilen Halluzination primär oder fängt das Krankheitsgeschehen schon mit dem Gedanken an, von Kleinstlebewesen befallen zu sein?

Man wünscht sich hier mehr Aufschluss durch empirische Untersuchungen. Für einen Beginn mit taktilen Missempfindungen scheint eine retrospektive Befragung von Michael Musalek (1991) zu sprechen: 81 Prozent aller Patientinnen und Patienten, welche die Parasiten auf der Haut spürten, gaben an, dass diese Empfindungen auftraten, bevor sie vom parasitären Befall überzeugt waren. Die Kranken trauen also nur den eigenen Sinnen – so scheint es. Aber es ist Skepsis gegenüber solchen retrospektiven Daten angebracht: Der Verweis auf eine Sinneserfahrung als gleichsam »empiristischer« Beleg könnte dem Wunsch geschuldet sein, Glaubwürdigkeit beim Gegenüber zu finden, könnte also nichts anderes sein als ein Artefakt der Befragung. »Ich spüre es doch!«, sagen viele. Letztlich kann ein Außenstehender niemandem absprechen, was dieser *spürt*. Wir stecken nicht in seiner Haut. 19 Prozent in der genannten Studie gaben an, dass mit den Parästhesien zugleich das Wissen um den Befall verbunden war.

Roland W. Freudenmann dagegen geht davon aus, dass der Gedanke des Befalls am Beginn des Dermatozoenwahns steht: »Die eingebildete Infektion führt subjektiv zu taktilen Missempfindungen wie Juckreiz und Kribbeln, was die Betroffenen kausal mit Parasiten in Zusammenhang bringen und bisweilen als Krabbeln der Tiere erleben« (Freudenmann 2002, S. 532). Gerd Huber gibt zu bedenken, dass man taktiles Erleben und Wahn bei diesem Syndrom gar nicht trennen könne, dass »der ›Ungezieferwahn‹ im Primärerlebnis selbst schon enthalten« (Huber 1964, S. 456) und die Trennung von Sinnesempfindungen und wahnhaft-deutendem Prozess bei diesem einheitlichen Phänomen künstlich sei. So sehr ich eine solche »ganzheitliche« Betrachtung des Geschehens teile, sie darf kein Faulbett für das Denken sein, denn mit ihr erübrigt sich nicht eine genaue Anamnese.

Für die Behandlung kann es wichtig sein zu ermitteln, was zuerst da war. Zweifelsohne gibt es organische Halluzinosen, bei denen der Wunsch nach Erklärung der Irritationen jemanden auf den Gedanken bringen kann, Träger von Parasiten zu sein. Dann läge ein sekundärer Dermatozoenwahn vor. Klingen organisch bedingte Missempfindungen durch entsprechende Behandlung ab, werden sich in den meisten Fällen auch wahnhafte Gedanken an Befall wieder auflösen. Organische Parästhesien finden sich beispielsweise bei Leber- und Nierenerkrankungen, Diabetes mellitus, Hypertonie, kardialer Insuffizienz, Tumoren in Thalamus, Hypothalamus, Hypophyse. Wichtig ist auch die Suchtanamnese. Schon 1889 haben Valentin Magnan und Saury Missempfindungen der Haut bei Kokainisten beschrieben. Zu solchen Parästhesien kann es unter anderem bei Amphetaminmissbrauch und Polytoxikomanie kommen. Von daher gehört neben die obligate dermatologische Abklärung zum Ausschluss eines wirklichen parasitären Befalls oder einer anderen dermatologischen Erkrankungen eine umfassende medizinische Abklärung.

Umstritten ist beim Dermatozoenwahn überhaupt der Wahncharakter. Einige Autoren wollen bei Patienten, die unter dem Gedanken litten, von Parasiten befallen zu sein, nur eine überwertige Idee gefunden haben, weil zumindest phasenweise eine Distanzierung möglich gewesen sei. Einer Untersuchung von J. R. Slaughter und Kollegen (1998) zufolge soll in elf von zwölf

Fällen keine Unkorrigierbarkeit, das heißt kein wirklicher Wahn festgestellt worden sein (siehe auch Freudenmann 2002, S. 532). Einschränkend ist dazu zweierlei zu sagen: Ein Dutzend macht noch keine repräsentative Stichprobe; wenn ein Betroffener von der Überzeugung eines Befalls im Verlauf seiner Leidensgeschichte zeitweise abrücken kann, dann heißt das nicht, dass es nicht Phasen gab, in denen die Jaspers'schen Wahnkriterien voll erfüllt waren.

Allerdings muss Juckreiz nicht am Anfang stehen, wenn man sich einen parasitären Befall einbildet. Während einer Dienstreise hörte ich beim Telefonieren mit meiner Familie, in der Tagesstätte, die von unseren Kindern besucht wurde, seien in einem Fall Läuse gefunden worden. Prompt kratzte ich mich am Kopf und Nacken, ohne dies gleich zu realisieren. Diese Alltagserfahrung zeigt: Allein das Wort »Laus« juckt uns schon – der Gedanke parasitären Befalls kann entsprechende »Sensationen« auf der Haut wecken. (Vielleicht wird mancher beim Lesen dieses Abschnittes eine ähnliche Erfahrung machen, ich selbst musste mich noch nie so viel kratzen wie beim Schreiben dieses Kapitels.) So kann man nachempfinden, wie ein primärer Dermatozoenwahn sogenannte Beleghalluzinationen wecken kann bzw. dass durch solche Vorstellungen die Aufmerksamkeit auf irgendwelche diffusen Empfindungen auf der Hautoberfläche gelenkt wird; diffuse Irritationen des Tastsinnes können entsprechend umgedeutet werden. Da sich die Mehrzahl der von Dermatozoenwahn Betroffenen im höheren Lebensalter befindet, kommen entsprechende altersbedingte Beschwerden hinzu, sodass es sich bei den Empfindungen, die als Erweis eines Befalls gewertet werden, teils um wahnhaft verzerrte, »illusionäre Umdeutungen realer körperlicher Beschwerden« handeln kann (Musalek 1991, S. 133), oft dürfte es sich einfach um illusionäre Verkennungen des Reizgeschehens auf der Haut (durch Kleidung, Haare etc.) handeln.

Wo tummeln sich die Schädlinge eigentlich? Nach der Untersuchung von Michael Musalek spüren 91 Prozent der Betroffenen Parasiten auf der Hautoberfläche, 63 Prozent in der Haut und 38 Prozent sogar unter der Haut (Mehrfachnennungen waren möglich; Musalek 1991, S. 75).

Die Studie verglich 34 Patienten mit organisch bedingtem Juckreiz von mehr als drei Monaten Dauer (Dialysepatienten mit Niereninsuffizienz, Lebererkrankung etc.), welche diese Reize nicht wahnhaft umdeuteten, mit 34 Patienten mit Dermatozoenwahn, welche die Jaspers'schen Wahnkriterien der Unkorrigierbarkeit erfüllten. Bezüglich Lokalisation der Missempfindungen und deren Qualität gab es zwischen den Gruppen keine signifikanten Unterschiede, aber Dermatozoenwahnkranke beschrieben signifikant häufiger, dass »›sich etwas auf der Haut bewegte (im Sinne von Kriechen, Hüpfen, Laufen etc.)« (Musalek 1991, S. 76). Nicht ausgeschlossen, dass es spezifische Bewegungsempfindungen sind, die an ein Lebewesen als Gast in der eigenen Haut denken lassen, dass also die spezifische Qualität der Hautsensation zu dem Erklärungswahn führt, von Parasiten befallen zu sein. Aber ebenso kann die Vorstellung von der Fortbewegungsweise dieser ungeliebten Gäste das Bild der Missempfindungen prägen. Eine empirische Lösung der Frage scheint auch hier schwierig.

Durch solche leibhaftigen Sensationen wird das Leiberleben massiv verändert, ja unterwandert. Bei 44 Prozent der Patienten, die Musalek befragte, wandern die Plagegeister auch über Haut, Schleimhaut, Mund oder Schlund weiter ins Körperinnere, hier spricht man dann zusätzlich von Enterozoenwahn.

Wenn der Weg, den die fantasierten Schädlinge durch den Körper nehmen, oder deren innerer Aufenthaltsort sinnlich empfunden wird, kann es sich um Zönästhesien handeln, um Leibeshalluzinationen, wie man sie typischerweise bei der paranoiden Schizophrenie findet. Wenn der Wahn unter die Haut geht, wird die Hülle und Grenze unseres Körpers – und damit unseres Ichs als einem »Oberflächenwesen« (Freud) – in besonderer Weise unterwandert, wie wir unten sehen werden. Das Thema »Grenze« ist auch für die schizophrenen Psychosen zentral, denkt man an die typischen Formen von Veränderung bzw. Verlust von Grenzen (Ich-Störungen); so werden in paranoiden Ängsten die Grenzen der Wohnung verletzt, wenn man sich abgehört, beobachtet oder von der Nachbarswohnung bestrahlt erlebt.

Nun sind Parasiten per se Grenzgänger, sie können sich auf der Haut als unserer Körpergrenze bewegen, sie können diese Grenze besonders markieren, indem sie sich darauf ansiedeln, sie können aber auch von außen nach innen in den Körper wandern. Sie sind mal hier, mal da zu spüren. Parasiten können durch Leibespforten Eingang finden, darunter die Öffnungen, die Freud als erogene Zonen ausgezeichnet sieht: inneres Ohr, Nase, Mund, Vagina, Anus. Vereinzelt gibt es auch Berichte von Parasiten, die gleichsam auf dem Sprung nach draußen sind: »Ungeziefer, das sich besonders des Nachts wie wehende Schleier über ihr [der Patientin] Gesicht senke und unter die Lider, in die Nasen- und Ohrenöffnungen krieche, [...] Wanzenmännchen, die regelmäßig vor dem Ausgehen in die auf dem Korridor abgestellten Schuhe schlüpfen« (Döhring 1960, S. 2159). Hier gehen die Parasiten von den Körpergrenzen, der Haut, in der man sich nun ganz unwohl fühlt, bis an die Schwelle der eigenen vier Wände – in das zum Ausgehen bereitgestellte Schuhwerk.

Das Beispiel zeigt, dass sich Parasiten nicht allein im Tastsinn bemerkbar machen, sie können sich auch anderen Sinnen vermitteln: Das Ungeziefer kann sich zuweilen sogar zu sehen geben, es kann etwas von sich hören lassen. Dies liefert dann eine vermeintliche »Bestätigung« des auf, in und unter der Haut Spürbaren durch Gesicht, Gehör und sogar Geruch.

So berichtet eine über 60-jährige Frau: »eine Grille säße in ihrem linken Ohr, deren Zirpen sie vernehmen könne. Andere sollten unter ihrer Haut leben« (Faure, zitiert nach HARLING 1963, S. 51). Eine andere Kranke sagte: »[...] und auf einmal sehe ich das schwarze Tierchen [...]. Ich dachte, guck, jetzt weißt du, was sie dir angetan haben« (TÖLLE 2008, S. 86). Guck, jetzt weißt du ...: Mit dem Sehen ver-gewissert man sich des Übeltäters.
Es handelt sich also hier um Beleghalluzinationen, die eine akustischer, die andere optischer Art. Eine Beglaubigung des taktil Spürbaren mit den eigenen Augen berichten besonders ältere Patienten, die nachweislich zu einem hohen Anteil Seheinschränkungen haben. Sensorische Deprivation ist ein wichtiger Faktor in der Wahnbildung im höheren Lebensalter. Für unsere Thematik, den Zusammenhang von Sinnlichkeit und Verstand, Sinnestäuschung und Wahn kann man festhalten: Eingeschränktes »Sehen« kommt illusionären Verkennungen entgegen und verstärkt dann die wahnhafte Überzeugung, wirklich von »echten Tierchen« befallen zu sein. Der Sehsinn beglaubigt also das auf der Haut Spürbare, damit nimmt die Wahngewissheit zu.
Was dieser Überzeugung, diesem Sich-Vergewissern fehlt, beim Dermatozoenwahn aber oft eingefordert wird, ist der Zeuge! Anders als der schizophren Wahnkranke, der oft stillschweigend davon ausgeht, dass die anderen eingeweiht sind in das Spiel, das mit ihm gespielt wird, gibt es beim Dermatozoenwahn ein Ringen um Anerkennung des Befalls durch Zeugnis eines Dritten. Als Augenzeugen kommen die Personen ins Spiel, an die sich Betroffene typischerweise mit ihrem Problem wenden: Die ersten Adressen sind Hausärzte, Gesundheitsämter, Parasitologen, Veterinärmediziner, Kammerjäger, aber auch Dermatologen und Tropenmediziner – aber eben keine Psychiater, Psychosomatiker oder Psychotherapeuten. So vergehen im Durchschnitt drei bis vier Jahre, bis die Diagnose eines Dermatozoenwahns gestellt wird, weswegen die Aufklärung der zuvor genannten Berufsgruppen so wichtig ist, um möglichst früh einen Weg in die psychotherapeutische und ggf. medikamentöse Behandlung zu bahnen.
Der Wunsch nach Bezeugung ist mit einer typischen Szene in der Behandlung verbunden: Die Vorführung der vermeintlichen Parasiten als Beweismittel wurde zu einem diagnostischen Merkmal des Dermatozoenwahns: Als »matchbox sign« bezeichnet man den Umstand, dass etwas weniger als die Hälfte der Betroffenen (MUSALEK 1991, S. 135), die die Übeltäter auch zu sehen meinen, sich beim Arzt, Gesundheitsamt oder Kammerjäger mit einer Streichholzschachtel, im Zeitalter der Digitalfotografie mit Bildern vorstellen. Die »Professionellen« unter den Kranken führen Petrischalen mit sich. In solchen Behältnissen werden die vermeintlichen »Tierchen« als Beweis für die Infektion mitgebracht. Sieht man sich diese Partikel näher an, wird deutlich, daß man hier in den seltensten Fällen von optischen Halluzinationen sprechen

kann: Meist wird eine »›Scheinbeute‹ aus Textilfasern, Staubkörnern, Nasen- und Ohrensekret, Hautschuppen, Hautstückchen, Kotresten, Blutkrusten« (ebd., S. 135) als Parasiten verkannt, also illusionär umgedeutet.
Patienten, die solche Proben in der Sprechstunde mit sich führen, drängen oft auf eine eingehende mikroskopische und biologische Untersuchung. Dabei machte der Parasitologe Döhring 1960 die Erfahrung, dass bestimmte Patienten durchaus der Realitätskontrolle fähig seien, wenn man sie an der Untersuchung beteiligt: Lässt man jüngere, ausreichend sehende Patienten selbst unter das Binokular sehen, erkennen einige die »nichtparasitische Natur« und sind der »Belehrung zugänglich« (Döhring 1960, S. 2158). Hier könnte es sich um jene Patienten handeln, bei denen (noch) kein echter Wahn mit unerschütterlicher Wahngewissheit, sondern nur eine »überwertige Idee« vorliegt. Andere aber kontern – hinter das Mikroskop gestellt –, sie hätten diesmal wohl nicht das wirkliche Ungeziefer erwischt, das ja so schwer einzufangen sei, sondern nur dessen Rückstände.
Der Wahn hat aber auch ohne solche experimentellen Veranstaltungen die Fähigkeit, die Wahrnehmung zu beugen. Sogar Bilder lernen hier »laufen«. Eine Betroffene schreibt im Internet: »Ich weiß, es klingt verrückt, aber es ist wahr. Sie bewegen sich sogar auf unbewegten Fotos« (www.skinparasites.com, zitiert nach Freudenmann 2002, S. 534).
In der Untersuchung eines Patienten, den ich konsiliarisch am Bernhard-Nocht-Institut für Tropenmedizin gesehen habe, war es erstaunlich, wie der Patient es verstand, seinen Fundstücken gleichsam organisches Leben einzuhauchen, indem er im Gespräch mit seinem Fuß gegen den Tisch mit der Probe stieß. Durch einen sachten Anstoß konnte er »zeigen«, wie die vermeintlichen Parasiten in Bewegung kamen. Andere werfen die Schädlinge gern in ein Glas Wasser, um dann die letzten »Schwimmbewegungen« dieser Wesen verfolgen zu können – die alsbald eintretende Ruhe zeigt dann, dass die Schädlinge ertrunken sind.
Der Umgang mit diesem »Beweismaterial« mutet oft wie ein Taschenspielertrick an, es handelt sich aber nicht um die Vortäuschung einer parasitären Erkrankung, wie das beim Münchhausensyndrom der Fall wäre, sondern um den verzweifelten Versuch, ein Lebewesen nachzuweisen, indem man zeigt, dass es sich bewegt.

Wissenswertes zum Parasitenwahn

Der Dermatozoenwahn zählt zu den seltenen Erkrankungen – jedenfalls in der Psychiatrie. Dort finden sich Betroffene selten ein, da sie sich, wie gesagt, nicht als psychisch erkrankt erleben. Sie machen schätzungsweise 7 von 10.000 psychiatrischen Aufnahmen aus. Unter den dermatologischen Patientinnen und Patienten sollen immerhin 0,5 – 1 Prozent an Dermatozoenwahn leiden, aber Dermatologen haben im Regelfall keine psychotherapeutische Qualifikation und entsprechende Gespräche lassen sich auch nicht adäquat abrechnen. Die Patienten gelten meist als »schwierig«, weil sie nicht glauben wollen, dass kein parasitologischer Befund besteht, und von einem Spezialisten zum nächsten gehen.

Die Erkrankung gilt im allgemeinen als chronische, kaum zu beeinflussende Störung, bei der oft eine organische Ursache (etwa eine demenzielle Entwicklung) angenommen wird. Dieses Vorurteil führt zu therapeutischem Pessimismus. Unter optimierten Zuweisungsbedingungen, einer engen Zusammenarbeit von Dermatologen und Psychiatern oder Psychotherapeuten, wird beschrieben, dass es bei zwei Dritteln zu einer Besserung oder Remission kommt (Musalek 1991, S. 177).

Als allgemeine Risikofaktoren für die Entstehung eines Dermatozoenwahns gelten:

- prämorbid: anankastische Persönlichkeit mit starker Reinlichkeitstendenz,
- Neigung zu hypochondrischer Selbstbeobachtung,
- weibliches Geschlecht,
- höheres Lebensalter,
- früherer Befall mit Parasiten,
- reizarme Umgebung (Inhaftierung u. Ä.),
- naher Angehöriger mit Dermatozoenwahn,
- frühere neuro-psychiatrische Störungen (Schädel-Hirn-Traumen, Meningitis, frühkindlicher Hirnschaden).

Die Prognose gilt als besser bei:

- kurzer Wahndauer,
- therapierbarer Grunderkrankung,
- Einnahme von Neuroleptika.

Etwa die Hälfte der neuroleptisch Behandelten berichtet eine deutliche Besserung bzw. eine Remission unter Medikation. Wie kann man aber jemanden, der unter Ungeziefer zu leiden meint, dazu motivieren, sich auf eine Behandlung mit Psychopharmaka einzulassen, die in vielen Fällen hilfreich sein kann?

Man kann sagen, dass es sich um Präparate zur inneren Anwendung handelt, die nach unserer Erfahrung manchmal (!) helfen:

- um den Schutz der Haut gegen Reize von außen und von innen wieder aufzubauen,
- wenn man sehr »dünnhäutig« ist,
- um sich wieder wohler in der eigenen Haut zu fühlen.

Viele leiden sehr stark unter den »Parasiten« und schotten sich mehr und mehr von der Gemeinschaft ab, was oft von einer depressiv-gedrückten Stimmung begleitet ist. In solchen Fällen ist alternativ zur neuroleptischen Behandlung (gegebenenfalls auch additiv dazu) ein Versuch mit einem Antidepressivum zu empfehlen.
Man sollte dem Patienten von der Medikation nicht zu viel versprechen, und zwar nicht nur, weil der Erfolg einer medikamentösen Behandlung nicht gesichert ist, sondern auch, weil Heilung im Innersten Angst machen kann. Mit dem Ungeziefer droht man auch etwas zu verlieren – doch zum sekundären »Krankheitsgewinn« weiter unten mehr. Um unerwünschte Nebenwirkungen zu minimieren, sollte die Medikation langsam aufdosiert werden, bei älteren Patientinnen und Patienten wird man wegen deren erhöhter Empfindlichkeit als Zieldosis die Hälfte der ansonsten empfohlenen Dosis anvisieren. Wenn es unter der Medikation zu einer Besserung der Beschwerden kommt, ist es wichtig, dass der Patient sein »Gesicht wahren« kann. »Krankheitseinsicht« ist kein Selbstzweck.

Teufelskreis der Selbstbehandlung

Ein Juckreiz ist leicht zu suggerieren. Wie wir gesehen haben, genügt es schon, von Läusen zu hören, um sich »ihretwegen« zu kratzen – und dieses Kratzen kann seinerseits zu Juckempfindungen führen, die mit weiterem Kratzen beantwortet werden, etc. pp.
Unser Bezug zu unserem Leib ist in die Sprache eingeschrieben, das leibliche Empfinden ist seinerseits von Redewendungen geprägt, die unser Erleben mitbestimmen – bis zum Wähnen von etwas: Wenn jemand sich an einer Stelle seiner Haut kratzt, kann er sagen: »Ich jucke mich.« Dem Duden zufolge heißt »jucken« hier: »sich an einer juckenden Körperstelle kratzen, reiben o. Ä., um dem Juckreiz entgegenzuwirken« (www.duden.de/rechtschreibung/jucken). Die Erfahrung zeigt aber, dass jemand, der sich wegen eines Juckreizes juckt (kratzt), den Juckreiz dadurch oft weiter steigert, sodass es ihn erst richtig »juckt«, sich weiter zu kratzen. Wo eben noch nichts anderes war als ein Reiz auf der Haut, ist jetzt ein Kratzer, eine aufgeschürfte Stelle, die sich vielleicht entzündet, wenn man weiter »puhlt«, und dann heißt es: »Da ist irgendwas.« Im Dermatozoenwahn spezifiziert sich das Irgendetwas zu irgendeinem Parasiten.
Beim Dermatozoenwahn kommt es zu einem Zirkel der Selbstbehandlung, nur dass es dort tiefschürfender zugeht, wenn man so will: Betroffene kratzen oft derart an den juckenden Stellen, dass die Haut geschädigt wird. Sie greifen dann zu einer Selbstbehandlung mit aggressivsten Mitteln: Viele nehmen

heiße Bäder, und zwar viele Male am Tag, greifen zu aggressiven Reinigungs- und Desinfektionsmitteln, applizieren Insektizide und Pestizide, beschaffen sich Mittel, die nur im veterinärmedizinischen Bereich gebräuchlich sind, lassen sich Antimykotika und Antibiotika verschreiben oder »verfolgen« die vermeintlichen Parasiten mit Stricknadeln bis unter die Haut (FREUDENMANN 2002).

Apropos »verfolgen«: Der Dermatozoenwahn lässt sich als Abwandlung des Verfolgungswahns auffassen. An die Stelle der Wahndyade Verfolger-Verfolgter tritt die von Anstecker-Angesteckter. »In diesem ›Ersatzkrieg‹ übernehmen die Parasiten die Funktion der Verfolger« (MUSALEK 1991, S. 123). H. Mester spricht vom Dermatozoenwahn »als an die Körperoberfläche und in das Tierreich projizierte Bedrohung« (MESTER 1981, S. 142). Was die Waffen der Verfolgung angeht, sind die oft rabiaten Maßnahmen gegen Parasiten im Leibesinneren bei dem »Enterozoenwahn« körperlich gefährlich.

Einer meiner Patienten setzte den Parasiten, die in seine Adern eingewandert seien, mit einer Stricknadel nach. Entsprechende Wundmale und teils gefährliche Entzündungen kann man bei schwer Betroffenen oft finden. Die Suche nach dem »Erreger«, Versuche, sie auszurotten, und die Reinigungsprozeduren können zu erheblichen Hautschäden, bakteriellen Superinfektionen oder Ekzemen führen, was (weiteren) Juckreiz nach sich ziehen kann. Mit den Selbstverletzungen durch Kratzen oder aggressivste Desinfektionsmittel kommt es dann zu Artefakten auf der Haut, zu sekundären Hauterkrankungen. Damit besteht dann wirklich »ein organisches Substrat für Parästhesien, die illusionär bzw. sekundär wahnhaft verarbeitet werden können« (FREUDENMANN 2002, S. 535). Durch Reizung und Verletzung der Haut steigern Betroffene den Reizanlass, dem sie ihrerseits mit Kratzen und Traktieren der Haut »begegnen«. Damit ist der Teufelskreis komplett, der zeigt, wie Betroffene dazu beitragen, dass es sie juckt.

Es juckt mich!

Ein Modell zur Entstehung des Wahns bei Pruritus (Hautjucken) ist, dass wir aufgrund unseres Kausalitätsbedürfnisses immer ein Agens für einen Reiz suchen, eine Ursache. Dazu verführt uns schon unsere Grammatik, die das Ihre zu dem Syndrom beiträgt. Die Sprache und ihre Struktur prägen unser Denken und damit unser Wähnen. Friedrich Nietzsche hat in sprachkritischer Sicht nachgewiesen, wie die Struktur unserer Grammatik eine ganze Metaphysik in sich birgt. Die Grammatik unserer Sprache prägt unser Denken und unsere Leiberfahrung.

Wenn wir sagen: »*Es* blitzt!«, dann wird hier ein Geschehen verdoppelt und ein Agens (*Es*) hypostasiert (siehe NIETZSCHE 1988 d, S. 162). Sagt man statt »*Es* blitzt« aber »der Blitz blitzt« dämmert einem der rein tautologische Charakter des Satzes. Zur Annahme eines *Es* verleitet sicher auch die *zeitliche* Phasendifferenz zwischen Gehörs- und Gesichtsempfindung, zwischen Donner und Blitz. Nietzsche macht mit seinem Aphorismus deutlich, was er den »Aberglauben an die Ursache« nennt.

Übertragen auf unsere Thematik heißt das: Die Redeweise »Es juckt mich!« unterstellt schon eine Substanz, ein Ding, das mich juckt. Ein Ding, das juckt und sich bewegt, ist dann – ein Ungeziefer, eine Milbe, ein Floh ... Was den Dermatozoenwahnkranken von demjenigen unterscheidet, der »nur« unter chronischem Juckreiz leidet, ist, dass Ersterer gleichsam der Metaphysiker ist, der dem Kausalitätsbedürfnis erliegt: *Es* – nämlich das Tierchen – juckt mich. Zugleich wird in diesem *Mich*-Jucken ein Selbstgefühl wach, das über den Kreislauf von: »Ich kratze, weil es mich juckt« sensorisch aufrechterhalten wird.

Auch Michael Musalek spricht vom »Kausalitätsbedürfnis der von taktilen Sensationen Geplagten. Ist erst ein kausaler Zusammenhang eines auf der Haut sichtbaren Knötchens mit dem vorhandenen Juckreiz hergestellt, so ist es naheliegend, daß man annimmt, an einer Hauterkrankung zu leiden« (MUSALEK 1991, S. 141). Hört man dann noch von einem Parasitenbefall in der Umgebung, kann das dazu führen, »daß sich aus der den taktilen Mißempfindungen entspringenden Vermutung, möglicherweise Tierchen auf der Haut zu haben, die absolute Gewißheit entwickelt, wirklich von Parasiten betroffen zu sein« (ebd., S. 141).

Alexander von Humboldt (1769–1859), der im höheren Alter mit chronischem Juckreiz zu kämpfen hatte, ist der Metaphysik des »Es juckt« nicht erlegen. Vielleicht rettete er sich vor dem Wahn, von Parasiten befallen zu sein, indem er von einer »Milchstrasse von juckenden Hirsekörnern« sprach (siehe H. SCHWARZ 1959, S. 209). Er konnte die kribbelnden Hautsensationen in eine poetische Metonymie kleiden, die die Oberfläche des eigenen Leibes fast ins Kosmologische versetzt und das unendliche All mit den irdischen Getreidekörnchen verbindet. Wenn jemand über Missempfindungen klagt, die ihn anmuten, *als ob* Parasiten sich auf der Haut bewegten, wenn er noch über ein *gleichwie* der Metapher verfügt – wenn es so ist, *als ob* Läuse ihn bissen –, dann ist er gegen den Wahn noch in gewisser Weise geschützt.

Anders ist die Ausdrucksweise von Dermatozoenwahnkranken: Wenn sie sich nicht im Allgemeinen halten und von »Tierchen« sprechen, dann ist die Rede von »Riesenbakterien«, oder es sind exotischere Namen im Schwange wie »spanische Erbläuse, immunisierte kleine Asiaten, Lumpenviecher, hinterindische Milben« (MUSALEK 1991, S. 119). Die Tropen der Sprache werden durch immer exotischere Reiseziele angereichert – ein schwieriges Feld für die Tropenmediziner und ein spannendes für Linguisten.

Altern – Verlust der Körperlichkeit – Endlichkeit

Der Dermatozoenwahn findet sich überwiegend bei älteren Menschen, und das bei einer sehr ungleichen Geschlechtsverteilung.
Der Altersgipfel liegt zwischen 48 und 64 Jahren, wobei 25 Prozent der Betroffenen unter 50 Jahre alt sind (Musalek 1991, S. 100). Während bei den unter Fünfzigjährigen Männer wie Frauen in gleichem Maße betroffen sind, kommen in der Altersgruppe über fünfzig Jahren auf einen Mann je nach Studie drei bis sechs Frauen.
Während die Vertreter der Annahme, beim Dermatozoenwahn handele es sich um eine organische Halluzinose, in der Tendenz zu unspezifischen Hirnveränderungen im Alter und in der Häufung demenzieller Entwicklungen einen Beleg für die organische Verursachung des Dermatozoenwahns sehen wollen, kann man aus psychologischer Sicht sagen, dass sich der Wahn zunächst mit körperlichen Veränderungen auseinandersetzt, die aber nicht mit dem Altern in Verbindung gebracht werden. Hanns Schwarz (1889–1977) schildert 1929 eine 57-jährige Frau, die über Tiere in den Fingern klagte: Sie wurde auf die Veränderungen erst aufmerksam, als ihr Sohn über ihre hässlichen Hände spottete. Fortan »lebt [sie] nur ihren Händen« (zitiert nach Harling 1963, S. 32).
Im Internet finden sich unter den Folgen einer sogenannten Morgellonsinfektion: »Faltenbildung der Haut, [...] Pigmentstörungen, Hyperpigmentationsmuster, allgemein dünne Haut, [...] eingefallene Hautareale, Alterungserscheinungen der Haut wie nach akuten intensiveren Sonnenbädern [...], vorzeitiges Ergrauen bzw. Glasig-durchsichtig-Werden der befallenen Haare (Morgellons fressen Keratin, Protein/Eiweiß der Haare und Haarwurzeln)« (www.chemtrails-info.de/chemtrails/morgellons.htm, Zugriff 14. Februar 2015, früher www.scabies-morgellons.de).
Der Dermatozoenwahn »erklärt« hier Alterserscheinungen zu Erscheinungen parasitären Befalls. Die Parasiten müssen gleichsam als Agens für Spuren des Alters herhalten. Anstatt sich dem Alterungsprozess passiv ausgesetzt zu fühlen, kann ein aktiver Kampf gegen das Ungeziefer aufgenommen werden.
So schildert eine Patientin von H. Mester, eine 41-jährige Kranke, die auch Falten auf Stirn und Wangen auf Parasiten zurückführte: »Die Furchen

sehen aus, als ob so ein Tier sich in der Haut oberflächlich durcharbeitet. [...] Und sie haben dabei ihre Rolle als Frau abzulegen. – Die Vagina ist nicht entzündet, aber ganz fahl verfärbt, und die Schleimhaut in ihr geht ab [...]. Wenn das *Merkmal der Übertragbarkeit* nicht wäre ...« (MESTER 1981, S. 141).

Der Anfang der Schilderung mutet noch wie ein Vergleich an: Die »Furchen sehen aus, als ob so ein Tier«; »so ein Tier« – so lautet die für den Dermatozoenwahn bezeichnende unbestimmte Formulierung für irgendetwas aus dem Reich des Animalischen, ein *zoon* in, an oder unter der Haut, denn was macht es, so ein Tier, das »sich unter der Haut oberflächlich durcharbeitet«? Unter der Haut und zugleich oberflächlich, *durch*quert dieses Tier das *Ober* wie das *Unter*, ja unterwandert vielleicht sogar die Unterscheidung des Oberen wie des Unteren und des Oberflächlichen, unterfüttert das Oberflächliche mit einer zweiten Fläche, einer zweiten Haut, indem sich die obere Haut ablöst. Das Tier, das sich in der Haut oberflächlich durcharbeitet, pflügt auch die Leibespforten durch: »Die Vagina ist nicht entzündet, aber ganz fahl verfärbt, und die Schleimhaut in ihr geht ab [...]«

Diese Unterwanderung des Oberflächlichen, das Unterpflügen der Haut, aber auch die Ablösung der Schleimhaut, die abgestoßen wird – all das erinnert an das, was die Biologie, die Medizin als »Invagination« beschreiben.

Paul Kammerer beschreibt in seiner *Allgemeinen Biologie* den Kontakt einer Amöbe mit der Umwelt, deren Aufnahme von Stoffen so: »Bei der ›*Invagination*‹ endlich erfaßt die klebrige Oberflächenschicht den Fremdkörper und stülpt ihn ins Innere« (KAMMERER 1925, S. 48). Hier geht das Äußere einfach in das Innere über, aber Invagination ist ein Begriff, der Komplexeres beschreibt als die bloße Einverleibung, zumal der Mensch als Wirt des Parasiten sich von innen zerfressen, ausgehöhlt, unterwandert erlebt.

Internistisch versteht man unter »Invagination die Einstülpung eines Darmabschnittes in die Höhlung eines benachbarten« (DERRIDA 1985, XXXVI, Anmerkung des Übersetzers 79). Nicolas Abraham hat den Begriff der Invagination verwendet, um damit die Dialektik von Haut und Kern zu beschreiben. Dabei geht es um die Einfaltung des einen in das andere, des Äußeren in das Innere: Die Vagina besteht – wie Lippe, Anus, Nase, Augenlider – aus einer Hautfalte (ANZIEU 1991, S. 21). Vagina, Magen, Darm, all das sind »Taschen eingefalteter Exteriorität« (CULLER 1988, S. 21). Jacques Derrida hat die Figur der Invagination aufgenommen und spricht von einer »chiasmusartigen Invagination der Ränder« (DERRIDA 1987, S. 340). Er beschreibt als Invagination die komplexe Verschränkung von Innen und Außen, ja die Unentscheidbarkeit, was Außen und was Innen ist. Die Unterscheidung von Außen und Innen verliert sich in den »invaginierten

Falten« der »eingerollte[n] Art einer Körperöffnung« (DERRIDA 1980a, S. 95).

» Hier hat eine erste Invagination statt, die die Randung inkorporiert [...]. Die äußere Oberfläche ist also ein innere. Aber das ist noch nicht alles. Eine selbe Invagination wird die andere Randung, die untere diesmal [...] verinnerlichen « (DERRIDA 1980b, S. 33).

Wie heißt es in der Fallvignette? »Die Vagina ist nicht entzündet, aber ganz fahl verfärbt, und die Schleimhaut in ihr geht ab [...]«
Die Schleimhaut, eine innere Haut, wird abgestoßen nach draußen. Lesen wir weiter in der Beschreibung der Patientin:
»Und sie haben dabei ihre Rolle als Frau abzulegen.« Wie mag das sein für eine Frau, welche die Rolle der Frau ab-legt, mit fahl gewordener, blutentleerter Vagina, aus der sich Schleimhaut ablöst? Abgelegt ist dann auch das andere Geschlecht – sexuell geht nichts mehr *ab* – oder alles: Die sensible, empfängliche Schleimhaut geht ab. Ein Abgang. Dabei droht Ansteckung: »Wenn das Merkmal der Übertragbarkeit nicht wäre« – Enthaltsamkeit wird zum Gebot. Und keine Übertragung des männlichen Samens mehr.
Es kommt die Zeit, in der der eigene Körper von Würmern zerfressen wird: als Leichnam. Mehr noch als verdorbene Nahrung ist das Verwesende ein ausgezeichneter Gegenstand des Ekels (KOLNAI 2007, S. 29). Aurel Kolnai beschreibt den »Beziehungskreis Ekel-Geruch-Fäulnis-Verfall« (ebd., S. 26). Tod und Leben: Besonders ekelhaft erscheint es, wenn der Tote zum Nährboden quicklebendigen Gewimmels wird, ein überbordendes Leben, wenn denn die Fäulnis einhergeht mit einem »Lebensplus« (S. 48), einer »Lebenssteigerung, eine[r] erhöhte[n] Kundgabe dessen, daß überhaupt Lebendiges ›da sei‹« (S. 30), »als wäre ihre wimmelnde, tolle Aktivität eine Verfallserscheinung des Lebens«, imponierender Eindruck einer »ruhelosen, nervösen, sich windenden, zuckenden Vitalität« (S. 34), »daß es sich auch bei ekelhaftem Getier um den Eindruck eines ›sinnlos‹ wogenden, formlosen, das Subjekt irgendwie ›anspringenden‹, mit einem konkret fühlbaren Moderhauch des Verfalls, des Lebens-›Zerfressens‹ behafteten Lebens handelt« (S. 34 f.).
Kolnais phänomenologische Studie zum Ekelhaften gibt Hinweise, dass die Beschäftigung mit Würmern und Ungeziefer im Körper eine Form ist, sich mit der eigenen Vergänglichkeit in einer Weise auseinanderzusetzen, die deren Verleugnung dient. Ein Blick auf die psychiatrische Praxis zeigt, wie aufschlussreich Kolnais phänomenologische Erkundung des Ekelhaften auch hier ist.

Eine 65-jährige Schwerhörige induzierte ihre 67-jährige Freundin mit einem Dermatozoenwahn, nachdem beide vom *Leichenschmaus* aus der Wohnung einer verstorbenen 94-jährigern Bekannten gekommen waren. »In diesem Totenhaus empfindet Frau A. plötzlich ›hier ist Ungeziefer‹, teilt dies auf dem Nachhauseweg ihrer Freundin B. mit, und beide fanden an demselben Abend ›kleine schwarze Tierchen‹« (Tuchel, zitiert nach H. Schwarz 1959, S. 206). Beide werden nach vier Monaten kurz nacheinander gesund. |

Ein anderes Beispiel:

Eine andere Patientin, Martha G., 1889 geboren, entwickelte mit 58 Jahren einen Dermatozoenwahn: »Sommer 1947 besuchte die Patientin das Grab ihrer Mutter. Wegen der großen Hitze trank sie einen Schluck Wasser aus der Gießkanne, ekelte sich dann aber sofort und ›bereute ihre Untat‹. Auf dem Rückweg trank sie in einer Bahnhofsgaststätte Malzbier oder Selterwasser. Kurz danach spürt sie auf dem Rücken ein heftiges Beißen eines ›Würmchens‹ [...]. In den nächsten Tagen begannen die ›Würmer‹, sie auf der ganzen Haut zu quälen« (H. Schwarz 1959, S. 207).

»Es seien schwarze Tiere mit vielen Füßen, die auch aus den Ohren kämen [...]. Sehr wortreiche Wehleidigkeit, ›in allen Körpergegenden kreisen die Tierchen, Würmer, Raupen‹. [...] Sie hat sich Pappe am Rücken festgebunden, ›damit die Würmer ihr Rückenmark nicht fressen können‹« (ebd.). Nach dem Umzug in ein Altenheim wurde aus den Würmern ein »ratten-schlangen-ähnliches Wesen«, »die Schlange ist das Sinnbild des Unrats«; die Patientin verlangt, die Dielen im Zimmer zu entfernen, es könnten Nacktschnecken sein. »Im Unterleib sei jetzt eine Spinne und sauge ständig« (ebd., S. 208). |

Damit dürfte deutlich geworden sein, dass es nicht primär hirnorganische Veränderungen sind, die die Häufung des Dermatozoenwahns im Alter vermeintlich »erklären«. Die Vorstellung zersetzender Parasiten kann im Alter obsessiv werden, Würmer bieten unserem endlichen Dasein ihr Geleit.

Sexuelle Bedeutung des parasitären Erregers

Triebpsychologisch kann man in der Redewendung »Etwas juckt mich« Bedürfnisse sexueller Natur heraushören, die zum Handeln drängen: Es juckt mich, etwas zu tun. Wir betrachten den Juck-Kratz-Juck-Zirkel als Form der Autoaffektion, der Autoerotik. Von der Freud'schen Triebpsychologie mit ihren Triebkomponenten Drang, Quelle, Ziel und Objekt ist hier bedeutsam: Ihr »Objekt verschwindet gegen das Organ, das ihre Quelle ist, und fällt in der Regel mit diesem zusammen« (FREUD 1946b, S. 225). Auf den Dermatozoenwahn bezogen heißt das: Der Parasit als Triebobjekt wird an der Stelle »erzeugt«, wo der Trieb hervorquillt; dort, wo es juckt, entlädt sich der Drang, und es kommt zu einer Art Urzeugung des parasitären Objekts an eben dieser Stelle.

Den Quell der Erregung liefert die Haut als erogene Zone. Der Pruritus, der Juckreiz, vereint psychisch oft alle drei Bedeutungen, die im Lateinischen das Wort *prurigo* hat, nämlich: Jucken, Geilheit und juckendes Grind.

Bei Dermatozoenwahnkranken springt uns das Triebhafte oft unverstellt an. Man kann im Wahn den Wunsch nach einer »Invasion sexueller Natur« (Schrut/Waldron, zitiert nach MUSALEK 1991, S. 122) ausmachen.

Das Reizgeschehen der Haut, »die Wahrnehmung der Kleinlebewesen [verschafft dann] an sich intensive Ersatzbefriedigung« (MESTER 1981, S. 143). Bemerkt wurde, »daß der Juck-Kratz-Ablauf vielen Dermatologen analog der sexuellen Erregung und Manipulation bis zum Orgasmus erschien« (Kayser/Strasser, zitiert nach MUSALEK 1991, S. 121). »Zuweilen fällt auf, wie ausführlich, zuweilen fast ›liebevoll‹ die Patienten über ihre ›Plagegeister‹ berichten. Die Art der Darstellung vermittelt den Anschein, als ob trotz aller Belästigungen, die sie hervorrufen, auch beträchtlicher Lustgewinn aus der Beschäftigung mit ihnen gezogen würde« (MESTER 1981, S. 142). Im Juckreiz kann man aufgestaute »Geilheit« sehen, wobei es den Betroffenen eigentlich nach dem anderen verlangt: Unsere Haut ist nicht nur Kontaktorgan, *interface* zum anderen, sondern auch »größtes Liebesorgan« (MUSALEK 1991, S. 121; siehe auch HOFMANN 1991, S. 66).

» Die Haut als Mantel des Körpers ist dem Mitmenschen am nächsten, sie ist die Grenze des Einen zum Anderen. Haut und Haut reiben sich aneinander, sie ist von dem Träger wie von dem Nachbarn manuell leicht erreichbar « (H. SCHWARZ 1959, S. 209 f.).

Die Haut hat etwas Durchtriebenes: Hans Otto Harling berichtet von einem 49-jährigen Mann, der sich seit Jahren mit hypochondrischen Ideen trug und meinte, sich bei seinem Stiefsohn mit Läusen angesteckt zu haben. Die habe er zwar äußerlich vernichtet, aber unter der Kopfhaut lebten sie in Scharen fort: Er spürt die Bewegung der Tiere auf der Kopfhaut und »spüre das Knacken, wenn er sie mit dem Finger zerquetsche«; »›manchmal spritzt es richtig vom Kopf weg‹ [...,] er spüre so ein Gefühl ›von spritzender Art, als ob die Haut wegspritzte oder so was‹« (HARLING 1963, S. 18). Dabei spritzt das entsaftete Ungeziefer wohl nicht zufällig zu seiner Ehefrau hinüber, der gegenüber er starke Eifersuchtsideen hat.

Deutlicher wird die Schilderung eines 47-jährigen ehemaligen Schiffskapitäns: »Er bestand darauf, daß seine Parasiten von jeder gewöhnlichen Varietät gänzlich verschieden seien und daß sein Fall der erste dieser Art für die Wissenschaft wäre. Er dachte, daß die Insekten seine eigenen Spermatozoen sein können infolge ihrer Zurückdrängung durch lange Enthaltsamkeitsperioden auf See« (Wilson/Miller, zitiert nach HARLING 1963, S. 39).
In diesem Wahn steckt – wie so oft – ein Stück Realität, psychischer Realität. Der Wahn beschreibt gleichsam eine Urzeugung aufgestauter Triebe im eigenen Körper, die aufgesparten Spermato-zoen werden Entero-zoen und Parasiten, die sich beim Mann entladen.

Geißel-Tierchen des Gewissens

Die Erfüllung des Wunsches nach Nähe und sexueller Befriedigung kann durch die Realität (fehlender Partner, Einsamkeit), aber auch durch Ängste verunmöglicht oder mit Skrupeln, Scham- und Schuldgefühlen verbunden sein.
Aus dem Kratzen als »archaischer Ausdruck der Wendung von Aggression gegen den eigenen Körper« (ANZIEU 1991, S. 34) resultiert nach Didier Anzieu ein Schamgefühl, wegen des triebhaften Drangs, dem man folgt. »Die Scham wird geringer, wenn die mit dem Kratzen verbundene erotische Erregung ansteigt, ein pathologischer Teufelskreis« (ebd.). Im quälenden Symptom als Kompromissprodukt verschaffen sich oft Gewissensskrupel Ausdruck: Triebobjekte werden Plagegeister tierischer Art. Auf die autoerotische Lust (es juckt mich) folgt die Schädigung der Haut (Musaph, nach HOFMANN 1991, S. 14 f.).
Versuchung paart sich mit Strafangst: Karl-Axel Ekbom schildert den Fall einer 52-jährigen Witwe, die »sich durch leichtsinnige Frauenzimmer angesteckt [fühlte] mit ›Ungeziefer‹, das man kriegt, wenn man sich nachts mit Mannsleuten herumtreibt« (zitiert nach HARLING 1963, S. 38).
Als Plagegeister sind die Parasiten also nicht nur Lustobjekte, in einigen Fällen sind sie als Kompromissprodukte auch Rächer, Repräsentanten eines schlechten Gewissens. Auf solche Schuldgefühle weisen schon viele Situationen hin, die als »Auslöser« des Wahns benannt werden. So erinnern sich Patientinnen oft, dass alles an einem »schmutzigen Ort« als Quelle der Infektion angefangen habe, aber auch schuldhaft besetzte sexuelle Erlebnisse lassen sich oft explorieren (MUSALEK 1991, S. 142).
»Der Dermatozoenwahn kann bei manchen Kranken als Abwehr von Verschmutzungsängsten und sexuellen Schuldgefühlen verstanden werden« (TÖLLE 2008, S. 89). So litt eine 64-jährige Patientin unter schlechtem

Gewissen, weil sie mit dem Pfleger ihres siechen Mannes eine Affäre einging. Als es nach dem Tod des Ehemannes zu einer erneuten Kontaktaufnahme mit dem Liebhaber kam, bekam die Witwe es mit Parasiten zu tun, die man als Art Geißeltierchen ihres Gewissens verstehen kann. Es mag das ungepflegte Äußere des Pflegers gewesen sein und »seine ›unreine Haut‹«, die »möglicherweise mitbestimmend [war] für die Symptomwahl, nämlich Erscheinungen an ihrer Haut: wie Parasiten auf und unter der Haut« (ebd., S. 90).

Als die Frau, mittlerweile verwitwet, den Pfleger erwartete, bekam sie in dem Moment »Hautjucken«, als der sie an der Taille umfing – sie dachte, sie habe nun Ungeziefer am Körper, »in den Schamhaaren ein Jucken, und dann ging das in die Haut und tief bis in die Haut« (ebd.). Zwar juckte sie der Mann, aber das Gewissen biss sie. Die Affäre führt nach dem Tod des Ehemannes zu einem so gearteten Schuldempfinden, dass Verschmutzungsängste und der Gedanke einer übertragbaren Krankheit zur Wahnbildung führen – dazu mag eine beginnende vaskuläre Störung als organischer Faktor zur Wahnkrankheit beigetragen haben.

Von der Speiseröhre zur Gebärmutter

Ein ausführliches Fallbeispiel findet sich bei H. Mester: Eine 41-jährige, körperlich und zerebral gesunde Frau fühlte sich seit einem Urlaub am Mittelmeer anderthalb Jahre zuvor erschöpft, niedergeschlagen und hatte Schweißausbrüche. Dazu kam ein »wundes Gefühl« im Mund, sie schämte sich wegen eines von ihr empfundenen üblen Mundgeruchs.

»Der Schlund und die Speiseröhre wurden ganz wund, und dann ging auch in der Scheide die Haut ab. Das äußere Genitale ist bis heute so stark entzündet, obschon zur Behandlung fast alle Antobiotika und Antimyotika versucht wurden, daß Geschlechtsverkehr gar nicht mehr möglich ist. Das stellt aber insofern kein Problem dar, als mein Mann klar erkennt, wie krank ich bin. Wir gehen uns jetzt aus dem Wege! Die Krankheit reicht vom Mund zum Genitale – über die Speiseröhre zur Gebärmutter« (MESTER 1981, S. 141). Die Frau führte alle Beschwerden auf eine »Infektion mit kleinen Tieren zurück« (ebd., S. 140), auch die Falten auf Stirn und Wangen seien darauf zurückzuführen. Die »Wahnkreaturen, die mysteriösen Schmarotzer, unter denen alsbald auch der Ehemann zu leiden glaubte«, steckten auch die beiden Söhne an (ebd., S. 142), alle litten unter »›Fremdkörpergefühl‹ an den Augenschleimhäuten: ›Diese hoben sich dann einige Millimeter ab, weil darunter wohl die Tiere sitzen. Bei den Jungen knackt es im Mund‹« (ebd., S. 141).

Die Psychodynamik der Erkrankung wird in der krankheitauslösenden Situation deutlich: In besagtem Auslandsurlaub lernte die Frau einen jüngeren einheimischen Mann kennen, zu dem sie eine intime Beziehung begann und jene sexuelle Befriedigung erlebte, die ihr in der Ehe versagt war – dabei verurteilte sie selbst diese Affäre aber innerlich. Ihr Schuldbewusstsein setzte sich körperlich um an »sündig gewordenen Körperabschnitten nämlich an Mund und Genitalien: Sie begannen weh zu tun« (ebd.). Die Patientin fürchtete anfangs, sich beim Verkehr Lues zugezogen zu haben.

»Die Haut ist das Kontakt- und Liebesorgan schlechthin. An ihr traten nach der Trennung von einem Partner, der ungestillte Liebessehnsüchte erfüllte und mit dem gleichzeitig verbotene Wünsche, sich aus der Enge der bisherigen Lebensführung zu befreien, verwirklicht wurden, Trugwahrnehmungen auf, gleichsam so, als ob durch diese Hautempfindungen die Berührung mit dem verlorenen Geliebten aufrechterhalten bliebe. Teilweise dienten die Symptome der Rekonstruktion des Vermissten. Die Haut und insbesondere die Körperöffnungen ›brennen‹« (ebd., S. 142).

Der Verlust lustvoller Berührungen wird durch die Kleinstlebewesen, die auf der Haut ihr Unwesen treiben, kompensiert. Man kann in dieser Wahnform die »Wiedergewinnung eines Objektes nach wirklichem oder drohendem Verlust« (Musalek 1991, S. 120) sehen.

Allerdings wird im Sinne einer – sonst aus konfliktneurotischen Bereichen bekannten – Kompromissbildung den Schuldgefühlen wegen des Seitensprungs in Form der die Haut befallenden Parasiten Ausdruck gegeben und dem Strafbedürfnis nachgegeben. |

In der Fallgeschichte wird beschrieben, dass dieses »Ungeziefer« von der Patientin und ihrem damit angesteckten Mann behandelt wurde wie ein weiteres gemeinsames Kind, mit dem man sich ständig beschäftigte – allerdings im Modus des Kampfes. An die Stelle des Partnerzwists tritt ein gemeinsamer Kampf gegen den tierischen Feind, der außen, an der Haut, und zugleich innen, in den Schleimhäuten und unter den Lidern, haust.

Das Haut-Ich

»Das Ich ist vor allem ein körperliches, es ist nicht nur ein Oberflächenwesen, sondern selbst die Projektion einer Oberfläche« (Freud 1940c, S. 253). Didier Anzieu (1991) hat das »Haut-Ich« beschrieben und unser Selbstgefühl ausgehend vom Primat der Hauterfahrung dargestellt.

Die Haut ist unsere Körpergrenze, sie ist Grenze von innen und außen. Sie ist aber nicht nur Grenzfläche, sondern auch Kontaktorgan zum anderen (siehe Tölle 2008, S. 89; siehe auch Anzieu 1991, S. 13). Beginnend mit den zärtlichen Berührungen der Mutter, dem Gehaltenwerden des Säuglings, bekommt die Haut nach Anzieu selbst den Charakter einer »bemutternden Hülle«, die etwas Schützendes hat und die auch zur Hülle des Selbst wird, gleichsam die Pelle unseres Ichs. Einerseits soll die Haut Reizschutz bieten und doch andererseits für Berührungen empfänglich bleiben.
Anzieu unterscheidet unter anderem folgende Funktionen der Haut:

- die Haut als Tasche, die in sich das Gute, die Fülle (infolge Stillen, Pflege) enthält; die Hauttasche bildet die vereinigende Hülle des Selbst;
- die Haut als Behälter von Triebimpulsen, die an bestimmten Quellen und Orten, den erogenen Zonen, lokalisiert werden, aber – so möchte ich ergänzen – aufgrund ihres polymorphen Charakters diese gebildete Einheit immer zu unterwandern drohen;
- die Haut als Hülle der sexuellen Erregung und als Medium sexueller Erregung;
- die Haut als Grenzfläche [interface] zur Außenwelt, die das Draußen draußen hält, uns schützt »vor der Penetration als Ausdruck von Gier und Aggression anderer Menschen und Objekte« (Anzieu 1991, S. 60 f.);
- die Haut als Werkzeug der Kommunikation, und zwar:
  - sowohl offen für Reize
  - als auch als reizaufnehmende Oberfläche.

Welche Veränderungen bringt der Dermatozoenwahn mit sich und inwieweit geben sie Aufschluss über diese Funktionen?
Hauttasche: Im Dermatozoenwahn fungiert die Haut ebenfalls als Tasche, aber hier birgt sie das Böse, das Schädliche, das Schmutzige per se – den Parasiten, den die Kranken dann chemisch oder mit Nadeln bis unter die Haut verfolgen: Man kann den Dermatozoenwahn vielleicht als einverleibten Verfolgungswahn verstehen.
Behälter von Triebimpulsen: Innere Triebimpulse können nicht wirklich in einer Haut, die als Behälter fungiert, gehalten werden, sie werden vielmehr auf und unter die Körperoberfläche projiziert, zum Beispiel orale Triebe (auf dem Wege der projektiven Identifizierung wird die orale Gier zur Angst davor, von den Parasiten im Inneren aufgezehrt zu werden; die Tierchen zehren den Menschen aus, nähren sich von seinem Blut), dazu anale Triebe (Parasiten vergiften ihren Wirt mit Ausscheidungen, die sie in seinem Inneren deponieren). »Als Symbole vertreten die halluzinierten Kleinlebewesen Triebobjekte« (Mester 1981, S. 140).

Hülle und Medium sexueller Regungen: Es kommt zu Verschiebungen der sexuellen Funktion der Haut (die Tierchen treiben ihr Unwesen in allen möglichen Hautarealen, sie vermehren sich sogar in/unter der Haut).
Grenzfläche: Die Haut ist zwar im Dermatozoenwahn weiter Grenzfläche, aber die Grenze ist an immer wechselnden Stellen durchlöchert, sie erfährt eine »Penetration« durch Parasiten, die im Körper nisten; es kommt zu einer Vervielfältigung der Körperöffnungen; der Spulwurm kann die Leibeshülle nach Belieben durchstoßen, die Öffnungen stellen invaginierte Strukturen dar, in denen sich das Äußere inwendig verkehrt.
Werkzeug der Kommmunikation: An verschiedensten Stellen der Haut besteht eine erzwungene »communio« zwischen dem Menschen als Wirt und seinen Parasiten, zuweilen spricht sogar das kleine Unwesen: Ein Patient »›hörte‹ in seinem linken, völlig tauben Ohr durch Dermatozoen hervorgerufene ›pi-pi-Laute‹« (Musalek 1991, S. 139). Die Haut ist Kontaktorgan, »interface«, aber nicht zum menschlichen Anderen, sondern sie wird Spielplatz des Animalischen, der Triebwesen in uns, die uns als Parasiten begegnen.
Didier Anzieu selbst spricht in seinem Buch *Das Haut-Ich* an keiner Stelle über Parasiten der Haut. Wenn er aber abstrakt schildert, wie abgespaltene Selbstzerstörungstriebe im Es an die Peripherie des Selbst verschoben werden, sich etwa an der Hautoberfläche eingekapselt finden und dort als Angriffe auf die Haut als psychischen Behälter erlebt werden (Anzieu 1991, S. 143), dann drängt sich klinisch der Dermatozoenwahn auf. Bezeichnend für den Stellenwert der Haut ist, dass »die parasitäre Aggression gerade gegen das Organ gerichtet ist, das den symbolischen Wert der Abgrenzung und der Barriere zwischen Individuum und Außenwelt hat, Mester [...] spricht von einem Krieg auf der Haut« (Musalek 1991, S. 121).
Mit seiner Rede vom »Haut-Ich« sieht Anzieu in der Haut einen Behälter, eine schützende Hülle, die eine wichtige Trennungs-, aber auch Kontaktfunktion hat, eine Bedingung für unser Ich. Dieses Ich ist aber brüchig, ein Zuviel an Erregung kann das Ich unter Umständen nicht mehr halten: »Die Angst vor einer diffusen, anhaltenden, auf viele Stellen verteilten, nicht lokalisierbaren, nicht identifzierbaren und nicht zu beruhigenden triebhaften Erregung ist Ausdruck einer psychischen Topik, die aus einem Kern ohne Rinde besteht« (Anzieu 1991, S. 135).
Das Übermaß an Erregung wird psychotisch projiziert zum tierischen Erreger von Krankheiten, dermatologischen Auffälligkeiten, Beschwerden. Dabei kann man das Traktieren der Haut und Juck-Kratz-Kreisläufe als Versuche verstehen, über diese Handlungen eine Art Ersatzrinde aufzubauen. Zwar ist die Funktion der Haut als Reizschutz bei dieser Wahnerkrankung in gewisser Weise aufgehoben, aber in den Juckreizen wird die Haut als Hülle überhaupt erst wieder erfahren. Wenn die Kontinuität des Haut-Ichs unterbrochen oder

angegriffen ist, so wird nach Anzieu die »imaginäre Haut, mit der sich das Ich umhüllt, [...] zu einer vergifteten, erstickenden, brennenden, zersetzenden Tunika« (ebd., S. 143). Eine Form der zersetzenden Tunika ist die parasitär befallene Haut. Das kann bis zu Erscheinungen der »abgezogenen Haut« gehen, die im Dermatozoenwahn teilweise ausagiert wird in den malignen Formen der Selbst-Behandlung.

Eine zentrale Idee bei Anzieu ist, dass die Hauthülle psychologisch doppelwandig ist, eine sei »äußeren Reizen zugewandt, die andere auf innere Triebreize gerichtet« (ANZIEU 1991, S. 228). Dabei gibt es einen »Abstand zwischen beiden, der einen gewissen Spielraum zulässt« (ebd., S. 163). Eben diesen Spielraum scheinen mir Patienten auszureizen, die mit ihren Werkzeugen die Lästlinge bis unter die Haut verfolgen. Julius Raecke schildert 1902 *(Über Hypochondrie)* den Fall eines 36-jährigen Bauern, der seine Parästhesien wahnhaft umdeutete: »Die Krätze sitze zwischen Haut und Fleisch. Dort sei eine Spannung, welches alles auseinanderdrücke, so daß ihn schon das Armheben zum Essen erhitze und schwitzen mache« (zitiert nach HARLING 1963, S. 29).

Der Parasit als Ersatzpartner

Wie stellt sich der Dermatozoenwahn unter einem sozialen Gesichtspunkt dar? Studien zeigen, dass Dermatozoenwahnkranke deutlich weniger soziale Beziehungen, weniger Kontakte zu ihren Kindern und eine geringere Haushaltsgröße haben als andere unter chronischem Pruritus leidende Patienten. In der Untersuchungsgruppe von Michael Musalek hatten nur zwei von 34 Patienten soziale Kontakte außerhalb des engsten Familienkreises. Aus der Behandlung solcher Patientinnen und Patienten weiß man, dass die Überzeugung, Träger von Parasiten zu sein, einsam macht, weil man fürchtet, das Ungeziefer auf weitere Personen zu übertragen, oder davon ausgeht, andere meiden den Kontakt ohnehin, weil man sichtlich Träger einer übertragbaren Erkrankung ist.

In der Stichprobe von Musalek waren 27 Prozent der Erkrankten verheiratet, 35 Prozent geschieden, 23 Prozent verwitwet und 15 Prozent ledig. Bei den Betroffenen mit Dermatozoenwahn fanden sich doppelt so viele Geschiedene wie in der Kontrollgruppe von Personen mit chronischem Reizgeschehen der Haut ohne wahnhafte Verarbeitung. P. HOFMANN (1991, S. 20) berichtet aus seiner Studie, dass sich 60 Prozent der Erkrankten als einsam bezeichneten und sozial isoliert waren.

Ein Dermatozoenwahn macht nicht nur sekundär einsam, Vereinsamung ist auch ein idealer Nährboden des Dermatozoenwahns: ein zirkulärer, sich

verstärkender Prozess, der sich aber weiter kompliziert: Einsamkeit ist nicht nur Risikofaktor, ein solches Syndrom zu entwickeln – mit den eingebildeten Schädlingen hält man sich auch schadlos für die Isolation. Es entwickelt sich eine »paranoide[...] Beziehung zwischen Mensch und Tier« (Callieri/Priori; zitiert nach MUSALEK 1991, S. 123). Wenn sich der Mensch als vom Tier befallen erlebt und dieses verfolgt, dann ist das immerhin überhaupt eine Beziehung. Auch im Fall tierischen Befalls kommt unser anthropologisches Leitmotiv »Wahnbegegnungen« zum Tragen: Der Dermatozoenwahn zeigt sich als »Kompensationsversuch für den Verlust zwischenmenschlicher Kontakte [...]. Der Patient schafft sich mit dem gewähnten Parasiten einen ›Feind-Partner‹« (MUSALEK 1991, S. 221), der als Ersatzpartner den Platz fehlender mitmenschlicher Beziehungen einnimmt (MESTER 1981, S. 138), sodass fraglich ist, was passiert, wenn man dem Betroffenen diesen letzten »Kontakt« nimmt.
Werner JANZARIK (1973) führte den Begriff des »Kontaktmangelparanoids« ein, das er bei isoliert lebenden älteren Menschen mit Wahnideen gehäuft fand: Mit dem Kontaktmangelparanoid beschreibt er die Schaffung feindlicher Ersatzpartner. Im Falle des Dermatozoenwahns dienen als »Feind-Partner« parasitäre Tierchen, die oft gleich massenhaft auftreten.
»Auffällig ist fast stets, wie zwiespältig die Betroffenen ihren Quälgeistern gegenüberstehen und wie vielgeschäftig sie sich schließlich mit ihnen befassen« (MESTER 1981, S. 142). In der Beziehung zum parasitären Partner zeigt sich eine tiefe Ambivalenz: Zu beobachten ist das fast liebevolle Präsentieren der »Scheinbeute«, die nicht zu der bekundeten Abscheu vor den Tieren zu passen scheint (MUSALEK 1991, S. 212). Eine Anamnese der Kontaktfähigkeit und -gestaltung, der Beziehungen zu Eltern, Freunden und Partnern verspricht vor dieser Folie Aufschluss: Eine junge Frau entwickelte in der schwierigen Beziehung zu ihrem drogensüchtigen Freund einen Dermatozoenwahn. In der zweiten Therapiestunde schilderte sie, wie sich der Freund bei ihr eingenistet habe, um die eigene Wohnung zur Deckung seiner Schulden vermieten zu können, und sich von ihrem schmalen Gehalt finanzieren ließ, sie gleichzeitig notorisch belog. Man kann das Verhältnis dieses Mannes zu seiner Zimmer-Wirtin als parasitär bezeichnen. Von diesem Mann konnte sich die Frau zwar irgendwann trennen, die parasitären Rückstände der Beziehung aber blieben und machten es ihr seither unmöglich, sich eine engere Beziehung vorzustellen. Die Tiere waren nun wirklich Ersatz-Partner.
Sicher, Parasiten sind ekelhaft. Der ungarische Philosoph Aurel Kolnai hat das zwiespältige Verhältnis zum Ekligen – wie weiter oben schon dargestellt – zwischen Faszination und Abstoßung phänomenologisch herausgearbeitet (KOLNAI 2007, S. 22):

»Unzweifelhaft steckt im Anekeln als *Teilelement* auch ein gewisses Einladen, ein ich möchte sagen makabres ›Anlocken‹. [...]. Daß namentlich dem Ekel eine Abwendung nicht nur von seinem Gegenstande, sondern auch von einem supponierten Angezogensein des Subjekts durch denselben eigen ist« (ebd., S. 19). Das Ekelhafte geht uns an, es affiziert uns mit seinem abstoßenden Wesen. Kolnai beschreibt den Ekel als etwas dem Subjekt Anhaftendes, weil »alles Ekelhafte dem Subjekt ›anklebt‹, es mit seiner Nähe, seinem Dunstkreis umfängt« (S. 31). Ekelhaft ist uns, was zu tun hat mit einer zu großen »Nähe als sinnliche Wahrnehmbarkeit, ›Spürbarkeit‹ [...], Verkehr und Gemeinschaft« (S. 54). Parasiten auf, in oder unter der Haut sind uns in ausgezeichneter Weise mehr als »nahe«, hier ist das Eklige ja sogar einverleibt, in diesem speziellen Fall ist die »Vereinigungsintention« nicht bloß »aufgepflanzt« (S. 23), sondern *ein*gepflanzt, vollzogen. Unter allem Ekligen sind Parasiten sicher ausgezeichneter Gegenstand von Ekelgefühlen. Für das Ekel-Hafte charakteristisch ist eine sich »aufzwingende Nähe« (ebd.).

Betrachtet man diese zwiespältigen Gefühle psychoanalytisch, so sind Ekelgefühle und das Streben nach Sauberkeit Reaktionsbildungen auf das, was in der analen Phase tiefes Interesse findet: der eigene Kot.

Verschiedentlich wird darauf hingewiesen, dass Ungeziefer und Gewürm die Analerotik ansprechen. Der ungarische Analytiker Sándor Ferenczi hat in Fallbeschreibungen bei zwei kinderlosen Patientinnen mit Dermatozoenwahn deren sexuelle Frustration und eine Regression des Genitalen auf die Stufe des analen Sadismus beschrieben, was sich im Wunsch nach Ausmerzen und Töten des Ungeziefers ausdrückt (siehe Hofmann 1991, 66 f.). Der Reinigungs- und Sauberkeitsgedanke beherrscht auch die Inhalte von Internetforen Betroffener. Ein Betroffener rät: Mache »Deine Reinigung weiter. ›Lass den Darm rollen‹, wie ich immer sage« (www.skinparasites.com, zitiert nach Freudenmann 2002, S. 534). Es geht darum, »sauber« zu sein: »Das ist doch ganz klar, das ist der tierische Fall, der muß abgetötet werden, man muß doch aus ethischen Gründen sauber sein«, zitiert Blankenburg (1991 a, S. 60) einen Betroffenen.

Die Ambivalenz zeigt sich in einer Art Gastfeindschaft den un-liebsamen Gästen gegenüber, mit denen der Mensch sich aber nichtsdestoweniger leidenschaftlich be-fasst. Und das ganz wörtlich: Die Parasiten bieten den Vorwand, sich selbst anzufassen, weil einem menschliche Berührung fehlt. Die Haut ist eben einer unserer »Kontaktsinne« – und das nicht nur physiologisch. Wenn der Wahn, wie Walter von Baeyer (1979) sagt, immer eine »Rolle in der zwischenmenschlichen Begegnung« spielt, so hat der »Dermatozoenwahn eine Art Ersatzfunktion für verminderte mitmenschliche Beziehungen« (Musalek 1991, S. 106).

Die Parasiten auf der Haut sind zwar Hauttiere, ihre psychische Funktion erinnert aber oft eher an Haustiere, die sich viele Menschen halten, um nicht so allein zu sein. Parasiten bevölkern die Einsamkeit. Der Mensch ist »Wirt« parasitärer Gäste, Gäste, die auf oder unter der Haut erlebt werden, wobei zu vermuten ist, dass in dieser Bewirtung Gesellung erlebt wird, die zugleich bekämpft wird. Was Betroffene zeigen, ist Interesse: Sie werden fast zu Biologen, wenn sie Lebensweise, Ernährung und Vermehrung eingehend beforschen.

»Das Aussehen und Verhalten der Lebewesen wird oft recht detailliert geschildert, etwa ihr plötzliches Auftauchen und Verschwinden, ihre Bewegungen, was sie essen, wie sie in die Haut beißen, Nester bauen oder sich vermehren« (Freudenmann 2002, S. 532). Auch Mester betont das tierkundliche Interesse, besonders an den »Vorgänge[n], die zur massenhaften Vermehrung der wahrgenommenen Schmarotzer oder Lästlinge führen« (Mester 1981, S. 137).

So dürfte sich auch zumindest teilweise erklären, warum in der Gruppe der über Fünfzigjährigen so viel mehr Frauen als Männer vom Dermatozoenwahn betroffen sind. Nicht nur, dass Frauen ihrer Haut mehr Aufmerksamkeit widmen und Alterungserscheinungen eine andere Bedeutung haben: Das Klimakterium, ein unerfüllter Kinderwunsch oder Auszug der Kinder, Verlust des Partners können Faktoren sein, die zum Einnisten vermeintlicher Parasiten und zur Vermehrung kleiner Würmchen im Körper führen.

Diese generative Symbolik der Wahnobjekte wurde früh beleuchtet: Ferenczi sah hinter der Angst vor Ungeziefer lustbetonte »schmutzige« Fantasien, aber auch »eine unbewußte Phantasie des Geschwängertseins« (Ferenczi, nach Hofmann 1991, S. 66). Ferenczi erkennt das Gemeinsame der Schwangerschaft und des Behaftetseins mit Ungeziefer – neben der Schande – im Beherbergen kleiner Lebewesen im und am Körper. Dasselbe gilt von den Eingeweidewürmern (Kind = »Würmchen«). »Ungeziefer im Traum wäre in diesem Sinne zu deuten« (Hofmann 1991, S. 66 f.).

Bei manchen Dermatozoenwahnkranken wird das manifest: »Ältere Frauen, die sich von den Kindern verlassen und insgesamt vereinsamt fühlten, sprachen von den ›Würmchen‹, die angeblich in großer Zahl aus den Öffnungen des Kopfes hervorschlüpften und nun überall herumkrabbelten, zwar mit etwas zwiespältigem Affekt, insgesamt aber doch mit ähnlicher Begeisterung wie über wirklichen Nachwuchs.« Es gibt sie also wirklich, die »›Ausgeburten‹ des Wahns« (Mester 1981, S. 143): Würmchen auf, in und unter der Haut. Sie sind so etwas wie Ersatzkinder, die allerdings ziemlich lästig sind. Geschwister und Kinder stellt der Traum oft als kleine Tiere, als Ungeziefer dar, wie Freud bemerkt (Freud 1944 b, S. 154).

Da ist beispielsweise die Dackelzüchterin mit ihrem unerfüllten Kinderwunsch, die sich von ihren Hunden infiziert glaubt: Sie klagt über »eigenartige schwarze Tiere, teilweise mit kleinen silber-grau glitzernden Flügeln insbesondere auf dem Kopf. Teilweise haben sie Beinchen, teilweise routiert ein kleines Fädchen in ihnen« (Harling 1963, S. 7). Ihr querschnittsgelähmter Mann scheint die Symbolik dieser Ausgeburten des Wahns zu erspüren, wenn er seine Frau als »Sie Hure, Sie Nutte« beschimpft. In seinem Eifersuchtswahn erkennt er intuitiv die frustrierten fleischlichen Gelüste seiner Frau, die im Dermatozoenwahn vergoren sind.

Bezeichnend ist auch der Versprecher eines Patienten, der sich gegen eine weitere biografische Anamnese verwahrte mit den Worten: »Ich habe doch keinen Dermatozotenwahn.« In der Beziehung zu Parasiten ist oft etwas Zotiges. Wie sagte noch Freud: Der Wahn ist eine Weise, von anderen so »etwas wie Liebe [zu] erwarten« (Freud 1940b, S. 199). Im Dermatozoenwahn sind diese anderen eben tierischer Art, sie machen Liebe in, auf und unter der Haut und machen auch vor den Schleimhäuten nicht Halt.

Wir haben gesehen, dieser Wahn bietet einiges an Abwechslung in der Einsamkeit. Die Suche nach Hilfe und Behandlung schafft ein weites Feld von Kontakten – nämlich zu Tropenmedizinern, Dermatologen, aber auch zu anderen Spezialisten: Kammerjägern bei Schädlingsbekämpfungsfirmen, Parasitologen, Entomologen, Zoologen, Gesundheitsämtern. Teilweise werden mehrere Dutzend Einrichtungen und Ärzte konsultiert.

Bei einer »Heilung« droht diese letzte Aufmerksamkeit verloren zu gehen. Zu einem Behandlungsversuch gehören deshalb gegebenenfalls auch sozialtherapeutische Maßnahmen, die aus der Vereinsamung herausführen. Das kann zunächst ein Pflegedienst sein, der sich der Hautpflege annimmt, oder eine andere Form psychosozialer Unterstützung, je nachdem, wie viel Kontakt und menschliche Berührung der Patient aushalten kann. Für viele sind ärztliche Sprechstunden mit ihren Wartezimmern der einzige verbliebene soziale Ort – ein Grund, warum viele Betroffene so an ihrem Wahn festhalten. Es besteht ein beträchtlicher sekundärer Krankheitsgewinn, der in dem lange entbehrten Kontakt, ja sogar Körperkontakt mit dem Arzt liegt. Und wo Ansteckung droht, bleibt man gleichzeitig sicherheitshalber auf Abstand.

So entsteht der »Eindruck, dass Dermatozoenwahnkranke besorgt darum bemüht sind, ihre Überzeugung nicht aufgeben zu müssen, um nicht wieder in die Bedeutungslosigkeit ihres vereinsamten Lebens zurückgezogen zu werden« (Musalek 1991, S. 111).

Der starke Kontaktwunsch aber verkehrt sich in die Angst, andere anzustecken und sich deshalb von allen Menschen fernhalten zu müssen. Einsamkeit ist dann kein erlittenes Schicksal, sondern ist »moralisch« sogar geboten, um der anderen und der eigenen Gesundheit willen.

Ansteckungsgefahr

Auch bezüglich der »Ansteckung« haben die Wahnkranken nicht ganz Unrecht: Die Ansteckungsrate des Dermatozoenwahns ist nämlich enorm, sie wird auf 5–15 Prozent geschätzt! In einer Studie mit 401 Fällen waren es 47 Patienten, die sich an einem anderen Dermatozoenwahnkranken »angesteckt« hatten. Eine solche Ansteckungsquote sollte Grund genug sein, um für die Annahme, beim Dermatozoenwahn handele es sich per se um eine organische Halluzinose, als das zu erkennen, was sie ist: ein medizinischer Mythos. Unter der Annahme einer zugrundeliegenden hirnorganischen Ursache sprach Karl-Axel Ekbom vom »praesenilen Dermatozoenwahn«, auch N. Bers und Klaus Conrad gingen 1954 von einer organischen Ursache aus. Der hohe Anteil an Dermatozoenwahnkranken, die sich an einem anderen Dermatozoenwahnkranken anstecken, spricht hingegen für die Bedeutung der psychogenen Komponente!
Eine solche Ansteckungsrate mag zunächst paradox erscheinen, aber wenn schon das Wort »Laus« genügt, damit einem selbige über den Kopf läuft, kann man das nach-empfinden. Wenn das eingebildete Ungeziefer auf einen anderen übertragen wird, spricht man von einer induzierten wahnhaften Störung (Skott 1978). Die Risikofaktoren für eine solche Übertragung sind im Grunde dieselben wie sonst bei der folie à deux etc.:

- symbiotische Beziehungen, soziale Isolation der Wahnpartner,
- starkes Abhängigkeitsverhältnis vom primären Wahnträger,
- suggestives Gefälle zwischen dem dominanten Induzenten, der zuerst erkrankt ist, und dem Induzierten, der sich »ansteckt«,
- schizoider, paranoider, querulatorischer Charakter.

Hier hilft es oft schon, die Wahnpartner räumlich zu trennen, damit sich bei den Induzierten die Beschwerden (meist von selbst) wieder geben.
Selbst die medizinische Wissenschaft ist gegen eine solche folie à deux nicht gefeit.
Ein Fall von offensichtlich induziertem Dermatozoenwahn hat sogar dazu geführt, dass einem Wahn entspringende »Parasiten« in das dermatologische Lehrbuch von Richard Willian *Die Hautkrankheit und ihre Behandlung* (1799) unter der Bezeichnung »Pulex pruriginis senilis« Eingang gefunden haben und dort als neu entdeckte Spezies von Parasiten abgebildet wurden.

Die Beschreibung der vermeintlichen Parasiten, die »nach Ansicht Weidners [1936] ›nichts anderes als irgendwelche Schmutzpartikelchen wie sie oft von Dermatozoenwahnpatienten zur Untersuchung vorgelegt werden‹ waren« (MUSALEK 1991, S. 104), diese Parasiten fanden schließlich Eingang in das dermatologische Lehrbuch der Humanparasitologie von Willian und J.H. Jördens (1801/1802).
Was macht der Wahn mit Therapeuten?
Vereinzelt haben sich schon Behandler mit dem Dermatozoenwahn angesteckt: Alan LYELL fand bei einer Befragung sechs an Dermatozoenwahn erkrankte Ärzte – darunter drei Psychiater (zitiert nach MUSALEK 1991, S. 104). Wissen schützt vor Wähnen nicht.
Man erkennt daran die »hohe Kontagiosität [Ansteckung] des Juckreizes« (MUSALEK 1991, S. 185) auf rein psychogenem Weg. Musaleks Beobachtung, dass er selbst bei der Untersuchung von Dermatozoenwahnkranken oft einen Juckreiz spürte und sich zwingen musste, sich nicht zu kratzen, kann ich aus eigener Erfahrung nur bestätigen. Das heißt auch: Wenn das, was man in der Exploration hört, einen juckt und man sich kratzt, dann können Betroffene das als Beleg für ihren Wahn werten!
Diese Übertragung des Reizes gelingt umso eher, je stärker Betroffene eine »sehr lebendige, aber rationale Beschreibung der Eindringlinge« (HOFMANN 1991, S. 4) liefern und die Schilderung der Beschwerden, der Ansteckung, des Leidenswegs und der Indizien so schlüssig darbieten, »daß sogar der untersuchende Arzt nicht selten dazu geneigt ist, vorerst den Angaben des Patienten Glauben zu schenken« (MUSALEK 1991, S. 186).
Dann wird das Urteil schwanken: Untersuchung folgt auf Untersuchung, wieder ein negatives Laborergebnis – und dennoch: Sollte es vielleicht ein ganz seltener Erreger sein? Dazwischen fühlt sich der Untersucher womöglich auch vom Patienten »auf den Arm genommen«. Das Ärztehopping resultiert auch aus etwas Kränkendem: Keiner der Behandler gibt sich wirklich Mühe, die Parasiten zu entdecken, keiner beherrscht sein Fach, keiner ist dem Kranken genug, keiner der Richtige, außer vielleicht genau jener Dermatologe, den der Patient gerade aufsucht. Das Ganze bewegt sich zwischen dem Versuch einer narzisstischen Verführung und folgender Entwertung von Medizinern. Solche Patienten können einen hilflos, aber auch genervt und ungeduldig machen.
Als Behandler ist man oft hin- und hergerissen zwischen der Klarstellung, dass es sich offensichtlich nicht um einen parasitären Befall handele, und der Forderung des Patienten nach medikamentöser oder chemischer Hilfe, weiteren Laborbefunden und erneuter Diagnostik.
Ähnlich wie bei hypochondrischen Patienten kann die dermatologische, parasitologische Abklärung, der Griff zum Mikroskop das Gefühl vermitteln,

mit dem eigenen Problem wirklich ernst genommen zu werden. Allerdings kann die wiederholte Untersuchung im Patienten auch die Annahme verstärken, dass ein Befund bestehe. Paula Hofmann empfiehlt deshalb eine angemessene Untersuchung und Aufklärung über die Befunde (HOFMANN 1991, S. 58). Auch Freudenmann empfiehlt, dem Drängen auf Untersuchung zumindest so weit nachzugeben, dass man den Kontakt halten kann, weil der Patient andernfalls »wieder gefährliche Eigentherapien durchführt bzw. andere Kollegen konsultiert« (FREUDENMANN 2002, S. 536). Vorsicht ist geboten bei Patienten, die ihre Behandler massiv unter Druck setzen bezüglich immer neuer Untersuchungen und Behandlungsversuchen. Dabei gilt: Kein Gebrauch von Insektiziden, Antimykotika, Antibiotika ohne klare Indikation, weil eine solche Verordnung nur den Patienten in seinem Wahn, wirklich befallen gewesen zu sein, bestärkt (ebd., S. 537).

Den Versuch einer narzisstischen Verführung des Behandlers sieht man bei Patientinnen und Patienten, die sich »im Glanze des ganz Außergewöhnlichen« (MESTER 1981, S. 141) sonnen, wenn sie »die Rarität hervorheben, die ›ihr‹ Ungeziefer vermeintlich darstellt« (ebd., S. 144). H. Schwarz zitiert eine Patientin, die sich der Aufmerksamkeit der Studenten in Krankenvorstellungen erfreute: »die Zeit wird kommen, wo die Wissenschaft derartige Würmchen sehen kann, Koch hat ja auch die Bacillen entdeckt« (H. SCHWARZ 1959, S. 207). Aufgrund der »ganz besonderen Form« eines parasitären Befalls (mit »ausländischen oder aber der Wissenschaft unbekannten Parasiten, Wachsmuth [...])« braucht es nicht nur den »Fachmann«, sondern den Spezialisten, ja Entdecker, kurz: einen »Mann der Wissenschaft« (MUSALEK 1991, S. 111; siehe auch DÖHRING 1960, S. 2159; MESTER 1981, S. 142).

Das Übertragungsangebot solcher Patienten auf die Behandler ist also hoch ambivalent: zwischen hochgesteckter Erwartung und resignativer Enttäuschung, wieder nicht bei dem Richtigen gewesen zu sein. Dann vermuten die Ratsuchenden »Mängel in der Diagnostik oder fehlende Expertise des Arztes und fordern weitere, meist aufwändige Untersuchungen« (FREUDENMANN 2002, S. 536).

Nach der narzisstischen Aufwertung des ärztlichen Objekts wartet der Sturz. Der Dermatozoenwahnkranke scheitert zwar am Ausmerzen der Parasiten, aber er gilt zu Recht als Koryphäenkiller: Je mehr man sich dieses Übertragungsangebots und der Verzweiflung der Patienten bewusst ist, umso weniger wird man sich zum Ausagieren von Gegenübertragungen in den verschiedenen Formen verleiten lassen dürfen: solche Patienten als »schwierige«, »verrückte« Patienten einfach wegzuschicken; eine Probe nach der anderen ins Labor zu schicken; dem Verlangen nachzugeben und medizinisch nicht indizierte Rezepte auszustellen; auf Zweifel an der eigenen

Kompetenz und die Konsultation anderer Kollegen gekränkt zu reagieren. Wenn der Patient darauf besteht, einen Kollegen zu konsultieren, ist es wichtig, dass man vermittelt, dass der Patient wiederkommen kann, und zwar mit dem »Rational«, dass es gut ist, wenn einer der Behandler die verschiedenen Untersuchungsergebnisse der Fachärzte und Labore sammelt und mit dem Patienten bespricht. So ist es vielleicht möglich, in Kontakt zu bleiben.

Dermatologische Behandlungen sollten sich auf hautpflegende und etwaigen Juckreiz lindernde Maßnahmen beschränken. Es geht darum, dem Kammerjägerjargon vieler Patienten – Kampf den Parasiten! – eine andere Wendung zu geben, indem man vorschlägt, erst einmal etwas für die gereizte und geplagte Haut zu tun, um deren Abwehrkräfte zu stärken (topische Behandlung des Juckreizes).

Der Wahn – eine inhaltliche Denkstörung?

In der klassischen Psychopathologie wird der Wahn den inhaltlichen Denkstörungen zugeordnet. Wahngedanken galten schon Wilhelm Griesinger (1817–1868) als »Anomalien des Denkens«. Als anormal gilt dabei der »falsche Inhalt« (Griesinger 1845, S. 58). Jemand spricht davon, dass er von Männern im Lodenmantel verfolgt wird, von Fußgängern mitleidig angesehen wird, von einem Prominenten begehrt oder für den Nobelpreis nominiert ist. »Falscher Inhalt« meint, dass dem Gehalt wahnhafter Aussagen nichts in der Realität entspricht – jedenfalls nicht in der sogenannten äußeren Realität. Emil Kraepelin sprach genauer von »Störungen des Urteils«.

Dabei dürfte es schwer bis unmöglich sein, nachzuweisen, dass der Blick eines Passanten nicht höchst bedeutsam war, dass die Geste des Nachbarn kein Zeichen ist oder dass dieser nicht an einem Komplott beteiligt ist, das sich gegen den Betreffenden richtet. Mit der Definition der Wahnidee als falscher Inhalt, inhaltliche Denkstörung, Störung des Urteils sind grundlegende erkenntnistheoretische Probleme verbunden. Diese werden meist geflissentlich übergangen, sodass man leicht vergisst, dass man auch als Diagnostiker einer Form von Urteilsstörung aufsitzen kann, etwa wenn man den Anspruch verkörpert, zu wissen, was ist oder was nicht sein kann (»Unmöglichkeit des Inhalts«). Zudem steht alles, was im psychiatrischen Sprechzimmer Inhalt wird, von vornherein systematisch unter Wahnverdacht, selbst wenn es nur darum geht, das Vorliegen einer psychotischen Erkrankung auszuschließen. Nehmen wir jenen Patienten, der sich nachts in der Klinik als verfolgter Staatspräsident vorstellte. Der Diensthabende nahm ihn mit der Diagnose einer wahnhaften Depression auf – nur dass sich anderntags herausstellte, dass es sich bei dem Herrn wirklich um einen abgesetzten Staatspräsidenten handelte, der zwar schwer depressiv, aber nicht psychotisch war. Der Inhalt schien nur dem aufnehmenden Arzt als falsch, ja sogar unmöglich.

Wenn man vom Wahn als Denkstörung spricht, kann sich das zum einen auf den Inhalt des Gewähnten, aber auch auf den Prozess beziehen, der zur Wahnidee führt. Kraepelin handelt den Wahn bereits 1899 in seinem Lehrbuch unter den »Störungen des Urteils und der Schlußbildung« ab. Beim Wahn handelt es sich demnach um »krankhaft bedingte, auf irrealen oder fehldeutigen [sic] Voraussetzungen aufgebaute Urteile und Schlüsse, deren Kennzeichen in ihrer [...] grundsätzlichen Unkorrigierbarkeit« besteht

(Stransky, nach Hedenberg 1927, S. 666), oder, wie es dann im DSM-IV vom Wahn heißt, es handelt sich um eine »falsche Überzeugung aufgrund unrichtiger Schlussfolgerungen über die äußere Realität«.

Para-Logik

Unter der Annahme, dass sich bei Wahnkranken besondere Modi des Schlussfolgerns und Schließens finden lassen, versprach man sich von deren genauer Analyse, dass sich die Diagnose nicht mehr primär auf ein so zweifelhaftes diagnostisches Kriterium wie den »falschen« oder »unmöglichen« Inhalt stützen muss. Damit könnte »vom Wahninhalt abgesehen werden, nicht das Ergebnis, sondern der inferentielle Prozess, die Wahngenese oder der Begründungszusammenhang interessieren« (Stompe/Ortwein-Swoboda 2011, S. 16).

Wichtige Überlegungen zur Logik der Wahnbildung stellte der niederländische Psychiater Eilhard von Domarus an (1923, 1924, 1925, 1927). Im Zusammenhang mit der Wahngewissheit war bereits von einer Form para-logischen Schließens die Rede, die gegen die Regeln der klassischen Logik verstößt, aber den Anschein erwecken kann, schlüssig zu sein; daraus kann ein Gefühl des Überzeugtseins erwachsen, in dem man einen Quell der Gewissheit beim Wahn sehen kann.

Interessant ist dabei, dass von Domarus eine Verbindung herstellt zwischen dem Wahn als einer inhaltlichen Denkstörung und formalen Eigentümlichkeiten des Denkprozesses, also jener Seite, die man sonst getrennt vom Wahninhalt als »formale« Denkstörung aufführt, indem man zum Beispiel Inkohärenz des Denkens, assoziative Lockerung oder Gedankenabriss zusätzlich diagnostiziert.

Eilhard von Domarus geht aus von Formen logischen Schließens, wie er sie in den Lehrbüchern der klassischen Logik findet, etwa der Form, die dort als »Modus Barbara« bezeichnet wird (siehe von Domarus 1923, S. 87 f., 1924, S. 627):

A. Obersatz: Alle Menschen sind sterblich.
B. Untersatz: Gajus ist ein Mensch.
C. Konklusion: Also ist Gajus sterblich.

»Ist es vielleicht möglich, durch eine analoge Analyse des Formalen am Denken beim pathologischen, schizophrenen Denken ebensolche formalen Gesetzmäßigkeiten darzustellen?« (von Domarus 1924, S. 620).

Machen wir die Probe auf das klinische Exempel:

A. Obersatz: Leichen riechen schlecht.
B. Untersatz: Ich rieche schlecht aus dem Mund.
C. Konklusion: Ich bin eine Leiche.

Der Logik des sogenannten Cotard-Syndroms zufolge schließt der Betreffende aus seinem Mundgeruch paralogisch, dass er eine Leiche ist, auch wenn er sich noch auf seinen zwei Beinen hält. In diesem Schluss fällt etwas »Neues« an, das hier »erwiesen« wird: Es gibt ein Drittes neben Leben und Tod, den Untoten, dessen lebend-verwesender Beweis der Erkrankte ist.

Nehmen wir beispielhaft noch eine religiöse Wahnidee:

A. Jesus hat sein Kreuz getragen.
B. Ich habe als Bauarbeiter ein Fensterkreuz getragen.
C. Ich bin Jesus (und mich erwartet die Kreuzigung).

Nach diesem »Von-Domarus-Prinzip« neigt der Schizophrene dazu, von der Identität der Prädikate (zum Beispiel »schlecht riechen«) auf die Identität des Subjekts zu schließen – im Unterschied zur klassischen Logik, die auf Aristoteles zurückgeht. Die sogenannten Syllogismen (zum Beispiel der Modus Barbara) legen die logisch gültigen Formen von Schlussfolgerungen fest: Sind die Prämissen (Ober- und Untersatz) wahr, so ist auch die Konklusion wahr. Paralogische Schlüsse dagegen wecken den Anschein gültiger logischer Schlussfolgerungen. Dass auch ein paralogischer »Schluss« etwas Zwingendes haben kann, sieht man beim Paranoiden in der Wahngewissheit.

Bereits von Domarus fand diese Paralogik nicht nur bei Psychosen, er vermutete darin einen »Atavismus«, eine Art Regression auf das prälogische Denken bei sogenannten Naturvölkern (von Domarus 1923, S. 92), bei denen er analoge Denkfiguren zu finden meinte (wir wollen hier vom implizierten Rassismus einmal absehen). Durch seine Überlegungen zur Logik der Schizophrenie war er allerdings vorsichtig genug, nicht selbst einem Paralogismus aufzusitzen. Er relativiert seine Vertiefung in das Denken »primitiver« Völker; es gehe ihm darum, Hypothesen über schizophrenes Denken zu bilden, »so daß, wenn auch das heuristische Prinzip niemals zur Theorie erstarken würde, sie doch alles das geleistet hätte, was man von einer Fiktion, einer Als-ob-Betrachtung erwarten darf« (von Domarus 1923, S. 93). Er spielt damit wohl auf die 1911 von Hans Vaihinger veröffentlichte Schrift *Die Philosophie des Als ob* an – ein Buch, das im Übrigen auch als Fallstudie dienen kann, wenn man das Verhältnis von Theorie und Wahn studieren will.

Man kann eines der Beispiele, das von Domarus liefert, probehalber nutzen, um sich in das Denken von »Naturvölkern« hineinzuversetzen. Den Gründungsmythos eines bestimmten Clans, nehmen wir den Clan der Hirsche, könne man sich nach folgendem Para-Syllogismus »Hirsch« vorstellen (von Domarus 1923, S. 88):

A. Obersatz: Gewisse Indianer sind schnell.
B. Untersatz: Einige Hirsche sind schnell.
C. Konklusion: Einige Indianer sind Hirsche.

In einer metaphorischen Lesart dieser Konklusion würde der Indianerstamm in seiner Hirschartigkeit beschrieben (FISCHER 2000, S. 159, Anmerkung 40). In der Schizophrenie dagegen kommt es zum Verlust der Metaphorizität, zum Schwinden des *Als-ob*; in diesem Modus wird aus der Identität des Prädikats (»schnell«) auf die Identität des Subjekts (Indianer = Hirsche) geschlossen.

Schon der Erfinder des Von-Domarus-Prinzips ging offensichtlich nicht davon aus, dass es sich um eine Logik handelt, die man nur in der Schizophrenie findet. Er vermutet sie sowohl bei Naturvölkern als auch im dämonologisch-okkulten und im kindlichen Denken. Er gesteht sogar zu, dass sich das paralogische Denken auch im Alltagsdenken finde, dass es aber beim Schizophrenen dominiere (VON DOMARUS 1925).

Es kann also nicht verwundern, wenn empirische Studien nicht nachweisen konnten, dass das Von-Domarus-Prinzip ein Privileg Schizophrener ist (Chapman/Chapman und Williams, zitiert nach LEFERINK 1996, S. 194). Auch unser tagtägliches Denken folgt nicht den Lehrbüchern der formalen Logik (siehe dazu MAHER 1988, S. 111), sondern oft jener Paralogik, wie man sie auch bei Psychotikern findet. Das Prälogische und Paralogische macht sich auch in uns geltend, aber darin liegt etwas potenziell Verbindendes, denn »dadurch, dass wir *grundsätzlich* ebenfalls parasymbolisch, parakategorial und paralogisch zu denken vermögen«, sind psychotische Denkweisen prinzipiell »rekonstruierbar – verständlich« (VON DOMARUS 1927, S. 714). Von Domarus verbindet das mit der Erwartung, Grammatik und Sprache der Schizophrenen könnten erlernt werden (VON DOMARUS 1925, S. 643).

Gregory Bateson und Hans Rudi Fischer erkennen in solchen als paralogisch geltenden Schlussformen jene Art von Logik, die man als »Abduktion« bezeichnet (FISCHER 2000, S. 130). Der Zeichentheoretiker Charles Sanders Peirce (1839–1914) fügte die Abduktion als besondere Form logischen Schließens, welche der Erkenntnisgewinnung durch Hypothesenbildung diene, den klassischen aristotelischen Modi Deduktion und Induktion hinzu. Wenn Stompe davon ausgeht, dass der Wahn »aus fehlerhaften induktiven Schlüssen [resultiert], an denen mit apriorischer Sicherheit festgehalten wird« (STOMPE/ORTWEIN-SWOBODA 2011, S. 17), dann wäre zu diskutieren, ob das, was als fehlerhafte Induktion erscheint, nicht genauer als Abduktion zu beschreiben ist.

Die Abduktion spielt in unserem normalen Denken, aber auch in Feldern wie der Kriminalistik bis hin zur Wissenschaftstheorie eine große Rolle, etwa beim Wechsel von einem Paradigma zu einem neuen. Auch den Wahn kann man als eine Art Paradigmenwechsel der Welterfassung verstehen. Manfred SCHNEIDER, der 2010 eine *Kritik der paranoischen Vernunft* veröffentlicht hat, bringt es in einem Interview auf den Punkt: »Paranoia ist ein abduktiver Exzess.« Wohlgemerkt, die Abduktion ist nicht per se pathologisch, aber exzessiv ist sie ein »Zuviel des Guten«. Abduktion ist kreativ, unerschöpflich – und ruft deswegen nach einer Begrenzung. Peirce zufolge, so Fischer, ist Abduzieren die einzige Form des Schließens, die mit schöpferischer Erkenntnis, mit dem Erschließen von etwas Neuem verbunden ist. Ein abduktiver Schluss kann ein »Erfinden, ein Konstruieren von Bezügen, von Übergängen, von Zusammenhängen [sein], die vorher nicht bestanden haben (müssen) bzw. nicht gesehen wurden und werden konnten« (FISCHER 2000, S. 160).

Das eigentlich Verstörende der paralogischen Denkstörung kann man darin sehen, dass unser Denken von seiner eigenen paralogischen Störung womöglich überhaupt seinen Ausgang nimmt. So kommt Fischer zufolge keine Induktion ohne eine vorab abduktiv gefundene Hypothese aus (FISCHER 2000, S. 148). Einiges von dem, was Peirce über die Abduktion schreibt, passt auf den Wahn, etwa wenn es heißt, die Abduktion diene dazu, »in das verworrene Durcheinander gegebener Tatsachen eine nicht gegebene Idee einzuführen, deren einzige Rechtfertigung darin besteht, dieses Durcheinander in Ordnung zu bringen« (Peirce, zitiert nach FISCHER 2000, S. 143). An anderer Stelle heißt es: »Die abduktive Vermutung kommt uns wie ein Blitz. Sie ist ein Akt der *Einsicht, obwohl extrem fehlbarer Einsicht*« (ebd., S. 144, Anmerkung 22). Hier fühlt man sich an Müller-Suur erinnert, der von psychotischen »Ereignisse[n] [spricht], die blitzartig den Sinn eines Menschenlebens von Grund aus verändern können (zitiert nach BLANKENBURG 1965, S. 285). Diese Plötzlichkeit ist für Wahneinfälle bezeichnend, aber auch für Wahnwahrnehmungen, die sich ebenso als paralogische Abduktionen verstehen lassen. Um das schon einmal zitierte Beispiel von Klaus Conrad aufzugreifen:

A. Schlachter tragen weiße Kittel.
B. Der Arzt trägt einen weißen Kittel.
C. Der Arzt ist ein Schlachter (und trachtet mir nach dem Leben).

Die Abduktion bewegt sich zwischen den Polen des Tentativen (»Vermutung«) und des Absoluten (»Einsicht«). Was durch Abduktion erschlossen oder erraten wird, ist rein logisch betrachtet nicht sicher, dennoch wirkt es oft so, etwa wenn man sich auf eine Intuition beruft, die etwas Instinktives hat.

Im Anschluss an Peirce lässt sich die Abduktion verstehen als »divinatorische Antwort des Menschen auf die Anmutung der Umgebung[, welche] die

Entsprechung zum tierischen Instinkt darstellt« (Apel 1970, zitiert nach Peirce 1970, S. 51 f.). Aber es ist ein oft trügerischer Instinkt, etwa wenn man wähnt oder »wittert«, dass etwas faul ist im Staate ...
Abduktiv Erschlossenes muss sich bewähren, muss induktiv erhärtet und abgesichert werden – nicht ohne Grund hat Peirce anfangs als »Hypothesis« beschrieben, was er später Abduktion nennt (Fischer 2000, S. 148, Anmerkung 31). Im Wahn aber kommt dem abduktiven Schluss Gewissheit zu.
Das Von-Domarus-Prinzip und die davon letztlich inspirierten Studien zur Urteilsbildung und zum Schlussfolgern im Wahn haben in den letzten Jahren in der Kognitions- und Neuropsychologie sowie der Kognitiven Verhaltenstherapie eine neue Konjunktur erfahren. Ohne hier auf die Studienlage und Details eingehen zu können, gibt es verschiedene Untersuchungsbefunde, die zeigen, dass wahnhafte Probanden weniger Informationen verwenden, »um zu einer als sicher erlebten Aussage zu kommen« (Hoff 2013, S. 5). Man spricht vom »jumping to conclusions«.
Diese Neigung zu einem überstürzten Schlussfolgern ließ sich bei schizophrenen Patienten (im Unterschied zu einer gesunden Kontrollgruppe und zu depressiven Patienten) empirisch auf hohem Signifikanzniveau sichern. Das Untersuchungsdesign sieht so aus, dass den Versuchspersonen (VP) mitgeteilt wird, in dem einen der beiden Behälter, deren Inhalt man nicht sehen kann, seien 85 rote und 15 grüne Kugeln, in einem zweiten 85 grüne und 15 rote Kugeln. Beim Ziehen einer Kugel soll die VP sagen, aus welchem Behältnis diese stamme. »Nach 3 Zügen hatten sich bereits 65 % der wahnhaften (15 % bereits nach dem ersten Zug), jedoch nur 35 % der depressiven und lediglich 25 % der gesunden Probanden [...] entschieden« (Bottlender u. a. 1999, S. 989).
Dieser Versuch, der in leicht variierter Form in verschiedene neuropsychologische Studien zur Urteilsbildung und Entscheidungsfindung bei paranoiden Personen eingegangen ist, ähnelt in verblüffender Weise dem Beispiel, das Peirce zu Deduktion, Induktion und Hypothese (Peirce 1967, S. 375 f.) zur Logik der Abduktion anführt. Im Bohnensackparadigma findet man weiße Bohnen und einen Sack vor:

Resultat:	Diese Bohnen sind weiß.
Regel:	Alle Bohnen aus diesem Sack sind weiß.
Fall:	Diese Bohnen sind aus diesem Sack.

Letzteres ist die Hypothese, die abduktiv erschlossen wurde.
Bei akut wahnhaften Patientinnen und Patienten zeigt sich die Tendenz zu diesem Schluss deutlicher, sie ist aber auch nach Remission noch zu beobachten und zeigt sich sogar bei »neutralem« Material, das vom Wahninhalt unabhängig ist.

Es wurden neuropsychologische und verhaltenstherapeutische Verfahren entwickelt, die solche Denkmuster zu korrigieren und der Neigung zum Paralogischen entgegenzuwirken versuchen. So ist es das Prinzip des manualisierten Metakognitiven Trainings (MKT; MORITZ/WOODWARD 2007), über das eigene Denken nachzudenken, womit sich Denkstile wie das voreilige Schlussfolgern, bestimmte Attributionstendenzen etc., die sich typischerweise bei Wahnkranken finden, beeinflussen lassen. In der individualisierten Form (MKT+) konnte bei der Untersuchungsgruppe die Neigung zum voreiligen Schlussfolgern reduziert werden, darüber hinaus konnte aber auch die »Stärke der Wahnsymptomatik und hier vor allem der Wahnüberzeugung signifikant reduziert [...]« werden (MORITZ u.a. 2014, S. 253).

Overinclusing

Norman CAMERON beschrieb 1939 als Besonderheit psychotischen Denkens eine Tendenz zum »overinclusive thinking«, zur Erweiterung der Begriffsgrenzen. Begriffen wird etwas eingeordnet, was nicht »zur Sache« gehört, den konzeptuellen Rahmen dehnt oder gar sprengt. Besonders wenn persönlich nahegehende Themen und die Beziehung zu anderen berührt seien, soll es Cameron zufolge dazu kommen, dass sich Konzepte mit idiosynkratischen Gehalten anreichern (siehe POLJAKOV 1973, S. 74; siehe kritisch dazu S. 125). Im Begriffsumfangstest (BUT) von A. Maercker und C. Winzer wird das Overinclusing als schizophrenes Symptom computergestützt zu messen versucht. Kliniker haben früh die Neigung zu ungewöhnlichen Verallgemeinerungen beobachtet, aber auch die Schwierigkeit, Relevantes von Irrelevantem zu unterscheiden, was als Filterstörung beschrieben werden kann (siehe MAHER 1988, S. 113). Wenn im Wahn »alles bedeutsam« werden kann, verwundert es nicht, dass das, was Außenstehenden als irrelevant gilt, vom Wahnkranken nicht ignoriert werden kann.

Auch auf die Gefahr, den Begriff »Overinclusion« zu sehr zu strapazieren (er läuft vielleicht Gefahr, selbst einer Overinclusion zum Opfer zu fallen): Als Überdehnung begrifflicher Konzepte lässt sich der Erklärungswahn verstehen. Paralogisch schlussfolgernd, wird dabei »Unbekanntes unter Bekanntes subsummiert (etwa irgendwelche Beeinflussungserlebnisse auf die Tätigkeit physikalischer Apparate zurück[ge]führt)« (VON BAEYER 1979, S. 39). In der Logik spricht man eigentlich nur dann von einer Subsumtion, wenn ein Begriff unter einen ihm übergeordneten Begriff sortiert wird; Walter von Baeyers Verwendung des Wortes erinnert eher an seinen juristischen Gebrauch, bei dem ein bestimmter Sachverhalt, ein Tatbestand, als unter eine juristische Norm fallend zugeordnet wird, etwa der Diebstahl eines Apfels unter »Mundraub«.

Was kann man sich aber unter einer wahnhaften Subsumtion vorstellen? Völlig fremdartige Erlebnisse wie zönästhetische Missempfindungen, etwa ein pulsierendes Stechen im Adamsapfel oder Stimmen, werden auf telegene Geräte zurückgeführt, die aus der Ferne solche Erscheinungen verursachen. Es handelt sich also um eine »Subsumtion« des Fremdartigen unter einen technologischen Begriff im physikalischen Erklärungswahn. Auch andere psychotische Erfahrungen von Entmächtigung, »wo *es* in ihm denkt, fühlt und ihn treibt«, suchen sich »Patienten gerne mit Bestrahltsein oder Hypnotisiertsein zu bezeichnen und verständlich zu machen« (Haenel 1983, S. 307). Analysiert man die Art und Weise einer solchen Schlussfolgerung, so stößt man meines Erachtens wieder auf die genannte Abduktion als jene Schlussweise, die etwas der bisherigen Erfahrung Widersprechendes oder Überraschendes verständlich zu machen sucht.

»Die überraschende Tatsache C wird beobachtet; aber wenn A wahr wäre, würde C eine Selbstverständlichkeit sein; folglich besteht Grund zu vermuten, daß A wahr ist«, schreibt Charles S. Peirce (1973, S. 255). In unserem klinischen Beispiel wäre »C« die überraschende zönästhetische Missempfindung, die durch den Erklärungswahn »A« verständlich wird. Wenn ein Betroffener im physikalischen Wahn davon ausgeht, dass sein stechender Schmerz in der Gehirnmitte durch Radarstrahlen verursacht wird, rekurriert er zwar scheinbar auf etwas Bekanntes (Radarstrahlung), er nimmt aber eine der Allgemeinheit bisher unbekannte Wirkkraft durch einen speziell entwickelten Marterapparat an. Im Wahn vermutet der Betroffene aber nicht einen solchen, sondern er findet ihn: Gewiss ist dieser ominöse Apparat im Keller des Nachbarhauses als Umspanntrafo der Elektrizitätswerke getarnt.

Das kreative Moment solcher abduktiver Prozesse offenbart sich, wenn Psychotiker aus dem Versuch, sich ihre Erscheinungen zu erklären, ihrerseits zu mehr oder minder versierten Erfindern werden und in ausgefeilten, technisch anmutenden Plänen den Apparat, der sie seit Jahren quält, entwerfen. Ein beeindruckendes Beispiel dafür findet sich bei James Tilly Matthews (Röske/Brand-Claussen 2006), der zwischen 1770 und 1815 den »Air Loom« gezeichnet hat, den Luftwebstuhl, von dem er sich viele Jahre körperlich traktiert erlebte. Abduktion ist aber, wie gesagt, nicht nur die Logik der verrückten Erfindung, Abduktion ist das Erfinderische schlechthin – in der Entwicklung neuer Technologien wie in wissenschaftlichen

Entdeckungen: »Jemand müßte völlig verrückt sein, wollte er leugnen, daß der Wissenschaft viele wirkliche Entdeckungen gelungen sind. Aber jedes einzelne Stück wissenschaftlicher Theorie, das heute fest gegründet dasteht, ist der Abduktion zu verdanken« (PEIRCE 1970, S. 362), denn Abduktion ist »das einzige logische Verfahren, das irgendeine neue Idee einführt« (ebd.) und sie ist die Paralogik der Wahnidee.

Psychotische Denkstile in experimentellen Designs

Seit Jahrzehnten widmen sich experimentelle Untersuchungen der Frage, ob sich psychotische Patientinnen und Patienten im logischen Denken von einer Kontrollgruppe gesunder Personen unterscheiden. Dabei wurde zum Beispiel das, was im angelsächsischen Raum als Overinclusion bezeichnet wird, von einer Arbeitsgruppe der Akademie der Wissenschaften der ehemaligen UdSSR operationalisiert und untersucht. Aus methodischen Gründen beschränkten sie sich auf eine möglichst homogene Untersuchungsgruppe. Die Patienten, die man hierzulande wohl als an hebephrener Schizophrenie Erkrankte diagnostizieren würde, waren ohne ausgeprägte produktive Symptome und allesamt unmediziert (siehe POLJAKOV 1973, S. 23 f.).

Obwohl bei diesen Patienten keine Wahnsymptomatik bestand, zeigten sich Unterschiede zur Kontrollgruppe im Denkstil. In einem Versuch wurden hebephrene Patienten und eine Kontrollgruppe gebeten, zwölf Paare von Vergleichsgegenständen zu verallgemeinern und voneinander zu unterscheiden. Dabei fanden die psychotischen Probanden mehr als doppelt so viele Möglichkeiten wie die gesunden (POLJAKOV 1971, S. 77). Zwei gesunde Probanden verweigerten komplett die Bearbeitung der entsprechenden Aufgabenserie, weil sie keine gemeinsame Eigenschaft finden konnten, aber »in der Gruppe Schizophrener versagte keiner« (ebd., S. 97). Diese Aufgabenserie drohte scheinbar den »gesunden Menschenverstand« an sich irre zu machen. Dagegen fanden »Kranke mit größter Leichtigkeit Vergleichsmöglichkeiten. Die von Kranken genannten Verallgemeinerungen rufen dabei oft den Eindruck von ›Seltsamkeit‹, Nicht-Adäquatheit hervor« (ebd., S. 77).

Auf Vergleichspaare wie Maus–Katze wurde beispielsweise von einem Patienten »Versuchstiere« geantwortet, »Schuh« wie »Bleistift« haben gemein, dass sie Spuren hinterlassen, bei »Globus–Schmetterling« zeichnen sich beide dadurch aus, symmetrisch zu sein; »Uhr« und »Fluss« sind beide »mit der Unendlichkeit verbunden«: »Die Zeit fließt in der Uhr, das Wasser in den Flüssen« (ebd., S. 78, S. 80). Was den »Common Sense« als »›Wunderlichkeit‹, ›Seltsamkeit‹, ›Ungewöhnlichkeit‹ der Verallgemeinerungen« (S. 122) anmutet, kann man auch als Ausdruck von Kreativität und »Originalität« (S. 126) verstehen. Hebephrene Versuchspersonen waren der Kontrollgruppe in jenen Aufgaben überlegen, die eine nicht »banale« Lösung verlangten, in pragmatischen Kontexten konnten sie sich dagegen leichter gleichsam in der Vielzahl an Optionen verzetteln und schnitten schlechter ab.

Wenn man unter klinischen Laborbedingungen befragt wird, liegt bei den Reizworten »Maus« und »Katze« der Gedanke an einen Tierversuch nicht fern. So betont auch der Autor, dass die Gruppierungen der psychotischen Untersuchungsgruppe formallogisch nicht zu beanstanden seien, da die Eigenschaften, nach denen gruppiert wurde, den Gegenständen durchaus objektiv eigen gewesen seien (S. 78).

»Kranke finden häufiger als Gesunde Vergleichsmöglichkeiten, indem sie aufgrund der Abstraktion diese oder jene bei diesen Gegenständen vorhandenen gemeinsamen Merkmale zusammenfassen, während gesunde Versuchspersonen behaupten, nichts Gemeinsames zu finden« (S. 91). So erklärt sich, dass der Eindruck entsteht, Psychotiker neigten dazu, »abstrakter« zu denken (S. 145), während sonst bei Klinikern der Eindruck verbreitet ist, Psychotiker seien gerade unfähig, abstrakt zu denken, schließlich gilt der Konkretismus als typisch für schizophrene Psychosen. J. Poljakov macht deutlich, dass der Unterschied abstrakt–konkret zu schematisch ist, um Spezifika im Denkstil psychotischer Menschen fassbar zu machen.

Hebephrene Personen zeigten sich jedenfalls in den Untersuchungen in gewisser Weise »kreativer«, indem sie weniger »dominante«, »latente« (S. 91) Merkmale aufspürten, die im Alltag weniger relevant sind und deshalb als pragmatisch »wenig bedeutsame[...], ›schwache[...]‹ Gegenstandseigenschaften« (S. 145) erscheinen.

Diese »Kreativität« zeigte sich auch in einem experimentellen Design zum Problemlösungsverhalten. Dabei ging es beispielsweise darum, verschiedene Gegenstände so auf einer Waage zu verteilen, dass sich nach Verstreichen einer gewissen Zeit von selbst ein Gleichgewicht herstellte. Zur Auswahl standen etwa eine Taschenlampe, kleine Gewichte, Bleistifte, Radiergummi und eine Kerze. Doppelt so viele hebephrene wie gesunde Personen wählten zur Lösung der Aufgabe eine Kerze, »indem sie an ihr die praktisch wenig bedeutsame ›latente‹ Eigenschaft, beim Brennen an Gewicht zu verlieren, erkannten« (S. 113). Insgesdamt 29 von 50 Probanden in der Untersuchungsgruppe schizophrener Patienten gegenüber 14 von 50 der Kontrollgruppe fanden die Lösung auf Anhieb.

Affektlogik

In interessanten Studiendesigns wird der Frage nachgegangen, was die Besonderheiten des Denkens psychotischer Menschen ausmacht, und zwar selbst dann, wenn keine klinisch bedeutsame Wahnsymptomatik besteht wie bei hebephrenen Patienten oder paranoid Schizophrenen mit remittiertem Wahn. Erwiesen ist, dass sich der Wahn in Störungen des Denkens zeigt. Aber damit ist in keiner Weise ausgemacht, dass es sich beim Wahn auch *primär* um eine *Denk*störung handelt. Dazu Johann C.A. Heinroth schon 1818:

» Der in Leidenschaft Befangene täuscht sich über die Gegenstände und über sich selbst; und diese Täuschung und der daraus entspringende Irrthum heißt Wahn. Der Wahn ist kein krankhafter Zustand des Gemüthes, sondern des Verstandes, aber im Gemüthe, nehmlich in der Leidenschaft, liegt der Grund des Wahns « (zitiert nach Hofer 1953, S. 97 f.).

Deshalb ist »der Wahn bei den Störungen des Denkens und Urteilens in einem sehr unzulänglichen Notquartier untergebracht« (Weitbrecht 1964, S. 162). Selbst Emil Kraepelin, der beim Wahn die Störungen des Denkens und Schlussfolgerns beschrieben hat, spricht von einem »Wahnbedürfnis« (siehe Spitzer 1989, S. 66). Diesen Gedanken hat Eugen Bleuler präzisiert, wenn er sagt, Wahnideen seien »nicht aus zufälliger Unzulänglichkeit der Logik, sondern aus einem inneren Bedürfnis heraus geschaffen worden« (Bleuler, nach Schmidt 1940, S. 125). Das zeigt sich unverstellt in Wahnideen, die deutlich der Wunscherfüllung dienen (Liebeswahn, Begnadigungswahn von Inhaftierten etc.), oder Größenideen, die narzisstischen Bedürfnissen (Erlöserwahn) dienen.

Eugen Bleuler sieht die Quelle auch jener Wahnbildungen, deren wunscherfüllender Charakter nicht so ins Auge springt, in affektiv stark besetzten Vorstellungskomplexen, die vom Ich abgespalten seien (siehe Schmitt 2011, S. 26). Der Affekt kann dabei symbolisch entstellt, in Wahngebilde transformiert und nur noch in Resten spürbar sein. Dabei bemerkt Bleuler die »abnorme Schaltkraft der Affekte«, die bei reduzierter Festigkeit der logischen Verbindungen (siehe Gruhle 1922, S. 456; O. Kant 1930, S. 625 f.) zu dem führe, was man klinisch als »formale Denkstörungen« bezeichne: Der Betroffene kann den gedanklichen Faden nicht halten, wenn die »Zielvorstellung« nicht festgehalten werden kann, oder es kommt gar zu einer assoziativen Lockerung bis hin zur Denkzerfahrenheit.

Die abnorme Schaltkraft der Affekte kann aber auch bewirken, dass das Denken inhaltlich auf den wahnhaften Modus umschaltet. Am eindrücklichsten

zeigt sich das bei den affektiven Psychosen, deren typischerweise synthyme Wahngebilde eine gewisse Affektstärke voraussetzen: dem Wahn in Manie und Depression, aber auch bei den mit den Affektstürmen fluktuierenden Wahnideen in einer gemischten Episode bei bipolarer Störung.
Zeuge dieser Schaltkraft bin ich seit Jahren in der Psychotherapie einer paranoid-schizophrenen jungen Frau. Beim Aufkommen von Kränkungsgefühlen, tiefer Frustration oder auch wenn sie sich irgendwie angegriffen fühlt, redet sie sich in kürzester Zeit in Rage und kann in Minutenschnelle Ad-hoc-Wahnideen produzieren oder frühere re-animieren. »Wahngewissheit« ist in diesem eindrücklichen Fall unmittelbarer Ausdruck heftiger Erregung und geweckter Streitbarkeit der Patientin. Die sich aufbäumende Wahngewissheit legt sich, wenn es gelingt, die Patientin so anzusprechen, dass sie in ihrer inneren Verletztheit wahrgenommen wird. Das nimmt dem heftigen Affekt gleichsam den Wind aus den Segeln, in der Flaute treten Gefühle von Traurigkeit an dessen Stelle.
Wielant Machleidt hat sich in den letzten Jahren der Analyse der Affektstrukturen in der Schizophrenie gewidmet, die er von der Trias Angst, Aggression und gierigem Interesse (»Hunger«) bestimmt sieht. Zusammenfassend schreibt er:

> » Wahn ist eine manchmal bizarre kognitive Camouflage des zugrunde liegenden Affektes. Die Wahnlogik ist eine affektive Logik. Der psychotisch ›hypertrophe‹ Affekt strukturiert die Kognition. Der Wahn ist sein kognitiver psychotischer Ausdruck bzw. seine gedankliche Entsprechung « (Machleidt 2002, S. 211).

Die affektive Grundierung paranoiden Erlebens wird gerade in Erscheinungen deutlich, die man auch im Prodrom findet: im Phänomen der Wahnstimmung, wie Conrad sie entfaltet, in den sensitiven Beziehungsgefühlen Kretschmers und im Misstrauen. Diesseits der akademischen Trennung von Denken und Affektivität ist also immer die Gestimmtheit des Wahnkranken zu bedenken.

Verstörungen im Denken

Wilfred R. Bion hat sich viele Jahre in der analytischen Behandlung von Psychosen und in seiner Theoriebildung mit den Störungen des Denkens befasst. Sein Ansatz verdient hier Interesse, weil:

- er auf die Verbindung von Sinneserfahrung und Denken abhebt, in der eine Voraussetzung für den Kontakt zur Realität zu sehen ist;

- Denkprozesse sich demzufolge aus emotionalen Erfahrungen speisen (Idee einer Affektlogik);
- er die traditionelle Trennung von formalen und inhaltlichen Denkstörungen hinter sich lässt;
- er auf eine sehr kreative Weise die Denkstörungen und deren Bedeutung in der therapeutischen Beziehung deutet.

Für Bion (1990a, 1992) ist der Säugling chaotischen Reizen (Beta-Elementen) ausgesetzt: Sinnesreize von den Wahrnehmungsorganen, Leibreize wie Durst, Hunger und Kälte. Ein solches Reizgeschehen, Triebfragmente und damit verbundene Fantasiebildungen können nur in einer verständnisvollen, haltenden Umgebung verarbeitet und innerlich aus-gehalten werden, was man »Containing« nennt. Wenn die bemutternde Person mit ihrem intuitiven Verständnis, dem träumerischen Ahnungsvermögen (»rêverie«) erspürt, was mit dem Säugling ist, und sich ihm zur Verfügung stellt, wird das Kind bei guten Ausgangsbedingungen einen Verarbeitungsmodus entwickeln, den Bion »Alpha-Funktion« nennt. Mit ihr können aus emotionalen Erfahrungen Vorstufen von Gedanken (eben Alpha-Elemente) gebildet werden und das Denken kann sich entwickeln.

Andernfalls droht das Kleinkind dauerhaft von unverstandenen Beta-Elementen überflutet zu werden, wobei durch deren zerstörerische Wucht die psychischen Möglichkeiten zum Wahrnehmen seiner selbst und der äußeren Realität sowie zum Denken angegriffen werden. Im Denken können sich diese »attacks on linking« (Bion) in dem zeigen, was man klinisch als Zerfahrenheit, assoziative Lockerung, Gedankenabriss kennt, oder was sich in konkretistischer Verwendung von Worten oder in Wortneubildungen findet. Wenn die Rede überdies nicht den Regeln von Syntax und Grammatik folgt, kann das alles die Verständigung mit anderen erschweren, wenn nicht verunmöglichen. In diesem Fall sind durch Prozesse der Zersplitterung und Spaltung nicht nur die intrapsychischen Denkverbindungen angegriffen, sondern darin besteht auch ein Angriff auf die Verbindung zu anderen.

Der Angriff kann aber nicht nur die gefühlsmäßige und verständige Verbindung zum anderen, sondern auch dessen Denkverbindungen treffen. Die Erfahrung zeigt nämlich, dass Patienten uns ganz schön durcheinander bringen können (siehe Racamier 1982, S. 62). Manchmal genügt es schon, wenn eigene Nachfragen nur tangential beantwortet werden (»Danebenreden«), um aus dem Konzept zu kommen. Es kommt vor, dass man sich nach einem Gespräch mit einem formal denkgestörten Patienten nichts merken kann, keine halbwegs geordnete Biografie, Anamnese oder Behandlungsnotiz schreiben, geschweige denn später erinnern kann.

Eine psychotische Patientin, die mittlerweile ihr Hochschulstudium abgeschlossen hat, konnte in anspruchsvollen Klausuren, wenn sie für sich und nur auf das Papier konzentriert war, ihr Denken ordnen, Gelerntes wiedergeben und offensichtlich auch ausreichend auf Problemstellungen anwenden. Ganz anders war das im Kontakt mit anderen. In den Behandlungsterminen war ich es, der durch ihre desorganisierte Redeweise teils so verstört war, dass ich selbst immer wieder Schwierigkeiten hatte, mich auszudrücken und einen halbwegs vernünftigen Gedanken zu fassen und von mir zu geben. Frappierenderweise entging ihr so etwas selten, so durcheinander sie selbst auch zu sein schien. In einem plötzlichen Anflug von Klarheit fragte sie dann unvermittelt, wie ich das denn nun wieder meinen würde. |

Mit Bion lässt sich das so verstehen, dass diese Aufklarung im Denken dadurch möglich ist, dass diese Frau ihre Denkstörung erfolgreich in mir untergebracht hat. Im Aussprechen ist sie ihre Beta-Elemente losgeworden, hat sie ge- und ent-äußert. Nachdem diese Elemente meinem Denken überantwortet waren, bemerkte sie deren chaotischen fragmentierten Charakter schonungslos und wies mich darauf hin. Das ähnelt einer »projektiven Identifizierung«. Auch formale Denkstörungen können sich also so mitteilen, dass der Behandler sie mit dem Patienten teilt und partiell davon betroffen ist. Aber selbst eine derart gestörte Verbindung ist eine Verbindung, bietet eine Möglichkeit, damit therapeutisch zu arbeiten.

»Attacks on linking« bedeutet zum einen, übliche Verbindungen zu unterbrechen, zu kappen, seien es nun Verbindungen, wie sie zwischen zusammengehörigen Wahrnehmungen bestehen, zwischen Wahrnehmung, Affekt und Denken oder innerhalb des Denkvorgangs. Der Wahn stellt aber gerade neue Verbindungen und Beziehungen zwischen Ereignissen, Personen, Beobachtungen her, auch wenn diese auf Dritte oft abwegig wirken.

»Wenn ein Patient sagt, er wisse, daß seine Putzfrau mit dem Briefträger im Bunde sei, weil sein Freund Eiweiß im Badezimmer gelassen habe, unterscheidet sich die Art der Verbindungen, die in seiner Aussage enthalten sind, von Formen der Verknüpfung, an die ich gewöhnt bin, weil seine Aussage Phänomene repräsentiert, die in einem unendlichen Raum miteinander in Beziehung stehen« (Bion 1997, S. 72).

Am Beziehungswahn ist ein solches Gespinst an Verbindungen in einem schier unendlichen Raum besonders eindrücklich. Bions Theorie erlaubt es meines Erachtens auch, Phänomene wie das Beobachtungserleben in einer neuen Weise zu verstehen. Wird der Sehsinn als potenzieller Sinn für die Realität in der Psychose angegriffen, kann das dazu führen, dass einem die Augen aller anderen zu folgen scheinen. Die eigene Sehkraft kann nach außen projiziert werden, sodass man von den »Augen« ungezählter, selbst unsichtbarer Kameras beobachtet wird, die den Betreffenden bis in das Intimleben ausforschen. Die gewähnten Hintermänner dieser Beobachtung erlebt man in der projektiven Identifizierung von eigenen Affektanteilen (Liebe, Hass, Neugier, Neid etc.) getrieben. Eine thermografische Kamera ist versteckt, um die Verteilung der Körpertemperatur im Lendenbereich zu erfassen, Gehirnströme werden mit einem Apparat aus der Ferne erfasst und ausgewertet. Solche »bizarren Objekte« (Bion) können im Wahn zum Beispiel eine nicht hinreichend ausgebildete Selbstwahrnehmung vertreten, die Geräte nehmen dann eigene Erregungszustände, Wallungen, geheime Impulse und Gedanken auf. In Wahnobjekte können Teile der Psyche ausgelagert werden, die dann von außen auf einen zukommen. Der Betroffene findet sich in einem Netz lückenloser Beobachtung und Verfolgung seines inneren und äußeren Lebens gefangen.

» Da ›Das-was-verbindet‹ nicht nur in winzige Teile gespalten, sondern mit dem Ziel, eine Verbindung zu den anderen bizarren Objekten herzustellen, auch in Objekte hineinprojiziert wurde, fühlt der Patient sich darüber hinaus von winzigen Verbindungen umgeben, die die Objekte auf grausame Weise miteinander verknüpfen […] « (Bion 1990b, S. 83).

Mit dem Fokus auf »Das-was-verbindet« und das, was getrennt wird, gelingt es Bion, formale wie inhaltliche Denkstörungen, aber auch Wahrnehmungsstörungen zu analysieren. In seinen hochfrequenten analytischen Behandlungen mit psychotischen Patienten widmet er seine Aufmerksamkeit den Verstörungen im Denken und deren emotionalem Gehalt. Dabei spürt er in oft gewagt wirkenden Deutungen die projektive Identifizierung dort auf, wo der Patient seine inneren Anteile gerade unterbringt – insbesondere im Analytiker, sodass Denkstörung und das therapeutische Beziehungsgeschehen zusammengedacht werden.

Wilfred R. Bion hat ein Schema entwickelt, mit dem er das Denken und sein Niveau klassifiziert. In Anlehnung an das Periodensystem für chemische Elemente führt er in *Lernen durch Erfahrung* (1990a) ein komplexes theoretisches Raster (»grid«) ein, das dem Therapeuten dazu dienen soll, dem therapeutischen Prozess einer Stunde nach-zu-denken und bedeutsame Sequenzen in das Raster einzuordnen.

Abbildung 3

Wilfred Bions Raster (grid) (nach Bion 1990 a, S. 3)

	Definitorische Hypo-Thesen	**ψ**	**Notation**	**Aufmerksamkeit**	**Forschung**	**Handeln**	
	1	**2**	**3**	**4**	**5**	**6**	**...n**
A Beta-Elemente	A_1	A_2				A_6	
B Alpha-Elemente	B_1	B_2	B_3	B_4	B_5	B_6	...B_n
C Traumgdanken, Träume, Mythen	C_1	C_2	C_3	C_4	C_5	C_6	...C_n
D Prä-Konzeption	D_1	D_2	D_3	D_4	D_5	D_6	...D_n
E Konzeption	E_1	E_2	E_3	E_4	E_5	E_6	...E_n
F Konzept	F_1	F_2	F_3	F_4	F_5	F_6	...F_n
G Wissenschaftliches deduktives System		G_2					
H Algebraisches System							

In der Vertikalen des Schemas findet sich von A bis H die genetische Achse, deren Reihenfolge Stadien psychischer und kultureller Entwicklung folgt. In Zeile A findet sich das, was am Anfang der Entwicklung steht, nämlich »primitive« Beta-Elemente, gefolgt von den durch die Alpha-Funktion vorverstandenen Alpha-Elementen (Zeile B), symbolische Traumgedanken (C), Erwartungszustände (D: Prä-Konzeption), die zusammen mit der passenden Realisierung (das im Hunger erwartete Stillen stellt sich ein) zu einer erfahrungsgesättigten Konzeption führen (E), bis hin zum ausgefeilten Konzept (F) und den wissenschaftlichen deduktiven Systemen (G) und deren Formalisierung (H).

Auf der horizontalen Achse wird die Verwendung vermerkt, die man von einem Element aus A–H jeweils machen kann, zum Beispiel definitorische Hypothesen (Spalte 1), Notation (Spalte 3), Aufmerksamkeit (Spalte 4),

Forschen (5), Handeln (6). Interessant ist die zweite Spalte »ψ« (psi), dabei wird zu Zwecken der Abwehr etwa in Form der Verleugnung ein negativer Gebrauch von etwas gemacht, was ein weiterführendes und erfahrungsgeleitetes Denken verhindert.

In das Schema lässt sich nicht nur das momentane Operationsniveau des Patienten (etwa sein psychotisches Erleben, das Ausagieren) oder die Art des Materials (zum Beispiel Traumgedanken, Zeile C) einordnen, sondern ebenso das des Behandlers, der tunlichst vermeiden sollte, sich zu oft in Spalte 2 zu bewegen, was ein Zeichen für einen Gegenübertragungswiderstand wäre.

Bei der schwierigen Lektüre der drei Bände, in denen Bion (1990a, 1992, 1997) mit diesem Raster arbeitet, habe ich mich immer wieder gefragt, welches Verständnis Bion eigentlich vom Wahn hat, auf den er selten direkt eingeht.

Gegen seine Auffassung von der Psychose als »Angriff auf Verbindungen« sperrt sich zunächst das Phänomen des Wahns, wenn man an den Beziehungswahn denkt, der doch übervoll ist von Verbindungen, oder den systematisierten Wahn, der Verbindungen zwischen allem und jedem herstellt und insbesondere in der Wahnhaften Störung lückenlos »durchdacht« scheint. Auch die vielfältigen Verquickungen zwischen wahnhaftem Denken und Wahrnehmen liegen auf der Hand und waren bereits Thema (Wahnwahrnehmung, Erklärungswahn etc.). Der fragliche Widerspruch zwischen Zerstörung und Herstellung von Verbindungen löst sich auf, wenn man annimmt, dass nach den »attacks on linking« bei psychotischer Dekompensation im Wahn eben ersatzweise Verbindungen zu wuchern beginnen: Wahnbeziehungen eben.

Was unterscheidet, was verbindet nun das psychotische Denken von/mit dem nicht psychotischen? Bion geht davon aus, dass es selbst in der akuten Psychose einen nicht psychotischen Anteil der Psyche gibt, der nur mehr oder weniger vom psychotischen Anteil verdeckt wird, aber weiter ansprechbar bleibt.

Bietet Bions Raster aber eine Orientierung, um das wahnhafte Denken einzuordnen und zu verstehen? In Bezug auf »Namen« (in Bions Raster »definitorische Hypothesen« der Spalte 1, »Notation« der Spalte 3) ist zu sagen, dass bei Psychotikern die Differenz zwischen Wort und Sache abhandenkommen kann, weil es an einer beide triangulierenden Struktur fehlt. In akut psychotischen Zuständen werden Worte wie Dinge, wie Substanzen, nicht aber als Namen, als Repräsentanzen von Dingen, behandelt (schizophrener Konkretismus). So der Fall bei jener Frau, die »politisch die Demokratie ablehnt, weil [Worte wie] Demokrat und demütigen drei gleiche Buchstaben am Beginne enthalten« (Schilder 1918, S. 66).

In Neologismen prägen Psychotiker auf eine eindrucksvolle Art eine Privatsprache. Im magisch anmutenden psychotischen Denken kommt Worten sogar unmittelbare Wirkkraft zu, sodass die Spalten »Notationen« und »Handeln« wie kurzgeschlossen wirken – man könnte hier von einem »Kategorienfehler« sprechen.

Der Wahn lässt sich durchaus beschreiben als ein sonderbarer Modus ständiger angespannter Erwartung (D: Prä-Konzeption), welche die »Aufmerksamkeit« (4) bis hin zur »Forschung« (5) im Sinne der Validierung des Wahns anhand von Daten der Umgebung (durch Verkennungen, Beziehungssetzung ...) bestimmt und das Handeln leitet. So verstehe ich eine Passage bei Bion, in der es heißt, dass Wahnideen »mit Präkonzeptionen verbunden sind, die sich zu Konzeptionen [konkretisierten Wahnbildungen] umbilden, weil sie sich mit Realisierungen paaren, die den Prä-Konzeptionen nicht ausreichend nahekommen, um die Prä-Konzeptionen zu sättigen, aber doch nahe genug, um eine Konzeption oder Miß-Konzeption entstehen zu lassen« (Bion 1997, S. 174). »Miß-Konzeption« ist Bions Formulierung dafür, dass es zu einer Missrepräsentation, einer Verzerrung der sogenannten Realität oder zur Realisierung der wahnhaften Erwartung in Form von Halluzinationen, Beziehungsideen, Wahnwahrnehmungen etc. kommt.

Wie wird im paranoiden Modus das weiterverarbeitet, was in den Fokus der Aufmerksamkeit gerät?

> » Die Aufmerksamkeit des Patienten geht von einem β-Element zum nächsten, die alle durch eine Pseudo-Kausalkette verbunden sind, um zu verleugnen, daß ihre ›Ursache‹ oder ihre Entstehung in der Zerstörung und Zerstreuung ihres gemeinsamen Ursprungs liegt « (Bion 1997, S. 109).

Bion sieht bei den wahnhaften Erklärungen eine Para-Kausalität und meint damit vermutlich so etwas wie wahnhaft rationalisierende und attribuierende Gedanken. Er verortet diese unter der Zeile »Prä-Konzeption«, für deren psychotischen Modus er sich eine gesonderte Spalte (Spalte 2; hier D 2) vorzubehalten scheint (ebd., S. 87).

> » Sofern die Mitteilung des Patienten als logisch zu beschreiben ist, ist sie ein Zirkelschluß, vermutlich auf einer Kausaltheorie basierend, die verwendet wird, um den Kontakt mit der Realität zu zerstören, nicht um ihn zu fördern « (ebd.).

Eine solche Para-Kausalität führt Bion zufolge in die Irre. Während sein Kürzel für die Erkenntnis »K« für Wissen im Sinne von Kennenlernen (»knowledge«) steht, führt er den psychotischen Modus als ein Negativ, als »–K«, ein: »Pseudo-Verursachung ist die –K-Version von Verursachung (die in den K-Bereich fällt)« (ebd., S. 110). Trotz der darin impliziten Wertung

des psychotischen Denkens als etwas Pathologisches, Defizitäres (Minus-, Pseudo-), die in diesen Formulierungen liegt, erkennt Bion an: »In K und –K suchen Analytiker und Analysand nach Sinn« (ebd.), in beiden Prozessen gibt es Akte gerichteter Aufmerksamkeit und die Suche nach Orientierung und Bedeutung. So dienen auch bizarre Objekte dazu, eine »Form von Sinn und Bedeutung zu konstruieren« (SCHUSTER u.a. 2002, S. 88).
Heftige Affekte wie Liebe (L) und Hass (H) haben zwar die Eigenschaft, starke Verbindungen mit Objekten oder zwischen Objekten herzustellen, gehen aber zulasten von »K«, sie trüben den Blick, wie man weiß (etwa Idealisierung [L] oder Entwertung [H] einer Person). Wilfred Bion schreibt: »Nehmen wir 3→4, begleitet von Argwohn, an« (BION 1997, S. 127), bei der sich der Übergang von der »Notation« (Spalte 3 des Rasters) zur Aufmerksamkeit (Spalte 4) in der Stimmung des Verdachts in besonderer Weise gestaltet. Aber wer will sagen, dass Argwohn immer –K, Missrepräsentation, ist? Vielleicht ist Argwohn auch zuweilen K, und der Vertrauensselige stellt hinterher fest, dass er »verschaukelt« wurde: –K. Mit einem einfachen Vorzeichenwechsel ist es da meines Erachtens nicht immer getan.
Sehen wir uns an, wie Bion die psychotische Affektlogik in seinem Raster verortet:

> » Nehmen wir H, Haß als [Modus von] Verbindung und D 4 als Kategorie an. Bewußtsein, kategorisiert als Verbindung H (D 4), würde einen feindselig (H) forschenden Blick (D oder Prä-Konzeption) im Dienste einer destruktiven Untersuchung repräsentieren (Spalte 4) « (BION 1997, S. 145).

So kryptisch und formalisierend solche Passagen auch anmuten, in ihnen geht es Bion um eine Klärung und Einordnung psychotischer Prozesse und deren oft schwierige Differenzierung von »normalen« Denkprozessen. Auch der Wahn ist eine Form von »Konzeption«, auch er arbeitet mit »Konzepten«, aber seinen Begriffen und Kategorien fehlt nach Bion jene Flexibilität, die eine Offenheit für Neues, ein normales »Lernen aus Erfahrung« möglich macht. So vollzieht sich die »Übersetzung von Gedanken in eine fixe Idee, sozusagen von einer Variablen in eine Konstante« (BION 1992, S. 46).
Irritierend ist für mich an Bions Schema, dass gerade die im Raster am »höchsten« angesiedelten Stufen der Erkenntnis, das wissenschaftlich deduktive System (G), ihr ver-rücktes Pendant meines Erachtens in der systematisierten Paranoia und in den im Denken geordneten Fällen systematisierter paranoider Psychosen findet, in denen die »Wahnbildungen der Paranoia« dem »Scharfsinn [...] ein Feld zur Betätigung [eröffnet]« (FREUD 1948, S. 127).

Aber schon Immanuel Kant hat von der »rasenden Vernunft« beim Wahnsinn, ja dessen Scharfsinn gesprochen. In seiner *Anthropologie in pragmatischer Absicht* schreibt er:

» Wahnsinn *(dementia)* ist diejenige Störung des Gemüts, da alles, was der Verrückte erzählt, zwar den formalen Gesetzen des Denkens zu der Möglichkeit einer Erfahrung gemäß ist, aber durch falsch dichtende Einbildungskraft selbstgemachte Vorstellungen für Wahrnehmungen gehalten werden. Von der Art sind diejenigen, welche allerwärts Feinde um sich zu haben glauben; die alle Mienen, Worte oder sonstige gleichgültige Handlungen anderer als auf sich abgezielt, und als Schlingen betrachten, die ihnen gelegt werden. – Diese sind in ihrem unglücklichen Wahn oft so scharfsinnig in Auslegung dessen, was andere unbefangen tun, um es als auf sich angelegt auszudeuten, daß, wenn die Data nur wahr wären, man ihrem Verstande alle Ehre müßte widerfahren lassen « (I. Kant 1922, S. 133).

Auch Psychiatern ist diese Paralogische der Paranoia aufgefallen:

» Die Paranoia ist nicht inductiv, wie die auf diesem logischen Denken aufgebaute Wissenschaft, sondern deductiv; d.h. eine Reihe von Vorstellungscomplexen zwingt andere Complexe, die sich unter normalen Verhältnissen einer gewissen Selbständigkeit erfreuen, in ihre Dienstbarkeit « (Lomer 1905 b, S. 944).

Ähnlich heißt es bei Kenower W. Bash:

» Der geordnete Wahnkranke vermag mit unanfechtbarer Logik seine wahnhafte Überzeugung zu verteidigen, wie in allem übrigen folgerichtig zu denken und zu urteilen. Es sind die falschen, aber unerschütterlichen Voraussetzungen, die bedingen, daß seine Folgerichtigkeit zu unhaltbaren Schlüssen führt « (Bash 1955, S. 119).

Damit zeigt sich die Paranoia als Mimesis der deduktiv verfahrenden Wissenschaft, als Para-Wissenschaft. Auch Bion ordnet eine fixe Idee in derselben Zeile ein wie ein wissenschaftliches deduktives System, wenn nämlich die »Aussage die Verfestigung eines Glaubens zu einer eher permanenten fixen Idee repräsentiert« (Bion 1992, S. 104): Wahn und Wissenschaft.

Aber gerade in der klassischen Paranoia mit der für sie typischen »vollkommene[n] Erhaltung der Klarheit und Ordnung im Denken« (Kraepelin) sind die Denkformen von »K« und »–K« kaum zu unterscheiden.

Die schizophrene Psychose kennt den geordneten Wahn und verstreute Wahngedanken: Auf die therapeutische Praxis bezogen liegt die Herausforderung darin, sich in die eigentümliche Denkart eines schizophrenen

Patienten einzudenken und so in der z-erfahrenen Äußerung Bedeutsames zu erfahren bzw. »wenigstens ungefähr zu verstehen« (KUHN 1952b, S. 357) und etwas von dem aufzunehmen, was den Patienten umtreibt in seinen Gedanken, Worten, seinem Handeln und Fühlen. Ein Patient, der wähnte, König zu sein, teilte seinem Behandler zum Beispiel mit:

» ›Zu einem solchen Ganzen soll und darf nichts fehlen, auch ein internationaler Staatscharakter nicht in Vertretung, Verkörperung festem Zusammenhang?‹ Der Kranke spricht hier einerseits von einem wahnhaften Staatsgebilde, dem er vorzustehen glaubt, in welchem die gesamte menschliche Kultur vertreten ist und das einen festen Zusammenhang zu einem Ganzen verkörpert. Zugleich aber heißen ›national‹ eigenweltlich und ›international‹ mitweltlich, und der Satz besagt auch, zum Ganzen einer Existenz gehöre die Beziehung zum Mitmenschen « (ebd.).

In seiner Zerfahrenheit bewegt sich dieser Patient zwar schizoid im »Eigenweltlichen«, er bringt es darin auch nicht zu einem geschlossenen Wahngebilde wie der Paranoiker; in wahngetränkter Form setzt er sich aber dennoch mit sich und seinen Beziehungen zu anderen auseinander. Roland Kuhn zeigt in der ver-rückten Rede gewissermaßen auf, was es bedeuten kann, wenn sich Patienten eines »Styles zu befleißigen [suchen], der in die Neuzeit fällt [...] [, ein] *Styl von Wert*!« (ebd., S. 358f.). Dieser psychotische »Styl« verlangt unsere Aufmerksamkeit! Karl Peter Kisker hat diesem Redestil den Wert einer verkappten Mitteilung gegeben. Bei Denkstörungen gelte es, die »Begegnung zu einem verstehenden Partner herzustellen«. Einer seiner Patienten klagt:

» ›Ich bin nicht mehr so formgehalten. Ich fühle mich auseinander genommen. [...] Man ist ein System aus gehaltenem Bewußtsein, das durch erregerschaftliche (sc. sexuelle) Auffassungen lahmgelegt wird.‹ Als Verständigungsversuche bedürfen solche Äußerungen eines Hinhörens auf Halbtöne einer Innerlichkeit des Kranken, das sich im Faseln zugleich verbirgt und entdeckt. Der Adäquationsvorgang des psychiatrischen Vernehmens an die Entäußerungen des Denkens und Sprechens Schizophrener« (KISKER 1960, S. 65f.) ist hier gefordert oder gar eine »Unterwerfung unter die eigentlichen subjektiven Positionen des Kranken « (LACAN 1986a, S. 66), will man den Psychotiker verstehen.

Zu formalen Denkstörungen kommt es häufig, wenn es innerlich ans »Eingemachte« geht. Damit haben solche Verstörungen oft Abwehrcharakter. Hinter der psychotischen Abwehr, etwa in der »faselnden« Schizophrenie, sind oft Anspielungen versteckt auf das, was eigentlich »Sache« ist (siehe KISKER 1960, S. 65). Kisker beschreibt Denkstörungen als »nicht beliebige

Entordnungen des Denkens« (ebd.), die gezielt auftreten können, wenn etwas dynamisch Bedeutsames berührt zu werden droht; Denkstörungen können als Mittel dazu dienen, um »›heiße‹ Themen zu vermeiden (also eine Para-Kommunikation)« (SCHARFETTER 2012, S. 193 f.) oder sie können dazu dienen, den Kontakt zu jemandem zu vermeiden, wenn der irgendwie zu nahe kommt oder suspekt wirkt.

In der ihnen eigenen Ambivalenz muss man den formalen Denkstörungen begegnen: mit Respekt vor dem dahinterstehenden Schutzbedürfnis, dem Wunsch, nicht auch noch verstanden zu werden, aber auch mit der Bereitschaft, sich auf die Para-Kommunikation als Form verkappter Verständigung einzulassen, dem anderen sein Ohr zu leihen, gegebenenfalls Antwort zu geben. Diese »para-Leistungen des Schizophrenen« (KISKER 1960, S. 66) in Gestalt einer formalen Denkstörung oder des Wahns bleiben noch in der Verweigerung eines direkten Verständnisses ein Kommunikationsangebot.

Logik des Wahns

Sigmund Freud hat 1911 in einem eleganten Wurf die Logik des Wahns entwickelt. Damals nahm er an, dass paranoide Störungen auf einer exzessiven Abwehr homoerotischer Strebungen beruhen, die so unverträglich mit dem Ich seien, dass sie aus dem Psychischen verworfen werden. Die wichtigsten Wahnformen lassen sich als unterschiedliche Formen der Negation eines einzigen Satzes lesen, der aber nicht ins Bewusstsein tritt:

» Immerhin bleibt es merkwürdig, daß die bekannten Hauptformen der Paranoia alle als Widersprüche gegen den einen Satz ›*Ich (ein Mann) liebe ihn (einen Mann)*‹ dargestellt werden können, ja, daß sie alle möglichen Formulierungen dieses Widerspruches erschöpfen. Dem Satze ›Ich liebe ihn‹ (den Mann) widerspricht

a) der Verfolgungswahn, indem er laut proklamiert:

›Ich *liebe* ihn ja nicht – ich *hasse* ihn ja.‹ Dieser Widerspruch, der im Unbewußten nicht anders lauten könnte, kann aber beim Paranoiker nicht in dieser Form bewußt werden. Der Mechanismus der Symptombildung bei der Paranoia fordert, daß die innere Wahrnehmung, das Gefühl, durch eine Wahrnehmung von außen ersetzt werde. Somit verwandelt sich der Satz ›Ich hasse ihn ja‹ durch *Projektion* in den andern: ›Er *haßt* (verfolgt) *mich*‹, was mich dann berechtigen wird, ihn zu hassen. Das treibende unbewußte Gefühl erscheint so als Folgerung aus einer äußeren Wahrnehmung: Ich liebe ihn ja nicht – ich hasse ihn ja – weil *er mich verfolgt*. Die Beobachtung läßt keinen Zweifel darüber, daß der Verfolger kein anderer ist als der einst Geliebte.

b) Einen andern Angriffspunkt für den Widerspruch nimmt die *Erotomanie* auf, die ohne diese Auffassung ganz unverständlich bliebe.

›Ich liebe nicht *ihn* – ich liebe ja *sie*.‹

Und der nämliche Zwang zur Projektion nötigt dem Satz die Verwandlung auf: Ich merke, daß sie mich liebt.

Ich liebe nicht ihn – ich liebe ja sie – weil *sie mich liebt*. Viele Fälle von Erotomanie könnten den Eindruck von übertriebenen oder verzerrten heterosexuellen Fixierungen ohne andersartige Begründung machen, wenn man nicht aufmerksam würde, daß alle diese Verliebtheiten nicht mit der internen Wahrnehmung des Liebens, sondern der von außen kommenden des Geliebtwerdens einsetzen. Bei dieser Form der Paranoia kann aber auch der Mittelsatz ›Ich liebe *sie*‹ bewußt werden, weil sein Widerspruch zum ersten Satz kein kontradiktorischer, kein so unverträglicher ist wie der zwischen Lieben und Hassen. Es bleibt ja immerhin möglich, neben *ihm* auch *sie* zu lieben. [...]

c) Die dritte noch mögliche Art des Widerspruchs wäre jetzt der Eifersuchtswahn, den wir in charakteristischen Formen bei Mann und Frau studieren können « (FREUD 1945, S. 299 f.).

Man kann auch von einer »Grammatik« des Wahns sprechen, da es bei den drei Wahnarten zu einer Veränderung von Subjekt, Prädikat und Objekt kommt:

- An die Stelle des Subjekts *Ich* (»Ich liebe ihn«) tritt im *Eifersuchtswahn: Er/Sie* (liebt).
- An die Stelle des Prädikats *liebe* tritt im *Verfolgungswahn: verfolg*t (mich).
- An die Stelle des Objekts *ihn* tritt in der *Erotomanie* das *Er/Sie*, das mich liebt.
- Der *Größenwahn* schließlich gibt dem Satz »Ich liebe nichts und niemanden« Ausdruck, der Größenwahn sei »überhaupt infantil«, so Freud.

Freuds elegante Ableitung der Wahnformen als Formen des Widerspruchs hat etwas Bestechendes. Man kann einwenden, dass die Homosexualitätshypothese der Paranoia doch lange überholt sei. Vielleicht muss aber auch die Bedeutung des Satzes »Ich liebe ihn« erst noch theoretisch neu eingeholt werden.

Jacques Lacan etwa reformuliert Freuds Logik des Wahns, indem er im Wahn von einer grundlegenden Veränderung der imaginären Beziehung zum anderen ausgeht: Im Eifersuchtswahn ist es die Gattin als imaginäres Double des Selbst, das den anderen liebt. Dabei ist der Eifersuchtswahnkranke mit seiner Frau durch eine »invertierte Entfremdung« identifiziert (LACAN

1997, S. 53). Der Verfolgungswahn, in dem sich die eigene Liebe in den Hass vonseiten des anderen verkehrt, nennt er »konvertierte Entfremdung«, was eine »tiefgreifende Veränderung des gesamten Systems des andern« herbeiführt (ebd., S. 54). Bei der Erotomanie spricht er von einer »divertierten« Alienation, in der man sich im Geliebtwerden durch den anderen verliert. Lacan zufolge entsteht der Wahn nicht aus einer verkappten homosexuellen Orientierung, sondern die verschiedenen Wahnbilder zeigen eine grundlegende Schwierigkeit, in den imaginären Beziehungen zu anderen etwas Identitätsstiftendes zu erfahren, sodass man selbst und der andere eine Alienation erfährt, die im Eifersuchtswahn, Liebeswahn, Verfolgungswahn, Größenwahn unterschiedliche Formen annimmt.
Der Terminus »Alienation« und seine Differenzierung überführt Freuds ätiologische Annahme einer homoerotisch-narzisstischen Fixierung in die Theorie der Konstitution des Imaginären. Die spezifische psychotische Ausformung der imaginären Dimension aber gründet in einem Manko des symbolischen Registers. Es kommt zur psychotischen Deklination des Satzes »Ich liebe ihn« in den verschiedenen Wahnformen, weil dieser Satz eine »Verwerfung« erfahren hat, wie Lacan an einem berühmten Fallbeispiel deutlich macht.

Schrebers Denkwürdigkeiten

Sigmund Freud entwickelt die Logik des Wahns in *Psychoanalytische Bemerkungen über einen autobiographisch beschriebenen Fall von Paranoia (Dementia paranoides)*. Es handelt sich um den umfangreichen Kommentar zu einem der beeindruckendsten Erfahrungsberichte über die Paranoia, der 1903 unter dem Titel *Denkwürdigkeiten eines Nervenkranken* erschien. Verfasser des Buches ist Daniel Paul Schreber (1842–1911) – Sohn des Namensgebers für die sogenannten Schrebergärten –, der 1893 zum Senatspräsidenten des Oberlandesgerichts in Dresden ernannt wurde. Kurz nach Wahrnehmung seiner Funktion erkrankte er akut an einer schizophrenen Psychose. Aufsehenerregend war, dass Schreber nach Jahren stationärer Behandlung gegen den massiven Widerstand seiner Familie und bei großes Skepsis der ärztlichen Gutachter seine Entmündigung aufheben ließ, wobei er seine Rechte völlig geordnet und juristisch formvollendet selbst vor Gericht vertrat und später seine *Denkwürdigkeiten* veröffentlichte. Die meisten Exemplare kaufte die Familie auf, um sie zu vernichten.
Schrebers Text ist für mich bis heute ein wichtiges Selbstzeugnis für die Wahnforschung, und Freuds theoretische Erschließung des reichhaltigen Materials der *Denkwürdigkeiten* ist ein Schlüsseltext zum Verständnis

von Psychosen. An diesem historischen Fall lassen sich Fragen nach dem Zusammenhang von Traumatisierung und Psychose und nach der Abwehr in der Psychose stellen. Von Interesse wird dabei sein, wie die als spezifisch für Psychosen betrachteten Mechanismen von Verwerfung, Projektion und Spaltung zur Wahnbildung führen und inwiefern man den Wahn selbst als Selbstheilungsversuch sehen kann. Die strukturale Psychoanalyse hat am Beispiel Schrebers die Veränderungen der psychischen Struktur während der Psychose nachzuzeichnen versucht. In zwei vergleichenden Schemata (Schema R für die Neurosen, Schema I für die Psychosen) hat Jacques Lacan die Bedeutung psychotischer Symptome bei der Reorganisation der psychischen Struktur und der Außenwelt deutlich gemacht.

All das lässt sich plastisch an der Krankengeschichte zeigen, wenn man in die Kosmologie des Wahns eintaucht.

Daniel Paul Schreber war 1884, im Alter von 42 Jahren, erstmals in stationärer nervenärztlicher Behandlung, wegen einer »Hypochondrie«, wie es hieß: Genaueres über die Symptomatik ist nicht bekannt, aber auch bei der späteren Psychose spielen körperliche Erscheinungen und bizarre Körperempfindungen eine zentrale Rolle. Schreber ist nach Entlassung voll des Dankes für seine Wiederherstellung; zu Hause stellte man sogar eine gerahmte Fotografie des Arztes Prof. Paul Flechsig auf. Neun Jahre später, kurz nachdem Schreber eines der höchsten Richterämter in Deutschland antrat, begann eine schwere psychotische Krise mit einer bizarren Wahnsymptomatik.

Vor dieser floriden Phase der Erkrankung dämmert ihm im Halbschlaf der Gedanke, »daß es doch eigentlich recht schön sein müsse, ein Weib zu sein, das dem Beischlaf unterliege« – eine Idee, die den verheirateten, sittsamen Senatspräsidenten völlig fremd anmutet, der in der Folgezeit eine wahnhafte Transformation erfährt.

Im Vorfeld machen sich auch diesmal hypochondrische Ideen, wie die Furcht vor Gehirnerweichung, breit; in der Psychose hat er das Gefühl, sein Körper werde manipuliert; er leidet unter Hyperästhesie, fühlt sich als lebender Toter, verfällt in halluzinatorischen Stupor und alles um ihn herum scheint ihm künstlich und chimärenhaft. Er sieht sich als einziger »Überlebender« nach dem Weltuntergang. »Weltuntergang« bedeutet für Freud totaler Objektverlust. Das, was Klaus Conrad die »apokalyptische« Phase der Schizophrenie nennt, droht Freud zufolge in jeder Psychose. Danach ist die ganze Umgebung unwirklich. Die Wärter in der Anstalt sind nicht aus Fleisch und Blut, sondern »flüchtig hingemachte Männer«, Schatten der verschwundenen Menschheit.

Erneut in der Klinik von Flechsig, erlebt sich Schreber von seinem Behandler, dem er seinerzeit für seine Behandlung so dankbar war, jetzt aufs Übelste verfolgt. Dann nimmt er eine erschreckende Verwandlung seines Körpers wahr, die primären und sexuellen Geschlechtsmerkmale wandeln sich allmählich. Auf das präpsychotische Phantasma, sich als »Weib« hinzugeben, folgt in der Psychose die reale Alterierung in Form der Verweiblichung seines Leibes, eine *Alienation*:

» Die Entmannung ging in der Weise vor sich, daß die (äußeren) männlichen Geschlechtswerkzeuge (Hodensack und männliches Glied) in den Leib zurückgezogen wurden und unter gleichzeitiger Umgestaltung der inneren Geschlechtswerkzeuge in die entsprechenden weiblichen Geschlechtsorgane verwandelt wurden, sie geschah vielleicht in mehrhundertjährigem Schlaf « (D.P. Schreber 1985, S. 41).

Schreber findet nun ein »Ding zwischen den Beinen [...], das einem normal gebildeten männlichem Gliede kaum noch ähnlich sah«. Das Glied lässt sich dazu erweichen, sich zurückzuziehen, es entschlüpft in die Körperhöhle. Man kann sagen, Schrebers Unterleib bildet sich zum »Vorhof«, indem sich der Penis zum Teil wie ein Schlauch nach innen stülpt: Missempfindungen bei der Person, welche die Stimmen schon als »Miss Schreber« verlachen. Dabei muss sich Schreber auch noch allerlei Manipulationen an seinem Samenstrang gefallen lassen, womit man die Wollust zu unterbinden suche, selbst eine vorübergehende »Unterleibsfäule« habe sich breitgemacht.
Die Metamorphose seines Leibes erklärt er sich anfangs damit, dass er wohl den Wärtern der Klinik zum »geschlechtlichen Mißbrauch« vorgeworfen und anschließend »liegengelassen«, wohl der Verwesung anheimgegeben werden solle. Freud vermutet aber vielmehr, dass Schrebers Leib nach vollendeter Geschlechtsumwandlung weniger für den Gebrauch der Wärter als für Prof. Flechsig bestimmt sei, dessen Penetration der Kranke erwarte.
Psychiatrisch haben wir hier das Bild einer paranoid-halluzinatorischen schizophrenen Psychose mit einem Verfolgungs- und sexuellen Beeinträchtigungswahn, gegen den sich der Senatspräsident mit allen Mitteln zu wehren sucht. Wie kann man sich den Ausbruch einer schweren schizophrenen Psychose im mittleren Lebensalter denken bei einem Mann, der beruflich eine solche Karriere machte?
Freud sieht den Auslöser der psychotischen Krise in einem »Vorstoß homosexueller Libido« (Freud 1945, S. 277 f.), die sich in dem Gedanken geltend macht, dass es doch eigentlich recht schön sein müsse, ein »Weib« zu sein, das dem Beischlaf unterliege.
Dieser Gedanke, der im Halbschlaf kam (wenn die Abwehr des Ichs noch schläft), ist für das Bewusstsein offensichtlich kein »schöner« Gedanke, kein »rechter« Gedanke für einen der höchsten Richter des Landes. So betörend der Gedanke im Schlaf gewesen sein mag, so verstörend ist er am Tage.

Eine solche homoerotische Strebung, die Freud sublimiert auch hinter der Verehrung seines Arztes Flechsig vermutet, wurde nicht verdrängt (was zu neurotischen Symptomen führten würde), sondern der Vorstoß homosexueller Libido wurde verstoßen – Lacan spricht von der »Verwerfung« als psychotischer Abwehrform. Was geschieht aber, wenn das Verworfene, »das innerlich Aufgehobene von außen wiederkehrt« (ebd., S. 308)? Schreber fragt sich dann nicht mehr nach der Qualität des Genießens der Frau, er findet sich selbst existenziell so infrage gestellt, dass sein eigener Leib auf die Frage »antwortet«, indem es zur Verweiblichung kommt. Nun fürchtet Schreber, in der Klinik *als* Frau genotzüchtigt zu werden. Die eigene homosexuelle Strebung wird auf *die anderen* (Wärter, Flechsig ...) projiziert, die nun hinter ihm her sind: Die vorher unbewusste Wunschregung verkehrt sich in Panik und paranoides Bedrohungserleben.

Die Fuge Gottes

Mit den anfangs erschreckenden Anzeichen einer Geschlechtsumwandlung kann Schreber sich nicht eher anfreunden, als diese nicht in einen göttlichen Plan eingebettet ist, ehe sich der sexuelle Verfolgungswahn in einen religiösen gewandelt hat. Nachträglich stellt sich der auf »Preisgabe meines Körpers als weibliche Dirne gerichtete[...] Plan[...]« als göttliche Fügung dar: Schrebers im Entstehen begriffene neue Leibeshöhle wird zur Fuge Gottes.
Auf die Formel gebracht: »Nicht ich liebe ihn (Wärter, Flechsig ...), sondern Gott liebt mich.« Schreber schickt sich also im Verlauf der Psychose fast als Märtyrer in seine Feminisierung. In den *Denkwürdigkeiten* heißt es:

» [Schreber:] ›Daß Gott selbst der Mitwisser, wenn nicht gar der Anstifter des auf den an mir zu verübenden Seelenmords und die Preisgabe meines Körpers als weibliche Dirne gerichteten Planes gewesen sei, ist ein Gedanke, der sich mir erst sehr viel später aufgedrängt hat, ja zum Theil, wie ich sagen darf, mir erst während der Niederschrift des gegenwärtigen Aufsatzes zu klarem B9ßtsein gekommen ist‹ « (D. P. Schreber 1985, S. 45 f.).

Man sieht, wie aktiv die Wahnarbeit bei der Niederschrift der *Denkwürdigkeiten* noch ist.
Wie kommt es aber zu der innigen Beziehung Schrebers zu Gott? Daniel Paul Schreber vermutet in seinem Buch, dass er durch seine Nervosität, durch seine »aufgeregten Nerven« die Strahlen Gottes angezogen und auf sich vereinigt habe, was die Existenz Gottes gefährde. Gott reagiert Schreber zufolge auf diese Anziehung reichlich konfus, hält sich im Irrglauben, er könne sich von einem entmannten Schreber, der von niederen Personen gebraucht würde, wieder lösen. Nach dem feminisierenden Umbau von

Schrebers Körper kommen aber Gottes Energien von dem dadurch weiter erregten Nervenkostüm Schrebers immer weniger los, sie werden vom Genießen Schrebers als einem »in geschlechtlicher Umarmung mit mir selbst daliegende[n] Weib« (SCHREBER 1985, S. 196) absorbiert.
Schrebers religiöser Wahn gibt einen genauen Einblick in die Geografie der Gottesreiche: den vorderen weiblichen Teil Gottes, den er »Vorhöfe des Himmels« nennt, und die männlichen hinteren Gottesreiche mit dem oberen Gott Ormuzd und dem niederen Ariman. Die Vorhöfe bilden den Ort, zu dem die Seelen Verstorbener normalerweise aufsteigen und sich reiner Seligkeit hingeben. Die Anziehungskraft Schrebers verhindert aber die Aufnahme verstorbener Seelen in diesen himmlischen Ort. Das führt zu »weltordnungswidrigen« Verhältnissen, einem »Riß« im »wundervollen Aufbau« der Welt, einer »Krisis der Gottesreiche« (D. P. SCHREBER 1985, S. 21), die nicht nur den Untergang der Welt, die Seligkeit der Verstorbenen, sondern sogar die Existenz der Gottesreiche betreffen.
Schreber sieht sich deshalb der feindlichen Bestrahlung durch die Seelen Verstorbener ausgesetzt, die, jeder personalen Einheit entledigt, zerstückt zu Quälgeistern werden. Die Seele Flechsigs zergliedert sich beispielsweise in bis zu sechzig Teile. Man denke an den Angriff auf Verbindungen bei Bion und die Vervielfältigung des Angegriffenen in Gestalt von nach außen projizierten Bruchstücken des Psychischen.
Die Wahnarbeit findet eine Lösung: Vermöge der Geschlechtsumwandlung kann der »weltordnungsgemäße Zustand« wiederhergestellt werden. Dann kann der Herrgott in Schreber Eingang finden und ihn befruchten.
Seine vielfältigen Halluzinationen stellen sich Schreber als »Verkehr mit übersinnlichen Kräften« dar, die Stimmen sind an die ätherische Materialität von Gottesstrahlen gebunden, der »Strahlenverkehr« ist das imaginäre Bild der Kopulation mit Gott (LACAN 1997, S. 304).
In der sprechenden und im Körper Schrebers und dem der Welt Wunder wirkenden Ausstrahlung Gottes sieht Freud eine »Verdichtung von Sonnenstrahlen, Nervenfasern und [aus] Samenfäden komponierte ›Gottesstrahlen‹«, dabei handele es sich um die »dinglich dargestellten, nach außen projizierten Libidobesetzungen« (FREUD 1945, S. 315).
Schreber berichtet in seinen *Denkwürdigkeiten* eine Fülle religiös-mystischer Offenbarungen. So erfährt er am eigenen Leib das, was Theologen ein Mysterium bleibt: das Wunder der unbefleckten Empfängnis. Er schreibt: »Aehnliches ist in meinem eigenen Leibe vorgegangen.« Um die Zeit, in der sich sein Penis invaginiert nach innen stülpte, habe er »hüpfende Bewegungen, wie sie den ersten Lebensregungen des menschlichen Embryo entsprechen, [im Bauche] empfunden: durch göttliche Wunder waren dem männlichen Samen entsprechende Gottesnerven in meinen Leib geworfen

worden; es hatte also eine Befruchtung stattgefunden« (D. P. SCHREBER 1985, S. 10, Anmerkung 1).

Hatte sich Schreber, der sich als Senatspräsident eines tadellosen Lebenswandels rühmen durfte, noch gegen die Umwandlung zum Weib und die Überlassung zur irdischen Notzucht gesträubt, so ist mit der Umwandlung des sexuellen Verfolgungswahns zur Glaubensfrage kein Schimpf mehr verbunden. Die Pflege der eigenen Weiblichkeit wird vielmehr zur ethischen »Pflicht«, die sich Schreber aus Vernunftgründen zu eigen macht.

Durch Einfluss göttlicher Strahlen nimmt Schrebers Oberweite beträchtlich zu. Seine Brüste sind durchzogen von einem hoch erregbaren Geflecht »weiblicher Nerven«, die der göttlichen Befruchtung harren. So geschieht es, dass Schreber »selbst zunächst am Arm und an den Händen, später an den Beinen, an dem Busen, am Gesäß und an allen anderen Körpertheilen den Eindruck eines weiblichen Körpers empfing« (ebd., 123).

Die Beförderung des sexuellen Genießens als Frau, die Schmückung seines Körpers mit weiblichem »Tand«, wird eine Angelegenheit der Gottesfurcht. Jetzt ist es gottgefällig, wenn Schreber seinen nackten Oberkörper mit einem billigen Collier behängt und in diesem Aufputz sein Spiegelbild anhimmelt. Gott muss nämlich den »Eindruck eines in wollüstigen Empfindungen schwelgenden Weibes« (ebd., S. 193) vermittelt bekommen.

Damit ist der präpsychotische Gedanke, dass es »doch eigentlich recht schön sein müsse, ein Weib zu sein, das dem Beischlaf unterliege«, so gut wie real geworden. Die Beförderung der Seligkeit wird zu Schrebers sittlicher und zugleich sexueller Berufung. Irgendwann muss er Weib werden, um die »immissio« des göttlichen Phallus zu erlauben. Der Wahn macht die wahre Wollust endlich »gottesfürchtig«.

Schrebers unselige Familiengeschichte

Aus dem »Sexualgenießen« als Weib Gottes sollen »neue Menschen aus Schreber'schem Geiste« hervorgehen, welche die Dinge wieder ins Lot bringen. Nach dem Weltuntergang kann die Menschheit auf diesem Wege wieder erneuert werden. Die Ehe der Schrebers blieb kinderlos, seine 15 Jahre jüngere Frau hatte tragischerweise sechs Fehlgeburten erlitten. In der Psychose erlebt Schreber selbst Schwangerschaften: hüpfende Bewegungen im Leib, die aber wieder in einem Abort zu enden scheinen. In der Zukunft, wie Schreber sie bestimmt sieht, kommt ihm als Weib Gottes generative Funktion zu – er identifiziert sich auf psychotische Weise mit seiner Frau, indem er sich in sie verwandelt. Teile der Seele der Ehefrau gingen in hingebungsvoller Liebe im Leib ihres Mannes auf, der bemerkte, wie sein Körper sich dem ihren äußerlich anglich (ebd., S. 87).

Die weltordnungswidrigen Verhältnisse sieht Schreber ja unter anderem darin, dass die Seelen Verstorbener nicht mehr in die Vorhöfe des Himmels aufgenommen werden können. Da sich in Schreber alle göttlichen Strahlen versammeln, fehlt die Energie für die Himmelfahrt der Verstorbenen. Freud bemerkt, dass in Schrebers Wahnsystem seine Wollust in einer »nahen Beziehung zu der Seligkeit der abgeschiedenen Geister« (Schreber, zitiert nach FREUD 1945, S. 263) steht. Und so interessierte sich bereits Freud – und nach ihm insbesondere der Psychoanalytiker William G. NIEDERLAND (1978) – für die familiären Verhältnisse Schrebers.

Die Sorge um die Seligen dürfte insbesondere dem verstorbenen Vater Schrebers gelten und seinem älteren Bruder, der sich suizidiert hatte. »Das Andenken meines Vaters und meines Bruders [...] ist mir so heilig«, heißt es in den *Denkwürdigkeiten*. Die Schilderung der Erfahrungen zwischen Himmel und Erde stellen sich bei näherer Betrachtung als psychotisch transformierte Familiengeschichte und -dynamik dar.

Aus den Bindungen an den seligen Vater und Bruder speisen sich wohl letztlich die Übertragungsgefühle Gott-Vater und Flechsig gegenüber (siehe FREUD 1945, S. 282). Leider fiel das Kapitel, das Schrebers Beziehungen zu seiner Familie zum Gegenstand hatte, seiner Selbstzensur zum Opfer.

Der Vater von Daniel Paul Schreber war Dr. Daniel Gottlob Moritz Schreber (1808–1861). »Gott« ist also, wenn schon nicht Name-des-Vaters, so zumindest einer seiner Vornamen. Die liegen in der Familie: Gotthilf nannte man den Großvater, Gottfried hieß der Urgroßvater des Patienten. Der zweite Vorname des Patienten geht auf den Vornamen der Mutter Pauline zurück. Der Name Schreber ist uns noch heute geläufig, weil auf die Bestrebungen von Daniel Gottlob Moritz Schreber um die Gesundheit die Schrebergartenbewegung zurückgeht. Er war ärztlicher Leiter einer orthopädischen Klinik und veröffentlichte pädagogische und orthopädische Schriften, von denen eine ein Bestseller wurde und viele Auflagen erlebte: *Die Ärztliche Zimmergymnastik*.

In dem 1839 von Dr. Daniel Gottlob Moritz Schreber veröffentlichten *Buch der Gesundheit* findet sich »Das Geständnis eines wahnsinnig Gewesenen«, die Niederland für autobiografisch hält (siehe ISRAËLS 1989, S. 38). Darin ist von einer angeborenen Neigung zu Schwermut die Rede, von einer »fixen Idee« ab dem zwölften Lebensjahr, vier bis fünf Jahre danach Melancholie, Kopfschmerzen, Anfälle von Impulsen zu verbrecherischen Handlungen, die dem eigenen Charakter völlig fremd seien (fraglich: Zwangsvorstellungen mit Mordtrieb), und Zustände von »Wahnsinn«, die zwei Jahre angedauert hätten. 1851 fiel dem Orthopäden im Alter von 42 Jahren eine eiserne Leiter im Turnsaal auf den Kopf; seither litt er unter chronischem Kopfschmerz, der

anfallsartig kam und während dessen die Kinder sich von ihm fernzuhalten hatten: Daniel Paul war damals neun Jahre alt.
Interessanterweise musste sich Daniel Paul Schreber im selben Alter von 42 Jahren das erste Mal wegen verschiedener »hypochondrischer« Beschwerden in die nervenärztliche Behandlung von Prof. Flechsig begeben.
Genau im Sterbealter des Vaters, im 53. Lebensjahr, fügt sich sein Sohn in die Entmannung, die ihm nun in seinem religiösen Wahn als »weltordnungsgemäß« erscheint und die er nun nicht mehr mit irdischer Vergewaltigung in Zusammenhang bringt. Die Kastration ist gottgewollt und die Bedingung dafür, dass die Seele des Vaters in die Vorhöfe Gottes eingeht. Das macht Freuds Annahme plausibel, dass die Seligkeit eigentlich vom Vater erwartet, aber auf Gott-Vater verschoben wird. Der feindlich erlebte Arzt Paul Flechsig wird von den Stimmen als »Abraham Fürchtegott Flechsig« bezeichnet, zu ihm besteht eine Art psychotischer Nebenübertragung.
Gemäß der Ambiguität des Wortes »Seligkeit« verbindet sich die Seligkeit der Verstorbenen mit dem »kleinen Tod«, der sexuellen Wollust.

Das Trauma als der »wahre Kern« des Wahns

Der Psychoanalytiker William G. Niederland und der Psychiater Morton Schatzman haben die Übereinstimmungen zwischen den zönästhetischen Missempfindungen Daniel Paul Schrebers und den sadistischen Erziehungsmethoden seines Vaters zeigen können. Auch empirische Studien weisen darauf hin, dass unter den psychotisch Erkrankten ein hoher Anteil in der frühen Kindheit oder in der Jugend traumatisiert worden ist, sei es durch sexuellen Missbrauch, Gewalterfahrungen oder durch frühe Vernachlässigung – Erfahrungen, die sich auch in Form und Inhalt psychotischer Symptome niederschlagen können (Schäfer 2015). Bei Schreber wird dieser Zusammenhang zwischen den Erziehungsmitteln und dem Inhalt von Zönästhesien, anderen Halluzinationen und Wahnbildungen beispielhaft deutlich.
Der Orthopäde Schreber entwarf viele pädagogisch verbrämte Geräte, etwa einen »Geradehalter«, »der sich nach mehrfachen Proben an meinen eigenen Kindern« und an »Pfleglingen meiner orthopädischen Heilanstalt [...] am zweckmäßigsten bewährt hat«.
In diesem Geradehalter und in Bettriemen über der Brust kann man die Quellen dessen erkennen, was Schreber in den *Denkwürdigkeiten* als »Engbrüstigkeitswunder« beschreibt, bei dem seine Brust durch »göttliche Wunder« so zusammengepresst worden sei, dass er zu ersticken drohte:

» Eines der abscheulichsten Wunder war das sogenannte *Engbrüstigkeitswunder*, das ich mindestens einige Dutzend Male erlebt habe; es wurde dabei der ganze Brustkasten zusammengepreßt, so daß der Zustand der durch die Atemnoth verursachten Beklemmung sich dem gesammten Körper mitheilte « (D. P. Schreber 1985, S. 107).

Dazu litt Schreber unter massiven Beschwerden am Schädel (ähnlich wie der Vater nach seinem Unfall). Daniel Paul Schreber schreibt:

» In meiner Schädeldecke war nämlich durch die vielen Strahlenzüge usw. ungefähr in der Mitte eine wahrscheinlich nicht von außen, aber doch von innen sichtbare tiefe Spalte oder Cäsur entstanden. Zu beiden Seiten dieser Spalte standen die ›kleinen Teufel‹ und preßten durch Andrehen einer Art von Schraubenkurbel meinen Kopf in der Art einer Schraubenpresse zusammen, sodaß mein Kopf zeitweise eine nach oben verlängerte, fast birnenförmige Gestalt gewann « (ebd., S. 112).

Die Stimmen sprechen von einer »Kopfzusammenschnürungsmaschine« (ebd.). Deren Bauplan kann man in Abbildungen vermuten, die sich in den Veröffentlichungen des Vaters finden.

Abbildung 4

»Kopfhalter«. Quelle: Israëls 1989, S. 84

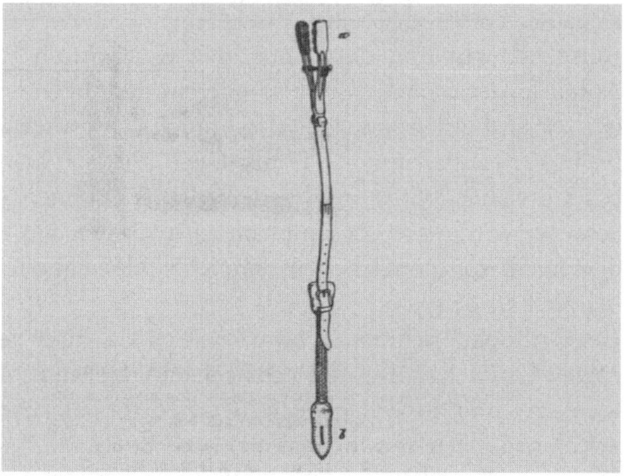

Ein zwischen Nackenhaaren und Hosenbund befestigter Riemen diente als »Kopfhalter. Sobald das Kind den Kopf hängen lässt, zerrt der Riemen hinten im Haar« (aus D. G. M. Schreber 1858a, S. 199).
Daniel Paul Schreber klagt über entsprechende zönästhetischen Beschwerden, nämlich »ziehende und zerrende Schmerzen auf der Schädelhaut«.

Abbildung 5
»Kinnbinde« (aus: D.G.M.SCHREBER, 1858 a, S.220); Quelle: ISRAËLS 1989, S.84

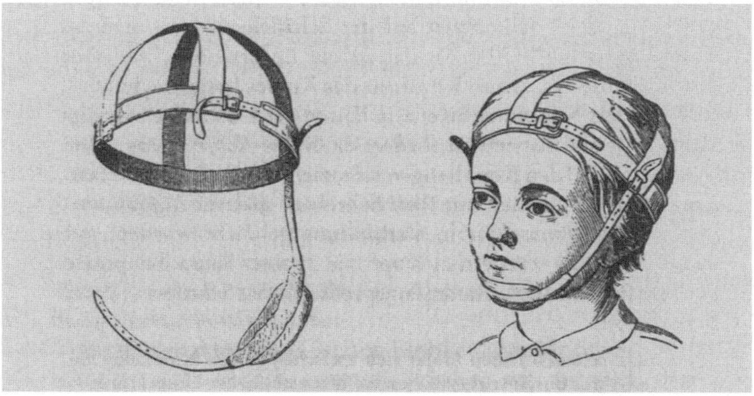

Abbildung 6
Der »Geradehalter« (aus: D.G.M.SCHREBER [*Kallipädie oder Erziehung zur Schönheit...*], 1858 a, S.203, 205); Quelle: ISRAËLS 1989, S.8

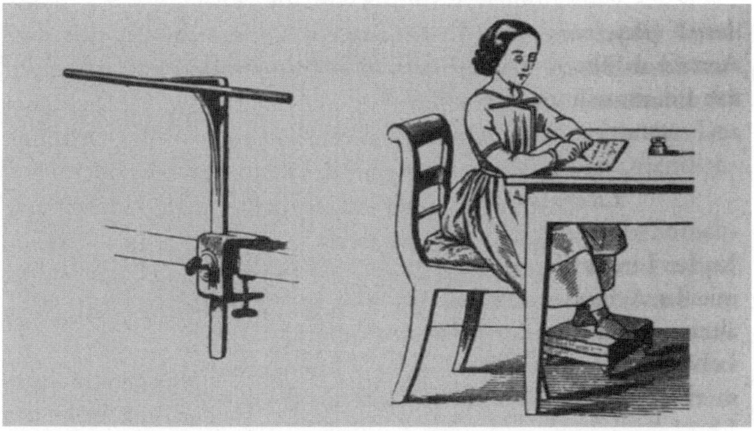

Vater Schreber experimentierte auch mit mechanischen Hilfen zur Verhinderung der Masturbation und empfahl ansonsten »kalte Sitzbäder, Kaltwasserklistiere und das Abreiben der Schamgegend mit kaltem Wasser« (www.wikipedia.org/wiki/Moritz_Schreber; letzter Zugriff am 16. April 2015). Man fühlt sich bei dieser ärztlichen Empfehlung einer Abreibung daran erinnert, wie sich Schrebers Glied im metamorphotischen Wahnerleben zurückzieht, und das »Anwundern des Sch...dranges« (D.P.SCHREBER 1985, S.155) wirkt wie eine Wiederholung solche Experimente an seinem Körper.

Schon Freud hatte aufgrund der Lektüre des Erfahrungsberichts eine traumatische Vorgeschichte vermutet: Aufgrund seiner Recherchen zum Vater und dessen ärztlicher und erzieherischer Praxis schrieb er an seinen Kollegen Sándor Ferenczi, dass das »Brüllwunder«, unter dem Schreber immer wieder litt, Reflex des tyrannischen Wesens seines Vaters sein dürfte. Der Vater habe seinen Sohn Daniel Paul »so wenig verstanden [...] wie der ›niedere Gott‹ unseren Paranoiker« (FREUD/FERENCZI 1993, S. 314).
Beim Brüllwunder, so Daniel Paul Schreber, würden »meine dem Athmungsvorgange dienenden Muskeln von dem niedern Gotte (Ariman) dergestalt in Bewegung gesetzt werden, daß ich genöthigt bin, den Brülllaut auszustoßen« (D. P. SCHREBER 1985, S. 142). Vater Schreber warnte in seinen Schriften wiederholt vor Schwindsucht; diese drohe, wenn man nicht tief genug durchatme – eine der hypochondrischen Wahnideen Schrebers war die, an Schwindsucht zu leiden.
Von lautem Brüllen mag auch begleitet gewesen sein, wenn Vater Schreber seinen Kindern die neuen orthopädischen Apparate anpasste. Man hat bemerkt, dass der Name des oberen Gottes der männlichen hinteren Gottesreiche »Ormuzd« beim Umstellen der Buchstaben einem Anagramm des Vornamens des Vaters ähnelt: Ormuzd wird zu Moritz.
Niederland meint, aus den Lehren Moritz Schrebers lasse sich vermuten, dass dieser seine Kinder schon in sehr frühem Alter traumatisiert hat, schon vor dem dritten Lebensjahr, denn Erziehung beginne nach Dr. Moritz Schreber schon in der Säuglingszeit, wo das Stillen die Form ist, in der Ordnung eingeführt werden soll. Stillt man ein Begehr des Kindes zu sehr oder wenn es durch Schreien oder Unruhe fordernd ist, so züchtet man dadurch eine »nie zu befriedigende Sauggier« (D.G.M. SCHREBER 1861, S. 12). Schreien dürfte nicht gleich als Zeichen von Hunger oder Unwohlsein Gehör finden, sondern ein »solches Schreien ist ja dem Kinde ein natürliches Bedürfnis, eine Wohlthat« (ebd.). Dazu heißt es:
»Niemals dürft ihr ein Begehr des Kindes, auch nicht ein an sich erlaubtes, mitten im Schreien oder unartigen Benehmen erfüllen, sondern erst, wenn das Kind in ruhiger und artiger Verfassung ist« (ebd, S. 19). Der »Gott«, der des versuchten »Seelenmords« bezichtigt wird, ist der unumschränkt waltende, kontrollierende Ortho-Pädagoge Daniel Gottlob Moritz Schreber.
William G. Niederland verdanken wir eine Herleitung psychotischen Erlebens aus der Kinderstube Schrebers, die sich scheinbar dauerhaft in seinen Körper eingeschrieben hat. Die zönästhetischen Missempfindungen sind eine Weise, in der sich traumatische Erfahrungen wiederholen, ohne dass diese als Teil der eigenen Geschichte erinnert werden können. Aber in der Wahnbildung, in den Namen des Personals der Wahnfabel, ist die Familiengeschichte wiederzufinden: Viele Eigennamen von gewähnten Personen findet man auch

im Stammbaum Schrebers. So werden in den *Denkwürdigkeiten* Friedrich der Große und ein gewisser Julius Emil Hasse erwähnt – die Großmütter Paul Schrebers hießen Friderique Große und Juliane Emilia Haase (Israëls 1989, S. 245).

Der Wahn der Geschlechtsumwandlung

In Schrebers Psychose kann man das Echo der sadistischen Eltern»liebe« des Vaters sehen. Stellte sich Schreber unmittelbar vor Ausbruch der akuten Psychose die Frage nach dem weiblichen Genießen, dem sexuellen Genießen als Frau, so wird das im sexuellen Verfolgungswahn real: Er verfolgt mich, will mich penetrieren. Im religiösen Wahn ist es geboten: Notgedrungen wird er sich, zur Frau verwandelt, Gott endlich hingeben und teilhaben an der unendlichen Seligkeit.

Sigmund Freud betont, dass es in Schrebers Leben »kein Anzeichen von Homosexualität im vulgären Sinne« (Freud 1945, S. 296) gab. Auch empirisch hat man keine Hinweise auf einen statistischen Zusammenhang zwischen paranoiden Psychosen und homosexuellen Neigungen gefunden – auch stellt praktizierte Homosexualität keinen Schutz vor einer Psychose dar. Was wäre dann aber der nicht vulgäre Sinn von Freuds sogenannter Homosexualitätshypothese der Paranoia? Er selbst würde sie wohl in der narzisstischen Komponente sehen. Freud zufolge kann es in der libidinösen Entwicklung immer »haken«, man kann zum Beispiel auf halber Strecke zwischen dem im eigenen Körper sich vergnügenden Autoerotismus und der libidinösen Besetzung Dritter stehen bleiben. Wenn es dann zu Symptombildungen kommt, findet man eine narzisstische Besetzung des eigenen Körpers, was sich in hypochondrischen Beschwerden zeigen kann – in der floriden Psychose kann sich das in Zönästhesien geltend machen.

Der libidinöse »Narzißmus« ist die normale Durchgangspassage, die vom infantilen Autoerotismus zu den üblichen Objektbeziehungen überzugehen erlaubt, wie Freud 1910 in einer Anmerkung zu den *Drei Abhandlungen zur Sexualtheorie* ausführt. Gemäß den Anforderungen der narzißtischen Objektwahl kann das Objekt der Begierde der Insignien des eigenen Geschlechts nicht entbehren, ist also gleichen Geschlechts. Eine solche Neigung zum Gleichen als dem Nicht-Unterschiedenen kann sich in einem Vorstoß »homosexueller« Libido äußern, was sich bei einer psychotischen Abwehr in ein paranoides Syndrom wenden kann: Die libidinöse »Gefühlsbedeutung wird als äußerliche Macht projiziert, der Gefühlston ins Gegenteil verkehrt; der jetzt wegen seiner Verfolgung Gehaßte und Gefürchtete sei ein einstiger Geliebter und Verehrter« (Freud 1945, S. 275 f.).

Schreber dagegen gibt mit der »Entmannung« das Attribut der Männlichkeit auf.

Einen ähnlichen Übergang vom Verfolgungswahn in eine sexuell-metabolische Wahnidee schildert Erwin Ringel im Fall eines 26-jährigen Mannes, der sich von seinem Vater verfolgt fühlt: »Der Vater sei ein ›Böser und Unheimlicher‹. Gleichzeitig treten die *sexuell-metabolischen Wahnideen* auf«. Er glaubt, in eine Frau verwandelt zu sein, auch sein Denken und Fühlen sei weiblich geworden, sein Penis sei geschrumpft und habe sich nach innen gestülpt, sodass sich eine Vagina entwickelt habe. Das alles wird auf hypnotische Kräfte des Vaters zurückgeführt, »der ihn zu *seinem Liebesobjekt machen* und ihn außerdem zu anderen Männern hinlenken wolle« (Ringel 1955, S. 301).

Auch hier steht eine traumatische Erfahrung im Hintergrund. Im Alter von zehn Jahren musste dem Patienten ein Hoden operativ entfernt werden. Eine erneute Krise mit 28 Jahren beginnt mit hypochondrischen Beschwerden, einem steifen Nacken etc., und es kommt zu einer erneuten Klinikaufnahme. Diesmal erlebt er keine Verwandlung seines Genitals: »Er glaubt vielmehr, *von Männern sexuell begehrt zu werden.* Diese – so meint er – entziehen ihm die *Manneskraft*, um sie Mädchen gegenüber zu verwerten. Der Vater beeinflusse ihn dahingehend, daß er die Neigung der Männer erwidere« (ebd., S. 302). Dabei erscheint ihm Gott in Gestalt einer Wolke und verurteilt ihn als sündhaften Menschen, woraufhin der Patient selbst von einer Art »Wolke« umgeben ist: Er stinkt vor Schlechtigkeit.

Der Wahn der Geschlechtsumwandlung findet sich sicher nicht besonders häufig. Hier sind entsprechende zönästhetische Empfindungen und eine Veränderung des Körperbildes in der Psychose von einer Wahnbildung nicht wirklich klar zu trennen. Gefährlich kann diese Wahnform werden, wenn es in ihrem Rahmen zu raptusartiger Selbstverstümmelung kommt. Bei anderen bleibt es bei der »Angst, seinen Penis zu verlieren oder schon verloren zu haben: ›Jemand hat die Zinke weggenommen‹; ›Blödes Weib‹. Er [der Patient] war davon durchdrungen, eine Frau zu sein, und wollte als Mädchen wiedergeboren werden« (Rosenfeld 1990, S. 31). In solchen Ängsten, verstümmelt zu werden, sieht Rosenfeld die Angst vor der eigenen phallischen Kraft und damit verbundenen vor destruktiven Fantasien; die Fantasie, das Genital zu verlieren, ist dann Teil der Spaltungsprozesse, die der Betroffene in solchen Fantasien gegen sich selbst richtet (ebd., S. 31 ff.).

Wie sieht der Wahn der Geschlechtsumwandlung bei Frauen aus? Zum einen tritt er auf in der Form der Wahnidee, als Knabe wiedergeboren zu werden (ebd., S. 59), zum anderen so, wie in der Geschichte jener jungen Frau von Mitte zwanzig, die eine ganz ähnliche Mission wie Schreber schildert: »Nach kurzer Zeit bemächtigte sich ihrer immer stärker die Vorstellung, *daß sie sich von einer Frau zu einem Manne umwandele.*« Sie spürt im Anus ein

Fremdkörpergefühl und glaubt, »es wachse ein *Penis aus dem Anus*«, ist »überzeugt davon, ein Mann geworden zu sein« (RINGEL 1955, S. 301) – auch wenn der Arzt, den sie aufsucht, nur Hämorrhoiden feststellt. Auch hier geht das Verfolgungserleben in einen religiösen Wahn über:

» ich bin weder ein Mann noch eine Frau, ich bin so etwas wie Adam und Eva, vielleicht bin ich überhaupt der Mensch, den Gott bei der Schöpfung gemeint hat, nämlich weder Mann noch Frau [...] die Erschaffung des ersten Menschen war der Mensch, der ich bin, der hätte müssen ewig da bleiben. Vielleicht hätte er sich sollen selber befruchten und selber das Kind kriegen. Dann wären lauter solche Menschen wie ich gewesen [...] vielleicht hätte ich völlig geschlechtslos sein müssen [...]. Es gibt einen Herrgott, der hat sich mir jetzt gezeigt, schon seit vier bis fünf Tagen, der hat mir alles geredet [...,] ich weiss nicht, ob ich das machen soll, wenn ich das mache, geht die Welt unter « (ebd., S. 308).

Auch dieser Wahn hat religiös-kosmische Dimensionen.

Körperöffnungen in der Psychose

Mit der Kotstange (Freud) als nachwachsendem Penis sind wir bei der Frage nach der Bedeutung der Öffnungen des Körpers in der Psychose. Im Beeinträchtigungserleben sind sie Einfallstore für den feindlichen Fremden (Storch, nach MUNDHENK 2007, S. 152). In der Sprache der Triebtheorie ausgedrückt, kann man sagen, dass sich in der Psychose der Trieb-*Drang* von außen aufdrängt, das Trieb-*Objekt* dem Träger des Triebs nachstellt, selbst die *Quelle* kann von außen geweckt und stimuliert werden und das Trieb-*Ziel* kann sich verkehren.

August STÄRCKE (1935) und Karl ABRAHAM (1982) haben früh die Bedeutung des analen Bereichs für Psychosen erkannt und eine entsprechende Fixierung bei der Paranoia angenommen. Entwicklungspsychologisch betrachtet, ist das plausibel. In der Zeit der Reinlichkeitsentwicklung geht es um das Thema »Kontrolle« (über den Schließmuskel); was die Beziehung zu den Eltern betrifft, geht es um die Behauptung eines eigenen Willens, eigener Grenzen versus Fügsamkeit, Unterwerfung unter den Willen anderer. Damit ist dieser anale Typus an Objektbeziehung potenziell bestimmt von der Angst vor »Versklavung, der Unterwerfung, der Kontrolle und Beherrschung durch ein eindringendes Objekt, das als mit überwältigender Aggression versehen erlebt wird« (Blum, zitiert nach KAPFHAMMER 2001, S. 475). Der Paranoide kann sich dabei seinerseits vom Objekt, von dem er sich anal bedrängt und verfolgt erlebt, nicht trennen, eine »verfolgende Objektkonstanz« lässt ihn am Wahn festhalten.

Der Sadomasochismus, der mit dieser Entwicklungsstufe in Verbindung gebracht wird, spielt im Beeinträchtigungserleben und Verfolgungswahn eine große Rolle (siehe HÄFNER 1967, S. 620).

Eine Art analer Folgschaft findet sich in der Krankengeschichte eines Landarbeiters: Als der Herr des Hauses verstarb, fühlte der Mann sich zur Witwe hingezogen. Nachdem diese sich anderweitig verheiratete, wähnte er, sie sei zu dieser Ehe gezwungen, hörte halluzinatorisch ihre Hilferufe und eilte ihr mit dem Gewehr zu Hilfe. Fortan erlebt er sich vom Bräutigam verfolgt, dann von der Ordnungskraft, die ihn festsetzen ließ, wobei er sich von diesem sexuell penetriert erlebt: Er hat Parästhesien im Analbereich, der wie elektrisiert sei, der Patient schildert gequält, »wie der Penis des Verfolgers in seinen Anus hineindringt«, und beschwert sich, dass er doch »kein Rezeptionsapparat« (BYCHOWSKI 1923, S. 25) sei für den Penis des Polizeipräfekten, der aus der Ferne in ihn dringe. |

Wenn man bei Patienten von solch quälenden und invasiven Missempfindungen hört, sollte man vorsichtig sein, das für rein halluzinativ zu erklären. Auch wenn Zönästhesien für die schizophrene Psychose typisch sind, können solche Missempfindungen selbstverständlich eine reale Grundlage haben.

Ein chronisch psychotischer Patient kam zu uns in Behandlung und klagte, dass er viele Male am Tag die Rute eines Hundes in seinen After dringen spüre. In den ersten Einzelgesprächen griff er wiederholt unter die Sitzfläche seines Stuhles oder sah nach unten, um sich zu vergewissern, dass er während unseres Gesprächs nicht von unten penetriert werde. Solche Ängste wurden offensichtlich im Kontakt zu mir als Mann nicht unbedingt geringer. Da diese Beschwerden seit einigen Jahren bestanden und ungeklärt war, ob nicht doch ein organisches Reizgeschehen bestand, etwa wahnhaft verarbeitete hämorrhoidale Beschwerden, riet ich zu einer proktologischen Untersuchung.
Man kann sich die Überwindung vorstellen, die es für diesen Mann bedeutete, sich ausgerechnet im Analbereich einer real invasiven Untersuchung zu unterziehen. Der Befund ergab wirklich krankhafte Veränderungen im Enddarm und After durch eine sexuell übertragbare Erkrankung, die typischerweise brennt oder juckt, aber auch etwas nässen und bluten kann. Auf behutsames Nachfragen zur möglichen Quelle der Infektion fügten sich Bruchstücke zusammen, bei denen ich vorher bei diesem chronisch-wahnhaften Mann eher Wahnerinnerungen vermutet hatte.

Einige Jahre zuvor in einer akut psychotischen Phase, in der er wohl völlig desorganisiert und desorientiert durch die Straßen irrte, sei er von einem Mann vom Balkon eines Hauses aus nach oben zu sich gewunken worden, dem Wink sei er irgendwie gefolgt. In der Wohnung sei er von dem Mann anal missbraucht worden, ein zweiter Mann, der in der Wohnung anwesend gewesen sei, habe ebenfalls versucht, sich an ihm zu vergehen. Dabei dürfte es zu besagter Ansteckung gekommen sein. Die Zönästhesien erwiesen sich damit als von realen Veränderungen im Darm- und Aftergewebe mit ausgelöste Missempfindungen sowie als im Analbereich einverleibte traumatische Erinnerungsreste, die wahnhaft leicht entstellt wurden, indem der Penis des Mannes durch die tierische Rute ersetzt wurde. Anale Fantasien machten sich bei diesem Mann auch optisch in äußerst unappetitlichen Bildern geltend: Über viele Monate musste er immer wieder »sehen«, wie ihm jemand auf sein Essen uriniert oder kotete. |

Auch in einem anderen wichtigen historischen Dokument, den Erfahrungsberichten von Friedrich Krauß, finden sich eingehende Schilderungen, wie sein After mit einer glühenden Eisenstange traktiert wird, die man nicht sehen könne. Er klagt über »Afterbrand, wo sie nicht ruhen, klopfen, hitzen und drücken, bis ein Butzen hinausgedrückt ist« (Krauß, zitiert nach Rieger 2002, S. 162). Kot wird hinausgedrückt, dafür »kommt ein nichtendenwollender Strom obszöner Gedanken und Bilder, welchen die Magnetiseure tagaus, tagein in seinen Kopf pumpen« (Wunnicke 2002, S. 119), in ihn hinein, so als befriedige man mit solcher Quälerei nur seine perverse Fantasie. Seine Feinde machen ihm »gailglotzend verdrehte[...] Augen, feurig geschwollene[s] Hochzeitergesicht« (Krauss 2002, S. 57), sobald er nur ein weibliches Wesen sieht, und er nimmt damit die Züge an, die ihn an seiner Hauptpeinigerin so abstoßen: deren »gailglotzenden« Blick. Anale Fragmente können in Psychosen zu Verfolgern werden, sie können aber auch mit produktiven Fantasien und Machtgefühlen verbunden sein. Schließlich kann das Kleinkind in der analen Phase beinahe alles machen, es setzt etwas in die Welt. Man könnte hier am Beispiel des Erfinderwahns zeigen, in welcher Form dort anale Fantasien am Werk sind – im Extrem kann es bis zur Weltschöpfung gehen, wie das folgende Beispiel zeigt.
Andere Betroffene bescheiden sich damit, magisch auf die Natur zu wirken, Wind, Wetter, Fruchtbarkeit zu beeinflussen. So bezeichnete sich der Patient August T. als »General«, weil er so vieles machen konnte, also eine Art Generalist war, angefangen vom Wetter: Schmierte er mit Lampenruß, so regnete es; malte er blau, machte er gut Wetter; der Anstrich mit weißer Farbe machte es schneien. Seinen Kot verknetete er mit etwas Erdreich und

aß das, weil dadurch die Äcker fruchtbarer würden (Bychowski 1923, S. 21). Er sprach dem Menschen zwei After zu, einen hinteren und einen vorderen für alle flüssigen Stoffe.

Ein Mann meinte ein gutes Werk an anderen zu tun, wenn er »aus dem Badeabort trank und manchmal sogar meinen Kot aß. Ich faßte dieses ekelerregende Tun als eine Art Kraftprobe auf, die zugleich erlösende Kraft habe. ›Das tut er alles für uns‹, dieses bewundernde Wort flog mir von Kameraden zu« (Mundhenk 2007, S. 111, Anmerkung 166).

Auch Gase, eine besonders heimtückischer Form von Vergiftung, können ihre eigentliche Herkunft nicht immer verleugnen:

»Durchs Schlüsselloch drang ein nach Jauche riechendes, dabei aber wohltuend einschläferndes Gas. Mit einem blasenden Geräusch kam es durchs Schlüsselloch« (Kisker 1960, S. 53). Dieses Gas trägt offensichtlich die Spuren des analen Triebschicksals: Der Flatus ist das »wohltuend einschläfernde Gas«. Körperwinde werden ebenso wie der eigene Kot in der Reinlichkeitserziehung zur abstoßenden Jauche, zum Gift.

Diese kurzen klinischen Beispiele zeigen, dass Schrebers Wahn nicht singulär ist. Im Psychotischen lebt das wieder auf, was Freud als infantile Sexualität beschrieben hat. Der After fungiert sichtlich als erogene Zone: Schreber entdeckt sie wieder, die anale »Seelenwollust. Die Befreiung von dem Druck, der von dem in den Därmen vorhandenen Koth verursacht wird, hat nämlich für die Wollustnerven ein intensives Wohlbehagen zur Folge; das Gleiche ist auch beim Pissen der Fall.« Umso mehr leidet er darunter, wenn die Ausscheidung nicht seinem Belieben überlassen ist: Beim Anwundern des Stuhldrangs »wird nämlich auch das Ausleerungsbedürfniß durch Wunder hervorgerufen; es geschieht dies, indem der Koth in den Därmen vorwärts (manchmal auch wieder rückwärts) gedrängt wird und wenn in Folge bereits geschehener Ausleerungen genügendes Material nicht mehr vorhanden ist, wenigstens die noch vorhandenen geringen Reste des Darminhalts auf meine Gesäßöffnung geschmiert werden« (D. P. Schreber 1985, S. 155).

Auch bei Schreber steht das Anale zwischen Macht und Ohnmacht: Einerseits nährt das imperative Bedürfnis Größenideen: Zum Erlöser berufen, hat Schreber gleichsam das Recht, »auf alle Welt zu sch[...]« (ebd.). Das Machenkönnen ist mit einem Machtgefühl verbunden, das aber in Ohnmacht umkippt bei der unwillkürlichen Darmentleerung, die von außen gemacht wird: Das stempelt Schreber zum letzten Dreck, zum Kot, weil er nicht einmal sauber ist. Das Anwundern des Stuhldranges könnte auf die Anwendung von Kaltwasserklistieren zurückgehen, die der Vater als Mittel gegen die Onanie empfahl.

Verwerfung des Namens-des-Vaters und religiöser Wahn

So frühe traumatisierende Erziehungspraktiken, wie Schreber sie erfahren hat, bleiben oft nicht ohne strukturelle Folgen für die Entwicklung der Psyche. Psychosen versteht Jacques Lacan als Folgen der »Verwerfung« von dem, was er den Namen-des-Vaters (nom-du-père) nennt. Beim Namen-des-Vaters geht es um die symbolische Funktion, die von einer Person mehr oder weniger wahrgenommen werden kann.

In Schrebers Wahn ist Gott-Vater schon in sich gespalten in den oberen und unteren, den hinteren und vorderen. Diese Spaltung kann man in Zusammenhang sehen mit der Traumatisierung durch seinen Vater. Wenn die Erfahrungen mit der Vaterfigur traumatisch, widersprüchlich sind oder seine Funktion nie besetzt war, kann das mit dazu führen, dass sich das Netz der »symbolischen Ordnung« nicht in einer Weise ausbilden kann, die auf Dauer tragfähig wäre. Bei einer psychotischen Krise findet man die psychischen Abwehrmechanismen und die gesamte psychische Struktur verändert.

Neurotische Erkrankungen wie Angstneurosen, Zwangserkrankungen etc. gruppieren sich um die Verdrängung als zentralen Abwehrmechanismus. Um etwas aus dem Bewusstseinsfeld verdrängen zu können, muss es ein anderes Feld geben, *in* das verdrängt werden kann – einen »anderen Schauplatz« (Fechner), den Freud das »Unbewusste« nennt. Lacan spricht in diesem Sinne vom Unbewussten als dem »Ort des großen Anderen« und sieht die psychische Funktion des Vaters darin, das Gesetz zu stiften und dadurch innerlich Ordnung zu schaffen. Wenn der Vater aber nicht als Vertreter des Gesetzes spricht, sondern beansprucht, das Gesetz selbst zu verkörpern – wie beim Vater Schrebers als Ausgeburt der Idee der Körperertüchtigung und eines »Kampf[es] um die Reinheit« –, dann vermag das den »Namen-des-Vaters aus seiner Stellung im Signifikanten auszusperren« (Lacan 1986a, S. 113).

Der Psychotiker kann dann das Abgewehrte nicht in das symbolisch konfigurierte Unbewusste verdrängen und am Ort des »großen Anderen« (Lacan) unterbringen; stattdessen greift er zu Projektionen, die sich in den produktiv-psychotischen Symptomen wie Wahn und Halluzinationen erkennen lassen.

Wie kann man sich die Verwerfung und deren Folgen vorstellen? Im Deutschen kennt man den Begriff der Verwerfung auch aus der Geologie. »Verwerfung« meint dort einen Bruch in den Gesteins- und Bodenschichten, sodass die verschiedenen Schichten an der Bruchstelle gegeneinander verschoben sind. In Analogie dazu könnte man sagen, dass die Psychose mit einer Verwerfung in der ganzen Tektonik des Psychischen einhergeht. Es lässt sich dann nicht mehr so klar in Unbewusstes, Vorbewusstes und Bewusstes gliedern, wie Freud das in seiner sogenannten 1. Topik vorschlägt, oder in Es, Ich und Über-Ich der 2. Topik. Triebregungen, Inhalte und Erfahrungen, die normalerweise ins Unbewusste verdrängt werden, können in der Psychose von außen an das Subjekt herantreten, etwa in Form von Halluzinationen, wenn es zu einer Veränderung des Realitätsfeldes kommt. Lacan sagt: Was verworfen wurde, kehrt im Realen wieder. Um die Verwerfung gruppieren sich dann Mechanismen, die man als psychotische Abwehrmechanismen in Lehrbüchern findet: insbesondere die Projektion, projektive Identifizierung, Spaltung – im Extrem aber auch als Art Totstellreflex von Psyche und Körper der Mutismus bis zur katatonen Starre.

Um einen Eindruck von den Folgen der Verwerfung zu bekommen und zu sehen, wie man Wahnphänomene darin verorten und verstehen kann, sehen wir uns das Standardschema *R* im Unterschied zum Schema der Psychose im Schema *I* an.

Abbildung 7
Schema R (Lacan 1986 a, S. 86)

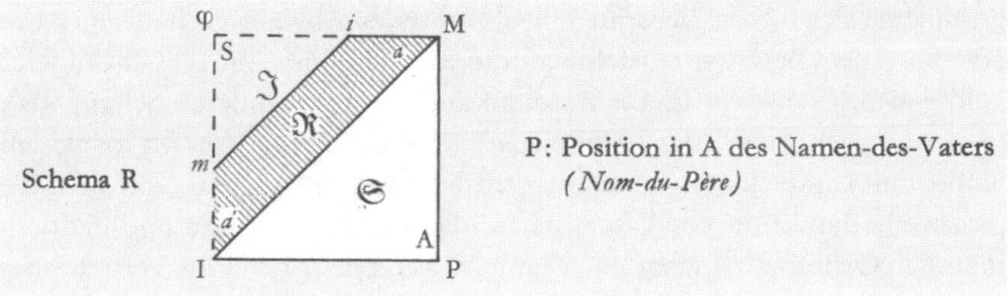

Abbildung 8
Schema I (Lacan 1986 a, S. 104)

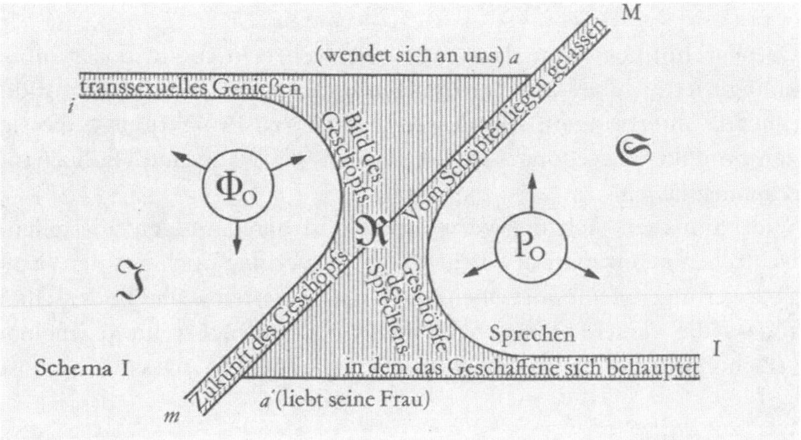

Das Schema *R* skizziert die normalen und neurotischen psychischen Verhältnisse. Für eine erste Orientierung in dem Schema kann man näherungsweise an Freuds 2. Topik von Es, Ich und Über-Ich denken: S oben links steht für das Unbewusste, das Es und dessen Subjekt ($); das Ich Freuds findet sich bei Lacan im *m* (moi) wieder, das Über-Ich in A. Diesem Schema zufolge entfaltet sich auf der imaginären Achse i-m zwischen dem Ich (m) und seinen Mitmenschen (i) bzw. weiteren Objekten das schraffierte Realitätsfeld *R*. Klein i steht für den anderen als unser Spiegelbild, als *Urbild* der guten Figur, von dem her das imaginäre Ich *(m)* sich in seiner Gestalt begreift, sich mit diesem ganzen Bild des anderen identifiziert. Dieser Prozess vollzieht sich im sogenannten Spiegelstadium, etwa zwischen dem 6. und 18. Lebensmonat, wenn sich das Kleinkind im Spiegel erkennt.

Das viereckige *Realitätsfeld* (i-M-I-m) spannt sich auf zwischen dem Imaginären auf der einen (i-m) und den Marken des Sprachlich-Symbolischen (M-I) auf der anderen Seite. M ist der Signifikant des ursprünglichen Objekts, Symbolisierung der frühen Mutter, I das väterliche Ich-Ideal. Das Realitätsfeld ist getragen von der Struktur des Phantasmas ($◊*a*), von der Relation des Subjekts des Unbewussten $ in seinem in Signifikanten artikulierten Begehren, wobei es zu seiner Befriedigung mit dem Objekt *a* vorliebnehmen muss. Wichtig an dem Schema ist die Sigle P für den Namen-des-Vaters, hier in der Position des großen Anderen, am Ort des Anderen, dem Ort des Unbewussten. Sehen wir, wo P im Schema I bleibt:

In der Psychose wird, so Lacans Annahme, der Name-des-Vaters verworfen. Dies wird im Schema I durch P_0 dargestellt. Ausgeschlossen aus dem psychischen Feld, ist es nicht am Platz des Anderen angekommen, ja A, das Unbewusste als Ort des Anderen, fehlt in diesem Schema. Von den drei Registern I(maginäres), S(ymbolisches), R(ealitätsfeld) ist nur das Realitätsfeld konturiert, das eigentlich ein Feld der Irrealität darstellt, es ist durch und durch flüchtig: Die *flüchtig hingemachten Männer* tauchen aus dem Nichts auf und verschwinden wieder, hier gibt es nur Chimären. Die Bereiche des Imaginären wie die des Symbolischen bleiben dem Feld des Psychischen in der Psychose ganz äußerlich, zum Ersatz für diese Dimensionen des Psychischen finden sie in psychotischen Symptomen »exzentrische Neugestaltungen«.

Das Fehlen des Namens-des-Vaters wird bei Schreber in dem Moment seines Lebens empfindlich, als er beruflich ein ausgezeichnetes Amt bekleiden soll: eines der höchsten Richterämter. Als jüngster Senatspräsident, der je berufen wurde, saß er selbst Richterkollegen vor, die im Durchschnitt 15–20 Jahre älter gewesen sein dürften – Vaterfiguren also. Den Ausbruch der Psychose kann man sich so vorstellen, dass sich mit Ernennung zum Senatsgerichtspräsidenten als ausgezeichnetem Vertreter des Gesetzes eine bislang unbemerkte Laufmasche in die Länge zieht, sodass das symbolische Netz (das Dreieck M-I-P im Schema R) seine Konsistenz verliert. Als »Fehl Gottes« kann man mit Martin Heidegger ein solches Manko im Register des Symbolischen bezeichnen.

Schreber substituiert den symbolischen Gott, den Namen-des-Vaters, durch einen imaginären anderen, einen Gott, der Schrebers Anziehungskraft zu erliegen droht. In dem Zuge identifiziert sich Schreber in seinem Sich-Schmücken mit seiner Frau – die nicht standesgemäße Gattin kam aus einer Schauspieler- oder Zirkusfamilie.

Als Schreber das Alter erreicht, in dem sein Vater starb und »selig« wurde, beschäftigt ihn das Seelenheil und die Seligkeit der Verstorbenen. Um die Weltordnung und die Ordnung im Himmel zu erhalten und den Seelen Eingang in die himmlische Seligkeit zu erlauben, fühlt er sich verpflichtet, sich dem transsexuellen Genießen hinzugeben, damit Gott den »Eindruck eines in wollüstigen Empfindungen schwelgenden Weibes [...] empfangen« könne (D. P. Schreber 1985, S. 193). Diese Praxis dient einer Wiederherstellung imaginärer Beziehungen: Bei dem Sich-Schmücken mit weiblichem Tand als transsexueller »perverser« Praxis »geht [es] um Befriedigung, die ihm sein Spiegelbild vermittelt, wenn er sich in ›etwas weiblichem Aufputz‹ betrachtet und sich ›mit Brüsten‹ imaginiert« (Lacan 1986a, S. 102). Dergleichen meint Freud, wenn er die Psychose als narzisstische Erkrankung betrachtet. Schreber liebt seine Frau (a') und ähnelt sich deren Gestalt an.

Indem Schreber sich als Weib Gottes wähnt, ereignet sich eine Reduktion von Gott als dem radikal Anderen auf das »Du«, auf die imaginäre Ebene. Schrebers Ver-rückung aus der symbolischen Ordnung kann man darin sehen, dass Gott aus seiner Transzendenz, seiner radikalen Alterität zum Ich genommen und zum Liebhaber geraten ist, der an Schreber imaginär klebt, wodurch das Begehren gefriert (siehe Lacan 1975 [8.4.75], S. 42).

An der Stelle von M, dem Signifikanten des ursprünglichen Objekts, bekommt es Schreber mit panischer Angst zu tun, Angst, er solle *liegen gelassen werden vom Schöpfer*. Das erinnert an zweierlei:

1. Das *Liegen-Lassen* ruft das Phantasma der Inkubationszeit der Psychose wach: »daß es doch eigentlich recht schön sein müsse, ein Weib zu sein, das dem Beischlaf unterliege«. Aber wie ist das dann, nach dem Koitus einfach liegen gelassen zu werden? Was da Lacan zufolge droht in der Affäre mit Gott, ist das potenziell Tödliche in der imaginären Beziehung mit Gott.

Die Angst, liegen gelassen zu werden, erinnert auch an früheste Erfahrungen, die Schreber als Experimentierobjekt des Vaters machte. Wie hieß es im Erziehungsratgeber: Auch ein »erlaubtes« Begehr dürfe man nie erfüllen, wenn der Säugling schreit, sondern erst wenn er, ermattet davon, Ruhe gibt.

2. Das *Liegen-gelassen-Werden vom Schöpfer* ist das Verhältnis, das Gott als der Widerpart zu Schreber herstellt. Zwischen beiden konstelliert sich eine Hassliebe, eine Liebe Gottes wider Willen Gott kann sich der Anziehung der Schreber'schen Erregung nicht entziehen, sodass Gott sich seiner zu erwehren sucht.
Ziel dieser »asymptotisch« (FREUD 1945, S. 284) sich vollziehenden Geschlechtsumwandlung als einer »doppelten Asymptote, die das delirierende Ich mit dem göttlichen anderen verbindet« (LACAN 1986a, S. 105), ist die Besamung durch Gott und das Gebären von Wesen Schreber'schen Geistes. Diese künftigen Kreaturen sind gemeint im Schema I mit der »Zukunft des Geschöpfs« an der Stelle von *m*, des sich vervielfältigenden Ichs: Die Stimmen verkünden die »neuen Menschen von Schreberschem Geist«.

Es ist also keine homosexuelle Strebung im landläufigen Sinn, die verursachend für Schrebers Psychose ist. Bei Schreber sind es Bedeutungen rund um die Frage seines eigenen Geschlechts, seiner sexuellen Identifizierung; die Bisexualität, die »verworfen« ist, kehrt dann als »psychotische Invasion« wieder (LACAN 1997, S. 103). Der Schwund an Männlichkeit, der Umbau zur Frau, gilt Lacan als Folge der Verwerfung des Namens-des-Vaters, also als Folge davon, dass die Primäridentifizierung mit dem »Vater der persönlichen Vorzeit« (Freud) nicht gelingen konnte. Bei der »Veranderung« Schrebers geht es nicht um den Schwund des Penis, sondern um den großen Anderen, wie es bei Joachim KÜCHENHOFF und Rolf P. WARSITZ heißt (1992, S. 73). Sie sehen in dem Körperumbau während der Psychose den zum Scheitern verurteilten Versuch, die ödipale Erfahrung von Kastration nachzuholen, die für Freud psychisch strukturbildend ist, indem er annimmt, dass der Ödipuskomplex nach seinem Untergang im Über-Ich als seinem »Erben« (Freud) aufgehoben ist.

Wahn und Halluzination als Selbstheilungsversuch

Durch den psychotischen Mechanismus der Verwerfung werden die psychischen Verhältnisse radikal verändert. Und doch ist das Schema der Psychose I dem Normalschema R irgendwie von der Gestalt her nachempfunden. Auch in der Psychose gibt es ein Feld der »Realität«, das sehr viel Raum einnimmt und von Halluzination und Wahn bestimmt wird.
Lacan will an der »ausgebildetsten Form des Wahns [...] eine Struktur [aufweisen], die [...] dem Prozeß der Psychose selbst gleichzustellen ist« (LACAN 1986a, S. 92). Damit ist gemeint, dass die verschiedenen psychotischen

Symptome, die Entwicklung der Wahnfabel und die Wahnarbeit es im Sinne einer »Selbstheilungstendenz« erlauben, eine psychische Struktur wiederzugewinnen, die Erfahrung wieder zu ordnen und sich in einer psychotisch alterierten Welt wieder zu orientieren.

Nach dem Weltuntergang wird eine psychotische Welt wieder aufgebaut, denn das, was verworfen wurde aus der symbolischen Ordnung, kehrt im Realen zurück (siehe LACAN 1997, S. 226), und zwar in jenem Realen, das halluziniert, das gewähnt wird, sodass »das innerlich Aufgehobene [in der Psychose] von außen wiederkehrt« (FREUD 1945, S. 308), im Realitätsfeld des Schemas I.

Entsprechend der Formel aus der Genesis »Am Anfang war das Wort« vollzieht sich nach dem Weltuntergangserlebnis die Schöpfung einer neuen Welt durch den Signifikanten in Form der akustischen Halluzinationen, wobei »der Wahn sein ganzes Muster um die Schöpfungsmacht herum entfaltet, die er den Worten zuschreibt, die in den Gottesstrahlen hypostasiert erscheinen« (LACAN 1986a, S. 92). Diese Strahlen »bilden das erklärende, aber auch erprobte Netz, auf dem unser Patient die Gesamtheit seines Wahns wie ein Tuch webt« (LACAN 1997, S. 35). In der floriden paranoid-halluzinatorischen Psychose lassen sich Wahn und Halluzination oft nicht getrennt betrachten.

In Wahnbildungen wie Halluzination sehen Freud und Lacan keine bloßen Krankheitserscheinungen, sondern Selbstheilungsversuche, Prozesse der Rekreation von Weltlichkeit: Dabei werden in Halluzinationen Objekte gleichsam ex nihilo geschaffen – das, was Schreber in seinem religiös-metaphysischen Wahn Gottes Strahlen zuschreibt: schaffende Potenz zu sein. Die Welt gewinnt über die »produktiven« Symptome wieder eine libidinöse Textur. Dabei dient die wahnhafte Verarbeitung der para-logischen Wiederherstellung einer *psychischen* Ordnung. Auch die Stimmen haben eine an-ordnende Funktion. Schreber schreibt ein ganzes Kapitel über die sonderbare »Grundsprache«, ein eigentümlich altertümliches Deutsch mit vielen Neologismen, dessen sich die Stimmen bedienen. Lacan zeigt in seiner linguistischen Analyse des Vokabulars der Stimmen, dass diese Worte grundlegend sind, indem sie als neuer Code der Restrukturierung dessen dienen, was an die Stelle der symbolischen Ordnung tritt.

Der Grundgedanke der Selbstheilung findet sich verblüffenderweise in den Anfängen der Psychiatrie schon bei Karl Wilhelm Ideler, der im Wahn ein »angestrengtes Arbeiten an der Reorganisation des Bewußtseins« (Ideler, zitiert nach SCHARFETTER 2003, S. 12) und damit in der Krankheit selbst ein »heilkräftiges Streben« (ebd.) sieht. Aber erst die Psychoanalyse widmet sich der Frage nach der genauen Dynamik dieses Prozesses und der damit einhergehenden strukturellen Veränderungen für die Psyche. »Was wir für

die Krankheitsproduktion halten, die Wahnbildung, ist in Wirklichkeit der Heilungsversuch, die Rekonstruktion« (FREUD 1945, S. 308).
»Produktiv« kann man psychotische Symptome wie Wahn und Halluzination darum nennen, weil sie nicht nur reproduktiv, sondern oft Neuschöpfung sind: Sie dienen der Wiederherstellung dessen, was wir unser »Selbst« nennen, aber auch der Welt insgesamt (ebd., S. 308; siehe auch ORTWEIN-SWOBODA/STOMPE 2012, S. 112). So zeigt nach dem Weltuntergang Schrebers die paranoid-halluzinatorische Symptomatik ihre schöpferische Potenz. Racamier spricht von den Halluzinationen als einem »Sinnesorgasmus« und beschreibt die sogartige Wirkung wahnhaften Erlebens, dem sich viele Menschen mit einer Psychose immer wieder geradezu hinzugeben scheinen: Der Wahn »bewahrt den Duft des Genusses im Augenblick seiner Entstehung« (RACAMIER 1982, S. 51) und der Wiedererschaffung der Welt sowie der damit einhergehenden »Selbstzeugung« (ebd., S. 52).
Nicht jeder muss in der Schizophrenie die apokalyptische Phase, wie sie Klaus Conrad beschrieben hat, durchmachen. Ein Bollwerk dagegen können andere Wahnbildungen sein. Nehmen wir das klassische Paranoid: So beängstigend der Verfolgungswahn ist, indem sich feindliche Mächte abzeichnen, gewinnt ein in Auflösung begriffenes »Selbst« wieder Kontur. Anstelle des »Ich denke, also bin ich« von Descartes ist die psychotische Existenzfrage in der Formel beschlossen: »Ich werde verfolgt, also bin ich« – eine Wendung, die sich auch bei Stavros Mentzos findet (zitiert nach ROM 2007, S. 67).
Auch in der Ich-Psychopathologie Scharfetters wird dem paranoiden Wahn »autotherapeutische« Funktion zugesprochen, insofern er dem Verlust der Ich-Demarkation, Ich-Konsistenz und Ich-Vitalität entgegenwirkt (vgl. SCHARFETTER 2003, S. 10, siehe auch HARTWICH 2004, S. 87).
»Ohne eine zumindest partielle Wiederherstellung der Ichgrenzen ist *Eigenbeziehung* unmöglich« (KISKER 1960, S. 37), oder anders gesagt: Solche eigen-artigen Beziehungen stiften sogenannte Ich-Grenzen, wenn Ich-Grenzen verloren gegangen sind. Beim Beziehungswahn verfängt sich im Gespinst gewähnter Eigenbeziehungen etwas »Eigenes«, gewinnt das Selbst wieder Halt; inmitten eines »autistischen« Rückzugs und sozialer Isolation wuchern gewähnte Beziehungen zu anderen, die sich oft in der Polarität von Freund oder Feind darstellen. Über diese Polarisierung in Gut und Böse gewinnt die Welt wieder eine Ordnung, selbst wenn nichts mehr in Ordnung scheint.
Der verblüffende Gedanke, dass in der Psychose Selbstheilung am Werk ist, taucht in der Geschichte der Psychiatrie öfter auf: Max Müller veröffentlichte beispielsweise 1930 *Über Heilungsmechanismen in der Schizophrenie* (siehe BÖKER 1983, S. 580). Karl Peter KISKER hat in seiner Habilitationsschrift inmitten der schizophrenen Entordnung die Ordnungsleistung von

wahnhaften Symptomen gewürdigt, die »eine *restitutive* Charakteristik haben und die *Wiederherstellung einer strukturellen Ordnung* umfassen« (KISKER 1960, S. 30; siehe auch KÜCHENHOFF 2012, S. 37). In der Folge wurde auch systemtheoretisch beschrieben, wie das Wahngebilde die Ich-Außen-Grenzen (SCHLEIFFER 1981, S. 517) stabilisiert und in der Wahngewissheit Kontingenz reduziert wird, nachdem in der Wahnstimmung alles offen ist, man von der Komplexität überschwemmt wird und die Grenzen des Systems aufs Höchste labilisiert sind.

In aktuellen Arbeiten über den Wahn findet der Gedanke der Selbstheilung wieder Beachtung, wenn etwa der Wahn als »Stabilisierung des ›Systems Selbstorganisation‹« (DÖLL-HENTSCHKER 2013, S. 158) oder auch als »›Heilungs‹versuch des Subjekts« (KUPKE 2012, S. 117, siehe zudem DÜMPELMANN 2000, S. 94) verstanden wird, nämlich als »im konkretisierten Wahn bemerkbare Tendenz zur Neukonturierung von Ich und Person« (HUBER 1964, S. 445), sodass der Wahn sogar als »sinnhaftes Strukturgefüge« (ebd., S. 472) beschreibbar ist.

Das Heile und Ganze kann man in der Liebe und im Glauben suchen: Glaube, Liebe ... Wahn. Beginnen wir mit der Suche nach der »besseren Hälfte« im Liebeswahn, anschließend kommen wir zum religiösen Wahn, um dann abschließend anhand einer Übersicht über alle Wahnarten die Anthropologie des Wahns zu befragen und infrage zu stellen.

Glaube, Liebe ... Wahn

Liebeswahn

Frühe Beobachtungen des Liebeswahns

Unter »Liebeswahn« im engeren Sinne versteht man die unbegründete Überzeugung, von einem anderen, den man oft nicht oder kaum kennt, geliebt und womöglich geehelicht zu werden.

Die wohl früheste psychiatrische Fallbeschreibung einer Erotomanie im heutigen Sinne findet sich in einer 1838 erschienenen Publikation des französischen Psychiaters Jean Etienne Dominique Esquirol (1772–1840). In dieser klinischen Beschreibung des Liebeswahns sind schon viele Merkmale benannt, die seit Gaëtan de Clérambault als typisch für das Krankheitsbild gelten (siehe die kursiven Hervorhebungen im Text).

Anbetung im Theater

Esquirol erzählt die Geschichte eines 36-jährigen untersetzten Mannes von wenig einnehmender Erscheinung. In Paris geht dieser »ins Theater, verliebt sich in eine der schönsten Schauspielerinnen des Feydeau [Theatername, nach dem Begründer benannt] und glaubt sich wieder geliebt« (ESQUIROL 1838b, S. 18).

Dies *Sich-wiedergeliebt-Glauben* ist diagnostisch wegweisend für den Liebeswahn. Es geht primär nicht um eigene amouröse Gefühle, sondern um den Wahn, vom anderen geliebt zu werden.

Esquirol beschreibt bei dem Herrn »alle möglichen Versuche, um bis zu seinem geliebten Gegenstande zu gelangen«, und sei es, vom Bühneneingang her nur einen »Blick erhaschen zu können« von der Angebeteten. Er wohnt jeder Aufführung der Künstlerin bei und versucht, sich von seinem Stammplatz aus mit seinem weißen Schnupftuch bemerkbar zu machen. Dabei meint er von der Bühne her Bezeigungen ihrer Gunst zu ernten: Er »giebt vor, die Schauspielerin erkenne ihn, und bezeige ihm ihre Zufriedenheit durch ihr Mienenspiel, durch den Ton ihrer Stimme und durch den leidenschaftlichen Ausdruck ihres Gesanges« (ebd., S. 19).

Sie singt gleichsam nur für ihn, *alles ist Botschaft ihrer Liebe.*
Der Mann stellt der Sängerin überall nach, folgt ihr auf ihren Landpartien per Kutsche sogar zu Fuß.
Dieses Verhalten bezeichnet man heute als *Stalking.*
Die Schauspieler des Ensembles stoßen ihn zurück, beleidigen ihn aufs Übelste. Doch trotz der rüden Behandlung, die dem Zurückgewiesenen widerfährt, »kann doch nichts seine Illusion zerstören. Die Geringschätzung, die Weigerung ihn zu sprechen, sind Vorsichtsmaassregeln, welche die junge Schauspielerin nimmt, um ihre Liebe zu verbergen« (ebd.).
Der Mann zeigt sich sehr findig darin, *das paradox scheinende Verhalten der Angebeteten in seinem Sinne zu erklären.*
Trotz handgreiflicher Auseinandersetzungen mit dem Ehemann der Sängerin *hält der Erotomane die geliebte Person für ledig – der gewünschten Verbindung steht kein Hindernis entgegen.*
Von den Ordnungskräften festgesetzt wird der Liebhaber, nachdem er mit einem Stock versucht hatte, das Kleid der Geliebten zu heben und darunterzulugen.
Schon in dieser frühen Beschreibung findet sich also *die Tendenz zu sexuell übergriffigem Verhalten*, die beim Liebeswahn in Ausnahmefällen vorkommen kann.
Wie begegnet Esquirol diesem Mann? – Nun, heute würde man von einer konfrontativen Intervention sprechen:
Esquirol fragt den Patienten: »Wie können Sie wohl glauben, dass Sie geliebt werden? Sie haben nichts Verführerisches, besonders für eine Schauspielerin, Ihre Figur ist nicht hübsch, Sie haben keinen ausgezeichneten Rang in der Welt, und sind ohne Vermögen. – [Der Patient erwidert:] ›Das ist alles wahr, aber die Liebe vernünftelt nicht, und man hat mir zu gut gezeigt, daß ich geliebt werde, als daß ich daran zweifeln könnte‹« (ebd., S. 19 f.). |

Die Konfrontation mit der Realität, dass dieser Mann sich doch bei seinem Format keinerlei Chancen auf diese Schauspielerin ausrechnen könne, prallt an ihm ab, denn »die Liebe vernünftelt nicht« – es gibt genügend Zeichen der Gunst. Das vernünftelnde Infragestellen durch den Behandler geht ins Leere.

Frühe diagnostische Zuordnungen

Esquirol reihte die Erotomanie unter die sogenannten Monomanien ein (»Monomanie érotique«). Unter Monomanie verstand er eine fixierte Störung der Einbildungskraft und des Urteils, die zur Chronifizierung neige.

In dem entsprechenden Abschnitt seines Lehrbuchs beschreibt Esquirol die Erotomanie als Exzess an Liebe zu einem realen oder einem imaginären Objekt (ESQUIROL 1838 b, S. 15 f.). Der Betroffene unterwirft sich dem oder der abgöttisch Geliebten, begleitet von einer Stimmung, die zwischen Überschwang und Gedrücktheit schwanke. Dabei sollen diese Liebenden »nie die Grenzen der Schicklichkeit [überschreiten]« (ebd., S. 16). Dass der Liebeswahn immer eine »romanhafte, überschwängliche, aber durchaus platonische« (VON KRAFFT-EBING 1879, S. 94) Liebe bleibt, hat sich allerdings nicht bestätigt.

Emil KRAEPELIN spricht von einer erotischen Verrücktheit (siehe HOFFMANN 2006, S. 118), die in dem um sich greifenden Wahn bestehe, geliebt zu werden, ohne dass der Denkablauf formal gestört sei und ohne dass Halluzinationen das klinische Bild bestimmen. Diese Fälle der »erotischen Verrücktheit« werden von ihm der Paranoia zugerechnet, die er von der Dementia praecox (Schizophrenie) und anderen psychotischen Erkrankungen unterscheidet. Die erotische Verrücktheit ist bei Kraepelin eine reine Wahnkrankheit ohne andere psychotische Beeinträchtigungen.

Für diese Wahnvorstellung, von einer Person geliebt zu werden, reservierte 1921 Gaëtan de Clérambault den Begriff der Erotomanie. Er unterschied eine primäre Form (die eigentliche Erotomanie, »délires passionnels morbides«, »psychose passionelle«) von einer sekundären Form, in welcher der Liebeswahn nur ein klinisches Syndrom neben anderen ist, also etwa ein Liebeswahn im Rahmen einer paranoiden Schizophrenie, im Elan einer manischen Phase etc. Die primäre und seltene Form soll gekennzeichnet sein durch:

- den plötzlichen Beginn eines sich chronifizierenden Wahns,
- der zur Systematisierung neigt,
- eine monogame Bindung an das Wahnobjekt beinhaltet,
- wobei Klarheit und Geordnetheit im Denken erhalten bleiben, es entwickeln sich keine kognitiven Defizite, auch Halluzinationen bestimmen nicht das klinische Bild (dazu ENOCH/TRETHOWAN 1991, S. 25).

Das Wahnobjekt selbst ist gekennzeichnet dadurch, dass es:

- meist aus den »höheren Kreisen« stammt (siehe dazu KENNEDY u. a. 2002, S. 1), einen viel höheren sozialen oder ökonomischen Status hat oder eine Person des öffentlichen Interesses ist,
- selbst als Erstes in Liebe entbrannte und dem Betroffenen Avancen machte,
- überwiegend indirekt kommuniziert,
- ohne den Betroffenen nicht wirklich glücklich werden kann,
- erst frei ist, wenn eine bestehende Ehe ungültig oder ohne Bedeutung ist, sowie

- ständig beobachtet und geschützt werden muss,
- wobei es selbst sich paradox und widersprüchlich benimmt.

Während französische und englischsprachige Autoren lange die primäre Erotomanie – auch »De-Clérambault-Syndrom« genannt – als nosologisch eigenständig behaupteten, wurde sie in der deutschen Psychiatrie meist der klassischen Paranoia Kraepelins bzw. im DSM-5 der Wahnhaften Störung, dem Subtyp »*Liebeswahn* (erotomaner Typ)« (APA 2015, S. 123) zugeordnet. Es hat sich herausgestellt, dass nur sehr wenige der beschriebenen Fälle von Liebeswahn alle Kriterien de Clérambaults erfüllen. Auch die Annahme des plötzlichen Beginns, der den primären vom sekundären Liebeswahn und von der Wahnhaften Störung unterscheiden sollte, hat sich nicht als Unterscheidungskriterium bewährt.

Epidemiologie

Einschränkend ist zu sagen, dass empirische Untersuchungen des Phänomens schwierig sind. Die primäre Erotomanie ist so selten, dass die Fallzahlen kaum eine statistische Auswertung erlauben. Geht man von einer Jahresinzidenz aller Formen von Wahnhafter Störung von 15–30 Fällen auf 100.000 Einwohner aus, so soll etwa ein Zehntel davon auf den primären Liebeswahn entfallen (Rudden und Kollegen, zitiert nach Mullen/Pathé 1994, S. 614). Davon kommt wiederum nur ein Teil in Kontakt mit dem Behandlungssystem.

Bei den stationär-psychiatrischen Aufnahmen gehören die primär an Liebeswahn Erkrankten mit 1–2 Prozent aller Aufnahmen zu den Raritäten (Meloy 1999, S. 421).

Zur Geschlechtsverteilung nimmt man an, dass etwa zwei- bis dreimal so viele Frauen wie Männer an Liebeswahn erkranken.

Zum sozialen Status gilt wohl bis heute, was Esquirol schon 1838 schrieb:

> » Wenn auch die Erotomanie häufiger bei reichen Personen und bei Städtern ist, deren Erziehungs- und Lebensart die Einbildungskraft exaltiren, so verschont sie doch auch nicht die Armen und die Landleute.« Auch hoher Bildungsgrad und Intelligenz schützen nicht vor Liebeswahn: »Das erotische Delirium verschont Niemanden, weder den Weisen, noch den Narren « (Esquirol 1838a, S. 24).

Abbildung 9
Übersicht über 246 in der Literatur berichtete Fälle (nach BRÜNE 2003, S. 86)

	Frauen	Männer
Geschlechtsverteilung	69,1 %	30,9 %
Durchschnittliches Alter bei Beginn	33,5 J.	28 J.
Familienstand:		
• nicht verheiratet	76,4 %	94,9 %
• verheiratet	23,7 %	5,1 %
Geschätzter sozialer Status der Patienten:		
• niedrig	35,8 %	55,1 %
• durchschnittlich	59,0 %	40,6 %
• hoch	5,2 %	4,3 %
Geschätzter sozialer Status des Wahnobjekts:		
• niedrig / durchschnittlich	13,2 %	27,7 %
• hoch	86,8 %	72,3 %
Alter des Liebesobjekts:		
• älter	73,5 %	20,5 %
• gleich	7,4 %	12,8 %
• jünger	19,1 %	66,7 %
Zahl der Liebesobjekte:		
• eine Person	82,2 %	79,5 %
• mehrere aufeinanderfolgend	14,2 %	16,4 %
• mehrere gleichzeitig	6,3 %	4,1 %
Forensisch relevantes Verhalten	4,1 %	51,3 %

Die Angaben zum Anteil der primären Form des Liebeswahns (als »reine« Wahnkrankheit) gegenüber der sekundären Form (als ein Wahninhalt neben anderen psychiatrischen Symptomen bei paranoider Schizophrenie, Manie, organischen Psychosen, Demenzen etc.) sind unterschiedlich. Auf die »primäre Form« der Erotomanie entfielen in fünf verschiedenen Studien aus den Jahren 1990–1995 zwischen 10 und 31 Prozent der Fälle (siehe MELOY 1998, S. 196f.).

Gaëtan Gatian de Clérambault schildert einen Fall, in dem die wahnhafte Liebe 37 Jahre währte. Chronische Verläufe sind beim primären Liebeswahn häufig. Das Gros der Autorinnen und Autoren schließt sich jenem therapeutischen Nihilismus an, dem schon Emil Kraepelin und Richard VON KRAFFT-EBING (1879, S. 95) verfielen. Gegen die Liebe ist – wie man sagt – kein Kraut gewachsen. Die Mehrheit der Patientinnen und Patienten mit einer rein Wahnhaften Störung sprechen sogar auf Neuroleptika kaum an. Wenn man den primären Liebeswahn als eine Form der Wahnhaften Störung ansieht, geht die Prognose meist in Richtung eines chronischen Verlaufs. Eine Metaanalyse der Literatur zwischen 1965 und 1985 zu den Fällen Wahnhafter Störungen (N = 209) zeichnet ein weniger negatives Bild (Munro / Mok, zitiert nach KELLEY 2005, S. 663). Danach sollen bei der Nachuntersuchung 19,2 Prozent unverändert sein, 28,2 Prozent teilweise gebessert und 52,6 Prozent sollen remittiert sein, wobei sich die neuroleptische Behandlung mit Pimozid als am ehesten wirksam erwiesen hat.

Auch GILLETT und Kollegen (1990) beobachteten ein unterschiedlich gutes Ansprechen auf Medikation und keinen notwendigerweise chronischen Verlauf. Wenn die Betroffenen für Psychotherapie erreichbar sind, hat sich eine langfristige therapeutische Begleitung oft als hilfreich erwiesen – allerdings gilt eine völlige Remission des chronischen Wahns allein mit psychotherapeutischer Behandlung als eher selten.

In den Fällen von sekundärer Erotomanie etwa im Rahmen einer schizophrenen Psychose wird oft berichtet, dass unter neuroleptischer Behandlung zwar andere psychotische Symptome remittieren, dass die Liebe aber teilweise ewig währt (JORDAN u. a. 2006, S. 789). Auch nach N. KENNEDY und Kollegen (2002, S. 4) ging bei vier von neun Patienten mit Schizophrenie bzw. schizoaffektiver Störung der Liebeswahn trotz ausreichender bis hoch dosierter Behandlung mit Neuroleptika nicht zurück – der Wahn verliert aber durch die Medikation an Heftigkeit, tritt in seiner Bedeutung oder Handlungsrelevanz etwas in den Hintergrund; bei bipolaren Patienten klingt der Liebeswahn hingegen meist mit Remission der manischen Phase ab (siehe MULLEN / PATHÉ 1994, S. 619).

Das Syndrom des Liebeswahns variiert in seiner Häufigkeit und Ausformung je nach Kultur und mit dem Wandel der Zeit, denn »die herrschenden Ideen

in jedem Jahrhundert [beeinflussen] erheblich sowohl Häufigkeiten wie Art der Geisteskrankheit« (Esquirol, zitiert nach FUJIMORI 1981, S. 313).
So findet man in bestimmten Breiten den Liebeswahn stark gehäuft: In einer interessanten Arbeit zu schizophrenen Patientinnen und Patienten in China fand man bei N = 448 einen überraschend hohen Anteil an erotomanen Symptomen bei Aufnahme in die Klinik: 9,4 Prozent der Patienten zeigten Liebeswahnideen, davon 4,9 Prozent mit fixiertem erotomanem Wahnsystem. Der Anteil der liebeswahnkranken Männer lag mit 11,1 Prozent sogar deutlich höher als bei den Frauen (7,1 Prozent). Dies überrascht auch dann, wenn man bedenkt, dass in der Stichprobe die Männer leicht überrepräsentiert waren (56,3 Prozent Männer).
Diese Häufung von Liebeswahnkranken in China erklären die Autoren durch die indirekte Art und Weise, in der in dieser Kultur sexuelles Interesse Ausdruck finden kann, weil ein offen ausgedrücktes Sexualinteresse restringiert sei (PHILLIPS u. a. 1996, S. 506). In China muss man subtile soziale Hinweise lesen und indirekte Arten der Kommunikation verwenden, um potenzielle Partner oer Partnerinnen zu gewinnen. Ansonsten bedient man sich meist zur Eheanbahnung einer Mittelsperson. Mit der Verwestlichung des asiatischen Raumes erwarten die Autoren eine Abnahme der Häufigkeit dieses Syndroms.
Pearce vermutet 1972, dass das Syndrom des Liebeswahns durch zunehmende sexuelle Freiheiten wohl im Niedergang begriffen sei, Marc H. Hollender und Alfred S. Callahan (1975, S. 1576) wenden zu Recht ein, dass der Erotomanie eine Kontaktstörung oder aber psychische Konflikte zugrunde liegen, die sich durch die Lockerung der Sitten nicht in Wohlgefallen und Freizügigkeit auflösten.
Es liegt auf der Hand: Wie die Liebe, so ist auch der Liebeswahn im historischen und gesellschaftlichen Wandel begriffen; auch die Erotomanie nimmt durch moderne Medien neue Formen an. Während der Liebeswahn früher als Phänomen galt, das besonders in Europa gedeiht, sogar als spezifisch französisches Phänomen diskutiert wurde, nimmt der Liebeswahn in Zeiten eines weltweit umspannenden Datennetzes und internetbasierter Partner- und Datingagenturen andere Gestalt an. Robert L. Goldstein spricht von einer »Amerikanisierung« der Erotomanie. Während die Erotomanie als Phänomen längst vergessener Tage gegolten habe, in denen sich alte Jungfern in ihren romantischen Fantasien Königen und Priestern hingeben, gehe die Entwicklung des Phänomens zu den heute kriminalisierten Formen des Stalkings: Medien berichten, wie liebeswahnkranke Fans Prominenten nachstellen – bis zum Cyberstalking (MELOY 1998), dem Nachstellen in Chatrooms, der Überflutung mit E-Mails. Der Liebeswahn wird technisch gleichsam »up to date« gebracht.

Zentrale Aspekte des Liebeswahns

Liebe und Gewissheit

Wann ist die Liebe ein Wahn? Namhafte Psychiater haben in der »überragenden Gewissheit« das zentrale Kriterium des Wahns gesehen: Nach Karl Jaspers kennzeichnet ja die unumstößliche, »unvergleichliche subjektive Gewissheit« den Wahn. »Das sind keine Ideen, das ist unumstößliche Gewißheit. Ich spüre das ja täglich« (PAULEIKHOFF 1969, S. 264), setzt eine Patientin dem ungläubigen Psychiater entgegen, als sie von ihrer unsterblichen Liebe spricht. Sollte die absolute Gewissheit, vom anderen geliebt zu werden, per se schon etwas Wahnhaftes haben? »Ich weiß ja, dass sie mich liebt.« Sollte eine solche Gewissheit auch in den »normalen« Liebschaften ein wahnhaftes Moment darstellen? Wie kann man Gewissheit beanspruchen, was die Gefühle eines anderen angeht? Die Frage des Partners: »Liebst du mich?«, aber auch die vermeintlich spontanen Beteuerungen der eigenen Liebe sprechen von jenem Zweifel, der uns vielleicht vor der Psychose schützt, wenn wir von der Liebe affiziert sind.

Dann wäre da noch das zweite Wahnkriterium von Jaspers, die Unkorrigierbarkeit des Urteils, die Unbeeinflussbarkeit durch Erfahrung und zwingende Schlüsse. Dieses Wahnkriterium trifft auf den Liebeswahnkranken zu. Der im Wahn Geliebte kann dem Erotomanen keinen »Korb« geben, weil dieser Korb selbst zur Gabe seiner Liebe wird: Eine Patientin meint, der Pfarrer könne seine Liebe zu seiner treuen Kirchgängerin nicht offen erklären, um sie beide nicht zu kompromittieren; ein Prominenter brüskiert die Liebeswahnkranke nur, um sie zu schützen, um das süße Geheimnis nicht zu entweihen, indem es der Öffentlichkeit preisgegeben wird ... Der Erotomane ist also durch negative Erfahrung nicht zu beeindrucken und hat seine ganz eigene Art und Weise, um Schlüsse für »zwingend« zu erachten.

Das dritte Wahnkriterium, das der »Unmöglichkeit des Inhalts«, bewährt sich auch für die Diagnose des Liebeswahns nicht, denn wer will behaupten, dass sich der berühmte Showmaster nicht in jenen korpulenten Besucher, der ganz kurz auf der Bühne war, verliebt hat? Gerade in Sachen der Liebe ist vieles möglich.

Auch Bernhard Pauleikhoff sieht die Wahnkriterien beim Liebeswahn scheitern: Diese »können sowohl bei der echten bzw. schwärmerischen Liebe als auch beim Liebeswahn vorhanden sein« (PAULEIKHOFF 1969, S. 265). Die Übergänge von der sogenannten normalen Liebe zu den pathologischen Auswüchsen könnten fließend sein; wegen des »elementaren, den ganzen Menschen verwandelnden Charakters, den Liebe wie Wahn haben können«, besteht eine innige Nähe der Liebe zum Wahn (Schmidt, zitiert nach JANSSEN 1963, S. 446). »Nach Schmidt (1950) kann die Liebe auf den ersten Blick ›genau wie die Psychose als ein völliges Novum hereinbrechen‹ und von elementarem, den gesamten Menschen verwandelndem Charakter sein« (ERICHSEN 1975, S. 166, Anmerkung). Was hat es mit der »Liebe auf den ersten Blick« auf sich?

Liebe auf den ersten Blick

Das Auge ist bevorzugter Ort für den Einbruch der Liebe – auf den ersten Blick. Für Gaëtan Gatian de Clérambault ist die Plötzlichkeit charakteristisch für den Liebeswahn. Die Gewissheit, geliebt zu werden, kann aus dem flüchtigen Blick einer Schönen schlagartig zum Bewusstsein kommen. Wenn sich zwei Blicke begegnen, kann das ein Moment exzessiver Innigkeit sein. Ein solcher Blick kann aber auch medial vermittelt sein: Auch ganz allein im Haus und im Ohrensessel sitzend, kann die Witwe plötzlich gewahr werden, wie der sonore Moderator der Hitparade ein Auge auf sie geworfen hat, aus der Ferne – durch den Fern-Seher direkt auf sie!

Bekannt wurde der Fall eines dreißigjährigen verheirateten Mannes, der in ein Haus einbrach, in dem er eine berühmte Sängerin vermutete. Als er fünf Jahre zuvor ein Musikvideo von ihrer Band gesehen hatte, entwickelte er sofort die Überzeugung, dass die Sängerin der Band verliebt in ihn sei – obwohl das Video nicht »live«, sondern vom Band kam. Man ist versucht zu sagen: Das Betrachten des Videos (lateinisch *video* = ich sehe) schafft ein *mihi videor* (lateinisch = ich bilde mir ein).

Oder nehmen wir das Beispiel einer 26-jährigen Fabrikarbeiterin, die auf die Heirat durch den gut aussehenden Vorarbeiter wartet: »Alles ging durch Blicke. Er sah sie so oft an [...], sagte aber nie etwas« (KRETSCHMER 1927, S. 186).

Es ist oft ein Blick, mit dem alles angefangen hat: ein Blick in eine bestimmte Richtung, ein Blick, der haften bleibt, ein Augenaufschlag ... Ist der Blick nur zufällig auf mich gefallen oder meint er mich, signalisiert er Interesse an mir? Eine Frau Zander erlebte sich von einem Arzt gleichsam »geangelt«. Der explorierende Psychiater schreibt: »Die Zeichen der Zuneigung und die Zeichen des Wahns lassen sich nicht voneinander unterscheiden, solange Frau Zander sich apodiktisch auf ihre Erfahrung im Angegucktwerden beruft« (SCHMIDT 1950, S. 625).

Immerhin ist das Spiel mit den Augen ein probates Mittel beim Flirten. So verwundert es nicht, wenn eine Erotomanin sich darauf beruft: Sie »habe zwar nie mit ihrem Wahngeliebten gesprochen, aber aus seinen Augen habe sie alles herausgelesen und er habe sie mit seinen Blicken völlig verstanden.

Eine andere glaubte, von seinem Augenspiel umworben zu sein« (ERICHSEN 1975, S. 154.). So ein Flirt kann auch von der Kanzel herab wahrgenommen werden, wie im Fall einer 47-jährigen Kirchgängerin, die in der Klinik beschreibt, wie »sein Blick bei mir Ruhe gefunden hatte« (SCHMIDT 1950, S. 625). Der Psychiater argumentiert zwar, sie habe die Augen der Geistlichkeit doch gar nicht richtig sehen können, es habe sich wohl mehr um vorgestellte als bemerkte Augen gehandelt, in welche die Patientin eine Liebesbedeutung hineingelegt habe, aber wenn man einmal von diesem gewissen Blick getroffen und entflammt ist, kommen solche Argumente zu spät. Dagegen ist auch eine Nonne nicht gefeit. In den Mauern der Klosterschule, in der ein Arzt die Schwesternschaft unterrichtete, widerfuhr ihr »Liebe auf den ersten Blick«, wie sie sagt; sie brannte in ihrer Klostertracht durch, erlebte auf einem Bahnhof eine »Ekstase«, ein »Hitzegefühl wie im 7. Himmel, als ob S. bei mir wäre«, und wurde ohnmächtig in die Klinik verbracht: Dort schildert sie die »innere Gewißheit, dass ihr ›Geliebter‹ sie liebe« (MÖHR 1987, S. 88 f.).

Ein Blick, der einen Moment länger auf einem ruht, als es sozial und kulturell üblich ist, kann ein erotisches Interesse signalisieren. Ein Blick kann etwas sehr Penetrantes haben, er kann in den anderen dringen. Einer meiner Patienten sprach immer vom »Blick-Fick«, in dem er sich auf der Straße mit Passantinnen übe. Sensitiv Veranlagte nehmen aber auch dort Signale wahr, die gar nicht *als* Signale ausgesandt worden sind. Erotomane stützen die Gewissheit, geliebt zu werden, auf den ersten Blick – oder auf andere Zeichen, die Außenstehenden als recht dürftig erscheinen.

Zeichen der Liebe

Der von Liebe wahnhaft Befallene liest nicht nur in den Augen, er liest überall Zeichen der Zuneigung, versteht eine Bemerkung, die »nicht für aufdringliche Ohren oder Augen bestimmt war, mit Mitteln, die allein ich verstehen kann«, wie es in dem Roman *Liebeswahn* von Ian McEwan heißt (1998, S. 137). Dafür muss man aber den Sinn für das Hintergründige mitbringen, man muss für die »wahre« Botschaft empfänglich sein. Gerade die verschwiegenen Signale, diejenigen, die nur für den anderen bestimmt sind, die nur er versteht, all das macht das Exklusive, das Besondere, das Intime dieser »Beziehung« aus.

Ein Liebesgeheimnis verlangt zuweilen nach geheimen Zeichen: Nehmen wir einen exemplarischen Fall, mit dem de Clérambault die Erotomanie als klinische Entität einführt:

> Eine 53-jährige Französin empfing Winke von König Georg V. durch geheime Signale: »Auf mehreren Englandreisen nach 1918 wartete sie

> geduldig vor den Toren des Buckingham Palace. Als sie dabei einmal einen sich bewegenden Vorhang sah, interpretierte sie dies als ein Zeichen des Königs« (de Clérambault, zitiert nach Segal 1989, S. 1261). |

Betrachten wir die Phänomenologie des Vorhangs: ein Stoff zum Verdunkeln, zum Schutz der Privatheit einer öffentlichen Person – hier aber *enthüllt* er die Gefühle seiner Majestät für den französischen Zaungast. Der Stoff zur Verhüllung wird zur Enthüllung der Liebe. In jedem Ding kann sich die Liebe bezeigen und bezeugen. Der Blumentopf im Fenstersims der Angebeteten kann beispielsweise als eine Art »Blumenampel« verstanden werden, um anzuzeigen, ob »die Luft rein« ist. Durch die Blume kann dem geheimen Liebhaber gleichsam »grünes Licht« gegeben werden, dass die Geliebte bereit ist zum Geschlechtsverkehr. Was psychotisch anmutet, ist ein Zeichensystem, mit dem Hannah Arendt 1924 ihrem Professor Martin Heidegger signalisiert haben soll, ob er ihr unbemerkt in der Studentenbude beiwohnen könne (siehe Schödlbauer 2000, S. 511). Wenn man als Zuhörer in derart heimliche Verhältnisse eingeweiht wird, kann man oft selbst irre werden, wie es denn nun wirklich um die Realität dieses Verhältnisses steht.

In der Erotomanie wird genau das kultiviert, was man »Liebesgeheimnisse« nennt, wobei die beiden »Partner« im unterstellten stillschweigenden Einverständnis zusammengeschweißt werden. Eine Reinemachefrau an den Leiter der Marinedienststelle: »Lieber Herr Chef! Ihre Geheimsprache bestens verstanden, ich habe alles bemerkt, jedoch immer geschwiegen. Der liebe Gott möge uns helfen. Ihre Reinemachefrau« (Janssen 1963, S. 450). Wie Jonathan H. Segal schreibt, unterstellt der Patient, dass das Wahnobjekt heimliche und verborgene Signale benutzt, um seine Hingabe auszudrücken (Segal 1989, S. 1261).

Herbert Reichel schildert die gewähnte Liebe einer unglücklich verheirateten Frau zu einem Kinderarzt, in dessen Rezepten sie »verkappte Liebeserklärungen« sah, in denen »die medizinischen Fachausdrücke als Code benutzt worden seien« (Reichel 1971, S. 29).

Beteuerungen der Liebe können sich in kleine Gesten, vermeintliche Doppelsinnigkeiten, Andeutungen und Bemerkungen kleiden – es genügt eine sachte Berührung: »Jede unabsichtliche Berührung von ihr mit Fuß oder Hand hatte er so lange als Liebeszeichen gedeutet« (Kretschmer 1927, S. 86). Erotomanie ist Beziehungs-Wahn, Wahn einer gelebten Liebesbeziehung, und geht klinisch oft mit dem psychotischen Syndrom Beziehungswahn einher: Alles, was der Wahngeliebte tut, sagt, wie er sich kleidet, blickt etc., wird im Zeichen seiner Liebe verstanden. Jedes Atemholen ist ein Seufzer der Liebe. Nichts ist oder geschieht mehr zufällig und ohne Beziehung zur Person des Patienten.

Ein klinisch auffälliger Beziehungswahn findet sich bei einem hohen Anteil der Liebeswahnkranken. In einer forensischen Stichprobe von Liebeswahnkranken, die ihr Opfer verfolgten oder schädigten, hatten unter 16 Betroffenen zwölf Beziehungsideen, bei der Hälfte davon entwickelte sich eine paranoide Schizophrenie (MULLEN/PATHÉ 1994, S. 617).
Ist der Beziehungswahn aber immer Anzeichen einer schweren psychischen Zerrüttung, eines psychotischen Realitätsverlusts? Oder ist das sogenannte Beziehungserleben nicht ein Stück weit der ganz normale Wahnsinn, der die Liebe nun mal in ihren zarten Anfängen kennzeichnet?
Erinnern wir uns an den Satz Karl Birnbaums, in der Verliebtheit könne es zu grenzwertig pathologischen Erscheinungen kommen wie »wahnhafte Mißdeutungen indifferenter Vorgänge, Eigenbeziehungen, Erinnerungsfälschungen u. a. m.« (BIRNBAUM 1915, S. 45). »Eigenbeziehungen« sind nämlich auch dem Wesen der beginnenden Verliebtheit eigen, in der Phase der Annäherung, in der erste zarte Bande geknüpft werden. Alles, was der Geliebte sagt, tut, wie er sich mimisch und gestisch äußert, kleidet, wird in Bezug zur eigenen Person und zur Frage der Liebe erlebt. Mary V. Seeman erkennt einige Momente des Liebeswahns schon in den Vorläuferstadien der Liebe (SEEMAN 1971, S. 183 f.). Auch der Egozentrismus sei für die Verliebtheit bezeichnend.
Wenn jemand, der verliebt ist, erfährt, dass seine Gefühle erwidert werden, kann die Verliebtheit in Liebe übergehen. Von der Liebe zweier Menschen spricht man erst, wenn Wechselseitigkeit des Interesses besteht. Wenn der Verliebte Ablehnung erfährt, wird er seine Objektlibido (Freud) normalerweise früher oder später wieder von der Person zurückziehen.
Verliebtheit kann einseitig, kann stille Verliebtheit sein, die den Geliebten mit den eigenen Gefühlen nicht behelligt, sei es aus Schüchternheit, Angst vor Zurückweisung, ehelicher Bindung ... Aber der still Verliebte kann durchaus in Fantasien von erfüllter Liebe schwelgen – und es kann sich daraus in seltenen Fällen auch ein Liebeswahn entwickeln.
Damit ähnelt der Liebeswahn dem Zustand »normaler« intensiver Verliebtheit, denn bei der Verliebtheit handelt es sich ja um jenen Ausnahmezustand, den Dorothy TENNOV 1979 als »Limerenz« (Limerence) beschrieben hat: Er ist gekennzeichnet durch besessenes Denken an die geliebte Person, Konzentration der Aufmerksamkeit auf alles, was mit der geliebten Person in Zusammenhang steht, und vieles mehr.
Wenn Liebeswahnkranke von ihrer »großen Liebe« sprechen, kann man den Eindruck gewinnen, sie erlebten die Anfänge einer tief romantischen Beziehung. Das Schwärmerische kann an pubertäre Verliebtheit erinnern, in der Beziehung zum Wahnpartner scheint das Ideal der vollkommenen Liebe realisiert (HOFFMANN 2006, S. 125): »wenn ich's nicht selbst erlebt hätte,

würde ich sagen [, es handele sich um ein] romanhafte[s] Liebesschicksal« – so eine Kirchgängerin (51 Jahre alt, ledig), die sieben Jahre lang in den Augen des Chordirigenten las, dass sie seine »unsterbliche Geliebte« sei, ohne je ein persönliches Wort mit ihm zu wechseln (Weitbrecht 1966, zitiert nach Pauleikhoff 1969, S. 253).

Es gibt Liebeswahnkranke, die oft über Jahre ihr verehrtes Liebesobjekt im Geheimen verehren; das Werben um das Objekt kann aber auch so fordernd werden, dass es bis hin zu Übergriffen und anderen Belästigungen ausarten kann. Unter den sogenannten Stalkern finden sich schätzungsweise 10 Prozent mit Liebeswahn.

Der Liebeswahnkranke meint, dass der andere ihm Gefühle entgegenbringt, die er nur »erwidern« würde, dabei verbleibt er in der Phase der Ausdeutung; die egozentrische Bewegung der »Eigenbeziehungen« verdichtet sich bei ihm zum Beziehungswahn, in dem es irgendwann kein Korrektiv mehr gibt. Im erotomanen Deutungssystem ist das Liebesobjekt reduziert auf ein Wesen, das in all seinem Verhalten, seinem Auftreten, seinen Äußerungen repetiert: »Ich liebe dich« – oder das den anderen auf seine Gegenliebe prüft. Der Liebeswahn ist eine Liebe, die sich weigert, eine unglückliche Liebe zu sein, also Indifferenz, Desinteresse oder gar Zurückweisung als solche wahrzunehmen:

> **»** Die Grenze zwischen der Alltäglichkeit gebrochener Herzen und dem Bereich des Pathologischen wird überschritten, wenn Fantasie und Selbsttäuschung beginnen, die ausbleibende Reaktion der geliebten Person zu ersetzen. Das Fehlen des Prozesses wechselseitiger Anziehung, der gemeinsamen Leidenschaft und des wachsenden Interesses aneinander, welche Verliebtheit ausmachen, veranlasst den Erotomanen, sich unbegründeten Überzeugungen und Behauptungen hinzugeben **«** (Hoffmann 2006, S. 130 f.).

Marc H. Hollender und Alfred S. Callahan (1975) sehen den Unterschied des Wahns gegenüber den romantischen Fantasien der Jugend darin, dass die wahnhaften Fantasien gleichsam in der Realität Wurzeln zu schlagen beginnen, etwa durch Beziehungsideen oder illusionäre Verkennungen.

Umdeutungen: das Auflösen des Widerspruchs

Über Beziehungsideen kann ein Liebeswahn in der stillen, verhaltenen Form unter Umständen über Jahre genährt und aufrechterhalten werden, ohne dass der andere von seinem Liebesglück weiß. Wenn aber eine wiederkehrende Interaktion zwischen dem Erotomanen und seinem Wahngeliebten besteht, wenn dem Liebeskranken sichtlich »die kalte Schulter gezeigt« wird, die erhoffte Annäherung oder Verlobung ausbleibt oder

der gewähnte Liebhaber gar klarstellt, dass er nichts für den Betreffenden empfindet und nicht weiter behelligt werden will, zeigt der Erotomane eine große Findigkeit in der Umdeutung des Verhaltens, Gebarens und der Zurückweisungen des anderen.

Das Ganze beginnt gegebenenfalls mit der *Wahrnehmung des Widerspruchs*, des »paradoxen« Verhaltens:

Eine unserer Patientinnen sprach von einer »Achterbahn«: Am einen Tag habe sie gespürt, wie sie mit Liebe von ihrem Chef geradezu überschüttet worden sei, am anderen Tag habe er ihr die kalte Schulter gezeigt, sodass sie sich immer gefragt habe, welche Absicht er damit verfolge. Noch heute rätsele sie über Pläne und über das, was man damals mit ihr vorgehabt habe. Gatian de Clérambault hat in seinen Kriterien der Erotomanie diesen Punkt aufgenommen, dass das Wahnobjekt sich in den Augen des Erotomanen paradox und widersprüchlich benimmt.

In seiner Gewissheit, geliebt zu werden, kann der Wahnkranke aber nicht wirklich an der Liebe des anderen zweifeln, er sucht vielmehr nach Erklärungen für dessen paradoxes Verhalten, welche die kognitive Dissonanz zwischen wahnhafter Annahme und erlebter Reaktion des anderen reduzieren (siehe Hoffmann 2006, S. 121). Selbst quälende Erfahrungen wie die einer schizophrenen Patientin, dass sie von ihrem Wahngeliebten durch Magnetismus »gefesselt« werde, elektrische Schläge von ihm erhalte, gelten nur als »Spektakel, [das der Wahnpartner] aus reiner Sympathie für sie angerichtet« habe (Leubuscher 1848, S. 32).

Typische Erklärungen für das paradoxe Verhalten sind:

Es handelt sich um ein Rätsel: Der Geliebte ist ein Rätsel – und liebt mich dennoch. Oder: Er gibt mir Rätsel auf, das ist seine Art des Liebesspiels; die ganze Affäre ist ein Rätsel, dessen Bedeutung sich aber noch auflösen wird; wenn ich erst mal alles verstanden habe, dann erfüllen sich alle Wünsche und der gelebten Beziehung steht nichts mehr im Wege. Eine Patientin kann sich »die Doppelnatur des Mannes, seine Fopperei nicht erklären. Trotz allem Ungemach liebt sie ihr ›Heiligthum‹ noch immer schwärmerisch« (von Krafft-Ebing 1880, S. 96).

Es handelt sich um eine Prüfung, um ein Spiel: Der andere will mit seiner scheinbaren Unnahbarkeit oder der gespielten Zurückweisung die Festigkeit der Liebe des Erotomanen nur prüfen, deshalb zeigt er seine Gefühle nicht oder stößt den Geliebten gar vor den Kopf. Ein 55-jähriger attraktiver, charmanter forensischer Patient stellte zehn Jahre lang einer berühmten Entertainerin nach, die er mehrere Hundert Mal im Büro anrief. Was immer sie sagte – er wusste, dass sie vernarrt in ihn war (sie spreche ihn ja in ihren Songs an); ihre Dementis seien ein »doppelzüngiges Spiel« (Menzies u. a. 1995, S. 530).

Eine Patientin, von der Dirk Janssen 1963 berichtet, klagt: »Er hat nur alle Register gespielt, damit ich auf ihn flog. Er weiß ja von der Testerei« (JANSSEN 1963, S. 463). Die Psychose begann bei der Patientin mit dem Klimakterium. Im Wort »Testerei« kann man vielleicht den Anklang an die im Verlust begriffene Generativität hören, an die Testes und an das Ei.
Es handelt sich um ein Machtspiel: »Sie wissen, was es ist, aber Sie wollen, daß ich es sage«, »Das Alles hat mit Macht zu tun, nicht wahr?« oder: »Es ist töricht, Spielchen zu spielen. Warum sagen Sie es nicht einfach? Es gibt nichts, wofür Sie sich schämen müßten« (MCEWAN 1998, S. 92). So lässt McEwan in seinem Roman *Liebeswahn* Parry sagen, der einen homosexuellen Liebeswahn zu einem Journalisten entwickelt. »›Ich vermag meine Gefühle eben nicht so zu beherrschen wie du‹, sagte er [Parry]. ›Ich weiß, daß dir das Macht über mich verleiht‹« (ebd., S. 94).
Den anderen hindert sein Stolz daran, seine wahre Liebe zu zeigen, oder er ist einfach zu verklemmt (GARLIPP 2010, S. 80): Diese Variante einer wahnkonformen Erklärung ist Ausdruck psychotischer Projektion. Gefühle von Stolz und seine Kränkung spielen bei vielen Liebeswahnkranken eine große Rolle. Bereits de Clérambault hat beschrieben, dass der Stolz beim Liebeswahn eine größere Bedeutung habe als Liebesgefühle, ja der Liebeswahn entwickele sich sogar aus Gefühlen von Stolz, wenn nicht Hochmut. Der eigene Stolz wird auf den anderen projiziert oder aber die Angst vor der Beziehung, vor der Zurückweisung wird auf den anderen projiziert, der als zu scheu und schüchtern betrachtet wird, um seine Gefühle zu offenbaren.
Paul E. Mullen und Michele Pathé schildern den Fall einer Frau, die sich in einen Geistlichen verliebte: Der kommuniziere mit ihr durch ein Knacksen im Telefonhörer, das immer auftrete, wenn sie den Hörer abnehme. In einem solchen »Anruf« ohne viel Worte, nur im Knackgeräusch vernehmbar, sah sie den Ausdruck eines scheuen, schamhaften Mannes, der in sie verliebt sei – Anrufe, die sie ihrerseits erwidern zu müssen meinte. Selbst als der Priester wegen des Telefonterrors das Gericht einschaltete, sah sie darin nur verkappte Gefühle der Anbetung (MULLEN/PATHÉ 1994, S. 620), eben seine hilflose Art, Kontakt zu ihr zu suchen.
Es handelt sich um einen weiteren raffinierten Versuch des Geliebten, mich für sich allein zu gewinnen: In einer 1910 veröffentlichten Fallgeschichte von Leroy und Jaquelier erklärt eine Frau ihrem katholischem Priester ihre Liebe, worauf der Priester die Sache klarstellte und drohte, ihre Liebesbriefe an ihren Gatten zu schicken. Die Patientin dachte, der Priester wolle sie damit zur Scheidung zwingen, auf dass sie endlich frei für ihn wäre (zitiert nach REIK 1974, S. 52).
Hier vollzieht sich – hegelianisch ausgedrückt – die totale Aufhebung jeden Widerspruchs im Geist der Liebe. Eine 25-jährige Patientin war völlig

überzeugt davon, »daß der sie behandelnde Arzt heftig in sie verliebt sei, und weigerte sich, den Behandlungsraum zu verlassen« (ebd.). Die von ihm ausgefertigte Einweisung in die Nervenklinik konnte ja nur ein weiterer Ausdruck seiner Liebe sein, denn er wolle sie in der geschlossenen Klinik nur für sich haben, das Formular von seiner Hand ist Erweis des ewigen Liebesbundes.

Das paradoxe Verhalten ist nur Dritten geschuldet: Wenn Dritte dabei sind, verhält sich der Liebende kalt und unnahbar oder schroff, und zwar weil:

- das Verhältnis noch geheim bleiben soll (bis der Liebende seine Verhältnisse geklärt, seine Schein-Ehe endlich gelöst hat) oder
- es mächtige Neider und Widersacher gegen diese Verbindung gibt, die deshalb geheim zu halten ist; der Wahngeliebte will den Patienten also nur mit seinem Verhalten schützen.

Die Frage der Intrige Dritter spielt bei Fällen von Liebeswahn, die ein paranoides Gepräge annehmen, eine wichtige Rolle: Eine unserer Patientinnen sagte: »Die Spatzen pfeifen es von den Dächern«, alle wissen von den Gefühlen, die ihr Chef ihr entgegenbringe. Doch wenn die Liebessache publik würde, dann gäbe es leicht Konkurrenten, einflussreiche Gruppen, welche die Verbindung zu der bekannten Person zu vereiteln suchten – so kann sich auch Verfolgungserleben hinzugesellen.

Der Wahngeliebte hat die frühere Liebe verraten: Aus irgendwelchen Gründen (äußere Rücksichten wie bestehende Ehe, politische Gründe, Intrigen etc.) hat der andere seine große Liebe zum Patienten, also die gemeinsame Sache, verraten bzw. leugnet, den Betreffenden je geliebt oder in einer näheren Beziehung zu ihm gestanden zu haben. An der Gewissheit, früher geliebt worden zu sein, wird dabei wahnhaft festgehalten. Damit wird die schmerzhafte Realität, nicht (mehr) geliebt zu werden, zwar in gewisser Weise anerkannt, aber sofort paranoid verarbeitet: Jetzt will der andere seinem früheren Geliebten schaden, er verfolgt ihn, schädigt ihn. Der Erotomane kann nun seinerseits Rache am Objekt oder seiner Umgebung üben wollen (bis zum Homozid am Wahnpartner oder am Partner des Wahngeliebten).

Im Aufkommen von Hass und Rache gegen das Liebesobjekt sah de Clérambault die typische Endphase des Liebeswahns, bei dem er regelmäßig folgenden Stadien zu beobachten meinte:

1. Phase des Stolzes: die »stille Phase«, die getragen ist von Begehren und Hoffnung auf Erringen des Objekts (»stade d espoir«),
2. dann das Werben um das Liebesobjekt,

3. was später übergehe in ein Stadium der Enttäuschung,
4. dann in ein Stadium des Grolls (»stade de dépit«) und
5. der Boshaftigkeit (»stade de rancune«).

Harsche Zurückweisung, die nicht mehr positiv als Ausdruck der Liebe wahnhaft umgedeutet werden kann, kann eine so vernichtende narzisstische Verletzung darstellen, dass diese zu rasender Wut und zu Gewaltausbrüchen führen kann. Das Umschlagen von Liebe in maßlose Wut und Rachegedanken kommt vor, ist aber nicht die Regel. Meist wird all das verleugnet, was der wahnhaften Gewissheit, geliebt zu werden, widerspricht.

Psychodynamik des Liebeswahns

Nach der Beschreibung der Grundzüge des Liebeswahns kommen wir nun zur Frage der Psychodynamik des Liebeswahns.

Der »sensitive Charakter« als Nährboden des Beziehungswahns

Der Beziehungswahn ist ein beim Liebeswahn häufiges Phänomen. Beziehungswahn ist hier ganz wörtlich zu nehmen, handelt es sich dabei doch um den Wahn einer gelebten Beziehung. Ernst Kretschmers Konzept ist für einige Fälle von Liebeswahn erhellend. Er beschreibt die Entwicklung des Wahns aus einer bestimmten »sensitiven« Charakterstruktur (überempfindlich, aber stolz), Kränkungserleben, dem Gefühl eigenen Ungenügens und einem oft bigotten sozialen Milieu (»Altjungfernmilieu«). Die für den Beziehungswahn typische »Multiplikation des wahnhaften egozentrischen Kerngedankens durch die planmäßige Ausbeutung kleiner Alltagserlebnisse« (Kretschmer 1927, S. 163) findet sich auch bei dem Liebeswahnkranken, der jede Geste, jede Haltung oder die Farbe der Kopfbedeckung als Bekundungen der Liebe versteht – jeder Zufall ist ausgeschlossen:

» Die Liebesbezeugungen entnimmt Herr M. [ein 38-jähriger Medizinstudent] aus der Art, wie sich Laubblätter auf der Windschutzscheibe des Autos der jungen Frau angeordnet haben, sie habe die Blätter für ihn so hingelegt, um ihm Gewissheit für ihre Liebe zu ihm zu geben. Am Tag zuvor habe sie einen Marienkäfer, der an einem Glückspfennig hinter ihrer Windschutzscheibe befestigt war, so gedreht, dass sein vorderer Teil in seine Wohnungsrichtung zeigt « (Tabbert-Haugg 2006, S. 171).

Man sieht, wie findig das Beziehungserleben ist, was die »Zeichen« der Liebe angeht.

Die zweite Auflage seines Buches *Der sensitive Beziehungswahn* hat Kretschmer mit einem Anhang »Über Liebeswahn« ergänzt und darin Fälle gesammelt, in denen einige sensitiv veranlagte Personen ein erotomanisches Syndrom entwickeln. Kretschmer geht also von einer gewissen Schnittmenge des Liebeswahns mit dem sensitiven Beziehungswahn aus, der aus einem sexualethischen Konfliktpotenzial entstehe.
Kretschmer unterscheidet beim Liebeswahn unterschiedliche Formen, nämlich:

- die eher sensitiv gearteten Fälle,
- den Typus der aggressiven »Liebesverfolger« (Magnan 1891, S.41), verbunden mit einem Verhalten, das man heute als »Stalking« bezeichnet,
- kokett oberflächliche, spielerische Typen hysterischer Art, bei denen man sich fragen kann, ob sie den nötigen Ernst aufbringen, um einen Wahn mit Gewissheit zu verfolgen, sowie
- die autistische Wunscherfüllungspsychose.

Wie ist es, wenn der Wahn keine Wünsche mehr offenlässt?

Wunschpsychose

Eine Wunsch(erfüllungs)psychose bietet eine autistische Wunscherfüllung (Kretschmer), die zuweilen Liebesglück erleben lässt. Eine Liebeswahnkranke sagte einmal: »Alles, was ich wünsche, geht in Erfüllung« (Janssen 1963, S.452), womit sich eine wichtige Funktion dieses Erlebens zeigt.
Fast bedauernd bemerkt Kretschmer, autistische Wunscherfüllungspsychosen erschöpften sich darin, dass ein »paar dürftige Beziehungsideen [...] als kaum angedeutete Hilfslinien in die Wirklichkeit hinausgebaut« werden (Kretschmer 1927, S. 187). In diesen Fällen ist die Erotomanie eine schlichte *Wunsch*erfüllung, die sich aus einer Entbehrung speist (man sprach früher vom Wahn der alten Jungfern, der Witwen, vom Gouvernantenwahnsinn) oder aus einer unglücklichen Ehe. Kretschmer hat deshalb den Liebeswahn zusammen mit dem Begnadigungswahn der Gefangenen zu den »Wunschpsychosen« zusammengefasst.

> **D**ie Wunschpsychose ist durchsichtig: Ernst Kretschmer schreibt dazu: Die betroffene Liebeswahnkranke »denkt es sich hübsch, wenn er käme, sie zu heiraten. Weiter braucht sie nichts, um glücklich zu sein. Sie braucht keine Realität, die ihren Wunsch erfüllt, und es stört sie auch keine Realität, die ihm widerspricht. Sie wünscht, und indem sie wünscht, entsteht schon in ihr selbst die Erfüllung: sie weiß und ist fest überzeugt, daß er sie heiraten wird. Von dieser Selbstüberzeugung lebt sie jahrelang so glücklich, wie ein Mädchen, die einen wirklichen

Bräutigam hat. Ihr Verhalten ist das einer wirklichen Braut: sie errötet und lächelt, wenn man von ihm spricht« (ebd.). |

Der Wahn, geliebt zu werden, kann als Kompensation angesehen werden:
- bei sexueller Frustration oder unerfülltem Partnerwunsch,
- beim Wunsch nach einem verständnisvollen Partner, nach Anlehnung
- bei Wünschen nach sozialer Anerkennung (»Aufwärtsheirat«, Cinderella-Syndrom, Heiratsgrößenwahn),
- beim Wunsch nach materieller Versorgung (schon de Clérambault beschrieb, dass es beim Wahn, geliebt zu werden, nicht immer primär um Triebbefriedigung geht, sondern schlicht um den Wunsch nach materieller Sicherheit innerhalb einer legitimierten Verbindung).

Ein Wahn hält natürlich umso besser, je stärker er mehrere solcher offenen Wünsche bedient.
Durchforstet man die Angaben in der Literatur zum Familienstand, so fällt auf, dass nicht alle Erotomanen ungebunden sind. In den wenigen empirischen Studien (mit zugegeben geringen Fallzahlen) findet man teilweise die Hälfte Verheiratete (Erichsen 1975; Mullen/Pathé 1994, S. 618). Laut der bereits erwähnten Untersuchung von Brüne 2003, in der eine Unterscheidung nach Geschlechtern vorgenommen wurde, waren 23,7 Prozent der Frauen, aber nur 5,1 Prozent der Männer der Stichprobe verheiratet. (69,1 Prozent dieser Stichprobe waren Frauen, 30,9 Prozent Männer.)
Erichsen gibt an, die Verheirateten wie die Geschiedenen seiner Stichprobe klagten über eine unglückliche Verbindung und zeigten sich von ihrem Partner enttäuscht: »In dem Verhältnis zu ihrem Wahngeliebten spiegelten sich die Bedürfnisse, die diese Frauen in ihrer Ehesituation nicht erfüllt fanden. Hier erlebten sie sich in der Obhut eines sie umsorgenden, ganz auf sie eingehenden, immer präsenten Mannes« (Erichsen 1975, S. 153).

Beziehung erleben, ohne sie leben zu können

Die Erotomanie als verschwiegenes Verhältnis, als beseligende Wunscherfüllung, ohne damit den Geliebten zu behelligen, ist ein seltenes »Liebesglück«. So etwas mag es für kurze Zeit geben – sei es bei der pubertären Schwärmerei, sei es bei Personen, die sich in ihren Tagträumen einzurichten wissen. Es gibt auch organische Störungen, die eine autistische Wunscherfüllung möglich machen, wie die Wahnbildungen bei der Progressiven Paralyse infolge syphilitischer Infektion zeigen (Hollós/Ferenczi 1922, S. 19). Auf welchem Boden aber geschieht die totale Erfüllung in der Wunschpsychose?
Die beseligende Affäre wird oft der extrem Zurückgezogene erleben: Die Erotomanie stellt illusionär eine innige Beziehung her und verdeckt eine tiefe

Einsamkeit und kompensiert diese teilweise (siehe EVANS u.a. 1982, S. 514). Ja, der Liebeswahn erlaubt es, »die Gemeinschaftsstrebungen doch noch auf diese perverse Weise zu realisieren« (O. KANT 1934, S. 282). Liebeswahn ist dabei ein »verzweifeltes Antidot gegen innere Desolation« (Wexler, zitiert nach ERICHSEN 1975, S. 11). Im Liebeswahn können auch diejenigen einer Beziehung teilhaftig werden, die ansonsten eine solche Nähe des anderen gar nicht aushalten können:

- Der Liebeswahn beruht oft auf einer tiefen Störung der Beziehungsfähigkeit und Kontaktschwäche (ERICHSEN 1975, S. 167) oder
- tritt aufgrund des in der schizophrenen Psychose drohenden totalen Objekt- und Weltverlusts ein.

Im letzteren Fall kann die Bindung an den Wahngeliebten ein Anker in der Welt sein, eine Objektbesetzung, an der verzweifelt festgehalten wird.
»Menschen, die auf eine natürliche Wir-Verbundenheit angewiesen sind, sie aber nicht realisieren können, tendieren zu Umdeutungen und Eigenbeziehungen, durch die die Einheit des Wir auf der imaginären Ebene wieder hergestellt wird« (JANZARIK 1973, zitiert nach GARLIPP 2010, S. 84). Dem Beziehungswahn kommt fast immer eine kompensatorische Funktion zu: Bedenkt man den Rückzug und die soziale Isolierung zu Beginn von Psychosen, dann kann man nicht nur den »schizophrenen Beziehungswahn als Kompensation unerträglicher Einsamkeit, als ›Wir-Surrogat‹ (H. Schulte) [...] deuten« (VON BAEYER 1979, S. 130). Der Wahn – gleich welcher Form (Verfolgungswahn, Liebeswahn, Beeinflussungswahn etc.) – zeigt die »Beziehungsstruktur des Wahns« (FELDMANN 1995, S. 292). Der Wahn erweist sich als eine »Figur mitmenschlichen Bezogenseins« (ebd., S. 290). Schulte sieht in der sozialen Dimension die Basis der Paranoia, die eintrete, wenn Wir-Verbundenheit nicht mehr realisiert werden kann. Der Wahn gilt hier als Herstellung eines »*Surrogatgleichgewichts*« durch »die bloß subjektiven Umbildungen mit Setzen von Beziehungen, wo diese nicht sind, mit Umdeutungen, Umschauungen« (SCHULTE 1924, S. 5).
Anders als beim paranoiden Syndrom und dem persekutorischen (Gegen-mich) wird in der Erotomanie ein »Surrogat-Wir«, ein »Für-mich«, erlebt (ebd., S. 20). Beglückend kann so ein Surrogat-Wir im Liebeswahn erlebt werden, der zu einer exquisiten Wir-Bildung (E. Straus) führt. »Im Liebeswahn vollzieht sich die einseitige Wir-Bildung durch vermeintliche Wir-Erlebnisse, durch die das gesellschaftliche Ansehen des Wahngeliebten« zu eigen gemacht wird (JANSSEN 1963, S. 466).

» Kein anderes Wahnthema läßt nun die genetische Verankerung seiner Problematik im Bereich der zwischenmenschlichen Beziehungen so klar erkennen wie der Liebeswahn, zumal wenn sich der innere Konflikt, symptomatisch scharf konturiert, im Zentrum einer Psychose darstellt. Entspringen Beeinträchtigungs-, Verfolgungs- und Liebeswahn einer gemeinsamen Quelle, dann kann letzterer als direktester und unverfälschter Ausfluß der zugrundeliegenden Spannungen verstanden werden « (REICHEL 1971, S. 13).

In den erotomanen Surrogatbeziehungen erneuern sich oft Ansprüche und Bindungserfarungen der Kindheit.

Ödipale Wünsche dem »Versorger« gegenüber

Autoren wie Dirk JANSSEN (1963) und David Enoch (siehe ENOCH/TRETHOWAN 1991) vermuten bei der heterosexuellen Erotomanie der Frau, in der Suche nach Schutz und Versorgung, eine unaufgelöste ödipale Bindung an den Vater, der im Wahngeliebten gesucht wird (»zärtlich-abhängige Geborgenheit eines vom Vater geliebten und geschätzten Kindes«, schreibt Janssen 1963, zitiert nach ERICHSEN 1975, S. 166).
Die Wahl eines unerreichbaren Objekts bedient einerseits ödipale Wünsche und dient im Sinne einer Kompromissbildung andererseits der Abwehr, denn dies schützt vor dem Eingehen einer sexuellen Beziehung. Jens Hoffmann schreibt:

» Demnach ist beispielsweise bei weiblichen Erotomanen die Ablösung von der ödipalen Liebe zum Vater nicht gelungen; die Bildung des Über-Ichs, die die auf den Vater gerichteten Wünsche zurückdrängt, war unzureichend. Dadurch bleiben die Triebwünsche stark, führen jedoch im Erwachsenenalter zu Ängsten, die durch den Abwehrmechanismus der Idealisierung kontrolliert werden. Dies geschieht durch die Bindung an einen idealisierten Partner, die der Frau ein Verharren in ihrer naiv-kindlichen Welt ermöglicht, in der sie sich väterlich behütet fühlen kann « (HOFFMANN 2006, S. 122).

Die These einer ödipalen Fixierung würde auch eine elegante Erklärung für die ungleiche Geschlechterverteilung beim Liebeswahn beinhalten. Das Überwiegen von Frauen wurde psychoanalytisch durch die unterschiedliche ödipale Situation erklärt: Der Junge muss wegen der Stärke der Kastrationsangst auf das mütterliche Primärobjekt eher verzichten (ERICHSEN 1975, S. 170), da dies für Mädchen anders ist, bot sich das als Erklärung an, warum bei der Erotomanie die Frauen überwiegen.
Die erotoman besetzte Person zeigt dabei oft väterliche, aber auch mütterlich versorgende Züge und wird auch als Muttersubstitut diskutiert. Auch Theodor Reik vermutet hinter den höhergestellten Personen, den Autoritäten wie Priestern und Ärzten, Schauspielern und Politikern, oft »Vater-, bzw. Mutterersatz« (REIK 1974, S. 55). Demnach würde es um die Primärobjekte und eine eigentlich präödipale Problematik gehen.

Beim Geliebten als Beschützer oder Ernährer geht es um die »infantile Wiedererlangung des passiven Wunsches, geliebt und beschützt zu werden« (Fretet, nach MÖHR 1987, S. 46).
In einigen Fällen gewinnt man den Eindruck, dass das erotomane Liebesobjekt nicht nur die Elternfiguren repräsentiert, sondern dass es in eins Vater, Mutter und Kind ist, mit dem sich die liebeswahnkranke Person identifiziert: Das Wahnobjekt gibt gleichsam die ganze heile Familie ab. Eine schizophrene Patientin aus dem Nahen Osten ruft klagend, nachdem der geliebte Arzt aus der Klinik entschwunden ist: »There ist no existence of father, mother or even baby in arms« (EL-ASSRA 1989, S. 554).
Eine Journalistin entwickelte einen Liebeswahn auf einen prominenten Politiker: Wann immer sie ihn im Fernsehen sah, berührte sie liebevoll den Bildschirm, nannte ihn »my baby«. Auf Station meinte sie, in einem Pfleger den verkleideten Politiker zu erkennen, wiegte im Krankenbett im Arm einen Teddybär, dialogisierte mit dem Politiker und wartete auf den Tag der Heirat. Der Bär, so die Journalistin, habe ihr eigenes Alter – er wird also zugleich wie ein Baby von ihr und dem Politiker umsorgt, in ihm sorgt sie sich aber zugleich um sich und um ihren Vater, hält an diesem mit dem Bär fest. Der Bär, so Dwight L. Evans, fungiere als Übergangsobjekt im Sinne von Winnicott, ist also zugleich Subjekt- und Objektrepräsentanz. Die Journalistin, der Politiker und der Bär sind wie eine »little family« (EVANS u. a. 1982, S. 510).
Deutlich wird auch hier die kompensatorische Funktion des Wahns: Verschiedene Autoren stellten übereinstimmend fest, dass einem hohen Anteil von Liebeswahnkranken in der Kindheit ein liebender und versorgender Vater fehlte, der dann im Wahn idealisiert aufgerichtet wird. Autoren wie Mary V. SEEMAN (1971) oder Paul E. MULLEN und Michele PATHÉ (1994) betonen die ätiologische Bedeutung eines meist abwesenden oder fehlenden Vaters.

Verlust und soziale Isolation – der Wahnpartner als Ersatzobjekt

Dwight L. Evans diskutiert an einem Fallbeispiel gewisse Fälle der Erotomanie als pathologische Form des Trauerns: Eine exemplarisch dargestellte Patientin erkrankte erstmals nach dem Tod ihres Vaters psychotisch und hielt den Tod ihres Vaters für einen Fake, einen Jux ihrer Familie. Um den Sterbetag des Vaters herum kam es wiederholt zu psychotischen Krisen, die stationär behandelt werden mussten; dabei entwickelte sie einen Liebeswahn zu einem angesehenen Politiker, der als Ersatz des idealisierten Vaters verstanden werden kann.

In einer Untersuchung von N. Kennedy und Kollegen (2002, S. 2) von elf Frauen und vier Männern mit Erotomanie berichteten 40 Prozent von wiederholter Abwesenheit von Bezugspersonen oder vom Tod eines Elternteils vor dem Teenageralter. Evans und Kollegen (1982, S. 515) fanden in 42 Fällen von Liebeswahn 17 signifikante Verlusterlebnisse (N = 7: Tod von Elternteil, N = 3: Krankheit, N = 7: Trennung oder Scheidung). Nach einer Fehlgeburt verliebte sich eine Patientin in den Arzt, der sie in dieser Phase behandelt hatte; sie konnte nicht anerkennen, dass er verheiratet war (Balduzzi, zitiert nach Enoch/Trethowan 1991, S. 33). Die Autoren verstehen diese Fälle von Liebeswahn als Form der pathologischen Trauer, welche den Verlust des Objekts durch Liebe eines Surrogats zu verleugnen erlaubt.
In anderen Fällen kann der Liebenswahn aus sozialer Isolation, Schüchternheit, sozialer und psychosexueller Inkompetenz oder mangelnder Attraktivität resultieren. Viele Autorinnen und Autoren beobachten bei den Erotomanen:

- prämorbide soziale Isolation, Schüchternheit (Segal 1989, S. 1264; Hoffmann 2006, S. 121);
- keine oder wenig sexuelle Erfahrungen: Laut Kennedy u. a. (2002, S. 2) hatten von 15 Patienten sechs nie ein sexuell intimes Verhältnis;
- mangelnde Attraktivität (Kennedy u. a. 2002, S. 4) bzw. das Gefühl, unattraktiv zu sein;
- niedriges Selbstwertgefühl, das durch die glücklich erlebte Verbindung zu einem attraktiven, höherstehenden Partner gehoben wird (Seeman, zitiert nach Segal 1989, S. 1263 f.).

Wichtig ist dabei, dass der soziale Rückzug der Liebeswahnkranken ganz verschiedene Hintergründe haben kann. Gründe können dabei sein: Schüchternheit, Insuffizienzgefühle, »emotionale[...] Empfindlichkeit, Misstrauen oder [...] Überlegenheitsgefühl gegenüber seiner Umwelt« (Hoffmann 2006, S. 121).

Narzissmus

Mit Jacques Lacan kann man im Liebeswahn die psychotische Hypertrophie des Imaginären sehen; erhärtet wird das durch jene Fälle, in denen als Grund für die Liebe die »Ähnlichkeit mit dem Geliebten« betont wird, bis hin zur Seelenverwandtschaft: »Gleichsein mit dir, lässt alles jubeln in mir« (zitiert nach Erichsen 1975, S. 155). Der Wahnpartner ist ein imaginäres Double des Ichs, an seiner meist hohen Stellung partizipiert das Ich des Erotomanen. Sigmund Freud sprach von den Psychosen als Störungen des Narzissmus, er nannte sie anfangs »narzisstische Neurosen«.

Der Liebeswahn vermeidet die mögliche narzisstische Kränkung, vom anderen abgewiesen zu werden. Es ist der andere, der zuerst in Liebe entbrannt ist; Gaëtan Gatian de Clérambault sprach vom »postulat fondamental« (das Objekt hat zuerst begonnen und liebt mehr oder liebt allein, siehe Möhr 1987, S. 91; ebenso Freud 1945, S. 300). Klinisch lässt sich oft beobachten, dass der Wahnkranke sich von der Liebe des anderen getroffen erlebt und diese allenfalls *meint* zu erwidern; dies bringt F. Kehrer auf den Punkt, wenn er schreibt, dass der Liebeswahn streng genommen ein »Geliebtheitswahn« sei (Möhr 1987, S. 5; Hollender/Callahan 1975, S. 1575). De Clérambault geht noch weiter: Für ihn ist die Entwicklung eigener Gefühle überhaupt kein notwendiges, sondern nur ein akzessorisches Merkmal der Erotomanie.

Wenn der Erotomane sich auf das Geliebtwerden kapriziert und Lieben allenfalls sekundär einsetzt, so spricht das für die Annahme, dass es sich beim Liebeswahn (wie nach Freud bei allen Psychosen) um eine narzisstische Störung handelt. Das Geliebtsein schmeichelt dem eigenen Narzissmus, während das Lieben sich durch seine libidinöse Investition in das Objekt verausgabt. Freud sah diese narzisstische Form der Objektwahl und der Liebe als Geliebtseinwollen als typisch für die weibliche Position an. Schließlich können auch soziale Gründe diese Geschlechtsverteilung erklären: Bis vor wenigen Jahrzehnten waren Frauen oft völlig auf die Versorgung durch einen Mann angewiesen. Der Wahnpartner ist meist das, was »eine gute Partie« genannt wird.

Der Wahnkranke partizipiert in seinem oft geringen Selbstwert am Reichtum, am höheren Status, an der Berühmtheit oder der fantasierten Bedeutung des Wahngeliebten. Das ist der Hintergrund, warum man die Erotomanie teilweise unter den Größenwahn eingeordnet hat. »Geliebt zu werden bedeutet, anerkannt und wichtig genommen zu werden; es bedeutet, mächtig, in manchen Fällen sogar allmächtig zu sein« (Reik 1974, S. 57).

Der Wahn einer bevorstehenden »Aufwärtsheirat« bedeutet eine narzisstische Erhebung durch das Objekt, das man gerne sein möchte, es repräsentiert das Ideal-Ich. Glücklich ist aber die Objektwahl, die neben der narzisstischen Liebe in eins eine Objektwahl nach dem Anlehnungstypus darstellt: die Wahl eines Objekts, das nährt, das schützt, das versorgt.

Auch Gaetano Benedetti hebt ab auf die narzisstische Problematik und auf das Selbstwertproblem: Der Liebeswahn gründet demnach auf dem tiefen inneren Gefühl, nicht liebens-wert, nicht liebens-würdig zu sein, sodass die Betroffenen auch keinen inneren Raum für Liebesfantasien entwickeln konnten. Das Liebesphantom fülle als Ersatz die innere Leere und sei der letzte »Selbst-Spiegel [...], während alle übrigen sozialen Spiegel schon längst zerbrochen sind« (Benedetti 1998 a, S. 113). Ähnlich hat man mit

Heinz Kohuts Selbstpsychologie das Wahnobjekt als idealisiertes Selbst-Objekt verstanden, das »dem eigenen Selbst ein Gefühl von Schönheit, Wert und Selbstachtung« vermittele (Möhr 1987, S. 48). Ebenso sehen Marc H. Hollender und Alfred S. Callahan die Erotomanie als Ergebnis defizitärer Ich-Entwicklung, bedingt durch den intrapsychischen Konflikt zwischen dem Gefühl, ungeliebt zu sein, und einer narzisstischen Fixierung (Hollender/Callahan 1975). Die Asymmetrie des Liebeswahns, als vermeintliche Gewissheit, geliebt zu werden, weist darauf hin, dass es sich dabei um eine Entwicklungsstörung handeln kann:

» Für den psychisch infantilen, teilretardierten Erwachsenen bedeutet Liebe vor allem Geliebtwerden [...]. Sein narzisstisches Selbstwerterleben kann den charakterogen-erlebnisreaktiven Wahn, geliebt – das heißt hier vor allem begehrt – zu werden, geradezu erzwingen. [...] Der retardierte und überdies regredierte Liebeswahnbildner weitet daher seinen Narzißmus auf das Liebesobjekt aus, indem er es in die autistische Eigenverliebtheit, sie steigernd, einbezieht « (Janssen 1963, S. 466).

Auch Freerk Erichsen meint, typisch für den Liebeswahn sei es, »dass ein Partner gesucht wird, der der Frau ein Verharren in ihrer naiv-kindlichen, idealisierten, zum Teil märchenhaft verzauberten Welt gestattet. In schwärmerischer Unreife sucht sie nach einem Gegenüber, zu dem sie aufsehen kann und von dessen Glanz und Größe zugleich ein Widerschein auf sie fällt. In der Bindung an einen solchen Mann fühlt sich die Liebeswahnkranke umsorgt, anerkannt und väterlich behütet« (Erichsen 1975, S. 159 f.).
Viele Liebeswahnkranke sind getrieben von der Idee der vollkommenen Liebe. Der Erotomane erlebt sich selbst als das »i-Tüpfelchen«, als das, was der Vollkommenheit des Objekts zu seinem Glück noch fehlt. Der andere könnte nie glücklich sein, *wäre* nicht mehr, ja würde zu einem Nichts vergehen ohne ihn, denn »sie bedarf mein!« (Magnan 1892, S. 49). Die Idee, den anderen vollkommen zu machen, verleugnet projektiv die eigenen Gefühle von Mangel, Entbehrung, eigener Unzulänglichkeit, narzisstische Wunden aller Art, aber verleugnet wird auch der grundlegende Mangel im anderen, der durch nichts zu stillen ist. »Solche narzißtische Mechanismen des Erwachsenen haben reparativen Charakter, welche die Wunden der Verlassenheit heilen sollen« (Meloy 1998, S. 19). Mit der wahnhaften Liebe verbinden sich primär-narzisstische Fantasien. Bei E. Balduzzi (1956) liest man:

» No person or circumstances will be able to seperate us, not even death, because this exists solely for those who love by the body; I will be united to him eternally because I love with my mind, as he loves me. He is part of me in so far as he integrates my personality; [...] I shall never be finally complete until I can live with him always « (zitiert nach ENOCH/TRETHOWAN 1991, S. 24 f.).

Gegenüber den irdischen Beziehungen, die vor dem Altar geschlossen werden, »bis der Tod euch scheidet«, handelt es sich beim Liebeswahn um eine unsterbliche Liebe, die selbst unsterblich macht, die selbst Endlichkeit und Tod verleugnet. In der Vorstellung imaginärer Vervollkommnung durch den anderen, in dieser narzisstischen, fusionären Fantasie werden Trennung und Tod verleugnet. Mit Jacques Lacan gesprochen, ist das Narzisstische, das im Liebeswahn solche Blüten treibt, eine imaginäre Wucherung, die aber in der Verleugnung der Kastration, einem Negieren des Mangels und letztlich in einem Manko der symbolischen Ordnung gründet. Das Symbolische wird dabei als psychische Ordnung verstanden, die mit Trennung, Anerkennung von Mangel und Triangulierung verbunden ist.

Verfolgung aus Liebe

Die Erotomanie hat eine unbekannte Dunkelziffer, denn die Betroffenen mit »platonischem« Liebeswahn pflegen ihre Leidenschaft im Stillen. »Liebesgeheimnisse [werden] besonders sorgsam gehütet (Léconte)«, so »[blüht] der Liebeswahn [...] unter Umständen lange im Verborgenen« (REICHEL 1971, S. 2; siehe auch PAULEIKHOFF 1969, S. 257). Zur Einweisung kommt es in der Regel, wenn der Liebeswahn sich entweder a) mit einem Verfolgungswahn vergesellschaftet oder b) der Liebeswahnkranke zum Verfolger des Liebesobjekts wird.

Im ersten Fall (a) wird der Grund, dass man nicht mit dem geliebten Objekt zusammenkommt, in einer Intrige gesehen, womöglich trachten Nebenbuhler oder deren Verbündete einem nach dem Leben. Oder der Wahngeliebte fange an, eifersüchtig über den Betroffenen zu wachen, lasse ihn durch Mittelsmänner bespitzeln, habe Mikrofone, Kameras einbauen lassen, um ihn zu kontrollieren. Der Wahngeliebte wird zum Verfolger, die Liebe geht dann oft in »Persecution« über, wie Richard VON KRAFFT-EBING (1879, S. 95) schon bemerkt hat.

Die Patientinnen und Patienten können aber dem Liebenden auch so verfallen, dass sie sich vollends von ihm besessen fühlen:

» Eine der Frauen beschrieb ihre ›Liebesverfallenheit‹ derart, daß sie sich von ihrem Geliebten ganz und gar in ihrem Willen beeinflußt fühle. Er nehme ihr den Verstand, so daß sie nicht mehr richtig denken könne, inspiriere sie, beherrsche sie, verfolge sie. Sie fühle sich besessen von ihm. Der Geliebte wurde zum Verfolger « (ERICHSEN 1975, S. 155).

Im zweiten Fall (b) wird der Kranke selbst zum Verfolger: Schon bei den ersten einschlägigen Beschreibungen Esquirols wird der Liebende doch recht berückend in seiner Annäherung, verfolgt die Schauspielerin überallhin, ja versucht, mit seinem Stock ihren Rock hochzuheben.
Der Pariser Arzt Valentin Magnan (1835–1916) fand den Typus des verfolgten Verfolgers (»persécutés persécuteurs« von Lasègue) auch bei der Erotomanie. Die »Liebesverfolger« (»persécuteurs amoureux«) stellen dem geliebten Objekt unerbittlich nach:

» Die ›Liebesverfolger‹ glauben bei einer Person des anderen Geschlechtes eine Leidenschaft entzündet zu haben, bez. in eine solche verliebt zu sein, und wollen entsprechende Schritte thun « (MAGNAN 1891, S. 41).

Die Liebeswahnkranken nehmen Kontakt auf, belagern den anderen, forschen ihn aus, dringen in die Privatsphäre ein, bedrohen und bedrängen den Wahngeliebten. Immerhin bei 10 Prozent aller Fälle von Stalking soll ein Liebeswahn bestehen (GARLIPP 2010, S. 82; BRÜNE 2003, S. 83; siehe auch HOFFMANN 2006, S. 116).
Während insgesamt, wie erwähnt, bei diesem Syndrom die Frauen überwiegen (Frauen : Männer = 3–4 : 1), dominiert in forensischen Untersuchungen der Anteil der Männer. Nach einer Untersuchung haben 57 Prozent der männlichen Insassen mit Erotomanie in der Forensik ein Gewaltpotenzial (GOLDSTEIN/LASKIN 2002, S. 854.) Als einzige Prädiktoren für die Fremdgefährdung fanden Robin MENZIES und Kollegen (1995):

- früheres antisoziales Verhalten (unabhängig vom Liebeswahn),
- mehrere Wahnobjekte.

80 Prozent der Gewaltattacken gelten dabei dem Wahnobjekt, 20 Prozent jenen Personen, die dem Glück im Weg zu stehen scheinen.
Für Freerk Erichsen spiegeln sich in diesen forensischen Zahlen, in der unterschiedlichen Verteilung des Liebeswahns und ihrer Ausprägung bei den Geschlechtern sexuell unterschiedliche Triebmodi wider, und zwar entsprechend dem Klischee des Mannes, dessen Trieb keinen Aufschub duldet und der gegebenenfalls gewalttätig wird, sowie jenem Klischee einer Triebabwehr bei der Frau, die sich in Idealisierungen bewegt und sich dem kulturellen Stereotyp folgend passiv verhalten soll (ERICHSEN 1975, S. 163 f.).

Können Liebeswahnkranke überhaupt lieben?

Bernhard Pauleikhoff hat »das Wesen des Wahns in einer Störung des Kontakts und der Begegnung gesehen. Wo gibt es aber tiefere zwischenmenschliche Begegnung als in der Liebe?« (Pauleikhoff 1969, S. 260). Dabei macht er zwischen schwärmerischer Liebe und Liebeswahn einen »Wesensunterschied« aus (ebd., S. 262) und geht so weit zu sagen, dass Liebeswahnkranke gar nicht lieben könnten. »Der Wahn ist der Aufschrei des Nicht-mehr-lieben-Könnens«, er verhindere gerade Begegnung, ja gründe in einer Störung der »zwischenmenschlichen Liebesbeziehung« (ebd., S. 266).

Auch Georg Schwöbel widmet sich der Frage nach dem »Wesen des schizophrenen Liebeswahns« (Schwöbel 1957, S. 338). Im Unterschied zu Pauleikhoff geht Schwöbel aber davon aus, dass auch im Liebeswahn liebende Beziehungen gepflegt werden. In der von ihm dargestellten Therapie äußerte sich das aber in einem derart ungestümen sexuellen Begehren dem Therapeuten gegenüber, dass der sich nur durch dazwischengestelltes Mobiliar vor den Zudringlichkeiten der Patientin schützen konnte. Schwöbel spricht bei diesen liebestollen Attacken auf ihn mit Ludwig Binswanger vom Liebeswahn als »Verfallsform der Liebe« (ebd., S. 339).

Was der gewähnten Beziehung, dem Beziehungswahn, dem Liebeswahn fehlt, so heißt es, ist eine echte Wechselseitigkeit der Beziehung. Im Wahn als »Wir-Krankheit« (Schulte 1924, S. 9) wird ein Verlust der Reziprozität der Beziehung gesehen. Mit dem Sozialphilosophen Michael Theunissen hat man von »Fehlformen dialogischen Lebens« gesprochen, davon, dass der Liebeswahnkranke in einer »pseudodialogischen Welt« lebe (Erichsen 1975, S. 169). Liebeswahn gilt Janssen als das »Wesen der Liebe verfehlendes, ich-verhaftetes Scheinverhältnis zu einem ›Partner‹, der geeignet erscheint, das eigene Sexual- und Geltungsstreben projektiv abzusättigen« (Janssen 1963, S. 467).

» [Es] fehlt im Paranoid bei allen Arten des Begegnens die Gegenseitigkeit, die Wechselseitigkeit, das ›Einander‹, wie *Buber* das nennt. Es ist reine Betroffenheit, keine Erwiderung, kein Austausch im Angeblicktwerden, Belächeltwerden, Beredet- und Verspottetwerden, Beeinflußtwerden, nicht das Hin und Her der echten Begegnung, sondern die Einseitigkeit der sogenannten ›Eigenbeziehung‹ « (von Baeyer 1979, S. 130).

Wenn Walter von Baeyer hier Symmetrie, Reziprozität und Wechselseitigkeit im paranoiden Syndrom vermisst, muss man sich fragen, ob denn von vornherein ausgemacht ist, dass Reziprozität in Herzensangelegenheiten zu erwarten ist.

Der Erotomane würde ohnehin Einspruch erheben: Er *erlebt* sich in einer Beziehung und lebt diese, fühlt die Wechselseitigkeit der Blicks, die feinen Andeutungen, für die nur er empfänglich und feinsinnig genug ist. Eine Frau beteuerte in der Klinik: »Der Geistliche war selbst in mich verliebt. Einseitig war das bei uns [!] nicht« (PAULEIKHOFF 1969, S. 263), der Mann habe um ihretwillen sogar sein Priesteramt aufgeben wollen.
Aber auch das Opfer, das Objekt des Wahns, kann es anders erleben: Nachdem der gestalkte Protagonist des Romans von Ian McEwan sich überall belagert und von Anrufen heimgesucht erlebt, bemerkt er, den Blick auf die blinkende Anzeige seines Anrufbeantworters gerichtet: »Ich stecke in einer *Beziehung*« (MCEWAN 1998, S. 107). Verfolgtsein von Liebe *ist* eine Beziehung. Wer Patienten mit Liebeswahn in Behandlung nimmt, der steckt ebenso bald mittendrin.

Behandler als Wahnobjekte

Mit dem Hochadel, der Geistlichkeit, Showmastern, Popstars, Schauspielern haben Psychotherapeutinnen und -therapeuten eines gemein: Sie werden bevorzugt zum Objekt des Liebeswahns erkoren. Nach einer Umfrage sollen zwischen 6 und 20 Prozent der Psychotherapeuten Erfahrungen damit haben, von Patienten belästigt, obsessiv geliebt, im Extremfall auch gestalked zu werden – der höchste Anteil findet sich bei den stationär psychiatrisch Tätigen (HOFFMANN 2006, S. 146).
Das dürfte nicht primär Ausdruck des Ansehens sein, den dieser Berufsstand genießt. Ärzte, Psychiater und Psychotherapeuten stellen Intimität her, sei es in der körperlichen Untersuchung und Behandlung, im vertrauten Wort oder dadurch, dass eine verlässliche Beziehung und Nähe angeboten wird – was bekanntlich Liebesgefühle beim Patienten wecken kann –, trotz aller Regeln der Abstinenz in der Psychotherapie.
Seit ihren Anfängen ist die Psychoanalyse mit der Liebe konfrontiert. Die Behandlung der Patientin Anna O. durch Josef Breuer (1842–1925) endete im Wahn der Patientin, von ihrem Behandler geschwängert worden zu sein. Damit wurde das erste Mal Freuds Aufmerksamkeit auf die Übertragungsliebe gelenkt. Gerade das Ende einer psychotherapeutischen Behandlung kann ein Verlusterlebnis sein, das in einen Liebeswahn umschlagen und zu Scheinschwangerschaften führen kann.
Die Psychoanalyse handelt nicht nur von der Übertragung und behandelt mit ihr (Gegenübertragung); mit der Übertragung kann man sich auch einen Liebeswahn einhandeln. Während Freud äußerte, die psychoanalytische Behandlung psychotischer Patientinnen und Patienten scheitere an deren

Unfähigkeit zur Übertragung, droht sie eher in den nicht zu zügelnden Mächten der Übertragungsliebe ihr Hindernis zu finden.
Ob beim Liebeswahn so etwas wie eine therapeutische Begegnung glückt, eine Begleitung überhaupt zugelassen wird, ob die Psychotherapie womöglich zu einer wirklich korrigierenden Beziehungserfahrung werden kann und der Betroffene von seiner »großen Liebe« lassen kann – das ist offen. Darin besteht das Wagnis der Psychotherapie von Psychosen allgemein. So sehr die Therapie sich gerade bei solchen Patienten bemühen wird, »actio in distans« (Nietzsche) zu bleiben, so ist diese Arbeit doch gesäumt von der Gefahr für die Behandelnden, dass sie selbst zum Objekt des Liebeswahns werden.
Kommen wir nun vom Hohelied der Liebe, wie es der Liebeswahnkranke seiner Angebeteten gegenüber anstimmt, zu religiös geprägten Formen der Anbetung, Erwählung und Mission.

Wahn und Religion

Im religiösen Erleben wird der Bereich der Alltäglichkeit, des natürlich Erklärbaren und Ausweisbaren zuweilen überschritten. Eine solche Transzendenzerfahrung kann den Rahmen des psychisch »Normalen« sprengen: Das haben Religion und Wahn gemein. Wenn eine Obstkiste in der Fußgängerzone zur Kanzel wird, von der herab jemand den morgigen Weltuntergang verkündet und inmitten der Konsumtempel zur persönlichen Umkehr mahnt, kann sich die Frage der Zuständigkeit stellen: Handelt es sich um eine religiöse Verkündigung oder ist es ein Fall für den Nervenarzt, der vielleicht einen apokalyptischen Wahn im Rahmen einer Schizophrenie diagnostizieren würde? Mit Immanuel KANT gesprochen, droht hier ein »Streit der Fakultäten«, wie es in der gleichnamigen Schrift von 1798 heißt, ein Streit zwischen den Fächern Theologie und Psychiatrie, wenn es darum geht, ein religiöses Zeugnis von einem Prophetenwahn im Rahmen einer Psychose zu unterscheiden.
Wir werden sehen, auf welch schwankendem Boden hier nicht nur der fragliche Prophet auf seiner Kiste, sondern auch der Psychiater mit seinem klinischen Urteil steht. Zu religiösen Wahnideen kann es im Rahmen bipolarer Störungen (insbesondere der Manie), bei schizoaffektiven, schizophrenen, aber auch bei organischen Psychosen kommen.
Der Begriff »religiöser Wahn« gilt unter Atheisten als Pleonasmus. Mit dieser religionskritischen Sicht, die jeden religiösen Glauben zum Wahn erklärt,

würde sich aber jeder Versuch erübrigen, zwischen Glaube, Überzeugung, Ideologie, Wahn etc. zu unterscheiden – was mir aber wichtig erscheint. Von psychiatrischer Seite wurde die Frage gestellt: Ist der Wahn eine Form des Glaubens?

Ist der Wahn eine Form des Glaubens?

Eine wahnhafte Überzeugung – gleich welchen Wahninhalts! – kann wie das Bekenntnis eines religiös Gläubigen wirken. Wahnkranke wie tief Gläubige treten oft mit einem besonderen Anspruch auf Wissen, Gewissheit und Wahrheit auf. Ein Wahn stellt sich dar als »Wissen von unbedingter Gültigkeit« (SATTES 1953, S. 443).

Es ist wohl das ausgezeichnete Geltungsbewusstsein, das sich bei Wahnhaften wie bei religiös Gläubigen findet, weswegen Autoren wie Ernst Kahn im Wahn eine Form, eine Unterform des Glaubens sehen, wenn auch einen »pathologischen Spezialfall« des Glaubens. Für den Gläubigen kann sein Glaube »zum vermeintlichen Wissen« werden (Kahn, zitiert nach LENZ 1976, S. 122), so wie die paranoiden Inhalte für den, der seinem Wahn verhaftet ist. Überzeugungen, die als Wissen zur Geltung gebracht werden, gehen oft mit Evidenzerleben einher: »Wie für den Gläubigen sein Glaube zur unantastbaren, subjektiven Gewissheit wird, so beim Wahnbildner der Wahn« (Kahn, zitiert nach MUNDHENK 2007, S. 182). Auch der Psychiater und Psychoanalytiker Kenower W. Bash sieht im Wahn einen *»für seinen Träger ebenso keines Beweises bedürftigen wie unwiderlegbaren evidenten Glauben«* (BASH 1955, S. 112). Dabei imponiert eine »eigenartige, besonders eindringliche Evidenz der Wahnideen für den Patienten selbst. Sie überbietet selbst die stärkste normale Überzeugung um ein Beträchtliches und beruht gänzlich auf sich selbst« (ebd., S. 113).

Der Wahn beruht nach Bash auf einer Störung der Intuition, die sich durch die ihr eigene Evidenz selbst bezeugt und keine weitere rationale Begründung verlangt. Schon in Kurt Schneiders *Einführung in die Religionspsychopathologie* von 1928 liest man: »Ein Glaube, dessen einziges Kriterium die subjektive Gewißheit ist, ist psychologisch vom Wahn grundsätzlich nicht zu unterscheiden. Wahn und Glaube verbindet eine gleicherweise unerschütterliche subjektive Gewißheit« (Schneider, zitiert nach LENZ 1976, S. 122).

Wenn dem so ist, dann versagt das erste Wahnkriterium von Karl Jaspers, nämlich die absolute Gewissheit, zur Unterscheidung von Glaube und Wahn. Das Wort »unerschütterlich« verweist aber auch auf das zweite Wahnkriterium: die »Unkorrigierbarkeit durch Erfahrungen oder zwingende

logische Argumente«. Wahnhafte Menschen reklamieren für sich einen anderen Erfahrungsraum, in dem Gesetze und Ansprüche der Logik keine Geltung haben sollen. Das Wort »Kriterium« leitet sich ab vom griechisch »κρίνειν« (*krínein* = scheiden, trennen, sondern). Der Grad an Gewissheit erlaubt es demnach nicht, psychiatrische und religiöse Phänomene der Überzeugung zu unterscheiden. Am Phänomen der Gewissheit grenzen Glaube und Wahn in einer Weise aneinander, dass sich beide Bereiche kaum mehr trennen lassen, wenn es stimmt, dass dem Wahn des Psychotikers und dem religiösen Glauben »absolute Gewißheit eigen« sind (LENZ 1973, S. 346). Hans-Jörg Weitbrecht geht sogar so weit zu sagen, dass sich »zwischen Glaubens- und Wahnerlebnissen an sich keine sicheren [!] Unterschiede erkennen« lassen (nach LENZ 1976, S. 123). »Es ist meines Erachtens der ›Ort‹ im Menschen, wo ein paranoides Wahnsystem angreift und wo der Glaube ausgeht, bzw. einsetzt, derselbe« (LENZ 1964, S. 85).
Von einer »absoluten Glaubensgewißheit« (Mueller-Suur, zitiert nach HOLE 1971, S. 155) bei Gläubigen wie der »abnormen Gewißheit« (Mueller-Suur, zitiert nach ebd., S. 154) der Wahnkranken sprechen im 20. Jahrhundert einige Psychiater, und seit dem 4. Jahrhundert nach Christus handeln Theologen davon – Grund genug, sich der Frage nach der Gewissheit von der Seite der Religion und ihrer Wissenschaft, der Theologie, zuzuwenden. Denn in der Frage der Gewissheit begegnen sich das Erleben des Wahnkranken, die Wahntheorie, religiöses Erleben und dessen theologische Durchdringung. Bei diesem Streit der Fakultäten kann trans-disziplinär etwas erstritten werden: ein Feld der Aus-einander-setzung um die Bedeutung der Gewissheit und ein Einblick in das religiöse Erleben, auch des wahnhaften Menschen.
In der spätantiken Theologie wurde der lateinische Begriff der *certitudo* als Begriff für die religiöse Gewissheit geprägt – und von der Sicherheit im Sinne der *securitas* unterschieden: *securitas* betrifft irdische Sicherheitsbedürfnisse, die Sorge etwa um Eigentum, Leib und Leben; *certitudo* meint dagegen die Sicherheit der religiösen Überzeugung als spezifische Gewissheit im Glauben. Diese Glaubensgewissheit macht, dass der Christ weiß, dass er auf dem rechten Weg ist. Diese Glaubensgewissheit wird spätestens im Mittelalter von Theologen wie Alexander von Hales (1185–1245) zur absoluten, unüberbietbaren Gewissheit erklärt (siehe SCHRIMM-HEINS 1990, S. 45).
Folgt man dieser theologischen Linie, wäre eines der drei klassischen Wahnkriterien, die absolute Gewissheit, auch in der religiösen Glaubensgewissheit erfüllt. Diese Glaubensgewissheit soll manchem Gläubigen zugleich Heilsgewissheit schenken, etwa in Form jener Gewissheit, dereinst ins Himmelreich einzugehen. Von einem solchen religiösen Erlebnis von Heilsgewissheit zeugen auch Texte aus neuerer Zeit, zum Beispiel vom protestantischen

Theologen Samuel Keller (1856–1924), der unter dem Pseudonym Ernst Schrill publizierte:

» [...] und zum ersten Mal in meinem Leben durchflutete mich die Heilsgewißheit. [...] Als ich mich von meinen Knien aufrichtete, war in meinem Urteil und meiner Überzeugung, in Gefühl und Willen etwas ganz Neues, ich wußte, daß ich ein erlöstes Gotteskind sei und Jesus mich angerührt und gesegnet hatte « (zitiert nach Hole 1971, S. 151).

Was geschieht im Anfluten der Gewissheit, im Urteil, in der Überzeugung, dem Gefühl? Bei dem Wort »Urteil« denkt man an Verstandesurteil und Urteilskraft, aber das »über« in dem Wort »Überzeugung« lässt nach dem affektiven Moment, nach dem Gefühl fragen, das der Gewissheit womöglich erst ihre Kraft und Bestimmtheit leiht.

Affektive Quellen der Gewissheit

Der Disput zwischen Dominikanern und Franziskanern, ob Gewissheit im Glauben eher als intellektuelles oder affektiv-voluntatives Phänomen gelten müsse (siehe Schrimm-Heins 1990, S. 50), hat ihre Parallele in der Psychiatrie: Ist der Wahn eine Störung des Denkens oder ist Wahngewissheit die Folge einer veränderten Affektivität? In der klassischen Psychopathologie firmiert der Wahn als inhaltliche Denkstörung. Das blendet aber aus, dass der Wahn von einem Evidenz*gefühl* begleitet wird, dass der Wahn also eine affektive, eine energetische Seite hat und eben auch ziemlich energisch vertreten werden kann. Klinisch unstrittig dürfte das bei bipolaren und schizoaffektiven Patienten sein: Erlöser, Propheten, Götter auf dem Höhepunkt manischer Stimmung. Die Affektivität des Schizophrenen wird wenig thematisiert, es sei denn als Symptom (»inadäquater« Affekt) oder sogenanntes Negativsyndrom oder als defätistische Annahme eines »Versandens« des Affekts bei einem chronischen Verlauf.

Dabei hatte Karl Wilhelm Ideler bereits in seinem frühen *Grundriss der Seelenheilkunde* die Stärke der Leidenschaften für die Entstehung des Wahnsinns verantwortlich gemacht: »Mit dem Grade der Leidenschaft muß also die Größe und Absurdität des Irrthums, die Stärke der durch sie bewirkten Täuschung wachsen«, bis man sich im »Labyrinth des Wahns« verirrt (Ideler 1838, S. 353). Eugen Bleuler spricht dann bei der Schizophrenie von der Bedeutung der »Schaltungskraft der Affekte« bzw. einer affektiv bedingten logischen »Schaltschwäche« (zitiert nach Spitzer 1989, S. 44). Curt Weinschenk (1955) sieht die starke subjektive Wahngewissheit durch eine gestörte Affektivität bedingt. Ebenso hat Günter Hole (1971, S. 75)

Konzepte aufgegriffen wie das der »Gefühlsgewißheit« (Volkelt) oder der »intellektuellen Gefühle der Gewißheit« (Lipps, zitiert nach ebd., S. 75) und hat dabei die nicht rationale Komponente, die *»affektive Besetzung«* und »Ladung« (ebd., S. 149) bei Glaube und Wahn betont. In der Gewissheit sind wahnbildende Affekte in einer solchen Weise aufgehoben, dass sie nicht mehr als solche spürbar sind. Es ist zu vermuten, dass das Maß der in der Wahnidee untergebrachten Affekte die Wahngewissheit trägt und der Unbeirrbarkeit proportional ist.

Ist womöglich auch die religiöse Heilsgewissheit ein Effekt der Schaltungskraft – und: Wer oder was schaltet und waltet da? Ist die Heilsgewissheit Frucht tiefen Glaubens oder doch eine zumindest wahnnahe Anmaßung? Bezeichnenderweise regte sich in der Frage der Heilsgewissheit früh Widerspruch unter den Kirchenleuten. Heilsgewissheit im Sinne der Gewissheit, errettet zu werden, steht schon bei Papst Gregor dem Großen (540–604) unter Verdacht eines in Glaubenssachen verfehlten Sicherheitsbedürfnisses, eines Wunsches nach *securitas*, den schon der heilige Augustinus bekämpfte. Gläubige, so heißt es dann, leben in der Gewissheit der Hoffnung auf das Heil, nicht aber in der Gewissheit des Heils (siehe Schrimm-Heins 1990, S. 29). Die Heilsgewissheit wurde skeptisch gesehen, weil sie den Gläubigen womöglich in falscher Sicherheit wiege, zur Selbsttäuschung führe und damit womöglich das Heil selbst aufs Spiel setze. Was wird aber dann aus dem Wunsch nach Gewissheit? Er muss sich mit weniger zufriedengeben: Bei Thomas von Aquin (1225–1274) findet sich etwa der Gedanke einer konjekturalen Gewissheit als einer auf Zeichen gegründeten, vermutungsweisen Gewissheit, etwa der Gewissheit, im Besitz der göttlichen Gnade zu sein. Hier wird aus persönlichen Erfahrungstatsachen und Zeichen etwas erschlossen: Gnade.

Im Unterschied zum Wahnkranken, der bei Zeichen und Wahnwahrnehmungen absolute Gewissheit erleben kann, sieht Thomas von Aquin dem Gläubigen nur eine konjekturale oder probable (also keine absolute) Gewissheit vermittelt. Schon die Rede von einer vermutungsweisen Gewissheit oder einer Wahrscheinlichkeitsgewissheit klingt in unseren Ohren wie ein hölzernes Eisen, durch und durch widersprüchlich: Was sich nach Thomas von Aquin nicht mehr erwarten lässt, ist: absolute Gewissheit.

Das Konzil von Trient im Jahr 1547 hat sich mit der umstrittenen Heilsgewissheit auseinandergesetzt. Auch bei Martin Luther zeigt sich Skepsis gegenüber einer Heilsgewissheit, wenn man darunter eine falsche Sicherheit verstehe; das Verlangen nach Sicherheit gilt ihm als »verderblichste Bestie« (»pestilentissimae bestiae securitas«) (zitiert nach Schrimm-Heins 1990, S. 112), vielleicht weil sie eine quietistische Gewissheit ist, die den Gläubigen in Sicherheit wiegt, sein Gewissen mithin einschläfert. Als Gläubiger lebt man in der Hoffnung, errettet zu werden, nicht aber in der Sicherheit.

Gibt es eine absolute Heilsgewissheit? Was wie ein längst vergangener Disput unter Theologen von der Scholastik bis hin zum gläubigen Zweifler Luther erscheint, berührt die Frage nach den Grenzen von Wahn und Glaube und zeigt womöglich wahnhafte Momente in Religion und Theologie.

Die in der philosophischen und theologischen Tradition differenzierten Formen von Gewissheit verdienen Interesse für die Frage nach der Gewissheit im Wahn. Hole mahnt an, man dürfe dabei nicht über etwaige Unterschiede, was psychologische Charakteristika, Genese, Art und Struktur der Gewissheit betrifft, hinwegsehen: »Denn auch wenn sich *in concreto* eine abnorme religiöse Entwicklung mit Gewißheitsverstärkung und Gewißheitsexpansion von einer nur ›übertriebenen‹ und verfestigten bzw. ›verengten‹ Religiosität einerseits und einer Wahnentwicklung im Stil einer ›paranoia religiosa‹ oder einer religiös gefärbten Paraphrenie andererseits nicht unterscheiden lassen mag«, so dürfe man Unterschiede in Genese und Struktur nicht unterschlagen (Hole 1971, S. 152). Gewissheit als momentaner psychologischer oder psychopathologischer Befund im Glauben bzw. in der Psychose kann im Querschnitt ununterscheidbar sein, und doch können beide in einen ganz anderen Verlauf, eine andere Entwicklung eingebettet sein.

Nehmen wir die mystische Tradition. Gerade Mystiker überbieten sich gerne mit »superlativische[n]« Gewissheitsbekundungen (ebd., S. 148), man lese etwa die Schriften der Theresa von Ávila und von Johannes vom Kreuz. Strengt man einen Vergleich der mystischen Erlebniswelt mit der absoluten Wahngewissheit an, so ist einschränkend zu sagen, dass mystische Erfahrungen von Begnadung, Offenbarung etc. oft an besondere Bewusstseinszustände gebunden sind. Riten des einförmigen Gebets, inniger Andacht oder asketisches Fasten dürften bei Mystikern zu dissoziativen Bewusstseinszuständen und damit in einen anderen Erfahrungsraum führen. Psychotische Offenbarungen kommen dagegen oft bei wachem Bewusstsein »über einen«, ohne dass diesem Erleben entsprechende Praktiken oder Rituale vorhergegangen sein müssen.

Was bedeuten religiöser Glaube und Wahn im Hinblick auf die Leitfrage der »Begegnung«? Wer sich als berufen, begnadet erlebt, dem ist offensichtlich etwas begegnet: Es ist eine Begegnung mit dem »Ganz-anderen«« (Otto 1979, S. 145), dem Anderen in einem ausgezeichneten Sinn, der oft »Gott« genannt wird. Dabei finden wir im christlichen Glauben die Bandbreite vom personal gedachten Gott (seinem Mensch gewordenen Sohn) bis zu dem, was im Katholizismus als »Heiliger Geist« Anbetung erfährt. Eine Patientin von Harald Feldmann spricht vom »Einbruch des ganz anderen« als einem »ersten entsetzenden Einfall«, einer »Erschütterung des ›Umgebrochenwerdens‹ im ›Anruf Gottes‹« (Feldmann 1988, S. 16).

Jemand, der sich für berufen, begnadet erklärt, der von seinen Offenbarungen spricht, begegnet uns mit Gewissheit. Im Prophetenwahn legt er etwas Missionarisches an den Tag – der Prophet will überzeugen. Wie begegnet ihm aber die Umgebung? Es kann eine ähnliche Diskrepanz zwischen der Gewissheit der vom Glauben Getragenen sowie der Wahn-Behafteten auf der einen Seite und der skeptischen Haltung Außenstehender auf der anderen bestehen: Bei Wahn und Glauben kann es gleichermaßen geschehen, dass »das ihnen innewohnende Gewißheitselement in besonderer Weise auffällig ist oder befremdlich wirkt und hart zu der Wahrscheinlichkeit oder Möglichkeit des Inhalts, auf das es sich bezieht, kontrastiert« (Hole 1971, S. 71).

Nachdem sich die ersten beiden Wahnkriterien (Wahngewissheit, Unbeirrbarkeit) bereits als nicht hinreichend trennscharf in der Differenzierung von Wahn und Glaube erwiesen haben, ist nun auch das dritte Wahnkriterium hinfällig: die Unmöglichkeit respektive Unwahrscheinlichkeit des Inhalts aufseiten des Wahns – aber auch des Glaubens. Gegenstände des religiösen Glaubens wie des religiösen Wahns entziehen sich einer externen Validierung. Deswegen heißt es bei Karl Jaspers ergänzend, der Wahn sei »die kranke Erscheinungsform des Wissens und des Irrens, wenn es sich um empirische Realität, des Glaubens und Aberglaubens, wenn es sich um metaphysische Wirklichkeit handelt« (zitiert nach Schmitt 2011, S. 21).

Von naturwissenschaftlich nicht erklärlichen Phänomenen, von Wundern oder übersinnlichen Eingebungen, ist hier wie dort die Rede. »Das Wunder ist des Glaubens liebstes Kind« (Otto 1979, S. 82).

Das dritte Wahnkriterium von Jaspers kann also bei religiösen Überzeugungen nicht zum Tragen kommen. Eben deshalb kommt der Frage nach Identität und Differenz von religiösen Wahnideen und religiösem Glauben eine hohe erkenntnistheoretische Bedeutung zu (Hoppe 1919, S. 189). Das Feld der Unentscheidbarkeit, das sich bei der Frage »Glaube oder Wahn?« auftut, sollte uns aber auch zur diagnostischen Vorsicht mahnen.

Dabei steht der Kliniker in seiner Praxis immer wieder vor der Aufgabe, »Wahnzustände in Zusammenhang mit christlichen Glaubensinhalten, die theoretisch durchaus mit der Heiligen Schrift übereinstimmen können«, gegebenenfalls als Psychosen zu diagnostizieren, sofern es zum Beispiel von dem, was heutzutage noch von Kirchgängern und deren Geistlichkeit geglaubt wird, weit abweicht (Murphy 1980, S. 86). Was als »Wahn« gilt, ist zu weiten Teilen von der kulturellen Umgebung und historischen Situation abhängig. Im pathologischen Fall ist immer die »Gemeinschaft im Glauben« bedroht. Für Christian Scharfetter liegt das Krankhafte am Wahn deshalb auch weniger im Inhalt als vielmehr in der »aus der Gemeinsamkeit herausgerückte[n], verrückte[n] Beziehung zum Mitmenschen und zur

Mitwelt« (Scharfetter, zitiert nach MUNDHENK 2007, S. 181). Als ein Zeichen wahnhafter Religiosität kann die Zentrierung allen Geschehens auf und um die eigene Person gelten.

Wahn als Versagen des Glaubens?

Peter Berner schreibt: »In der deskriptiven Wahnforschung gibt es keine echten Grenzlinien zwischen Wahn und menschlichen Glaubensphänomenen« (Berner, zitiert nach LENZ 1976, S. 163; siehe auch HEDENBERG 1927; LENZ 1964, S. 92). Die Auffassung des Wahns als Form des Glaubens soll sich nicht auf religiöse Wahnformen beschränken: Vom Begnadigungswahn des Inhaftierten sagt Kretschmer beispielsweise, er ähnele »dem religiösen Glauben der Gesunden« (KRETSCHMER 1927, S. 198).

Unter diesem Blickwinkel stellt sich der Wahn als etwas dar, was in einer Kontinuität steht zum Glauben der Gesunden, weswegen wohl einige Vertreter der anthropologischen Psychiatrie zu dieser Sichtweise neigen, weil sie darin eine Möglichkeit sehen, dass Wahnkranke als Glaubende oder Gläubige eine soziale »Rehabilitation« erfahren (LENZ 1973, S. 359). Aber wenn man den Wahn als »pathologischen Spezialfall des Glaubens« (Mayer-Gross, zitiert nach HUBER 1964, S. 435) ansieht, was macht dann das pathologische Moment aus? Die Diskussion um die Ansprüche auf Heilsgewissheit (die uns zumindest wahnnah erscheint) und die Wahngewissheit wecken Skepsis, ob sich der Wahn im Rahmen des Glaubens verorten lässt oder ob er nicht gerade einer anderen Ordnung angehört. Um die Gewissheit streiten sich die Geister – auch in der Psychiatrie.

Wenn Hemmo Mueller-Suur von der »absoluten Glaubensgewißheit« im religiösen Bewusstsein spricht (zitiert nach HOLE 1971, S. 155) oder Adolf Hoppe sogar den Glauben anspricht als »höchste, dem menschlichen Geist zu erreichende Gewissheit« (HOPPE 1919, S. 124), dann greift das psychiatrische Wahnkriterium der absoluten Gewissheit plötzlich irritierenderweise auf den Bereich des Glaubens über. Hermann Lenz sieht im Glaubensakt »absolute Gewissheit« (LENZ 1973, S. 343) – für ihn sind ekstatische Zustände und spirituelle oder andere religiöse Erlebnisse bei schizophrenen und gesunden religiösen Menschen nicht »grundverschiedener Genese« (ebd., S. 347). Hole sieht es als ungeklärt an, »ob zwischen dem Gewißheitselement im gesunden und dem im pathologischen Bereich ein Unterschied im streng *psychologischen* Sinn [...] besteht« (HOLE 1971, S. 147).

Vielleicht gelingt aber eine Differenzierung, wenn man Gewissheit eben nicht elementaristisch als *Gewissheitselement* betrachtet, sie nicht isoliert für sich phänomenologisch-deskriptiv zu beschreiben sucht, sondern als

etwas sieht, was im Verlauf und in seinem psychosozialen und kulturellen Kontext betrachtet werden will.
So erscheint die Beobachtung wichtig, dass die Glaubensgewissheit »grundsätzlich erschütterlich und nicht ›unkorrigierbar‹ wie beim Wahn [ist]. Diese potentielle Möglichkeit des Zweifelns stellt keinen Mangel an Glauben dar, sondern gehört zum echten, gesunden Glauben« (HAENEL 1983, S. 302), einem Glauben, um den der Gläubige ringt und mit dem er zuweilen ringt, wenn er von Zweifeln zerfressen ist. Der Zweifel ist nach Hole sogar mit Glaubensgewissheit vereinbar. Der Zweifel ist also ein Probierstein, an dem man versuchen kann, religiöse Glaubensgewissheit und religiöse Wahngewissheit zu unterscheiden, und sehen kann, ob der Betreffende für den Einwand des anderen noch in der Begegnung erreichbar ist (siehe HOLE 1971, S. 158; KICK 1992, S. 194). Wenn aber selbst jedes Aufkommen von Zweifel auf das Wirken des Satans zurückgeführt wird, dann ist eine solche Art »Zweifel« schon Teil des religiösen Wahngeschehens, das sich gegen jeden Einwand immunisiert.
Man kann eine Differenzierung normalen Glaubens und religiösen Wahns entlang der Möglichkeit des Zweifels versuchen, ohne dass man hier selbst Anspruch auf »Gewissheit« erheben müsste, denn auch der »ungesunde«, wahnhafte Glaube kennt schließlich Fluktuationen in der Wahngewissheit im Verlauf. Wenn es heißt: »Ein Gott, an dem man zweifelt, ist kein Gott mehr« (HOPPE 1919, S. 138), so erscheint mir das als Ausdruck wahnnahen Glaubens. Religiöser Glaube kennt nämlich den Zweifel, Glaube muss dem Zweifeln immer wieder abgerungen werden. Fast möchte man den Zweifel als den Bruder des Glaubens bezeichnen: In der Zwangsneurose ist er sogar der Zwillingsbruder, denn hier wechseln oft blasphemische Gedanken und Gebete der Wiedergutmachung. Beim Wahnkranken dagegen rührt der Zweifel »nie an den Kern seines Systems« (HOPPE 1919, S. 194).
Auch der Gläubige wird an seiner Überzeugung festhalten, aber er wird den Zweifel des anderen irgendwie nachvollziehen können – demgegenüber sieht Hermes A. Kick bei Wahnkranken keine Möglichkeit, die Perspektive eines zweifelnden Dritten einzunehmen (siehe KICK 1992, S. 193), was er mit der Unfähigkeit zum »Überstieg« (Conrad) erklärt, das heißt mit der Unfähigkeit zum Perspektivwechsel.
Beim Wahn hat man ein »Ausbleibens des Glaubens, eines ›vitalen Zweifels‹« konstatiert (Valenciano, zitiert nach MATUSSEK 1963, S. 65). Werner Huth geht sogar von einer »Glaubensunfähigkeit« bei Schizophrenen aus (Huth, zitiert nach MUNDHENK 2007, S. 307). »Ziel des Wahns [sei es,], den ›fehlenden Glauben‹ durch ›Ersatzpartizipationen‹ zu kompensieren und an seine Stelle ein verbindliches ›Wissen‹ zu setzen« (ebd., S. 159). Das »Wissen« und die Wahngewissheit wären dann gerade Zeichen fehlenden Glaubens.

Während der Wahn zunächst deskriptiv vom Grad der Überzeugung als *Modus des Glaubens* erschien, wird nun deutlich, dass dahinter gerade ein »*Glaubens- und Vertrauensverlust*« (MATUSSEK 1963, S. 65; siehe auch HOLE 1971, S. 161; RACAMIER 1982, S. 89) zu vermuten ist. So sieht L. Gayá (1961) im Wahn eine Form neuartigen »Glaubens«, der auftrete, weil die natürliche Glaubensbasis gerade fehlt oder verloren gegangen ist (siehe HUBER 1964, S. 436). Was dem Wahnkranken als Basis fehlt, ist das, wovon Gläubige sich in der Regel getragen erleben: Vertrauen (siehe LENZ 1981, S. 179). Christian Scharfetter hat hier den Unterschied im Englischen ins Spiel gebracht, nämlich zwischen *faith* und *belief*: *faith* als Glaube, der Vertrauen verbürgt und »lebenstragend« sei (SCHARFETTER 2012, S. 63), also eben das, woran es dem Wahnkranken fehlt. Von *faith* zu unterscheiden ist der intellektuelle Glaube *(belief)*. Man könnte sagen: Wenn sich anstelle von Vertrauen eine Art Urmisstrauen eingenistet hat, dann kommt auf der Ebene des *belief* der Wahn zur Blüte.

Sigmund Freud hat in einem frühen Manuskript vom »Versagen des Glaubens« (FREUD 1986, S. 176) bei der Paranoia gesprochen und darin den pathognomonischen Mechanismus der Psychosen (gegenüber Zwangsneurose und Hysterie) gesehen. Er vermutete 1895/96 bei den paranoiden Psychosen ein traumatisches Moment in der Kindheit, dem aber, wie er schreibt, der Glaube versagt sei. Entsprechend werde das traumatisierende Geschehen nicht direkt Gegenstand eines Vorwurfs, sondern etwas Vorwürfliches komme in der Psychose über »Projektion vom Nebenmenschen« (ebd., S. 175) her: Auf Symptomebene wären das zum Beispiel beschimpfende, kommentierende »Stimmenhalluzinationen« (ebd.), denkbar sind auch Beziehungsideen, wie die, alle sähen einen so komisch, so kritisch und so wissend an.

Jacques Lacan versteht das »Versagen des Glaubens« als Hinweis auf ein strukturelles Manko in der Psychose: Er spricht von einem Versagen des Glaubens an den Nebenmenschen, an den »ersten Fremden« (LACAN 1996, S. 69). Die »Vorstellung« (von diesem ersten Anderen) ist, mit Freud gesprochen, »unerträglich« (FREUD 1952, S. 72), das heißt traumatisch und nicht als Signifikant symbolisch getragen und tragfähig. Regula SCHINDLER (2015) sagt in einem Vortrag von 2011, diejenigen, die beim Psychotiker den ersten Anderen verkörpern, sind nicht glaub-würdig bzw. im Anschluss an Derrida: Der Glaube ist das einzig mögliche Verhältnis zum anderen als dem anderen, dem Fremden. Wo der Glaube nicht trägt, gibt es in der Psychose »nur Betrüger und Betrogene, Quäler und Gequälte« (ebd.) oder im religiösen Wahn Rufer und Berufene. Dann tritt zum Beispiel die Gewissheit der Berufung (Prophetenwahn) an die Stelle des Glaubens.

Vom beschädigten Glauben im Sinne des *faith* (Scharfetter) ist auch bei Freud die Rede, wenn er das Misstrauen gegen den anderen als »Primärsymptom«

(Freud 1986, S. 175) der Paranoia versteht. Misstrauen ist die Nährlösung vieler Wahnbildungen. Aber das Misstrauen folgt noch der Logik des Verdachts, es bewegt sich noch mehr oder weniger im Register des Möglichen, bevor es in der akuten Psychose in ein wahnhaftes Wissen kippt, dass der andere einem nach dem Leben trachtet, dass die anderen einen für den Erlöser halten, aber vorher eben noch (folgend der Bibel als einer Art Drehbuch) kreuzigen müssen, bis dahin, dass sich Wahnkranke mit dem Inbegriff von Allmacht identifizieren und sich zum allwissenden und allmächtigen Gott erklären.

Ein Patient von mir äußerte: »Ich bin eben der Nachfolger vom lieben Gott.« Gott werde den Patienten im Alter von 110 Jahren direkt in den Himmel »beamen« und ihn dort auf seinen Thron setzen, weil der alte Gott sich dann in den »Paradiesgarten« zurückziehen wolle, weil er seines Amtes »müde« sei. Diese Wahnbildung schien mir eine Reaktion auf den Rücktritt von Papst Benedikt XVI. Der Patient erklärte mir, Gott ziehe den Patienten als seinen Nachfolger Jesus vor, der auch gar keine Ambitionen zur Amtsübernahme habe. Schon früher hatte er geäußert, dass Jesus als eine »Tierbestie, Schmerzenbestie« nicht angebetet werden dürfe, sondern nur Gott, und dass das Dogma der »Dreieinigkeit« des Teufels sei: Jesus war offensichtlich für diesen Patienten Konkurrent um die Allmacht und eine Zumutung für den tiefen Wunsch des Patienten nach Allein-igkeit. Er glaubte nicht an die Trinität. Was hier therapeutisch erforderlich ist, wäre gerade eine Triangulierung: der Versuch einer therapeutisch wirkenden »Dreifaltigung«, wenn man so sagen kann, im Sinne einer triangulierenden Relationierung und Relativierung des omnipotent erlebten Selbst und des omnipotent erlebten Objekts (Küchenhoff 2012, S. 74 f.).

Aber mit Gott persönlich hatte ich bisher in meiner klinischen Praxis selten zu tun. Häufiger sind Fallgeschichten von einem Erlöserwahn. Sie lassen sich oft als wahnhafte Formen der *Suche nach dem Vater* (Laplanche 1975) verstehen. So tanzte ein Soldat bei seiner Truppe eines Tages als Christus gleichsam aus der Reihe. Als uneheliches Kind hatte er seinen leiblichen Vater nie kennengelernt und wähnte nun in seinem letzten Arbeitgeber, einem Weingutbesitzer, seinen Vater. Seit der Erzählung von Matthäus 20, 1–16 ist der Weingutbesitzer ein Gleichnis für die Güte des göttlichen Vaters. In wahnhafter Personenverkennung galten dem Patienten dann auch der Chefarzt des Lazaretts und ein anderer Chefarzt als dieser Winzer, »alle schmolzen also zu einer einzigen Vatergestalt zusammen«, die der Patient wie einen »Magnet« erlebte (Conrad 2002, S. 211): »Vielleicht ist er der liebe Gott – und ich bin Gottes Sohn« (ebd.). Dies »vielleicht« ist es, was therapeutisch Hoffnung gibt.

Lacan sagt in seinem Seminar XII: Wer glaubt, ist sich nicht sicher, Psychotiker glauben nicht an den allmächtigen Signifikanten, sondern *sind* sich sicher (siehe LACAN 1964/65, 19. Mai 1965) oder, wie in diesem oben genannten Fallbeispiel: sind mit dem Signifikanten der Allmacht identifiziert. Für Lacan ist der Psychotiker außerstande, den sogenannten signifikanten Anderen wirklich als einen Signifikanten in sich aufzunehmen, sodass der zentrale Signifikant, der Name-des-Vaters, nicht am Ort des Anderen ankommt; dadurch kann der »große Andere« diesen Ort des Anderen als Ort des Unbewussten nicht ein- und ausrichten. Was dadurch *versagt*, ist die symbolische Formatierung des Psychischen. Infolgedessen fehlt auch jene Art von Glaube, der, wie Lacan sagt, einen originären Bezug zur Realität stiftet, womit wiederum auch der »Wahrnehmungsglaube« (»foi perceptive«) fehlt (Merleau-Ponty, zitiert nach BERNET 2012, S. 15), von dem das Imaginäre normalerweise getragen ist.

» Selbst auf dem Grund der Paranoia, die gleichwohl ganz aus dem Glauben zu leben scheint, herrscht das Phänomen des *Unglaubens* [im Original deutsch]. Es geht dabei nicht um ein *Nicht-Glauben*, sondern darum, daß ein Glied, ein Term im Glauben fehlt, derjenige, an dem sich die Teilung des Subjekts abzeichnet « (LACAN 1987, S. 250).

Die Freud'sche Formel vom »Versagen des Glaubens« verbindet Lacan mit dem Begriff der »Verwerfung«, der sich in unterschiedlichen Zusammenhängen bei Freud findet: von seinem Artikel zu den Abwehr-Neuropsychosen bis zum späten Fetischismusaufsatz. Schon 1894 heißt es von der Psychose, bei ihr handele es sich um eine besondere, eine »energischere« Form der Abwehr als bei den Psychoneurosen (Hysterie und Zwangsneurose), die bei der Psychose »darin besteht, daß das Ich die unerträgliche Vorstellung mitsamt ihrem Affekt verwirft und sich so benimmt, als ob die Vorstellung nie an das Ich herangetreten wäre« (FREUD 1952, S. 72). Diese Verwerfung bringt Lacan mit dem in Verbindung, was er auf Deutsch den *Unglauben* nennt. Dieser Unglaube meint etwas radikal anderes als den Nicht-Glauben von diesem oder jenem oder den Zweifel, wie er für die Zwangsneurose und die Religion bezeichnend ist. Im radikalen Unglauben wird »das Ding [...] verworfen im eigentlichen Sinne der *Verwerfung* [im Original deutsch]« (LACAN 1996, S. 162). Lacan schreibt, »daß der Grund der Paranoia im Wesentlichen in der Verwerfung eines bestimmten Halts in der symbolischen Ordnung liege, jenes spezifischen Halts, an dem [...] das Verhältnis zum *Ding* [im Original deutsch] sich in zwei Seiten aufteilen kann« (ebd., S. 69). Dies Ding ist zunächst die Mutter – in der paranoid-schizoiden Position nach Melanie Klein ist die Mutter mal höchstes Gut und mal blödes Ding: Als der *erste Fremde*, als der gelegentlich *feindliche*, ist der Nebenmensch in der Funktion als *das Ding* die Vorhut des *Namens-des-Vaters* (siehe Schödlbauer 2000, S. 451).

Was in der Psychose mit der Vorstellung vom ersten Anderen, mit dem Ding, verworfen sein wird, ist: der Name-des-Vaters. Mit dem Namen-des-Vaters beruft sich Lacan nicht zufällig auf einen kirchlichen Topos. Diese Verwerfung des Namens-des-Vaters wird als spezifisch pathogenetisches Moment bei Psychosen verstanden. Dabei kommt es zu Projektionen, die sich in den produktiv-psychotischen Symptomen wie Wahn und Halluzinationen äußern. Lacan sagt: Dasjenige, was aus der symbolischen Ordnung verworfen wurde, »erscheint im Realen wieder« (Lacan 1997, S. 226), zum Beispiel als Halluzination oder als Stigma auf der Haut, die sich als Zönästhesien bemerkbar machen oder halluzinativ »zeigen« können.

Ein Patient mit einer schizoaffektiven Psychose, der sich als nüchterner Naturwissenschaftler und bekennender Atheist verstand, zeigte mir eines Tages im Eingangsbereich der Klinik verstohlen seine Handfläche: »Sehen Sie es, sehen Sie es – das Zeichen!?« Mit einem Mal habe er das Mal gehabt, das »plötzlich und spurenlos [!]« wieder verschwunden sei. Einige Tage vor Ostern sei es auf der linken Handinnenfläche aufgetreten, das Mal. Die Stelle sei etwa vier Millimeter lang gewesen und habe anfangs leicht geblutet, bis sie narbenfrei verheilt sei, »dafür gibt es Zeugen und Beweise«, schließlich habe er die Blicke der anderen auf seiner Hand ruhen sehen. Im selben Atemzug sagte der nüchterne Naturwissenschaftler in ihm: »Wenn man sich auf Gott verlässt, dann ist man verlassen.« Der Patient wurde das erste Mal psychotisch, nachdem sein Vater verstorben war.

Jacques Lacan knüpft in solchen Fällen an eine Formulierung Freuds an, der sagt, dass in der Psychose »das innerlich Aufgehobene von außen wiederkehrt« (Freud 1945, S. 308).

Nach der Verwerfung des Namens-des-Vaters springen einem die Augen des Vaters (das allgegenwärtige Auge Gottes, das Symbol des Heiligen Geistes) überall entgegen: Der Vater ist nach der Verwerfung nirgendwo und überall: Das kritisch-beobachtende, elterliche Auge ist omnipräsent (Beobachtungswahn), der strafende Arm ist allgegenwärtig (Beeinträchtigungserleben bis hin zum Verstrahltwerden), überall intrigiert der Vater (Verschwörungswahn) und verfolgt das Subjekt bis an das Ende aller Tage, oder aber er hält seine segnende Hand über das Kind als Propheten, als seinen eingeborenen Sohn. Das psychotische Subjekt kann ihn urplötzlich hören: den Ruf des Vaters, die Berufung, sich als Gottes Sohn zu erleben, ja die Offenbarung, selbst Gott-Vater zu sein (Kuhn 1952a, S. 73) oder wenigstens den Erlöser zu gebären. »Der Religiöse verharrt in der Verehrung Gottes, der Schizophrene setzt sich selbst an die Stelle Gottes« (Erichsen 1974, S. 194). Folge der Verwerfung ist die verzerrte psychische »Topik« im Fall der Psychose: Die Struktur in

der Psychose (Schema I nach Lacan) ist die anamorphotische Verzerrung des Normalneurotischen (Schema R bzw. Schema L).
Im Fall der Psychose ist, wie Lacan sagt, der Name-des-Vaters verworfen [P_0], er ist nie am Platz des Anderen angekommen: P_0 steht hier für das »Versagen des Glaubens«.
Diese ätiologischen Annahmen Freuds und Lacans zu den paranoischen Psychosen führen zurück zur Diskussion um Glaube und Wahn in der älteren Psychiatrie, wo Matussek und andere in der Psychose auch klinisch von einem »Glaubens- und Vertrauensverlust« (Matusek, nach BERNER 1965, S. 10) ausgingen. Wo der Glaube versagt, drängt sich Gewissheit auf, sodass »der Wahnkranke [...] an Stelle des Glaubens ein Wissen zu setzen sucht« (Matussek, zitiert nach HOLE 1971, S. 159). Bezeichnend für religiös Wahnkranke wäre damit der »Versuch, eine Gewißheit zu erlangen, und in ihrem Falle gerade jene von Gott stammende letzte Gewißheit« (HOFER 1954, S. 304).

Unbefleckte Empfängnis – ein »unmöglicher Inhalt«?

»Pater semper incertus est«: Der Vater ist immer ungewiss – eine Ungewissheit, die bis heute viel Raum für Fantasien und mehr oder weniger logische Schlüsse lässt, und zwar bis hin zum Wahn, dass man direkt vom ewigen Vater gezeugt sei (Erlöserwahn) oder den Gottessohn in sich trage.
Die »unbefleckte Empfängnis« gilt biologisch als eine Sache der Unmöglichkeit. In der katholischen Kirche ist sie aber dennoch Gegenstand des Glaubens bzw. dessen, was sogar geglaubt werden *soll*, seit sie 1854 durch Pius IX zum Dogma erklärt wurde. Gegenstand vieler Dogmen ist gerade das, was psychiatrisch leicht zum »unmöglichen Inhalt« erklärt wird!
Auch dieses dogmatische »Wissen« ist nicht validierbar – schon wegen der Himmelfahrt Marias ist es nicht Gegenstand einer möglichen gynäkologischen Prüfung. Mit ihrer theologischen Dogmatik »bietet der Katholizismus ein geschlossenes dogmatisches System mit in sich abgestuften Graden der theologischen Gewißheit« (HOPPE 1919, S. 126). Ein solches dogmatisches System wäre gleichsam das kulturelle Pendant des paranoiden Wahnsystems.
Die Botschaft von einer Art jungfräulicher Empfängnis empfing einer meiner Patienten (ähnlich wie Maria) über das Ohr: Eine Stimme habe ihm gesagt, seine Seele sei seinerzeit von Gott persönlich in den Bauch seiner Mutter

»getan, hineingebeamt« worden. Vorher sei seine Seele vor dem Thron Gottes eröffnet worden, sie stehe vor »der letzten Stufe vor der Herrlichkeit Gottes«. Solche Stimmen bezeichnete er teilweise als seine »heiligen Brüder«.
Gott habe ihm damals offenbart, dass er in diesem Leben »drei Kreuze« tragen müsse. Dabei habe er sich »entschieden« für Kreislaufprobleme, Paranoia und Depression. Dies klingt wie der Gedanke einer »Krankheitswahl«, der sich bei Freud findet und den Lacan als Art existenzielle Entscheidung des Subjekts verstanden hat.
Auf meine Nachfrage, ob nicht auch der Samen seines im Stammbuch eingetragenen Vaters eine Rolle bei seiner Konzeption gespielt haben könne, meinte er, davon wisse er nichts, wolle es aber auch nicht ganz ausschließen. Mit dieser psychotischen »Urphantasie« (Freud) des Hineinbeamens seiner Seele ist auch eine Wahnerinnerung verbunden, wonach er schon im zehnten Lebensjahr seine Mutter als »Mutter Gottes« erlebt habe, die ihm dann aber auch wieder als »Hexe« erscheint, die zu Hause eine »satanische Stimmung« verbreitete. Man sieht die extreme Spaltung der »guten« und der »bösen« Mutter im Sinne der paranoiden Position Melanie Kleins.

So etwas wie die »unbefleckte Empfängnis« trägt sich auch noch rund 2.000 Jahre später zu – oder aus. Eine 45-jährige Patientin kam zur Aufnahme in die Frauenklinik, hielt sich den Unterleib und verlangte nach Hebammen. Als »Vater« gab sie einen Mann an, »der vor einigen Jahren in ihr Leben getreten sei. Trotz fehlender intimer Beziehungen zu ihm sei er der Vater des Kindes, denn sie habe es auf geistigem Wege empfangen. ›Ich könnte es mir vorstellen, daß es bei der Mutter Gottes ähnlich war‹« (Winkler/Wieser 1959, S. 75). Die Dame äußerte, die Frucht ihres Leibes werde alle Gläubigen der verschiedenen Religionen vereinen im Kampf gegen das Böse, ihr Sohn werde die bevorstehende Weltkatastrophe abwenden mit seiner Herrlichkeit.
Die Patientin war unglücklich verheiratet und Mutter eines Sohnes. Beim Vater ihres Wunschkindes handelte es sich um einen Mann, den sie seit Jahren seiner »geistigen Art« wegen schätzte. Als andere Frauen Interesse an diesem Mann zeigten, versuchte sie, sich diesen »idealen« Mann aus dem Kopf zu schlagen – da war ihr, »als ob man plötzlich seelischen Kontakt« hätte. Daraufhin stellten sich Stimmen ein, die tierisch abstoßende Äußerungen machten. Als ihre Regel dann einige Tage ausblieb, überkam sie der Gedanke, »in aller Reinheit von dem fremden Mann ein Kind empfangen« zu haben (ebd., S. 76). |

Die von der Patientin in ihrem Ideal einer reinen, geistigen Liebe unterdrückten Triebimpulse äußern sich in Stimmen, die teils obszönen, teils moralisch verurteilenden Charakter gehabt haben dürften. Diese Stimmen

verstummten, als das wahnhafte Wissen um die in aller Unschuld eingetretene Schwangerschaft Gegenstand des Wahnerlebens war. Die *immaculata conceptio,* die unbefleckte Empfängnis, zwischen Dogma der Kirche, Geburtshilfe und Klinik des Wahns.
Walter Theodor WINKLER und Stefan WIESER (1959) schildern noch einen zweiten Fall, in dem eine Patientin mit einem Pfarrer fremdging. Nachdem dieser »Sohn Gottes« einer anderen Frau seine Gunst zu schenken schien und ihr fernblieb, wähnte auch sie in der Vorweihnachtszeit von ihm empfangen zu haben, obwohl sie schon länger keinen Intimverkehr mehr mit ihm gehabt und auch weiterhin die Menstruation hatte.
Für die beiden Autoren ist nicht nur der Wahninhalt verstehbar, das heißt ableitbar aus der lebensgeschichtlichen Konstellation und der innerpsychischen Dynamik (frustrane partnerschaftliche Situation, spezifische Eigenschaften der Persönlichkeit, Es-Über-Ich-Konflikt, hohes Ideal-Ich). Sie gehen über einen solchen Versuch des psychologischen Verständnisses des Inhalts hinaus, wenn sie sagen, dass auch die Form des Wahns innig mit dem Inhalt verknüpft sei. Der These der Autoren zufolge sollte der Wahninhalt (die jungfräuliche Empfängnis) bevorzugt in der Form des Wahn*einfalls* auftreten. Anders als zum Beispiel Kurt Schneider versuchen Winkler und Wieser eine »Sinnerhellung« (WINKLER/WIESER 1959, S. 75) nicht nur des *Was* (Inhalt), sondern auch des *Wie* (Wahnform: Wahneinfall) des Wahns zu geben.
Auch der normale »Einfall« eines neuen Gedankens wirkt ja auf uns oft wie eine Art »Konzeption« – eine Kopfgeburt ungeklärter Herkunft.

Von der Heilsgewissheit zur Unheilsgewissheit in Psychosen

Die »Heilandsgebärerin« (WEITBRECHT 1948, S. 146) ist eine spezifische Form, das Heil zu erwarten, und zwar in Gestalt des Austragens des Erlösers. In der Bibel ist eine solche »Verkündigung« beschrieben. Kehren wir noch einmal zurück zur Frage der Heilsgewissheit. Auch Skeptiker der Heilsgewissheit wie der erwähnte Papst Gregor der Große mochten auf Gewissheit nicht ganz verzichten: Er suchte sie allein in der Heiligen Schrift als Zeugnis vom Leben Jesu und seiner Verkündigung. Glaubensgewissheit heißt für Gregor Glauben an das, was geschrieben steht, an die Schrift als einer *heiligen* Schrift, als Schrift Gottes und als Zeugnis ihrer selbst: »Schriftgewissheit« könnte man sagen. Gibt es so etwas auch bei wahnhaften Psychosen?

Der Psychotiker, der auf Werbeplakaten, in Zeitungsmeldungen, auf Zettelchen, die er von der Straße aufklaubt, direkte Botschaften, Verheißungen der Zukunft oder indiskrete Anspielungen auf intimste Dinge seines Lebens liest, erfährt eine Art »Schriftgewissheit« psychotischer Art. Diese ist aber nicht etwa auf religiöse Wahnerlebnisse beschränkt, denn eine Liebeswahnkranke sieht seit Monaten überall Zeichen der Verbundenheit ihres Zukünftigen: Der abgerissene Verschlussring einer Cola-Dose, den sie auf dem Weg zur Arbeit im Randstein findet, *ist* der Ring des kommenden Ehebundes. Aber solche Zeichen gelten dem Wahnkranken nicht als konjekturale Gewissheit im Sinne von Thomas von Aquin, nein, die Hochzeit ist absolut gewiss. Eine Liebeswahnkranke weiß sich im siebten Himmel, wie man sagt, das Aufgebot mit dem Wahngeliebten stehe kurz bevor.

Man sieht an diesem Beispiel, eine Art »Heilsgewissheit« gibt es auch in Psychosen, auch in solchen, in denen es um die scheinbar profane Form von Liebe geht. Die Gewissheit, erwählt und berufen zu sein, kennt man nicht nur aus dem Bereich des religiösen Glaubens – etwa bei Propheten und Konversionserlebnissen oder religiös getönten Psychosen, beim Prophetenwahn. Eine solche »Idee der ›Erwählung‹, nämlich von Gott erwählt und zuvorversehen zu sein *zum Heil*« (OTTO 1979, S. 108), ist nach Rudolf Otto »rein aus dem irrational-numinosen Gnadenerlebnisse entspringend« (ebd., S. 109).

Eine ähnlich gelagerte Erwählungsgewissheit hat meines Erachtens auch eine Sekretärin, die sich vom Konzernvorsitzenden in den fernen USA zur Gattin erwählt sieht (Liebeswahn), oder der Maniker im Größenwahn, zum Präsidenten der Vereinigten Staaten gewählt zu werden. Erwählungsgewissheit findet sich zudem im schizophrenen Wahneinfall, legitimer Thronfolger des letzten deutschen Kaisers zu sein, bis hin zum säkularen Wahn, eine Erfindung gemacht zu haben, die dazu bestimmt ist, die gesamte Technik zu revolutionieren und die Menschheit zu ihrem Heil zu führen.

Komplementär zur Heilsgewissheit in der Religion und im religiösen Wahn, aber auch in der erotomanen Verfassung gibt es im psychiatrischen Feld verschiedene Phänomene dessen, was man »Unheilsgewissheit« nennen könnte: Vom Schuldwahn des schwer Depressiven kennt man die absolute Gewissheit ewiger Verdammnis; einer meiner schizoaffektiven Patienten brach die Behandlung nach Jahren ab, nachdem er in einem Wahneinfall innewurde, dass er die Reinkarnation von Judas und von daher auf ewig verloren sei. So erklärte sich auch im Nachhinein, warum er bei einem schweren Suizidversuch nicht nur jede Menge Medikamente, sondern auch Münzen verschluckt hatte: Die Geschichte von den sieben Silberlingen machte sich hier geltend.

Es gibt das Wissen um das kommende Grauen im Diesseits beim schizophrenen Beeinträchtigungswahn (die Nachbarn vergiften einen nach und nach mit Arsen), im politischen Verfolgungswahn (der CIA spioniert mich aus, trachtet mir nach dem Leben) oder im nihilistischen Wahn vom Weltuntergang. Wie entwickelt sich eine solche Psychose von der Wahnstimmung zur Endzeitstimmung?

Die Erschütterung, die Offenbarung, die Apokalypse und das Heilige

In der Entwicklung und im Verlauf psychotischer Erkrankungen finden sich Erlebnisweisen, die auch im Rahmen religiöser Erlebnisse geschildert werden: Eingebung, Inspiration, Erweckung, Bekehrung.
Klaus Conrad (2002) hat 1958 die Entwicklung schizophrener Psychosen idealtypisch in Stadien unterteilt und dabei Besonderheiten des Erlebens in diesen verschiedenen Phasen beschrieben – Erlebensformen, die sich auch im Erfahrungsraum des Religiösen finden. Die Überschneidungen zwischen Klaus Conrad, dem Psychiater, und dem Religionswissenschaftler Rudolf Otto reichen dabei bis in die Begrifflichkeit: Conrad zeichnet aus gestaltpsychologischer Sicht typische Phasen vom Prodrom (Trema) über die produktiv-psychotischen Symptome wie Wahn, Halluzination, Ich-Störungen (Apophänie) bis zur schweren katatonen Krise (apokalyptische Phase) nach.

Erste Stufe: Trema und Tremendum

Die *erste Stufe* ist das »Trema«: In dieser Wahnstimmung spürt der Betroffene, dass irgendetwas nicht »stimmt«, »da ist etwas im Busch«, »etwas wird passieren«. Der Erkrankte weiß, dass *etwas* nicht stimmt, aber er weiß nicht, *was*. Im Trema wird also gewähnt, ohne dass man etwas Bestimmtes wähnte. Die Stimmung ist beherrscht von etwas »Befremdlichem« (Conrad). Dabei ist der Betroffene oft unglaublich (an-)gespannt, »hypervigilant«, wie Manfred Spitzer (1989) sagt.
Diese Erlebnisweise und ihre Bezeichnung als Wahn-Stimmung ist auch darum wichtig, weil sich darin zeigt, welche Verkürzung es ist, wenn man den Wahn unter die Störungen des Denkens einordnet und als *inhaltliche* Denkstörung begreift. Die Wahn-Stimmung ist eine Art des gestimmten In-der-Welt-Seins (Heidegger); dies weist in die Richtung einer Atmosphäre. Es handelt sich um eine Stimmung des Unheimlichen, was oft »magisch-dämonologisch[...]« ausgedeutet werde, aber auch um die Erwartung von

etwas ganz Besonderem, worin Walter von Baeyer (1979, S. 31) die schizophrene Grundstimmung erkannt hat.

Vier Jahrzehnte vor Klaus Conrad hat Rudolf Otto in seiner Schrift *Das Heilige* (1917) religiöse Grunderfahrungen beschrieben. Ausgangspunkt seiner Phänomenologie religiösen Erlebens sind Gemütsbewegungen, zu denen uns das »Heilige«, das »Numinose« stimmt. Im Lateinischen meint »numen« das Walten des Göttlichen, seine Wirkung. Im »sensus numinis« (Zinzendorf, siehe Otto 1932, S. 4–10), im numinosen Gefühl als Gefühl für das Numinose, sieht Otto nichts weniger als den Ursprung der Religion. Was sind das für Stimmungen, in denen uns nach Otto das Heilige irgendwie begegnet, als Numinoses zu-stößt oder als Atmosphäre um-gibt?

Während der Psychiater Klaus Conrad vom »Trema« spricht, spricht der Religionswissenschaftler Otto vom »Tremendum«. Conrad knüpft mit dem griechischen Wort »trema« an die Erfahrung des Lampenfiebers an, das ein Schauspieler vor seinem Auftritt verspürt. In der Psychose fühlt man sich oft wie im Rampenlicht stehend – alle Augen sind auf einen gerichtet, womöglich fühlt man sich im Verlauf der psychotischen Krise bis ins Innerste durchleuchtet und durchschaut.

Auch beim Heiligen kann man es mit der Angst (lateinisch *tremor* = Zittern, Beben und das, was zittern macht) zu tun bekommen. Otto schreibt: »Die Gänsehaut ist etwas ›Übernatürliches‹ (Otto 1979, S. 18). Es ist erfrischend, in einem Buch über das Heilige eine »Analyse des Gespenstes« (ebd., S. 33) zu finden, denn gespenstische Erfahrungen kann man auch in Psychosen machen.

Das Gespenst ist für Otto ein »›Unding‹, [etwas, das] ein Ding ist, das ›es eigentlich gar nicht gibt‹, daß es ein ›ganz Anderes‹ ist, ein Etwas, das nicht hineingehört in den Kreis unserer Wirklichkeit, sondern einer schlechthin anderen, die zugleich ein unbändiges Interesse im Gemüte wirkt« (ebd.). Einer »anderen« Wirklichkeit gehören das Gespenstische wie das Numinose, insbesondere das Heilige, überhaupt an.

Auch wenn Otto das Gespenstische und Dämonische nur gelten lässt als »apokryfer Absenker der Fanatasie-bildungen des numinosen Gefühles« (ebd., S. 93; siehe auch S. 16, 33), ja sogar als dessen »Karikatur« (Otto 1932, S. 261), so vermitteln der Schauder, das Gruseln dennoch zumindest ein Vor-Gefühl heiligen Schauderns.

Gespenster als Ausgeburten der Fantasie sind für Otto zwar irgendwie Ausdruck des Numinosen, weil er das Numinose als Quelle solcher Fantasien versteht. Wenn die Fantasie das Numinose als chimärische Erscheinung, als »Geist« oder »Gespenst«, zeichnet, ver-zeichnet, entstellt sie es aber, weil diese Fantasiebilder dem Nicht-Auszudrückenden Ausdruck geben, ihm Gestalt leihen, als Gespenst, Dämon oder dunkle Macht. Paradox genug sagt Otto:

In solchen Erscheinungen »spukt doch fühlbar schon ein wohl erfaßbares gemeinsames Moment und zwar ein numinoses« (Otto 1979, S. 143). Rudolf Otto betont zwar, dass das »eigentlich« Numinose die Sphäre des Heiligen ist – aber warum spukt das Numinose dann, wenn der Spuk nur ein Absenker des eigentlich Numinosen ist? Otto spricht wertend vom »›Edelspuk‹, der steigen und absinken kann« (Otto 1932, S. 79). Aberglaube und Zauberei gelten ihm als bloße »Abfall-produkte« des Numinosen (ebd., S. 46). Allerdings spricht Otto parapsychologischen Medien mit der Gabe zum »Fernsehen« und zum »zweitem Gesicht« (Otto 1979, S. 215) eine Empfänglichkeit für numinose Eindrücke zu. Er erwähnt »Doppelgänger, Fernwandern und Fernschauen der Seele« (Otto 1932, S. 27) als Gedankenübertragung, selbst das spiritistische Tischerücken. Solche parapsychologischen Erscheinungen, medialen Begabungen etc. müssten, wie Otto sogar schreibt, als Realität »ernst genommen« werden (ebd., S. 31)! Man spürt bei Otto eine tiefe Ambivalenz in der Einschätzung solcher besonderen »Realitäten«. Einerseits gelten sie ihm als »heute nicht mehr bestreitbare[...] mediale[...] Fähigkeiten« (ebd., S. 28, Anmerkung 3), andererseits erscheinen sie ihm doch eher wieder als etwas, was den Beteiligten als »ihre« Realität gilt – als solches aber psychologisches Interesse verdient.

Unstreitig grenzt das Numinose als Heiliges an Grenzerscheinungen anderer Art, die man der Parapsychologie, dem Spiritismus, zugeordnet oder als »Wirkungen des Unterbewußten und Unbewußten« (Otto 1932, S. 31) verstanden hat. Die oben beschriebenen Fälle »mediumistischer Psychosen« als psychotische Nebenwirkungen beim Experimentieren zeigen, dass parapsychologisches Experimentieren als Einüben ins Dissoziieren auch Auslöser psychotischer Krisen sein kann, so wie paradigmatisch bei Ludwig Staudenmaier mit seiner Erfahrung des automatischen Schreibens. Eine Ahnung der Nähe des Numinosen als Heiligen zum Ominösen nicht nur parapsychologischer, sondern psychopathologischer Art zeigt sich bei Rudolf Otto, wenn er schreibt, das Unding, das einem als Dämonisches begegne, wirke wie das »Spukgebilde einer kranken an einer Art Verfolgungswahn [!] leidenden Elementar-fantasie« (Otto 1979, S. 160). Es ist auch von nicht näher beschriebenen »Alienations-erlebnissen« (Otto 1932, S. 17, 31) die Rede.

Wenn Otto auch Martin Luthers innere Kämpfe mit dem Satan beschreibt und von den Melancholien des Reformators spricht, die ihn »bis an die Grenze einer Gemütskrankheit führten« (Otto 1979, S. 126), sollte man wissen, dass Otto selbst diese Grenze überschritten haben dürfte. Bei einer seiner Weltreisen hatte er sich wohl mit Malaria infiziert, litt immer wieder an schweren depressiven und suizidalen Gemütserschütterungen und starb wenige Wochen nach Einlieferung in eine psychiatrische Klinik (siehe

Ratschow 1995, S. 561). Mir ist nicht bekannt, ob Otto über das Tremendum in der Psychose hat nachdenken und schreiben können, aber er hat uns mit seinem Buch über das Heilige jene Begriffe hinterlassen, die auch für das Tremendum in der Psychose bezeichnend sind.

Irgendwie gespenstisch muten sowohl Halluzinationen als auch Ich-Störungen an: von etwas angefasst zu werden, was man nicht sieht, etwas zu sehen, was man nicht tasten kann, etwas zu hören, was nicht zu sehen ist – solche typisch produktiv-psychotischen Erscheinungen in der Psychose würden in den Gegenstandsbereich einer phänomenologischen Analyse des »Gespenstischen« gehören. Ein anderes Vorgefühl des Numinosen bietet nach Otto das »Unheimliche« (uncanny)« (Otto 1979, S. 16), von dem auch in der psychiatrischen Beschreibung des Tremas im Sinne der Wahnstimmung immer wieder die Rede ist.

Rudolf Otto zufolge führt das Tremendum zu einer »Gefühls-reaktion« (ebd., 13) als einer der »Gemüts-erschütterungen« (Otto 1932, S. 330), die irgendwie etwas mit Angst, mit einer urtümlichen Scheu zu tun haben. Auch in der Psychose kennt man ein solches Tremendum als Erschütterung, die ebenfalls bis in die Glieder fahren kann.

Georg Theodor Ziehen hat 1901 in ähnlicher Weise körperliche Erscheinungen beschrieben, welche die ekstatische Begeisterung begleiten: »Rieseln durch Mark und Bein«, »Schauer«, »inneres Erzittern« (zitiert nach Mundhenk 2007, S. 46). Ein religiös Wahnhafter beschrieb den »Einzug« des Übersinnlichen dergestalt, dass »Gott durch die Fußsohlen in ihn drang« (Hoppe 1919, S. 166 f.). Auch nach Hermann Lenz könne das religiöse Tremendum bei Mystikern wie Schizophrenen als Kribbeln etc. erfahren werden, bis hin zum Beben der Erde (Lenz 1976, S. 144; siehe auch Wetzel 1922, S. 421). Hans Jörg Weitbrecht führt einen Fall einer Offenbarung Gottes im Rahmen einer Schizophrenie an und spricht von »Erschauern vor innerem Glück und vor Erregung [...] ›Es war ein innerlicher Drang und dann hat's Gott getan. Es war wunderbar, ich habe am ganzen Körper gezittert‹« (Weitbrecht 1948, S. 162).

Das Tremendum kann in der Religiosität einen maßlosen Schrecken verbreiten, der mit dem Wort Gottes*furcht* eigentlich verharmlost wird. Das Heilige, als unerklärlich Numinoses, waltet als Tremendum, als »Schauervolles«. Für Otto ist der Schauer keine nur subjektive Gefühlslage, sondern eben Gefühlsreaktion auf das Schauervolle des Tremendums und damit keine »Art des Selbst-gefühles, sondern das Gefühl eines realen Objektes [!] außerhalb des Selbst« (Otto 1979, S. 20, Anmerkung; siehe S. 13). Auch das Gefühl der Scheu geht »*zuerst* und *unmittelbar* auf ein *Objekt außer mir*« (Otto 1979, S. 11) – mit William James spricht Otto vom Numinosen als einem Realem, das tiefer sei als das, was sonst »Realität« bezeuge.

Auch akut psychotische Menschen kennen ein solches Gefühl eines realen Objekts außerhalb des Selbst. Hier zeigt sich bei dem Religionsphilosophen Otto eine befremdliche Affektlogik, die wie ein Gottesbeweis wirkt. Im Unterschied zum ontologischen Gottesbeweis, der aus dem Begriff »Gottes« dessen Existenz erschließen wollte, ist es hier das Gefühl des Schauderns, aus dem das hergeleitet wird, was schau(d)ern macht, nämlich das Numinose, das Heilige, das Objekt außer mir, das schaudern macht oder mit-reißt. Neben manchen fast paralogisch wirkenden Passagen in dem Buch *Das Heilige*, bei denen der Autor wohl sagen würde, dass sie in der eigenen Natur der Sache, in der irrationalen Natur des Heiligen, beschlossen liegen, gäbe es hier viel zu sagen über Ottos psychologische Heranführung an das Heilige (über das Gruseln, das Gespenst), aber auch über seine beeindruckende Sprache. Sie sucht immer wieder Analogien zum Heiligen, die aber keine wirklichen Entsprechungen sind, sondern etwas, was er interessanterweise »Entsprache« (ebd., 21) nennt: Ent-Sprache, weil es um das Sagen des Unsagbaren, des Unaussprechlichen geht, um das Heilige eben. Otto sieht sich genötigt, zu Neologismen zu greifen (so bildet er das Wort: das »Numinöse«). Er schreibt: »Wenn man von omen ominös bilden kann, dann auch von numen numinös« (ebd., S. 6f.). Ein Kunstgriff der Wortprägung, dessen sich wohl auch Mystiker und andere spirituell Ergriffene, aber auch Schizophrene in ihrer »Sprachnot« (Weitbrecht 1963. S. 30) bedienen: Die Bildung von Wortneu- und -umschöpfungen zählt zu den schizophrenen Symptomen, man spricht von Neologismen.
Auch »formal« zeigt das Buch Ottos Besonderheiten: Er bedient sich – wenn ich richtig sehe, zumindest in bestimmten Auflagen – einer eigentümlichen Kommasetzung oder eigentlich der Komma-ent-setzung. Durch fehlende Gliederung entstehen Sätze, die einen ent-setzen, irritieren, verwirren können und wohl auch sollen. Beispielhaft sei jener Satz zum »mysterium tremendum« angeführt, zum Geheimnis, das einen erschauern lässt:

» Denn das Moment des tremendum ist keineswegs eine bloße Explikation von ›mysterium‹ sondern ein synthetisches Prädikat desselben. Zwar die Gefühlsreaktionen die dem einen antworten fließen uns leicht von selber über in die die dem anderen antworten « (Otto 1979, S. 29).

Im letzten Satz verflüssigen sich Subjekt, Prädikat, Objekt in einem Antwortgeschehen – oder vielleicht sollte man von einem Entwortgeschenen sprechen? Was da hinüberfließt, ist selbst Ausfluss des Mysteriums. Während die sechste Auflage den letzten Satz noch durch entsprechende Kommata gliedert, entfallen diese später, der Leser wird: »baff« (ebd., S. 30, Anmerkung). Im Sinne Ottos könnte man auch hier von einer durch Ottos Spracheigentümlichkeiten evozierten Gefühlsreaktion sprechen auf das, worum es beim Mysterium und Numinosum geht. Durch solche Sprachmittel weiß Otto, das Numinöse im Gemüt des Lesers zu erwecken (ebd., S. 7, 79), was ominös wirkt und einen ins Numinose ver-rückt – ein Verfahren, das insbesondere seit der klassischen Moderne auch in der Belletristik genutzt wird.

Entsprechendes wie dem Leser des Buches *Das Heilige* kann einem Behandler in der Psychiatrie widerfahren, wenn er sich auf die Neologismen, assoziativen Lockerungen, ausgefallenen Betonungen, Silbendehnungen und anderen Besonderheiten im Ausdruck von wahnhaften Psychotikern einlässt, anstatt sie nur psychopathologisch zu klassifizieren.

Neben dem Schauder des Schrecklichen gibt es auch Schau(d)er der Seligkeit, von denen etwa in den Schriften der Mystik die Rede ist – und im schizophrenen Trema kennt man sie ebenfalls: die »freudige Erwartungsspannung« (Conrad 2002, S. 67). Ekstatische Zustände hat schon Weitbrecht 1968 bei Schizophrenien beschrieben (siehe Mundhenk 2007, S. 14). Während das Moment des Tremendum einen mit Scheu vor dem Heiligen erfüllt, einen das Schauderhafte in seiner »schlechthinnigen Unnahbarkeit« (Otto 1979, S. 22) auf Abstand hält, kann das Numinose auf der anderen Seite eine ungemeine Anziehungskraft ausüben, was bis zur Verschmelzung in der sogenannten »Unio mystica« gehen kann, der Seelenvereinigung mit Gott.

Otto spricht hier vom »fascinans« als einer hinreißenden Erfahrung, »das zusichreißende Moment des Numinosen« (ebd., S. 169). Dabei handelt es sich um erhebende, womöglich auch beglückende Erfahrungen, die bis zur bereits erwähnten ekstatischen Verzückung reichen können. Dieses »Überschwengliche« des Selig-Erregten ist auch Otto zufolge das »oft ans Abnorme und Bizarre Streifende« (ebd., S. 49). Er erwähnt selbst Formen ekstatischer Besessenheit, die es auch bei Schizophrenen gebe (Otto 1932, S. 28, Anmerkung 1). Beispiele finden sich auch hier bei Hans Jörg Weitbrecht: ein »Evangelisationserlebnis«, als »Einbruch des Reiches Gottes«, das mit »einem ›Hochgefühl‹, einem ›Heldengefühl‹ einhergegangen sei« (Weitbrecht, zitiert nach Mundhenk 2007, S. 36).

Eingehen in die Herrlichkeit Gottes aber ist eben doch ein Eingehen, ein Vergehen, das sich auch von seiner schauderhaften Seite zeigen kann. Ganz appetitlich wirkt ja noch der Gedanke Luthers, wonach der »Glaube den Menschen mit Gott ›ein Kuche‹ mache« (Otto 1979, S. 129). Wenn ein Mystiker aber schreibt, dass seine Seele wie vernichtet, eingeschmolzen sei, als ob sie »von einem sehr wilden Tier verschlucket und in seinem finstern Magen verkäuet werde« (ebd., S. 131), so sieht man: Wer sich nach Gott verzehrt, muss damit rechnen, vom Göttlichen verzehrt, zermalmt – und womöglich ausgeschieden – zu werden.

» In der mystischen Erfahrung werden »Grenzen des Personal-Theistischen« gesprengt, »wo das Verhältnis des Gläubigen zu seinem Gotte nicht ausschließlich in der Form des Gegenüber und der Transzendenz erlebt wird sondern irgendwie als Ergriffenheit und Erfülltheit vom Gotte, d.h. wo der Gott mit sich selber oder einem Teil von sich eingeht in den Profeten oder in den Frommen, ihm einwohnt, sich seinem Geiste mischt und Bestandteil von ihm wird, oder wo er zur Sfäre, zum Bereiche wird, ›in dem wir leben, weben und sind‹ « (Otto 1932, S. 268).

Verschmelzungserlebnisse gibt es nicht nur in der Unio mystica, eine Entsprechung dazu (oder soll man sagen: Ent-Sprachung) sind die Ich-Störungen bei den Psychosen – fusionäre Zustände, in denen die Subjekt-Objekt-Differenz brüchig wird und sich zuweilen verflüssigt. Wenn Otto schreibt: »Personen können sich nicht im Ernste durchdringen« (ebd., S. 268f.), so ist das, was Otto für nicht möglich halten will, eine Erfahrungstatsache bei psychotischen Verschmelzungserfahrungen.
In der »gegenstrebigen Kontrast-Harmonie« (Otto) von *tremendum* und *fascinans*, von Schauder und Schauer der Seligkeit, kann man das religionsphänomenologische Pendant sehen zur »Angst-Glücks-Psychose« bei Karl Leonhard (2003, S. 65ff.), ein typischerweise schneller Wechsel dieser extremen Zustände. Mit Otto gesprochen, zeigt sich auch in solchen Psychosen, wie nah das Tremendum und das Fascinans aneinandergrenzen und ineinander übergehen (siehe Mundhenk 2007, S. 163). Einen schnellen Wechsel beider findet man gerade in Psychosen. Freerk Erichsen berichtet von einem Mann, der eben noch in paranoider Verfolgung und Todesangst begriffen ausruft: »Ich bin Gott!«, und damit zwischen Übermacht der anderen und Omnipotenzgefühl hin- und hergerissen ist (siehe ebd., S. 186). Einen Umschlag von Todesangst in Omnipotenzgefühl findet Lenz bei Schizophrenen ebenso wie bei Mystikern beschrieben (Lenz 1976, S. 139).
Hans Jörg Weitbrecht beobachtete auch bei schweren Schizophrenien »als Begleitton der schizophrenen Ekstase, sei es im Wechsel mit dieser, sei es seltsam gemischt, das *Numinosum* als Grauen« (Weitbrecht 1948, S. 126; siehe S. 133f.). Diese seltsame Mischung lässt ihn sogar scheinbar paradox von einem »lustvollen Grauen« (ebd., S. 134) sprechen, also dem, was in der Psychoanalyse von Jacques Lacan »Genießen« *(jouissance)* heißt.
Ein zweites religiös oder vielleicht auch nur moralisch aufgeladenes Gefühl sei noch erwähnt, das bei Klaus Conrad schon das Trema bestimmen kann: ein ängstlicher Spannungszustand, ein Druckgefühl, das sich als diffuses Gefühl von Schuld (Conrad 2002, S. 272) breitmachen oder einen zur nichtswürdigen Kreatur stempeln kann, verbunden mit »Gefühlen des Versinkens, des Klein- und Zunichtewerdens« (Otto 1979, S. 66).

Was in einer Psychose mit einem diffusen Schuldgefühl beginnen kann und die Frage aufwirft: Warum gucken mich alle an? – das kann sich als Geheimnis in der nächsten Stufe lüften: Nun ist alles klar: Die anderen blicken einen an, weil man einen gotteslästerlichen Gedanken hatte oder sich der Onanie schuldig gemacht hat. Conrad spricht hier von der *zweiten Stufe* der Entwicklung der Schizophrenie, der »Apophänie«.

Zweite Stufe: Apophänie und Offenbarung

Wir haben gesehen, dass für die Wahnstimmung (Trema) wie für das Tremendum des Numinosen das »Schwebende, Indefinibele, Übergreifende, Mysteriöse« (Otto 1932, S. 5) charakteristisch ist. Im Prodrom der schizophrenen Psychose kann eine Erschütterung erlebt werden, ohne dass man dabei dasjenige fassen kann, *was* einen erschüttert oder *wie*, auf welche Weise es erschüttert, ergreift, mit-reißt.

In der Phase der Apophänie konkretisiert sich das *Was* zum Beispiel zum Verfolger, das *Wie* zu den Strahlen, mit denen der CIA-Geheimdienst einen aus der Ferne traktiert, die Gedanken durcheinanderbringt, innere Organe angreift, oder im religiösen Wahn zum direkten Anruf Gottes. Solche Wahnbildungen und Wahngedanken wären in der Sprache von Otto ausgedrückt so etwas wie »deutende[...] Ideogramme« (Otto 1979, S. 76) des Numinosen.

Die in der unheimlichen Wahnstimmung oft herrschende Verstörung wandelt sich bei Konkretisierung des Wahns oder im Wahneinfall. Die anfänglich tiefe Verunsicherung, die Ungewissheit, weicht einer Sicherheit neuer Art: der Wahngewissheit (dazu siehe Cameron 1959, S. 56). Die oft angstvoll getönte Erwartung in der Wahnstimmung löst sich auf; mit »dem Wahn-›Einfall‹ oder der Wahn-›Bewußtheit‹ wird die bedrohliche Rätselhaftigkeit der veränderten Umwelt auf einmal behoben und in der überzeugungsvollen Gewißheit des Wahnes, der sich entwickelt und Gestalt angenommen hat, ist die Angst vor dem geheimnisvollen Ungewissen der vorausgehenden Wahnstimmung überwunden« (Sattes 1953, S. 443).

Im Wahneinfall oder in anderen paranoiden Evidenzerfahrungen wird »in der überzeugungsvollen Gewißheit des Wahns die Angst vor dem Ungewissen der vorausgehenden Wahnstimmung überwunden« (Huber 1955, S. 49; siehe auch Burkhardt 1964, S. 407).

In der Apophänie treten Wahneinfälle und andere psychotische Symptome (Halluzinationen, Ich-Störungen) zum Krankeitsbild hinzu, Beziehungsideen entwickeln sich. Den Begriff der Apophänie leitet Conrad her von griechisch apophainein, offenbar werden. Zum psychotischen Bedeutungsbewusstsein (Apophänie) etwa in Form der Wahnwahrnehmung heißt es bei Conrad: »*Der Wahnkranke verhält sich wie der Mensch in der Offenbarung*« (Conrad 2002,

S. 45). Die Offenbarung ist in sich ein pathisches Erlebnis, ein Widerfahrnis. In den roten Vorhängen vor dem Fenster offenbart sich das Weltenende – in der Wahnwahrnehmung sind sie unmittelbar »Höllenflammen« (MUNDHENK 2007, S. 139). Ein solches Wahnerlebnis »kommt über sie mit etwas von der Gewißheit der Offenbarung« (HEDENBERG 1927, S. 732), die eine »absolute Gewißheit« (ebd., S. 738) sei. Ein Patient beschreibt die Erfahrung von Gottes Offenbarung als seine Erleuchtung durch eine gewisse Helle: »Es war die unmittelbare Gewißheit, das Ganze rühre von Gott her. Es war eine reine Reflexerscheinung, er überlegte es nicht: Reflexgedanken« (SCHILDER 1918, S. 22). »Der Kranke weiß unmittelbar, daß der Glaube an den christlichen Gott richtig ist, er fühlt die unmittelbare Gegenwart eines Etwas« (ebd., S. 41). Solchen »Offenbarungen« ist sowohl psychiatrisch als auch religionsphänomenologisch und religionspsychologisch als »der eigentümlichen Art solcher vermeinten Erfahrung als des Ur-fänomenes [sic] dieses Gebietes nachzugehen. Er mag die ›Offenbarungs-erlebnisse‹ dann als illusorische Erlebnisse nehmen, so muß er sie doch als seelische Vorkommnisse völlig eigener Art« studieren (OTTO 1932, S. 48).
Offenbarung ist also ein weiterer Topos, der im Bereich der Theologie wie in Conrads Gestaltanalyse der Schizophrenie zum Beispiel für die Wahnbildung kennzeichnend ist oder für Ich-Störungen wie eingegebene Gedanken: Was normalerweise als »Einfall« betrachtet oder als »bloßer« Einfall, als dumme Idee abgetan wird, ein solcher Einfall erscheint in der Apophänie als eine Eingebung (CONRAD 2002, S. 168) – Klaus Conrad kommt genau hier auf religiöse Psychosen zu sprechen.
Von Karl Kleist stammt der Begriff der »Eingebungspsychose«: Ein sogenannter Prophetenwahn kann mit Verzückung vorgetragen werden, aber auch zu tiefster Erschütterung führen. Zwischen diesen Extremen bewegt sich die psychotische Erfahrung, aber auch die religiöse Ergriffenheit. Wegen des stark affektiven Charakters sind solche Erkrankungen oft schwer einzuordnen. Kleist rechnete sie zu den paranoiden Randpsychosen, Leonhard prägte, wie schon gesagt, den Begriff der Angst-Glücks-Psychose – die Zuordnung zu den schizophrenen (kognitiven) oder affektiven Erkrankungen war teilweise umstritten, weil religiöse Wahnbildungen mit ekstatischen Zuständen auch bei Manien nicht selten sind.
Wenn dann die apophäne Wandlung zur »Anastrophé« (Conrad) fortschreitet, dreht sich alles um die eigene Person, die im Zentrum des Wahngeschehens steht. Alles bezieht sich auf einen selbst. Otto bezeichnet Gemütsbewegungen des Numinosen als »Beziehungs-gefühle«, als »Furcht vor einem ›etwas‹, von dem der Mensch dunkel irgendwie weiß« (OTTO 1932, S. 7). Von »Beziehungsgefühlen« spricht ja auch Ernst Kretschmer in seiner Monografie über den Beziehungswahn (KRETSCHMER 1927, S. 54)

und meint damit leichtere, noch in der Schwebe befindliche Formen paranoiden Beziehungserlebens (die anderen beäugen einen – was haben die nur? – sie sehen einen irgendwie vorwurfsvoll an ...).
Im nicht psychotischen religiösen Erleben ist eine solche Form von Egozentrik weniger zu erwarten. In der Psychose steigert sich dagegen das Bewusstsein, zum Propheten erwählt zu sein, typischerweise zur Anastrophe: Alle sehen einen an, weil man der Erlöser ist (»pathologische Eigenbeziehung«, Erlöserwahn) oder weil der »Zeiger der Schuld« (SCHEID 1934) von überall her auf einen zeigt (depressiver Schuldwahn); die anderen erkennen in einem den Antichrist, der am Vorabend des Jüngsten Tages vor der Apokalypse erwartet wird – sofern man der Offenbarung des Johannes Glauben schenken darf. Der Psychotiker im apokalyptischen Wahn ist in »End-erwartung« begriffen (OTTO 1979, S. 92).

Dritte Stufe: apokalyptische Phase und Jüngstes Gericht

Hier sind wir bei Conrads *dritter Stufe*, der schwersten Form der Schizophrenie, die er nicht zufällig als Stufe der »Apokalypse« bezeichnet. Damit finden die drei Phasen der Entwicklung der schizophrenen Erkrankung nach Conrad – Trema, Apophänie, Apokalypse – ihre Entsprechung im Numinosen der Religion: zwischen Tremendum und Fascinans, bis hin zu den apokalyptischen Zuständen.
Die apokalyptische Phase kann bis zu katatonen Zuständen führen, die ihrerseits als von Gott gemacht erlebt werden können. Sie kann als innere Auflösung, ja sogar als Verstorbensein erlebt werden: »Das Subjekt, das vor der *Metamorphose* steht, muß gleichsam sterben« (BILZ 1949, S. 260). Die Implosion des Psychischen, der in der Psychose drohende Strukturverlust, findet durch Projektion sein wahnhaftes Korrelat im Weltuntergangswahn.
Das Weltende kann dabei auch mit einem Mal – in einer Apophänie – offenbar werden: etwa im Verstummen einer Kreissäge, die zu laufen aufhört, was das Ende des Weltenlaufs verheißt (BLANKENBURG 1967, 642 f.).
Die erste und bis heute maßgebende Veröffentlichung zum Syndrom des Weltuntergangserlebens erschien schon in den zwanziger Jahren des vorigen Jahrhunderts. So, wie später WINKLER und WIESER (1959) im Wahneinfall der jungfräulichen Empfängnis davon ausgehen, dass hier Form und Inhalt des Wahns wie aus einem Guss sind, so sieht August WETZEL (1922) im Weltuntergangserlebnis keinen zufälligen Inhalt, sondern eine typische Form, die extreme Zustände der Schizophrenie annehmen.
Anders als Rudolf BILZ (1898–1976), der 1949 den Weltuntergang als eine Metapher, als ein »Gleichnis unter vielen, wie der Kranke seine Befindlichkeit, damit seinen Krankheitsprozeß paraphrasiert« (zitiert nach

Storch/Kulenkampff 1950, S. 108, Anmerkung), ansieht, sehe ich im Anschluss an Conrad in der Apokalypse mehr als ein Gleichnis unter anderen. Das apokalyptische Erleben insbesondere in der katatonen Phase der Schizophrenie ist etwas, was in den entsprechenden Wahnbildern, etwa von der Erde, die sich auftut, »nie ganz adäquat aussagbar ist«, wobei Weltuntergang noch der »adäquateste[...] Ausdruck« sei (Storch/Kulenkampff 1950, S. 102). Ebenso sieht Hans Kunz 1931 den Weltuntergang als den noch am meisten adäquaten Ausdruck der Existenzumwandlung in der Psychose (siehe Schmidt 1940, S. 122).

Beim Psychotiker geht es um das Aussprechen eines Unaussprechlichen im – wenn man so sagen kann – Gleich-Nix, dem Gleichnis des Nichts, des verschlingenden Abgrundes, an dessen Rändern sich auch mancher Mystiker bewegt zu haben scheint. Alfred Storch und Caspar Kulenkampff erinnern an den göttlichen »Ungrund« beim Mystiker Jakob Böhme, jenen Ungrund, welcher »der nicht mehr in der Gottheit beheimateten Seele zum nichtenden, verschlingenden Abgrund [...] göttlichen Urgrund in einer unermeßlichen Fülle« wird (Storch/Kulenkampff 1950, S. 108). In ihrer daseinsanalytischen Studie zu einem Fall von Weltuntergangswahn schreiben Storch und Kulenkampff, der Psychotiker erlebe das »Übermächtigwerden des Bösen, des Unheilvollen und Unheimlichen über das Heilbringende und Heilige. Mit Jakob Boehme könnte man sagen: »Die Welt steht ›im grimmigen Aspekt‹ des ›göttlichen Zornes‹. Sie ist dem Nichts preisgegeben« (Storch/Kulenkampff 1950, S. 107), jenem Nichts, das sie als »nichtenden, verschlingenden Abgrund [...,] göttlichen Urgrund« ansehen (ebd., S. 108, Anmerkung). Damit wäre die Apokalypse – mit Otto gesprochen – »Ideogramm« und »Deute-Zeichen« (Otto 1979, S. 21) des Tremendum in der apokalyptischen Phase der Schizophrenie.

»Es bestehen offenbar besondere psychologische Beziehungen zwischen dem Weltuntergang als Inhalt wahnhafter Einstellungen und bestimmten Affektzuständen akuter Schizophrenien«, schreibt August Wetzel (1922, S. 404). Die Affektzustände, die er in den von ihm beschriebenen Fällen findet, sind die zu erwartenden:

1. Stimmungen des Unheimlichen und Grauenvollen sowie
2. Glücksgefühle.

Dem entsprechen zwei Typen von Weltuntergangserleben:

1. der Weltendewahn als »grauenerfüllte Vernichtung« (ebd., S. 406), als das Unheimliche schlechthin;
2. der »Welt*wende*wahn« (ebd., S. 423) als Untergang, der in einen Aufgang übergehe zu etwas »Neuerem, Größerem«. Eine solche Weltwende sei oft begleitet von »Glücks- und Begnadungsgefühle[n]« (ebd., S. 407).

Schon Wetzel beobachtet eine »Durchflechtung« (ebd.) dieser gegenstrebigen Gefühle, klinisch findet man sogar chiasmatische Überkreuzungen: So erlebt eine Patientin die Apokalypse als Schrecknis, in dem sich aber die Macht Gottes erweist und nach der sich das Paradies endlich auftun kann. Eine Patientin, die ihr Loblied adressiert an »Christus, Geliebter, Einziger, wie unaussprechlich schön bist du, wie heilig [...]!«, sieht im »dies irae« (Tag des Zorns) »das letzte, grandiose, alles Irdische verzehrende und in sich einsaugende Offenbarungserlebnis dieser Gottesnatur« (Weitbrecht, zitiert nach Mundhenk 2007, S. 187, Anmerkung 276). Die »Seligkeit der Wiederkunft Christi [ist] mit den Schrecknissen des Weltuntergangserlebnisses durchtränkt« (Weitbrecht 1948, S. 126).
Wenn ein Patient äußert, »meine Stimmung wechselte immer zwischen Begeisterung und Furcht« (Wetzel 1922, S. 420), so finden wir also auch in einer solchen Angst-Glücks-Psychose – ebenso wie Otto in der Religionsphänomenologie – etwas, was an die enorme Spannweite zwischen *tremendum* und *fascinans* des Numinosen erinnert, auch wenn man im Klinischen Schwierigkeiten hat, wie Otto von einer »Kontrast-harmonie« zu sprechen.
Wie kündigt sich die Apokalypse im klinischen Fall an? Es kann mit einer Wahnwahrnehmung beginnen: Im Rahmen einer »Kirchenbesichtigung [war] der Kruzifixus abgenommen und mit einem Leintuch bedeckt am Boden [...]. [Das werde] das ›Ende‹ bedeutet haben« (ebd., S. 412) – das Ende der Zeit im Futur II! Im Fall der Erwartung einer Sintflut vor einer Erneuerung der Welt zu einer besseren Welt hätten wir das Beispiel einer »primären Weltuntergangsgewißheit« (ebd., S. 409), die am Horizont den Weltwendewahn in sich trägt. Es kann sich aber ebenso nach einer Zeit quälender Wahnstimmung (Trema) abzeichnen, dass der Weltuntergang bevorstehe.
Man könnte vermuten, dass es sich bei Patientinnen und Patienten, die einen apokalyptischen Wahn entwickeln, um sehr christlich geprägte Menschen handelt. In Wetzels Stichprobe taten sich prämorbid nur zwei der 15 Personen durch gesteigerte Religiosität hervor (eine von Berufs wegen als Ordensschwester und eine Haushälterin in einem Pastorenhaushalt, die sich einer Sekte angeschlossen hatte). Das Erleben des Weltuntergangs kann sich christlich »in der Form des Jüngsten Gerichts« (ebd., S. 406) zeigen. In einer einschlägigen Wahnwahrnehmung kann einem das Kreuz überall entgegenspringen: bei einem meiner Patienten aus einem banalen Fensterkreuz. Nachdem er fremdgegangen war, litt er unter schweren Schuldgefühlen. Auf einer Reise sei er von einem Sonnenstrahl geweckt worden, der das Fensterkreuz »schwarz abhob« – das habe das Ende bedeutet. Das Ende steht im Zeichen des Kreuzes, und sei es eine Straßenkreuzung.

»Plötzlich kommt mir der Gedanke, als ich die Autos unten an der Kreuzung sehe, wie das eine links und das andere rechts abbiegt: So wird es auch einmal sein, wenn Jesus Gericht halten wird« (ERICHSEN 1974, S. 193). Bei drei von zwanzig Fällen von Weltuntergangserleben, die Nikolaus Petrilowitsch gesammelt hat (siehe ebd.), kam es zu Vorstellungen, die an die Sintflut erinnern. Das muss aber nicht diese christliche Erzählung der Apokalypse annehmen.
Eine vergleichende interkulturelle Studie von 1989 hat ergeben, dass sich die Häufigkeit des Syndroms des Weltuntergangserlebens bei schizophrenen Psychosen nicht signifikant zwischen Japan (überwiegend buddhistische Patienten) und dem christlich geprägten Deutschland unterscheidet (2,8 Prozent gegenüber 4,7 Prozent, TATEYAMA 1989), sodass man davon ausgehen kann, dass es sich nicht um ein allein christlich geprägtes Syndrom handelt. Dennoch muss man davon ausgehen, dass es kulturelle und zeitbedingte Schwankungen im Auftreten gibt. So hat man in den Jahren nach dem Zweiten Weltkrieg, dessen Zerstörungen und Opfer einen Eindruck von der Apokalypse gegeben haben, wohl häufiger dieses Syndrom gesehen als später nach dem Wiederaufbau. Klaus Conrad hat seine Gestaltanalyse des Wahns, der im apokalyptischen Wahn mündet, anhand von Patienten entwickelt, die 1941/42 im Heimatlazarett wegen Psychosen behandelt wurden.
So verkündet ein Landwirt mit einem apokalyptischen Wahn, dass dieser Weltkrieg der letzte sei, »das Feuer, das jüngste Gericht, sei vom Himmel geregnet« (KRANZ 1955, S. 66). Mit der zahlenmäßigen Abnahme katatoner Schizophreniebilder in den letzten Jahrzehnten in Europa dürfte auch das damit oft assoziierte apokalyptische Erleben rückläufig sein. Es sei auch bemerkt, dass das Ausmaß religiös wahnhafter Ausdeutungen psychotischen Erlebens vom kulturellen Rahmen abhängig ist. So hat Michael PFAFF (2008) bei (N = 132) Patienten aus der DDR (Ost-Berlin, Klinikaufnahmen 1980–1985) signifikant weniger christliche Wahninhalte in den Krankenakten paranoid Schizophrener gefunden als bei solchen (N = 151) aus Regensburg (1980–1983), nämlich 11,6 Prozent gegenüber 28,6 Prozent, wobei der Unterschied zwischen einer Patientengruppe in der Metropole und dem überwiegend ländlichen Einzugsgebiet in Regensburg zu beachten ist. R. SIDDLE und Kollegen (2002) haben bei 20–30 Prozent der Patientinnen und Patienten religiöse Wahninhalte gefunden (siehe auch PFAFF 2008, S. 5).
Das eher depressiv- oder ängstlich-gespannte Trema (oder Tremendum nach Otto) wird in der Apophänie zum »Vernichtungs-, Schuld- oder Versündigungserlebnis« (CONRAD 2002, S. 193), das sich dann in der apokalyptischen Phase bis zum Weltuntergangserleben steigern kann. Dagegen mutet das von euphorisch gehobener Stimmung getragene Trema

(Otto würde von einem Fascinans sprechen) in der Apophänie klinisch oft fast maniform an. Es geht dann typischerweise mit »Erregungs- und Omnipotenzerlebnisse[n]« (ebd.) einher, was in der apokalyptischen Phase gipfelt in »Vergottung und Weltregentschaft« (ebd.). Der Patient wird dann selbst zum Gott.

In der apokalyptischen Phase der Psychose kommt es oft zu katatonen Symptomen wie Mutismus, aber auch zu stupurösen Zuständen bis zur perniziösen Katatonie, die unbehandelt wirklich zur Vernichtung, zum Tod, führen kann.

Vom Stupor spricht interessanterweise nicht nur der Psychiater Conrad, ihn kennt auch Otto gegenüber dem Heiligen: »das starre Staunen, das ›völlig auf den Mund geschlagen sein‹, das absolute *Befremden*« (Otto 1979, S. 30), den »stupor vor einem ›gänzlich Anderen‹« (S. 32) und das Schweigen als »Verstummen des staunenden stupor vor dem Unsäglichen« (S. 228) – was wir auch im katatonen Mutismus finden.

Psychoanalytisch geht man davon aus, dass die »unheimlichen« Veränderungen, die im Betroffenen bei einer psychotischen Krise vorgehen, nach außen projiziert werden. Für Sigmund Freud ist der Weltuntergang das wahnhafte Korrelat des Verlusts der Beziehung zur Realität, also des Abzugs aller Objektbesetzungen von der Außenwelt. Prominentes Beispiel für einen religiös geprägten apokalyptischen Wahn ist der Fall Daniel Paul Schrebers, der sich in der Psychose als lebender Toter fühlt, in Stupor fällt und sich als einziger Überlebender nach dem Weltuntergang sieht. An seinem Erfahrungsbericht kann man eindrucksvoll sehen, wie sich nach dem nihilistischen Erleben des Weltuntergangs zu Beginn der akuten Psychose die Umgebung wieder bevölkert. Die Krankenpfleger der Anstalt erscheinen Schreber als »flüchtig hingemachte Männer«, eine Art von Un-Toten. Wahn und Halluzination sind für Freud keine bloßen Krankheitserscheinungen, sondern »Selbstheilungsversuche«. Halluzinieren ist Neuschöpfung der Welt ex nihilo. In Halluzinationen zeigt sich eine erneute affektive Besetzung von Objekten und in der wahnhaften Verarbeitung eine Reorganisation der psychischen Ordnung.

Ähnlich wie Schreber erlebte einer meiner Patienten morgens die Verkehrsader vor seinem Mietshaus als völlig still und den Platz wie entleert, eine Stimme habe ihm bereits eröffnet, Gott habe »ganz Hamburg versterben lassen«. Als ich meinte, er müsse sich ja wie der letzte Mensch vorgekommen sein, meinte er schlagfertig: »Ja, wie der letzte Mensch und wie der letzte Trottel, seither bin ich da vorsichtig.« Es können aber auch einzelne Personen dem Untergang geweiht sein. Besagter Patient begrüßte mich eines Tages: »Der Teufel ist doch ein Schwein.« Zu Hause habe eine vertraute Stimme ihn wissen lassen: »Du brauchst nicht loszugehen, Dr. Schödlbauer ist leider verstorben«, dabei habe die Stimme doch »echt wie die vom lieben Gott geklungen«. Ob diese »Sterbeeinbildung« wirklich Unheil für ihn bedeutet hätte oder es dabei irgendwie doch um die eigene heile Haut ging, das muss offenbleiben: Dieser Mann sah unserem Termin nach der vorherigen Sitzung, die er wohl als sehr anstrengend empfunden hatte, zwiespältig entgegen; etwas in ihm zog offensichtlich mein Ableben vor – ein Wunsch, der bei diesem immer freundlichen Mann nur als Stimme laut werden konnte.

Das Numinose in der Gegenübertragung

Die psychotische Überwältigung durch das Numinose, von der Hans Jörg Weitbrecht (1948, S. 34) spricht (siehe auch Erichsen 1974, S. 191), sie kann auch auf das Gegenüber übergreifen. Der Therapeut kann sich in der Therapie von Schizophrenen momenthaft selbst wie tot, aber auch begeistert fühlen.

Aus seiner interaktionalen Perspektive schlägt Johann Glatzel vor, das Gefühl des Numinosen, den »sensus numinis«, differenzialdiagnostisch zu nutzen. Anders als bei der symptomarmen hebephrenen Form der Schizophrenie spüre man im Kontakt mit einem wahnhaften Patienten »jenes Numinose des Schizophrenen« (Glatzel 1970, S. 329): das Numinose als ergreifendes Gegenübertragungsgefühl eines vom Numinosen seinerseits ergriffenen Patienten. Mit Weitbrecht könnte man sagen, dass Psychosetherapeuten eine Form des Fascinans in Gestalt des »fremdartige[n] Numinosum der Wahnwelt« erfahren können (zitiert nach Moldzio 2004, S. 86). Freerk Erichsen (1974) wendet dagegen kritisch ein: Der Behandler erfahre im Kontakt mit religiös Wahnhaften nur das Numinose im Sinne des »Heiligen« in sich, das der religiös Wahnkranke gerade vermissen lasse!

Eine der Gründungsfiguren einer sich akademisierenden Psychiatrie, Karl Wilhelm Ideler (1795–1860), bewegte sich noch ganz im theologischen Diskurs. Er feiert den religiösen Wahn als Ausdruck einer »grenzenlosen Sehnsucht nach dem Göttlichen [...], eine der großartigsten und mächtigsten Erscheinungen des Lebens« (Ideler, zitiert nach Pfaff 2008, S. 6). In seiner Beschreibung durchdringt seine Erschütterung das beobachtete Phänomen, sodass es, meint Erichsen, schwer sei, »sein [Idelers] eigenes Fascinans, Tremendum, Mysterium und Majestosum (als Element des Gefühls des Heiligen nach R. Otto) von dem des Beobachteten zu unterscheiden« (Erichsen 1974, S. 192).

Ähnlich hat Hans Heimann beschrieben, wie er sich in seiner eigenen Gegenübertragung in der Behandlung von Psychotikern mit religiösen Erlebnissen hin- und hergerissen fühlt: Am Anfang ertappt er sich dabei, wie

er »ergriffen aufhorcht«, bis er sich von einem »öden Gefühl beschlichen« erlebt, »wenn unmittelbar neben dem Erhabenen das Banale, Lächerliche und sogar Abstoßende wuchert« (HEIMANN 1956, S. 31) – ein »Nebeneinander des Banalen und Erhabenen« (BLANKENBURG 1965, S. 297), das auch Blankenburg als pathologisches Zeichen wertet.
Muss man sich jedoch an diesem Nebeneinander stören, denn: Ist es wirklich ein Ausweis gegen eine »echte« religiöse Erfahrung? Friedrich Nietzsche würde vielleicht sagen, gerade dieses Nebeneinander von Banalem und Erhabenem heilige alle Dinge. Erichsen geht sogar so weit, dass er bestreitet, dass Schizophrene in ihrer psychischen Krise überhaupt »echte« religiöse Erfahrungen machen, ein Wissensanspruch, der uns als solcher schon skeptisch machen sollte. Dennoch ist sein Hinweis auf die Gefahr der Mystifizierung von Psychosen ernst zu nehmen.

Sein wie Gott ...

Ein Autor, der sich dem Vorwurf religiöser Verklärung von Psychosen ausgesetzt sieht, ist Ronald Mundhenk. Auch er orientiert sich in seiner Dissertation zum religiös gefärbten Erleben von Psychotikern an Rudolf Ottos weitem Begriff des »Heiligen«. Mundhenk stellt sich in die Tradition des Antipsychiaters Ronald D. Laing, der Psychosen als eng verbunden ansah mit jenen »Erfahrungen des Göttlichen, welche der Ursprung aller Religion sind« (Laing, zitiert nach MUNDHENK 2007, S. 178).
Mundhenk berichtet, dass ihm in seiner seelsorgerischen Tätigkeit in der Klinik in Heiligenhafen aus der Phase beginnender florider Psychosen häufig religiöse Erfahrungen zugetragen würden, die einige Betroffene später als einen ersten »Anruf Gottes« verstehen (ebd., S. 69). Aber nicht jede psychotische »Überwältigung« durch etwas »Numinoses« werde von den Betroffenen zu einem religiösen Wahn »weitergesponnen«, wie Mundhenk fast bedauernd zu sagen scheint. Ein religiöser Wahn kann zwar aus Sicht des Seelsorgers als sinnstiftend begrüßt werden, ja als Antwort auf den Anruf womöglich verklärt werden, bedeutet aber unter Umständen eine Chronifizierung des Wahns. In der Sprache des Theologen heißt Letzteres: »Sie stabilisieren sich in explizit apologetischer Absicht« (ebd., S. 79), das heißt, die Wahnkranken befestigen ihren Wahn gegen mögliche Einwände und gegen den Anspruch der Realität, indem sie ihre psychotischen Symptome und ihre innere Wandlung aus der christlichen Heilsgeschichte her verstehen.
Ronald Mundhenk kann sich in seiner spirituellen Sichtweise auch auf die Sicht des Psychiaters Hermann LENZ (1973, 1976) berufen, für den im initialen

Erleben der akuten Psychose ein »religiöser« Zug liegt, eine Erscheinung des Numinosen. Auch August Wetzel sieht bei Schizophrenen eine »Tendenz zum Religiösen, zum Kosmischen, zum Metaphysischen« (WETZEL 1922, S. 411, Anmerkung). Die (Vor-)Form des Numinosen, die Otto als eine dämonische beschreibt, reformuliert Lenz als Verfolgungswahn, als Besessenheit vom *numen*. Neben Lenz sieht auch Harald Feldmann in den »magisch-mythischen Wahngedanken Schizophrener« (FELDMANN 1966) keine zufälligen Inhalte schizophren veränderten Erlebens, kein zufälliges Wahnthema, sondern die typische Ausdrucksform des Schizophrenen, da zwischen dem magisch-mythischen Numinosen und der psychotischen Veränderung eine strukturelle Verwandtschaft bestehe. »Die schizophrene Erlebensstruktur zieht also eine bestimmte Wahngestalt herbei. Das Unverständliche wird als Numinoses genommen« (FELDMANN 1966, S. 83).

Numinoses begegnet ihm zufolge also in magisch, spiritistisch aufgefassten Erlebnissen – dem Dämonologischen Ottos – wie auch im engeren Sinne im religiösen Wahn. Man muss Ottos theologisch wertende Unterscheidung des eigentlich Numinosen (Heiliges) und des Abfalls davon, des Absenkers des Numinosen zum Beispiel in der Psychose, nicht teilen, sondern kann vermuten, dass sich im Spiritistischen das Spirituelle mit-teilt.

Feldmann führt eine 55-jährige Patientin ins Feld: Sie erlebte sich als bereits verstorben, Gott spreche aus ihrem Mund und bewege von innen ihre Körperhülle bis dahin, dass er den gefüllten Darminhalt nach außen drücke, »auch das Abputzen macht er mit. Gott ist sehr sauber« (FELDMANN 1966, S. 24). Feldmann erkennt bei beginnenden Psychosen öfter echt religiöses Erleben, sieht bei einer seiner Patientinnen zwar nicht das Erleben unmittelbarer Gottesfülle wie bei Mystikern, wohl aber eine Form von numinosem Einssein mit dem Allmächtigen.

Angesichts der »*Energie* des Numinosen« (OTTO 1979, S. 27), der Rudolf Otto in seinem Buch *Das Heilige* einen eigenen Abschnitt widmet, nimmt es nicht wunder, dass zum Beispiel die antipsychotische Behandlung mit Elektrokrampftherapie von dieser Patientin »als Numinosum« erlebt wird (FELDMANN 1966, S. 32). Auch der Technik mit ihren ungeahnten Möglichkeiten eignet etwas Numinoses – Feldmann spricht nicht zufällig vom »Fascinandum der Technik« und führt den Dichter Johann August Strindberg an als prominentes Fallbeispiel für das Nebeneinander eher magisch-dämonologischer und technisch erlebter Beeinträchtigung in der psychotischen Krise.

Das Numinose ist nach Lenz kein zufälliger Inhalt des Wahns, kein kulturspezifisches Füllsel. Vielmehr sei es die Überwältigung durch das Numinose, was, bei einer entsprechend »genetisch und psychodynamisch disponierten Person«, psychotisch dekompensieren lasse (LENZ 1973, S. 347).

Einerseits sagt Lenz im Anschluss an den japanischen Psychiater Bin Kimura, dass beim Schizophrenen »das Numinose sich inmitten des schizophrenen Seins bloßlegt und von seinem Grund aus zu beherrschen droht« (LENZ 1981, S. 180); andererseits vermutet er aber gerade bei Schizophrenen eine »gestörte Teilhabe an der Transzendenz« des Numinosen (ebd., S. 181). Das muss kein Widerspruch sein, denn Teilnahme setzt vielleicht noch jene Distanz und jenes Ver-hältnis zum Göttlichen voraus, das es meines Erachtens braucht, um sich nicht in der *All-Ein*igkeit zu verlieren. Wie es bei einem Patienten von Jaspers heißt: »Denn ›Götterspeise‹ war nichts für sterbliche Lippen. Sie wirkte zerstörend für das tier-menschliche Selbst, zerspaltete es in seine Teile« (Jaspers, zitiert nach MUNDHENK 2007, S. 172).
Für Hans Heimann ist Friedrich Hölderlin ein Beispiel dafür, dass die »Begegnung mit dem Göttlichen vernichtend sein kann« (HEIMANN 1956, S. 29). Auch Ideler sah im Religiösen an sich die »Gefahr der Geisteszerrüttung, damit der Mensch erkennen lerne, daß der Heilige auch eine tötende Kraft besitzt, wenn mit dessen Gesetz sein Wesen im Widerstreit steht« (Ideler, zitiert nach HEIMANN 1956, S. 29).
Ähnlich wie Lenz sieht Mundhenk in der beginnenden akuten Psychose eine metaphysisch-spirituelle Erfahrung. Aber im Unterschied zu Lenz sagt Mundhenk, der Erkrankte werde in der Psychose »zum Zeugen eines transzendenten Geschehens« (MUNDHENK 2007, S. 202). Für ihn als Seelsorger ist der Schizophrene »homo religiosus« (S. 206), die Schizophrenie stellt sich als »morbus sacer«, als heilige Krankheit, dar (S. 8). Darin kann man eine Tendenz zur Verklärung des Psychotischen und eine »theologisch aufgeladene Mythisierung der Erkrankung« sehen (PFAFF 2008, S. 73).

Ekstase

Im Buch Mundhenks dominieren eher begeisterte Berichte, bis hin zur ekstatischen Verzückung, die sehr weit gehen kann: »Die Verleiblichung und Erotisierung der numinosen Welt ermöglicht Begegnungen vielfältiger Art und Intensität. Der Bogen reicht von bräutlich-asketischer Christusminne bis hin zu ausgesprochen orgiastischen Erlebnissen« (MUNDHENK 2007, S. 149), etwa in der sogenannten Gottesbuhlschaft. Wie eine Patientin schreibt: »Habe mit Gott geschlafen [...]. Ich bin seine Tochter. Jesus ist mein Bruder. Meine Mutter ist Maria und mein Vater ist Josef« (ebd., S. 120).
Hundert Jahre zuvor schreibt Adolf Hoppe: »Was wäre jede historische Religion ohne die Entrückungen, Visionen und sonstigen unmittelbar sinnlich erlebten ›Offenbarungen‹ ihrer Stifter und bevorzugten Heiligen?« (HOPPE 1919, S. 142). Das geht bis hin eben zur Unio mystica, hier als sexuelle

Vereinigung mit Gott selbst. Es wird oft darauf verwiesen, dass sinnliche Vereinigungen der gläubigen Seele mit Christus auch in der mittelalterlichen »Brautmystik« in teils sehr derber Weise beschrieben seien (siehe das Beispiel bei Weitbrecht 1948, S. 111). So spannt Weitbrecht einen Bogen vom »feierlichen Orgasmus« in den Gesichtszügen der heiligen Therese, wie sie Bernini in Stein gemeißelt hat (ebd., S. 114), bis zu ekstatischen Erlebnissen in der Psychose. »Es habe ihr die Schenkel auseinandergedrückt, und sie sei beinahe zersprungen, so sehr habe sie sich ausgedehnt« (Weitbrecht, zitiert nach Mundhenk 2007, S. 51). Schon Hans W. Gruhle beschreibt die Ekstase als etwas, was »das Gefäß des Leibes zu sprengen droht« (zitiert nach Weitbrecht 1948, S. 108).

Ekstatische Erlebnisse mystischer Art und solche bei beginnenden Psychosen lassen sich nach Weitbrecht, Lenz und Mundhenk kaum differenzieren, besonders wenn sie auf die sexuelle Sphäre übergreifen: Ich-Grenzen erweisen sich auch im Orgasmus als löslich (siehe Weitbrecht 1948, S. 111). Über der Ähnlichkeit des Ekstaseerlebnisses vergisst man leicht den unterschiedlichen Rahmen, die soziokulturelle Einbettung und rituelle Praxis in der Mystik. Christliche Brautmystik ist eine Erscheinung des Mittelalters – durch Fasten, Gebet, Isolation provoziert und vermutlich an dissoziative Bewusstseinszustände gebunden –, was sie von ähnlich orgiastischen Erscheinungen in der schizophrenen Vereinigung mit Gott unterscheiden dürfte.

Rudolf Otto würde vermutlich sagen, der sexuelle Höhepunkt biete so etwas wie einen Vorgeschmack der Unio mystica, sei dessen »Entsprache« – zumindest hat er das Komplexgefühl des Heiligen mit dem des Erotischen verglichen (Otto 1979, S. 61 f.). Otto würde den Orgasmus wohl als affektives »Deute-Zeichen« gelten lassen, es aber zugleich unter die »apokryfen Absenker und Zerrbilde des numinosen Gefühles« (ebd., S. 33) rechnen, ebenso wie das Gruseln. Weitbrecht reklamiert für das Sexuelle selbst das Numinose und erklärt das »Genitale als solches [zum] Träger des Numinosen« (Weitbrecht 1948, S. 34). Bereits 1922 ist für Alfred Storch »in der erotischen Mystik unserer Kranken das triebhaft Sexuelle nicht nur Gleichnis der mystischen Unio, sondern aufs innigste mir ihr verwoben« (Storch, zitiert nach Mundhenk 2007, S. 52).

Eine Patientin, die ihren attraktiven Gatten gleichsam anbetete, litt sehr unter dessen Fremdgehen. Diese früher nie sehr religiöse Frau entwickelte bezeichnenderweise in der Psychose einen »Karel-Gott-Wahn«. In dem Sänger Karel Gott sah sie den Vater ihres ersten unehelichen Kindes, erwartete die Ehe mit dem Schlagersänger und erklärte sich zur zweiten Mutter Gottes (Pürgyi/Hegedic 1975, S. 237). Anbetung kennt man in der Religion wie in der Liebe.

Bei Ronald Mundhenk bekommt die »Theologie der Schizophrenie« etwas – wie ich finde, im besten Sinne – Schlüpfriges: Eine Patientin kommt auf ihren Seelsorger Mundhenk zu mit einem »Schlüpfer in der Hand [...] und fragt, ob es sein könne, daß sie mit Gott geschlafen hat. Später wird ihr dies zur Gewißheit. Sie fühlt sich ausgezeichnet als Gottes Lieblingsfrau« (Mundhenk 2007, S. 52).
Über solchen begeisterten, orgiastischen Begegnungen mit Gott als dem ganz Anderen vergisst man aber leicht, dass religiöse Wahnbilder oft mit Schrecken und Verstörung im Sinne des Tremendum verbunden sind. Von einer »Leidensinjektion« (Feldmann 1988, S. 16) ist bei einer Patientin die Rede; der religiöse Wahn kann in eine Untiefe an Schuld stürzen, die nicht mehr sühnbar scheint, wie im depressiven Wahn.
Es ist – theologisch wie seelsorgerisch – mutig, wie Mundhenk die »Grauzone« zwischen Glaube und Wahn (Mundhenk 2007, Vorwort), zwischen Glauben und Wähnen auslotet und konzediert, »wie schmal der Grat zwischen religiös-wahnhaften Überzeugungen und pathologisch unverdächtiger Frömmigkeit sein kann« (ebd., S. 94). Dieser schmale Grat sollte auch den Kliniker vorsichtig in seinem Urteil machen.

Religiöse Konversionserlebnisse und psychotische Kon-Versionen

Religiöse Erweckungen wie psychotische Krisen können gelten als »Numinosa von stärkster Wandlungskraft« (Weitbrecht 1948, S. 125). Psychosen und deren Verarbeitung wurden folgerichtig in Analogie zur »Konversion« aufgefasst, Konversion hier verstanden im theologischen Sinne als Umkehr, vom Unglauben zum Glauben oder von einem Glauben zu einem anderen.
So durchlebte eine Schweizerin eine Zeit von Gleichgültigkeit und Gefühllosigkeit – plötzlich sah sie sich zunächst vom Satan heimgesucht und dann, in Bekehrung begriffen, den Weltuntergang kommen und folgte der Berufung, dies dem Großen Rat von Lausanne zu verkünden (Bychowski 1923, S. 7). Man kann annehmen, dass die beklagte Gefühllosigkeit, der Affektentzug und der Abzug der libidinösen Besetzung von der Welt, wie Freud sagen würde, wahnhaft als Weltuntergang erfahren wurde. Eine »Kehre« markiert hier die religiöse Wendung des Erlebens, in der Kehre wendet sich diese Frau den anderen wieder zu, dem Rat von Lausanne und von da allen Menschen. Nun hat sie als Prophetin von Gott eine Mission, nämlich die Berufung, ihren Mitmenschen das Weltenende zu verkünden. Nach der

Bekehrung entpuppt sich ihr die Phase der Fühllosigkeit im Nachhinein als Heimsuchung des Satans.

Es ist dies die erste Fallgeschichte, mit der Gustav Bychowski sein Buch *Metaphysik und Schizophrenie* (1923) mit Fällen einleitet, die er als schizophrene »Bekehrungserlebnisse« versteht. Hier sind auch jene Fälle versammelt, die dem Psychoanalytiker Paul Schilder schon sechs Jahre zuvor Anlass gaben, über die Analogie von religiöser Konversion und Wahn nachzudenken (SCHILDER 1918, S. 36). Über Verwandtschaft und Unterschied von psychotischer Wandlung und »normaler« Bekehrung als Formen, vom Religiösen ergriffen zu werden, ist in der Folge immer wieder nachgedacht worden. Kurt Schneider schreibt: »Wenn nun solche [psychotischen] Prozesse mit religiösen Inhalten anfangen und auch weitere religiöse Inhalte behalten haben, kann das ganze Geschehen die Form einer *Bekehrung* haben« (zitiert nach PFAFF 2008, S. 7).

Von »Parallelen zwischen der Wahnbildung beim späteren Schizophrenen und der Festigung des Glaubens beim ›Gesunden‹ nach seiner Bekehrung« spricht auch Eugen Kahn (nach MUNDHENK 2007, S. 182). Dass eine schizophrene Erkrankung die »Form« einer Bekehrung annimmt, heißt aber nicht schon, dass sie mit einer religiösen Bekehrung identisch ist. Hans Jörg Weitbrecht hat sich zu dem Thema habilitiert. Er will zum Beispiel die kurz andauernde Erschütterung von der Wandlung unterschieden wissen, welche die Persönlichkeit, ihre Werte und ihre Einstellung dauerhaft verändert (WEITBRECHT 1948, S. 23).

Worin besteht die Analogie zur »normalen« Konversion?

Eine Konversion zum Glauben ist ein Geschehen, zuweilen angestoßen von einem einmaligen Erlebnis von Offenbarung oder Berufung, welches das Leben, die eigene Orientierung, dauerhaft verändert. Auch psychotische Krisen können in grundlegender (aber auch: abgründiger) Weise das Bild verändern, das man bisher von sich, von der eigenen Aufgabe, von den anderen, von der Welt hatte, aber auch von dem, was darüber hinausgeht, also davon, was man gemeinhin das »Transzendente« nennt. Wie Christian Scharfetter sagt: Selbst- und Weltbilder können sich wandeln, in der religiösen Konversion (SCHARFETTER 2003, S. 5), aber auch in der Psychose. Hemmo MÜLLER-SUUR (1962) spricht vom »Schizophrene[n] als Ereignis«, ein Ereignis, von dem man aber sagen müsste, dass es oft genug den Zug eines Ent-Eignisses hat.

Im Unterschied zu anderen Begebenheiten, die sich im Leben datieren lassen, ist ein derart ausgezeichnetes »Ereignis« typischerweise mit einer Veränderung der »Zeitigung« verbunden, die auch sonst bei Psychosen öfter beschrieben worden ist. Dabei wird auch die Vor-Zeit dieses Ereignisses vom Ereignis her umgedeutet (etwa in Form von Wahnerinnerungen, retrospektiv »erkannten« Vor-Zeichen der Berufung etc.). Neben dem veränderten Zeiterleben werden auch Zeitmesser anders wahrgenommen: Eine 17-jährige Patientin sah, wie die Uhr ruckwärts, verkehrt, laufe – eine Ankündigung des Jüngsten Tages, die Gestirne bewegten sich abhängig von ihren Gedanken, der Himmel war so überrot, sie sah eine Art »Morgenstern« mit einem Schweif – wie ein Weltwunder –, worin sie die Warnung Gottes vor einem Suizid sah ... (Schmidt 1941, S. 574).

Auf die Ähnlichkeit der wahnsinnigen Wandlung mit der »normalen« Konversion hat Hans Heimann hingewiesen: Schon das Phänomen religiöser Bekehrung sprenge die Frage nach gesund oder krank (Heimann 1956, S. 29). Wolfgang Blankenburg schreibt bezeichnenderweise von einer »Psycho(patho)logie der Bekehrung« bei Gesunden (Blankenburg 1965, S. 285).

Der Vergleich von Konversion und Wandlung in der Psychose muss sich keineswegs auf religiös gefärbte Psychosen beschränken, als »Konversion« im Sinne Scharfetters lässt sich auch die Wandlung durch eine chronisch wahnhafte Psychose anderen Inhalts begreifen: eine querulatorisch wirkende Wahnentwicklung, ein Verschwörungswahn, ein Erfinderwahn – ja, selbst ein Liebeswahn. Der in Gestalt eines Wahneinfalls aufkommende Auftrag – wie Lenz schreibt –, »Erfinder, Apostel oder Mörder« zu werden (Lenz 1976, S. 113), kann öfter einen Wandel der Persönlichkeit einleiten, was an die Art und Weise erinnert, wie Personen durch religiöse Erweckungserlebnisse eine Konversion erfahren können.

Wahnbrüder und Wahnschwestern im Herrn

Eine Linie möglicher Unterscheidungen zwischen Wahn und religiösem Glauben kann man darin sehen, ob die Glaubensinhalte, die mit Gewissheit vertreten werden, in einem Kollektiv, einer Gemeinschaft des Glaubens, aufgehoben sind oder singuläre Überzeugungen bleiben. Thomas Haenel schreibt dazu sehr schön, »daß es zwar ›Glaubensbrüder‹, jedoch keine ›Wahnbrüder‹ gibt« (Haenel 1983, S. 302); dennoch führt er mit der »folie à deux« und dem religiösen Massenwahn zugleich die Ausnahmen von dieser Regel an.

Fälle induzierten Wahns sind zwar relativ selten, aber unter diesen Fällen finden sich nicht zufällig öfter solche eines religiösen Inhalts. Es kann dann eine Art Glaubensgemeinschaft durch einen primär Wahnhaften induziert werden, sodass sektenartige Zusammenschlüsse entstehen, sofern der Wahn geeignet ist, andere mit dem »Geist« des Numinosen anzustecken und religiöse Bedürfnisse Dritter zu befriedigen; damit kann die psychotische »Konversion« des Induzenten zu einer religiösen Konversion seiner Wahn-Gemeinde führen (siehe Fälle bei SCHÖNFELDT 1894, S. 203).
Meist bleibt so ein geteilter Wahn aber in der Familie, die Induktion entsteht meist auf der Basis sehr enger Bindung mit nur marginalen Außenkontakten. L. M. Woltring schildert den Fall einer komplizierten wechselweisen Induktion des Wahns zwischen einer Frau und ihrem Ehemann, die beide stark religiös gewesen sein sollen. Die Ehefrau erlebte sich in ihrer paranoiden Schizophrenie von kommunistischen Mächten bedroht. Ihr Mann suchte ihren Wahn gleichsam gesundzubeten und ihm mit dem Appell an den gemeinsamen Glauben und mit Gottes Hilfe beizukommen; schließlich entwickelte er in dieser Sorge um seine psychotische Frau selbst Beziehungsideen.

» In einer Vision sah er plötzlich den Heiland mit dem Kreuz, der ihn aufforderte, zu sterben und sich ihm hinzugeben. Der Pat. willigte ein und fühlte sich dann als das auserkorene Werkzeug in der Hand Gottes. In seinem Wahn assimilierte er sogleich den wichtigsten Wahninhalt seiner Frau. Der Antichrist ist geboren, die Kommunisten beherrschen die Welt « (SCHARFETTER 1970, S. 100).

Mit dieser Wahnbildung war die für den Ehemann befremdlich weltliche, politische Verfolgungsidee der Ehefrau als Teil religiösen Geschehens aufgehoben, und die Ehefrau schloss sich nun dieser durch den Ehemann christianisierten Version ihres Verfolgungswahns an. Den Kampf gegen den kommunistischen Antichristen nahm das Paar auf, indem es in einer Art »Ritualmord« ihr Kind »schlachtete, um dessen Fleisch zu essen und sein Blut zu trinken« (ebd., S. 125) – wohl in der wahnhaften Idee, so die Apokalypse aufzuhalten, der das Erscheinen des Antichrist vorhergehen soll. Hier lassen sich Induktor und Induzierter des Wahns nicht trennen, es ist eine Art Vermählung des Ehepaars im Wahn, verbunden mit einer kannibalistischen Kommunio: das Paar verbunden im »symbiontischen« Wahn und in der Eucharistie des Anti-Christ, ihres gemeinsamen Kindes. Hier wird das Tremendum grauenhaft.
Der religiöse Wahn spielt in der Beziehung zu Gott und zum Ende der Dinge eine Rolle. Die Grundfragen der Philosophie sind für Immanuel KANT (1800, S. 25; siehe 1974, S. 728):

- »Was kann ich wissen?« – für Kant eine Frage der Erkenntnistheorie (und eine Frage, die dem Wahnkranken in seiner Wahngewissheit fremd ist).
- »Was soll ich thun?« – eine Frage der Ethik (eine Frage, die in der psychotischen Ambivalenz und Ambitendenz sich quälend auf alles, auf jede Kleinigkeit erstrecken kann).
- »Was darf ich hoffen?« – eine Frage der Religionsphilosophie (die im religiösen Wahn durch Offenbarungen »gelöst« und endgültig beantwortet zu sein scheint).
- »Was ist der Mensch?« – eine Frage der Anthropologie.

Mit dem zuletzt genannten Punkt sind wir bei der Frage, die der Wahn in rigoroser Weise stellt. Doch damit nicht genug: Der Wahn ist das Phänomen, das nicht nur den Betroffenen infrage stellt, was sein Selbstverständnis, sein In-der-Welt-Sein, seine Beziehungen betrifft, er stellt auch sein Gegenüber infrage, darüber hinaus aber den Menschen ganz allgemein und die Idee vom Menschen.

Wahn: der infrage gestellte Mensch

Die Verrückung des Menschen

Für die anthropologisch orientierte Psychiatrie gehören psychische Erkrankungen zum Wesen des Menschen. Das scheint in der einschlägigen Literatur umso mehr betont zu werden, wenn es um psychotische Erkrankungen geht – vielleicht weil sich das Irrationale, das einem im Ver-rückten begegnen kann, so schwer mit traditionellen Wesensbestimmungen des Menschen etwa als *animal rationale* (Descartes), als Vernunftwesen, in Einklang bringen lässt. Anthropologisch betrachtet stellt sich die Schizophrenie als klinisches Paradigma der Ver-rücktheit, als »Variante des Humanen« (Kisker 2007, S. 141) dar, als eine der »allgemeinen Möglichkeiten des Menschlichen« (Kisker 1976, S. 48), als »*Modus* des Menschlichen« (Kisker 2007, S. 140; siehe Kisker 1976, S. 50).

Die Art, wie dieser Grundgedanke bei Vertretern der anthropologischen Psychiatrie wiederholt wird, hat etwas Beschwörendes. Mich interessiert dabei, was damit eigentlich beschworen werden muss. Ketzerisch gefragt: Ist die Variante des Humanen selbst noch Teil des Humanen? Bei Karl Peter Kisker verdienen die Variationen des Gedankens vom Verrücktsein als Möglichkeit des Menschen Aufmerksamkeit, weil in ihnen spürbar wird, dass hier etwas insistiert, was problematisch bleibt im besten Sinn. Geht es dabei doch um eine Problemstellung, die es verlangt, entfaltet und in ihrer Ambivalenz ausgehalten zu werden, weil sie meines Erachtens nicht einfach »gelöst« werden kann.

Karl Peter Kisker spricht die Schizophrenie an als »Modifikation, als Variante und Möglichkeit des Menschlichen« (Kisker 2007, S. 123). Für uns ist es eben eine »irritierend *abgewandelte* menschliche Möglichkeit« (ebd., S. 130). »Wir versuchten, das Verrückte aus dem Menschlichen schlechthin zu denken. So gesehen, ist der Verrückte Grenzfall unseresgleichen« (ebd., S. 140). Doch was bedeutet hier Grenzfall? Dass der Psychotiker womöglich »grenzwertig« Mensch ist? Oder umgekehrt, dass das Ver-rücktsein das Wesen des Menschen irgendwie (mit) ausmacht? Was bedeutet dann aber ein solcher Grenzfall für das Wesen des Menschen? Kisker spricht von der »grundsätzliche[n] Verrückbarkeit des Menschen, die Verrücktheit als

Modifikation des Menschlichen überhaupt« (ebd., S. 135). Zugespitzt gesagt, könnte eine solche Modifikation des Menschlichen überhaupt dazu angetan sein, unsere landläufige Auffassung vom »Wesen« des Menschen selbst zu tangieren, zu verändern, zu ver-rücken.

Die Redeweise von der Modifikation des Menschlichen kann aber auch einen anderen Zungenschlag bekommen: Es könnte bedeuten, dass ein »Verrückter« aus der Art des Menschen schlagen kann. Das humanistische Credo, wonach der Wahnsinn zum Wesen des Menschen gehört und einen entsprechenden Horizont des Verstehens (Blankenburg) und Weisen humaner Behandlung verlangt, beschwört die mit diesem Gedanken dialektisch verbundene Möglichkeit, den Wahnsinn nicht nur zum Grenzfall des Menschlichen zu erklären und darin ein »Grenzproblem menschlichen Seins« (Lenz 1976, S. 7) zu sehen, sondern den Grenzfall aus dem Menschlichen auszugrenzen. Dieser Dialektik und ihren Implikationen möchte ich abschließend nachgehen.

Nehmen wir zunächst an, dass das Verrückte eine Wesensmöglichkeit des Menschen ist, dann hat das Folgen für die Anthropologie. Pointiert findet sich das in einem Aphorismus von Georg Christoph Lichtenberg (1742–1799), der zur Londoner Irrenanstalt schreibt: »Aus der Narrheit der Menschen in Bedlam müßte sich mehr schließen lassen, was der Mensch ist, als man bisher getan hat« (Lichtenberg 2013, S. 148). Ideler erklärt gar die Irrenhäuser zu »Hochschulen der anthropologischen Forschung« (zitiert nach Scharfetter 2003, S. 10). Wenn man das ernst nimmt, was lehrt uns dann das Beispiel des Wahns über den Menschen?

Wähnen lässt sich als dem Menschenwesen eigene Möglichkeit betrachten. Dieser Gedanke erschöpft sich nicht in der Angabe von Prävalenzraten für paranoide Syndrome in der Bevölkerung. In der radikalisierten Form heißt es: Die »Paranoia wohnt dem Menschen inne« (Lau 2011, S. 230), Argwohn sucht den Menschen je schon heim und bildet den Keim von Wahnbildung. »*Der Mensch ist grundsätzlich wahnfähig*« (Scharfetter 2010, S. 213; siehe auch Scharfetter 2003, S. 21). Damit wäre das Wähnen dem Menschen *als* Menschen eigen; und dann müsste sich auch die philosophische Anthropologie der Problematik der Paranoia annehmen (siehe Schmidt-Degenhard 1998, S. 321). Diesem Gedanken geht der Philosoph Friedrich W. J. Schelling (1775–1854) auf den Grund: »Der Wahn tritt aus der Tiefe des menschlichen Wesens hervor, er kommt nicht in den Menschen hinein – es ist offenbar etwas de potentia schon Daseyendes« (zitiert nach Kolle 1957, S. 40). Und Kolle kommentiert das so: Der »Wahn liegt bereits im menschlichen Wesen; es bedarf nur eines Funkens, der ihn anzündet und die Flamme des Wahnsinns auflodern läßt« (Kolle 1957, S. 40 f.).

Eine Reihe von Psychiatern hat den Wahn in diesem Sinne als allgemeine Reaktionsmöglichkeit des Menschen aufgefasst (siehe Berner 1965, S. 32; Kahn 1929, S. 438), als im Wesen des Menschen begründete Möglichkeit des Welt-Selbst-Verhältnisses (Burkhardt, zitiert nach Blankenburg 1965, S. 289; siehe Schmidt-Degenhard 2011, S. 36).
Diese Sichtweise der dem Menschen eigenen Ver-rückung scheint mir anschlussfähig an zwei Grundannahmen:

1. Die Annahme einer Kontinuität zwischen psychotischen Erfahrungen und Erlebensformen, die viele von uns kennen.
So sehen kognitiv-verhaltenstherapeutische Behandlungsansätze normalpsychologische Überzeugungen nur dem Grad nach unterschieden von als psychotisch diagnostizierten paranoiden Gedanken (eine Ansicht, die ich nicht teile, weil ich von qualitativen und nicht nur quantitativen Unterschieden zwischen dem Wahn und nicht wahnhaften Phänomenen ausgehe). Man denke hier ebenfalls an dimensionale Ansätze in der Diagnostik, die beispielsweise zwischen überwertigen, fixen Ideen, wie man sie in der Normalbevölkerung durchaus verbreitet findet, und Wahnideen einen gleitenden Übergang annehmen und keinen kategorialen Unterschied gelten lassen. Man kann hier auch an Ernst Kretschmers Annahme eines Übergangs zwischen »normalen« Beziehungsgefühlen über die Beziehungsneurose bis zur wahnhaften sensitiven Form des Beziehungswahns denken.

2. Annahmen der psychoanalytischen Entwicklungspsychologie, wonach wir alle schon als Säuglinge in einem »paranoiden« Modus leben.
Die Kinderanalytikerin Melanie Klein geht davon aus, dass jeder Säugling bis etwa zum dritten, vierten Lebensmonat in einer sogenannten paranoid-schizoiden Position lebt, in der psychische Mechanismen der Spaltung vorherrschen. Gemeint ist damit die Spaltung psychischer Repräsentanzen in »gute« Teilobjekte (insbesondere die nährende Brust) und als verfolgend erlebte »böse« Teilobjekte (sich versagende, ausbleibende Brust) und fantasierte »Angriffe« gegen diese bedrohlich erlebten Objektfragmente. Eine solche Trennung von »gut« und »böse«, von als solidarisch empfundenen Personen und den feindlichen Verfolgern, ist typisch für den Wahnhaften, sodass man in der Spaltungsbereitschaft eine anthropologische Wurzel der Wahnbildung sehen kann.

Der kleinianischen Schule zufolge kommt es am Anfang des Lebens zu frühen paranoiden Ängsten und Fantasien, wobei die Psyche von inneren Spannungszuständen und Sinnesreizen (Bions Beta-Elementen) überflutet wird – ein Geschehen, das in der floriden Psychose wieder vorherrscht, das aber jedem von uns in jenen Psychosesekunden oder Psychoseminuten begegnet, von denen Harry Stack Sullivan spricht (Racamier 1982, S. 55).

Nach Klein ist, anthropologisch gewendet, davon auszugehen, »dass psychotische Merkmale der menschlichen Psyche inhärent sind« (Schuster 2013, S. 98). Dieses desintegrierte »psychotische« Geschehen in der paranoid-schizoiden Position nimmt in der depressiven Position ab, bei der es zu einer allmählichen Integration der Affekte und der Teilobjekte kommt, sodass so etwas wie eine inter-personale Beziehung zu »Ganzobjekten« möglich wird.

Wilfred R. Bion geht im Anschluss an Klein davon aus, dass es bei jedem Menschen psychotische und nichtpsychotische Anteile gibt, die sich wechselweise verdecken können. Behandlungstechnisch versucht er, auch in der Analyse neurotischer Patienten solche »Psychosesekunden« wahrzunehmen und zu bearbeiten. Anthropologisch würde das bedeuten, dass mikropsychotische Prozesse als psychotischer Anteil jedem Menschen eigen sind.

Die Scheu, die einen bei der Begegnung mit psychotischen Menschen überkommen kann, die Angst im Kontakt mit ihnen, könnte dann in unserer eigenen normalerweise verdeckten »Spaltungsbereitschaft« beschlossen liegen: »War der Schizophrene nicht vielmehr vergröberter Spiegel der grundsätzlichen Uneinheitlichkeit, Inkonsistenz, unausgeglichenen Ökonomie, Gefährdung für désagrégation, Dissoziation, Spaltung?« (Scharfetter 2012, S. 30).

Offen ist bis heute, was es ist, was einen »relativ konstanten Prozentsatz unserer Mitmenschen einer manifesten Spaltung anheimfällen [sic] läßt, einer Spaltung, die wir alle auch irgendwo aus unserem eigenen Wesen kennen, obschon sie uns nicht, allen sichtbar, verrückt hat« (Siirala 1961, S. 74). Psychodynamisch werden dafür bestimmte konstitutionelle Bedingungen (wie Frustrationsintoleranz, Übermaß innerer Spannung und destruktiver Impulse), destruktive Erfahrungen mit der Umgebung (Vernachlässigung, Traumatisierung), mangelnde Responsivität der bemutternden Person sowie das Fehlen einer triangulierenden väterlichen Figur diskutiert, was bei etwa einem Prozent zu manifesten schizophrenen Krisen führt.

Im Wahnerleben wird die »Gefahr einer inneren Vernichtung (Fragmentierung, ›Entseelung‹, ›Seelentod‹, ›Seelenmord‹) [...] zu einer äußeren Situation, in der ›gute‹ Objekte das Überleben sichern, während ›böse‹, verfolgende Objekte mit der Zerstörung der guten Objekte und des Selbst drohen. Das primitive Ich versucht mit dieser Bedrohung umzugehen, indem es radikal zu trennen, zu ›spalten‹ versucht, was ›gut‹ ist, von dem, was ›schlecht/böse‹ ist« (Schuster 2013, S. 88; siehe auch Kapfhammer 2001, S. 445). Dabei ist Spaltung nicht nur ein pathogener Abwehrmechanismus, sondern etwas, was Struktur und Orientierung verschafft und vor weiterer Fragmentierung schützen kann: So »gibt sich meines Erachtens die geschilderte paranoide

Position als eine grundlegende anthropologische Existenzform zu erkennen« (KAPFHAMMER 2001, S. 497).
Psychiatrisch gilt die erhaltene Realitätsprüfung als das, was den Nicht-Psychotiker vom Psychotiker unterscheidet. Die Fähigkeit zur Realitätsprüfung ist aber nichts, was man entweder hat oder nicht hat, es ist etwas, das wir immer wieder, schon morgens beim Erwachen, aufbieten müssen gegen die Tendenz zum »Psychotischen«, gegen das Wegdriften in Tagträume und Fantasien. Piet C. Kuiper meint dazu, wenn man bedenke, dass *reality testing* uns ständig vor Wahnbildung schütze, so sei »einem der Wahn kein Rätsel mehr. Die Mauer zwischen dem Menschen, der an einem Wahn leidet, und uns, diese Mauer, die ihn unserem Verständnis entzieht, ist dann geschleift und wir werden davon durchdrungen sein, wie sehr jeder von uns durch Verzerrung und unrichtige Erfassung der Realität bedroht wird, wenn unsere unbewußten Konflikte größer werden« (KUIPER 1967, S. 668).
Wolfgang Blankenburg geht da wohl noch weiter: Ihm zufolge ist die wahnhafte Entgleisung im Wesen des Menschen angelegt, ja mehr noch, sie gehört paradoxerweise zu den realitätskonstituierenden Akten! Im paranoiden Modus vollziehen sich Prozesse, ohne die kein Mensch auskommt: Es werden Hypothesen gebildet, Bedeutungen generiert und Komplexität reduziert. »Radikaler formuliert: Die normale Vorstellungs- und Urteilsbildung müßte sich als eine in statu nascendi aufgehobene Wahnbildung begreifen lassen« (BLANKENBURG 1987, S. 82).

Die Wahnarten als anthropologische Grundthemen

Der Wahn lässt Beziehungen erkennen, stiftet Zusammenhänge, bietet Erklärungen, zieht logische Schlüsse, lässt Bedeutsamkeiten erleben, der systematisierte Wahn macht gar einen vollkommen schlüssigen Eindruck und verschafft in innerer Verstörung wieder Orientierung. In dem Sinne gilt der zum Slogan erhobene Satz: Irren ist menschlich!
Dieses »Menschliche, Allzumenschliche« hat sogar einen traditionellen Psychiater wie Kurt Schneider dazu bewegt, in den typischen Wahnthemen der psychotischen Depression, im Schuldwahn (Sorge um die Seele), im hypochondrischen Wahn (Sorge um den Leib) und im Verarmungswahn (Sorge um die wirtschaftliche Subsistenz) den Ausdruck von Urängsten des Menschen zu sehen, die durch die Krise nur aufgedeckt würden (siehe

Janzarik 2011, S. 8) – zugleich hat er diesen zur depressiven Stimmung passenden Gedankenkreisen aber leider den Charakter eines echten Wahns abgesprochen. Aber auch der schizophrene Wahn als Inbegriff von Ver-rücktsein dekliniert in seinen Wahninhalten die Grundthemen des Menschen durch (siehe Kraepelin; zitiert nach Schipkowensky 1966, S. 23; Gross/Huber 2001, S. 101 f.). Alles das sind »Enthüllungen von anthropologischen Ordnungen und Strukturen« (Weitbrecht 1964, S. 175).

Sehen wir uns die verschiedenen Wahnformen im Hinblick auf diese anthropologischen Dimensionen an. Dabei zeigt sich, dass sich in den verschiedenen Wahninhalten Grundfragen, tiefe Ängste und Wünsche des Menschen spiegeln.

Im *Verfolgungswahn* ist der Wunsch des Menschen nach Sicherheit vorherrschend bzw. die Angst vor Bedrohung, der *Beeinträchtigungswahn* zeigt die Angst vor Versehrbarkeit des eigenen Körpers und vor geistiger Zerrüttung, im *Beobachtungswahn* ist der Schutz der Privatheit nicht gegeben, im *politischen Wahn* geht es um die Zugehörigkeit zu einer Gruppe, einem Staat und um den Kampf um Macht, im *Bestehlungswahn* um Sicherung von Besitz und Wahrung des Hausfriedens.

Wenn im *Beziehungswahn* die anderen über einen reden, geht es um das »Gerede des Man«, wie Martin Heidegger (1963) es nennt. Ist man erst Gegenstand des Geredes, kann sich das mit anderen Wahnideen verbinden, zum Beispiel einem *Erniedrigungswahn* moralischer Art, etwa der »Dirnenverdachtsidee« (Kehrer 1922, S. 318) bei einer Patientin, bei der das Private, das Intime, öffentlich wird. Im *Beziehungswahn* kann aber auch der Wunsch nach Beachtung Befriedigung finden. Wenn andere einem Zeichen geben und Andeutungen machen, dann schützt das vor der Angst, orientierungslos und bedeutungslos zu sein.

Es ist der *Größenwahn*, in dem sich der Wunsch nach Bedeutung, Anerkennung erfüllt; die Omnipotenz ist aber nur die andere Seite der Ohnmacht, ja der Angst vor Zerfall des Selbst – von daher die »Zwitternatur des Größenwahnes, von diesem Zerfall [der Person] wie von einem Schatten ständig begleitet zu werden« (Benedetti 1961, S. 28).

Im *Liebeswahn* geht es um den Wunsch nach Nähe und Aufgehobensein, im *Heiratswahn* eher um materielle Versorgungswünsche, im *Schwangerschaftswahn* erfüllt sich der Wunsch nach Generativität, im *Eifersuchtswahn* herrscht der Anspruch auf monogame Treue in Form unumschränkten Besitzanspruchs auf den Partner. Der *Abstammungswahn* fragt: »Wo komme ich her?«, und fantasiert typischerweise eine hohe Abkunft, verbunden mit dem Anspruch auf Besitz und Einfluss. Er ist das psychotische Korrelat normaler präpubertärer Fantasien, als Säugling vertauscht oder ausgetauscht, adoptiert worden zu sein, oder des Tagtraums, der wirkliche Samenspender sei nicht der Ehemann der Mutter, sondern stamme aus dem Hochadel oder sei der Großindustrielle aus der Stadt. Anders als solche »Familienromane der Neurotiker« (FREUD 1941c, S. 228) handelt es sich im psychotischen Abstammungswahn nicht um Fantasien, denen man sich in Tagträumen hingibt, sondern um eine Gewissheit. Dem römischen Recht zufolge gibt es in Sachen Abstammung nie letzte Gewissheit: *pater semper incertus est* (der Vater ist immer ungewiss). Diese Ungewissheit wird sogar rechtlich unter Schutz gestellt, wie die strengen Einschränkungen für einen genetischen Vaterschaftstest zeigen.

Im *Erfinderwahn* treibt die Kreativität, das Schöpferische des Menschen Blüten, man lebt in der Erwartung von sozialer Anerkennung und von Reichtum; im sogenannten *Querulantenwahn* ist das Gerechtigkeitsempfinden verletzt und der innere Anspruch auf Recht wird in Form von Gerichtsprozessen ausagiert. Der *Plagiatswahn* beansprucht geistige Originalität und Kreativität und sieht einen Diebstahl am geistigen Eigentum. Im *Begnadigungswahn* erfüllt sich gerade in Gesellschaften, in denen die Todesstrafe praktiziert wird oder real lebenslängliche Inhaftierung droht, der Wunsch nach dem Leben bzw. einem Leben in Freiheit. Im *Schuldwahn* geht es um die Frage der Verantwortung, im *Verarmungswahn* gehen materielle Sicherheiten verloren, im *hypochondrischen Wahn* ist es die Gesundheit, die als ruiniert erlebt wird. Dabei sind die zuletzt genannten drei typisch depressiven Wahninhalte um die Innerlichkeit zentriert und um das, was der Seele, dem Körper zum Erhalt und zur Gesundheit noch bleibt; demgegenüber bleibt der schizophren Erkrankte in seinem Wahn der Welt zugewandt, bis zum Wahn vom Untergang der Welt (siehe MATUSSEK 1993, S. 697).

Im *körperdysmorphen Wahn* und im *Eigengeruchswahn* herrscht die Gewissheit, von anderen abgelehnt zu werden, und die Erfahrung, auf andere abstoßend zu wirken, womit sich auch diese Wahnform als »Störung der zwischenmenschlichen Begegnung« (JORASCHKY/MOESLER 1992, S. 84) zeigt; sie geht oft mit einem Beziehungswahn einher und wird durch »Ausdeutung des Verhaltens der Umwelt belegt. Äußerungen oder Handlungen Anderer wie Hüsteln, Nase putzen, Sich-abwenden, Fenster öffnen, Verlassen des Raumes sowie leises Sprechen und anderes werden vom Patienten als Beweis der Ablehnung auf diesen Geruch hin aufgefaßt und verarbeitet« (MOESLER 1992, S. 100). Im *Dermatozoenwahn* treibt einen die Angst vor etwas Ansteckendem, Schmutzigem, den Körper Verunreinigendem und Krankmachendem, aber auch vor einer unkontrollierbaren Lebendigkeit um; letztlich verpuppt sich darin der Wunsch nach einer »guten Haut« – und oft nach einer Person, die einem nahe ist.

Abbildung 10

Wahnart	Anthropologische Grundthemen	Valenz +/–	Bedeutung des eigene Körpers
Verfolgungswahn	Wunsch nach Sicherheit – Angst vor Bedrohung	–	x
Beeinträchtigungswahn • physikalisch-technisch • spirituell	Wunsch nach körperlicher Unversehrtheit	–	X
Vergiftungswahn	Angewiesensein auf eine nährende Atmosphäre	–	X
Be(ob)achtungswahn	Anonymität – Gesehenwerden	–/+	X
Politischer Wahn	Zugehörigkeit zu Gruppe; Kampf um Macht	+/–	
Bestehlungswahn	Besitz, Sicherheit	–	
Beziehungswahn (andere reden über mich) (andere geben mir Zeichen)	Gerede – Anonymität | Privatheit – Öffentlichkeit | Bedeutung – Bedeutungslosigkeit	–/+	
Größenwahn	Wunsch nach Bedeutung; | Omnipotenz – Machtlosigkeit	+	X
Liebeswahn	Wunsch nach Aufgehobensein, Anlehnung, intimer Nähe	+	X
Heiratswahn	Wunsch, versorgt zu sein	+	
Schwangerschaftswahn	Generativität	+	X
Eifersuchtswahn	Anspruch auf Treue und Exklusivität einer Beziehung	–	
Abstammungswahn	Wo komme ich her, wozu bin ich bestimmt?	+	X
Erfinderwahn	Kreativität, Reichtum, Anerkennung	+	
Plagiatswahn	Kreativität, Originalität	–/+	
Querulantenwahn	Anspruch auf »Recht«	–	
Begnadigungswahn	Wunsch nach Freiheit, Güte	+	X
Schuldwahn | Versündigungswahn | Strafwahn	Verantwortung, Schuld	–	
Verarmungswahn	Sicherheit, Besitz	–	x
Hypochondrischer Wahn	Wunsch nach Gesundheit	–	X
Körperdysmorpher Wahn	Wunsch, angenommen zu werden	–	X
Eigengeruchswahn	Wunsch, angenommen zu werden; Scham	–	X
Dermatozoenwahn	Gesundheit | Sauberkeit	–	X
Metamorphotischer Wahn	Zugehörigkeit zu Gattung »Mensch« oder zu eigenem Geschlecht	–	X
Religiöser Wahn | Prophetenwahn	Glaube | Anerkennung	+/–	x
Nihilistischer Wahn	Leben und Tod	–	X
Kosmologischer Wahn	Kosmische Ordnung | Mikrokosmos / Makrokosmos	–	x
Weltuntergangswahn	Existenz	–	X
Weltneuschöpfungswahn	Untergang und Neuschöpfung	+/–	X

Übersicht der anthropologischen Grundthemen in den verschiedenen Wahnarten

<table>
<tr><th>Ego-
zentrik</th><th>Der andere als</th><th>Oft verbunden
mit Halluzi-
nationen</th></tr>
<tr><td>x</td><td>Verfolger – Beschützer Feind – Verbündeter</td><td>X</td></tr>
<tr><td>X</td><td>sadistischer Feind</td><td>X</td></tr>
<tr><td>X</td><td>Feind</td><td>X</td></tr>
<tr><td>X</td><td>Beobachter, Kontrolleur, Voyeur</td><td></td></tr>
<tr><td>x</td><td>andere Parteien, mächtige Politiker, Staaten und deren Organisationen</td><td></td></tr>
<tr><td>X</td><td>Eindringling, der einen durcheinanderbringen, verrückt machen oder berauben will</td><td></td></tr>
<tr><td>X</td><td>Andere (Verbündete) geben einem Zeichen |
Widersacher verständigen sich auf geheime Weise oder machen Andeutungen</td><td>x</td></tr>
<tr><td>X</td><td>Inferiore Person; Objekt, das einen anerkennt oder beherrscht wird</td><td></td></tr>
<tr><td>x</td><td>Liebender</td><td>x</td></tr>
<tr><td>x</td><td>Versorger</td><td>x</td></tr>
<tr><td></td><td>Gewünschtes Kind / gewähnter Vater</td><td>X</td></tr>
<tr><td></td><td>Rivale / Rivalin | Partner / Partnerin</td><td></td></tr>
<tr><td>X</td><td>Mutter / Vater mit hohem Status</td><td></td></tr>
<tr><td>x</td><td>Menschheit als Nutznießer der Erfindung; Interessenten des Patents</td><td></td></tr>
<tr><td>X</td><td>Schmarotzer, der einem das geistige Eigentum stiehlt</td><td></td></tr>
<tr><td>X</td><td>Gegnerische Partei | Richter</td><td></td></tr>
<tr><td>X</td><td>Staatlicher Souverän, der die Macht hat, zu begnadigen</td><td></td></tr>
<tr><td>X</td><td>Andere, die einen verurteilen oder welche die verdiente Strafe vollstrecken |
anderer, an dem man sich schuldig gemacht hat</td><td>x</td></tr>
<tr><td>x</td><td></td><td></td></tr>
<tr><td>X</td><td></td><td>x</td></tr>
<tr><td>X</td><td>Andere sehen einem die Entstellung an, lehnen einen ab</td><td></td></tr>
<tr><td>X</td><td>Andere können einen »nicht riechen«</td><td>X</td></tr>
<tr><td>X</td><td>Andere, die sich an einem anstecken können oder an denen man sich angesteckt hat</td><td>X</td></tr>
<tr><td>X</td><td>Verwandlung: in eine andere Person | in eine Person anderen Geschlechts |
in ein Tier</td><td>X</td></tr>
<tr><td>x</td><td>(Ausgezeichneter Bezug zu Gott) | Bekehrung der Ungläubigen</td><td>X</td></tr>
<tr><td>X</td><td></td><td>X</td></tr>
<tr><td>x</td><td>(All)</td><td>X</td></tr>
<tr><td>X</td><td>(Zerstörerischer Gott des Alten Testaments) | Menschheit dem Untergang geweiht</td><td>X</td></tr>
<tr><td>x</td><td>Neues Menschentum</td><td>X</td></tr>
</table>

Diese tabellarische Übersicht führt in den Zeilen die genannten Wahnformen an. In den Spalten finden sich die zugehörigen anthropologischen Dimensionen, die Qualität des Erlebens (Valenz: eher positiv-lustbetont [+] oder negativ [–] erlebt), die Bedeutung des eigenen Körpers, die Egozentrik des Wahns, das Involviertsein anderer Personen in den Wahn und die Angabe, ob (nach meiner Erfahrung) das Wahnthema öfter von halluzinatorischem Geschehen begleitet ist.

Mit der Tabelle scheint nun endlich Ordnung in den Wahn gebracht. Das sollte uns aber sofort skeptisch stimmen, ist doch die Wissenschaft nicht weniger als der Wahn geeignet, eine »Ordnung der Dinge« (Foucault) zu suggerieren. Nicht alle Wahnkranken sind in ihrem Erleben auf eine Zeile oder auf *einen* Wahninhalt beschränkt. Bei vielen Betroffenen, gerade in der ersten psychotischen Krise, findet sich kein monothematischer Wahn, sondern eher ein Sammelsurium an Wahninhalten. Will man so etwas »klassifizieren«, so liest sich das bei Ernst Kretschmer beispielsweise so: »Ein aus Größen- und Verfolgungsideen gemischter Wahn erhöhter religiös-politischer Bedeutsamkeit der eigenen Person spinnt sich flüchtig heraus. Auch hier wieder die Neigung, aus dem Erotischen ins Religiöse überzuschlagen« (Kretschmer 1927, S. 104). Interessant kann gerade sein, wie es im religiösen Wahn zu einem solchen Überschlag vom Sinnlichen in das Übersinnliche und umgekehrt kommt.

Wahnerkrankungen können alle möglichen Mischungen und Übergänge zeigen, so kann sich zu dem politischen Wahn, von Sozialdemokraten verfolgt zu werden (politischer Verfolgungswahn), auch noch der (physikalische) Beeinträchtigungswahn hinzugesellen, von der Nachbarwohnung aus von Angehörigen dieser Partei mit Mikrowellen unter Beschuss genommen zu werden. Von einem spirituellen Beeinträchtigungswahn würde man sprechen, wenn auf Verzauberung, Magnetismus, Hypnose etc. rekurriert wird. Auch ist davon auszugehen, dass ein religiöser Wahn oft größenwahnhaft oder mit einem Abstammungswahn verbunden ist. Vielleicht bietet sich dafür das Christentum mit der Leihmutterschaft Marias und ihrer Josefsehe in besonderer Weise an:

> **E**in Patient, dessen Vater der Mutter unterstellte, die Kinder seien gar nicht von ihm, empfing eines Tages eine »Verkündigung«: Er sei der zweite Sohn von Adam und Eva, die »Seele Abels«, Bruder dessen, den Kain entleibte. Der Patient, der selbst Zwilling war, hörte: »So will ich, dein Erlöser, es dir sagen, von wessen Herkunft du bist [...]. Du bist nicht aus dem sündhaften Fleisch deines Vaters geboren, denn sonst wärst du auch in seine Fußstapfen getreten, sondern du bist vom heiligen Geist geboren« an Mariä Himmelfahrt. »Von dem heiligen Geist hat dich deine

heilige Mutter empfangen und nicht aus dem sündhaften, verderbten Fleisch deines scheinheiligen Vaters« (CRAMER 1913, S. 17). |

Was die Gestimmtheit des Wahnkranken angeht, kann die megalomane Euphorie eines wahnhaften Erfinders in Angst umschlagen, wenn er befürchtet, dass gewissenlose Agenten im Auftrag von Konzernen oder Staaten die Erfindung um jeden Preis an sich bringen oder den Erfinder auslöschen wollen. Im Plagiatswahn empört man sich über den Diebstahl geistigen Eigentums, gefällt sich aber in der Bedeutung, die man dadurch gewinnt.

Man sieht an diesen Beispielen, dass sich die Valenz des Erlebens nicht immer eindeutig bestimmen lässt: Ein Beobachtungswahn kann im Rahmen eines dominierenden Verfolgungswahns auftreten (man wird von den Verfolgern beschattet), was dann »negativ« erlebt wird; er kann sich aber auch in der Form eines Beachtungswahns aus Angst vor Bedeutungslosigkeit speisen und entsprechend »positiv« erlebt werden oder auch sehr gemischte Gefühle zwischen Lust und Scham wecken:

So im Falle einer promiskuitiven Arbeiterin, die meinte, der Vorarbeiter am Fließband, ihr »Meister«, sei »hinter ihr her«, forsche mit seinem Blick in ihren Körperöffnungen, wenn sie auf die Toilette gehe, und bediene sich dabei eines speziell entwickelten Geräts, ein ins Technische projiziertes Partialobjekt, ein Auge. »Ihr Meister ist sowohl ein Voyeur als auch ein eindringendes Endoskop«, resümiert Michael DÜMPELMANN (2000, S. 88). |

Wenn im Beziehungswahn Menschen einem Zeichen geben, was zu tun ist, kann darin die Solidarität eines Verbündeten erlebt werden [+]; anders ist es, wenn sich die Widersacher untereinander über geheime Zeichen austauschen [–]. Einer meiner schizoaffektiven Patienten, der sich im religiösen Wahn als Reinkarnation von Judas erlebte und sich der ewigen Verdammnis sicher war, hatte das entsprechend negativ erlebt. Erhebend wirkt demgegenüber das »Wissen«, ein Heiliger zu sein; das wird allerdings nur so lange positiv erlebt, wie das Martyrium nicht unmittelbar bevorsteht.

Gerade für spirituelles Wahnerleben ist oft ein stark wechselnder Affekt typisch. Umgekehrt kann es leicht zu einem Wechsel der »Wahnidentität« (Stompe) kommen durch einen Umschwung des Affekts, bei dem aus dem Erlöser plötzlich Luzifer werden kann: Ein junger Patient, der sich für Christus hielt, verwandelte sich mit einem Mal in den Teufel. Er hatte eine Zurückweisung erfahren, worauf sich Gefühle von Enttäuschung und Wut breitmachten, dann vernahm er ein Stimmengewirr wie von Dämonen und schloss daraus, der Teufel zu sein (ORTWEIN-SWOBODA/STOMPE 2012, S. 115).

Was bedeutet der eigene Körper im Wahn? Im Liebeswahn ist der eigene Körper oft Objekt des Begehrens eines anderen, bei einem Koitus aus der Ferne kann der Leib orgiastisch beben. Aber auch im religiösen Wahn kann die »Braut Christi« eine ganz sinnliche Beglückung erleben, wie überhaupt mystische Verzückung oft intensiv leiblich erlebt wird. Die Schwangerschaft kann durch hüpfende Bewegungen im Leib halluzinatorisch wahrgenommen werden, im Abstammungswahn können zwischen der eigenen Erscheinung und den gewählten Ahnen Ähnlichkeiten »erkannt« werden. Die obige Tabelle macht deutlich, dass in fast allen Wahnarten das Wahngeschehen um die eigene Person zentriert ist.

Die für den Wahn als typisch geltende Egozentrik ist strittig bei manchen Fällen von politischem Wahn, Weltbeglückungsideen oder philosophischen Wahnideen, bei denen die Eigenbeziehung nicht auf den ersten Blick erkennbar ist. Im politischen Wahn geht es aber oft um die Frage der Zugehörigkeit des Wahnkranken zu einer Gruppierung; und auch im Verfolgungswahn kann es zu einer Art »Parteibildung« kommen, bei der sich »Fürsprecher« und »Widersacher« gegenüberstehen. Der politische Wahn ist ein psychischer Ordnungsversuch, bei dem politische Fraktionen ins Spiel kommen, doch oft bleibt eine tiefe Verunsicherung, weil diese Mächte zu einer »unsichtbaren und ubiquitären Anwesenheit« und »atmosphärisch unlokalisierbar, von überall herrschend« werden (Kulenkampff 1955, S. 9).

Auch bei jenen Wahnarten, die in der Tabelle nicht als egozentrisch markiert wurden, ist dieses Moment im Hintergrund spürbar. Das erwartete Wahnkind in der eingebildeten Schwangerschaft ist ein Selbstobjekt oder Unterpfand der Liebe des Wahngeliebten; der Eifersüchtige kreist in dem Wahn, dass die Partnerin gerade mit einem anderen intim ist, letztlich nur um sich selbst und um das, was (zu) ihm gehört; und der Prophet, so sehr er sich im religiösen Wahn der Bekehrung der Ungläubigen zu widmen meint, gefällt sich größenwahnhaft in seiner einzigartigen Mission. In all dem zeigt sich die Bedeutung der »krankhaften Eigenbeziehung« (Neisser), der Egozentrizität des Wahns (Kehrer). Die Übersicht macht aber auch deutlich, dass der Wahnkranke nur scheinbar »autistisch« ist: In fast allen Wahnarten ist der um sich kreisende Paranoide wahnhaft auf andere bezogen, sodass es zu dem kommt, was ich Wahnbegegnungen nenne. »Der Wahn als gelebte Wirklichkeit bedarf des anderen als Bezugspunkt und bezieht ihn als Wahnpartner ein« (Feldmann 1995, S. 292).

Selbst der Megalomane, der sein Ich aufgebläht hat, ist imaginär in der fantasierten Macht über die anderen oder in deren Bewunderung auf diese Dritten bezogen. In vielen Fällen von Dermatozoenwahn entpuppen sich »Parasiten« psychodynamisch als Partner- oder Kinderersatz. Eine Patientin, die seit Jahren wegen der Schädlinge, die sie auf ihrer Haut zu finden meinte, keine partnerschaftliche Beziehung mehr aufbauen konnte, hat nur eines vom (entbehrten) Sexualverkehr: Filzläuse, die sie im Schambereich und um sich herum wähnt, sodass selbst bei diesen Wahnbegegnungen mit dem Tierischen im und am Menschen das »interpersonale« Moment spürbar ist. Mit dem »Tierischen« im Wahn ist aber die Artgrenze des Menschen berührt und damit die Frage nach dem Ende der Menschlichkeit.

Vom Ende der Menschheit

Der Wahn gehört zum Wesen des Menschen, sagt man. Aber ist nicht gerade das Menschsein in extremen Wahnformen bedroht oder steht sogar zur Disposition? Sehen wir uns das in den verschiedenen Wahnformen genauer an.

Verbrechen wider die Menschlichkeit

Was ist, wenn man sich durch magische oder magnetische Kraft von außen des eigenen Verstandes oder Willens beraubt sieht, die als Auszeichnung des Menschen gelten? Im Beeinträchtigungswahn können Angriffe auf den eigenen Leib oder das geistige Vermögen aus der Ferne als unmenschlich und entmenschlichend erlebt werden. Eine historisch wichtige Leidensgeschichte, die sich auf über tausend Seiten erstreckt, trägt den Titel: *Nothschrei eines magnetisch Vergifteten* (1852). Der Autor Friedrich Krauß erlebte Teile seines Körpers und dessen Funktionen als aufs Übelste traktiert durch »thierische(n) oder Electro=Magnetismus« (zitiert nach KÜMMEL 2002, S. 128), mit dem er sich von seinen Gegnern gepeinigt sah. Der Begriff des »thierischen Magnetismus« war zur damaligen Zeit Gegenstand von Experimenten zu diesem geheimnisumwitterten, ätherischen Fluidum.
Bei Krauß ist der Begriff des Magnetismus die gemeinsame Wurzel von Wahnideen, die sich historisch noch nicht in spirituelle und elektrophysiologische Wahngedanken differenziert hatten; »thierischer oder Electro=Magnetismus« bedeutet im schizophrenen Konkretismus, dass Krauß sich als Ziel dieser tierisch-technischen Attacken de-humanisiert sieht: Sie machen aus dem geschundenen Körper zum einen eine »Maschine« und setzen ihn zum »Tier« herab (KÜMMEL 2002, S. 140), das Opfer fühlt sich als »Hund, auf den man Experimente macht« (zitiert nach WUNNICKE 2002, S. 120). Seine Feinde beschimpft Krauß umgekehrt als »mordsüchtige[...]

Antropophagen«, als »Kanibalenpack« (Krauß, zitiert nach KÜMMEL 2002, S. 145, 136), wobei Stimmen deren Praxis offensichtlich als Kulturfortschritt darstellen:
»›Daß d'Menscha sich selber aufessa, ja so weit wird die Cultur noch kommen.‹ Man sieht an diesem wahnwitzigen Vieh, wie weit ein Mörder verrohen kann! Das Menschenfressen seye ›Culturfortschritt! Puuh!‹« (Krauß, zitiert nach KÜMMEL 2002, S. 136). Krauß, der sich selbst der Menschlichkeit beraubt fühlt, de-humanisiert seinerseits seine unmenschlichen Peiniger als Vieh. Sie nennt er euphemistisch seine »Liebhaber«, die getrieben seien von »Gailheit« und »Mordlust« (Krauß, zitiert nach HAHN u. a. 2002, S. 50). Einen dieser »vlämischr [sic] Unmenschen« (Krauß, zitiert ebd.), die sich des tierischen Fluidums bedienen, bezeichnet er als »Menschenthier«. Ja, das Wort »Mensch« nutzt er als Eigenname für die Übelste seiner Verfolgerinnen, »eine[...] verthierte[...] H-re« (Krauß, zitiert ebd., S. 48, Anmerkung). Die Schilderung seiner Feinde – »Affen; denn Menschen sind sie nicht« (Krauß, zitiert nach KÜMMEL 2002, S. 140), auch ein »Wampyr« (Krauß, zitiert ebd., S. 145) ist darunter – ist nicht eben schmeichelhaft.

> **E**ine adelige Dame, Frau von Asten, »ist ein naivgeiler, kurzhalsiger Schlotterklumpen mit schierlingsfarbenem Fell (grünlich mit rothbraunen Punkten), mittlerer Weibsgröße, plumpem Hyänenkopf, gemeinen, stumpfen, ausdrucksleeren Zügen, Mopsnase, mit stieren runden Stockfischaugen, dummglotzig wie eine Meduse, hautig Maul, mit eckeler Gailheit. Alles aushängend und pudelfrech sich bäumend, dabei plumpsackig brutal [...], ein wahres Scheubild für alle edleren, nicht rohthierischen Gefühle« (zitiert nach WUNNICKE 2002, S. 115 f.). |

Krauß geht es in der Veröffentlichung seiner Leidensgeschichte nicht nur um sich und die Frage seines bloßen (Über-)Lebens, er formuliert es als politisches Anliegen:
»Enthüllung einer Verschwörung, durch die ›das Fortbestehen der menschlichen Gesellschaft fortan unmöglich u. ihre vollständige Auflösung ausgesprochen ist‹« (HAHN 2002, S. 203). Von daher ist die Untätigkeit von Polizei und Gerichten, das Schweigen der Allgemeinheit zu dem, was Krauß widerfährt, ein »Verbrechen gegen die ganze Menschheit« (Krauß, zitiert nach WUNNICKE 2002, S. 114), wobei diese Verbrechen, wie er sagt, aus der »Hefe der Menschheit« (Krauß) selbst bereitet sind.
Heute sprechen schizophren Erkrankte vereinzelt von »Verbrechen gegen die Menschlichkeit«, die ihnen widerfahren seien. Einer meiner Patienten reichte wegen der von ihm beklagten Eingriffe in Leib und Leben (Giftanschläge, Hausfriedensbruch etc.) Klage beim Gerichtshof für Menschenrechte in Straßburg ein: Die Klage wurde nicht zugelassen.

Der Fall Krauß ist beispielhaft, weil er zeigt, wie das Erleben, unmenschlich von Mitmenschen behandelt zu werden, dazu führt, dass man sich um das eigene Menschsein gebracht, sich zum Tier, zur Maschine gemacht sieht. Die Widersacher aber werden ihrerseits zu Unmenschen, Kannibalen, Tieren, Scheusalen erklärt. Deutlich wird am Beispiel von Friedrich Krauß das Ressentiment von psychotisch Gepeinigten gegen die als untätig und fremd erlebte Menschheit. Eine Patientin hat es kühl auf den Punkt gebracht: »*Die Humanoiden stören mich*« (SCHARFETTER 2012, S. 89).

Was mir zu denken gibt, ist Krauß' Gedanke, dass es in der Idee der Menschheit selbst etwas gibt, ja ihre »Hefe« ausmacht, was an der Abschaffung der Menschheit arbeitet. *Homo homini lupus*: Der Mensch ist des Menschen Wolf.

Vernichtung

Im Wahn geht es dem Menschen, ja der Menschheit oft ans Leben: Im kosmologischen Wahn hängt der Lauf der Gestirne, das Fortbestehen des Alls typischerweise vom Patienten ab, der etwa »durch seine Lage im Bett die Erdachse im richtigen Neigungswinkel halten müsse, und daß der Weltuntergang hereinbreche, sobald er sich anders lege« (WEITBRECHT 1964, S. 171). Makrokosmos und Mikrokosmos sind so aneinandergebunden, dass der Wahnhafte all-mächtig wie ohnmächtig zugleich ist in der maßlosen Verantwortung, die auf ihm lastet. Im Weltuntergangswahn ist mit der Welt die gesamte Menschheit im Untergang begriffen; in der paranoiden Tötungsdrohung stehen Leib und Leben zur Disposition; in der Schizophrenie, aber auch in der schweren Depression kann es sein, dass sich der Betreffende sogar als schon verstorben er»lebt« (Cotard-Syndrom), er seinen eigenen Fäulnisgeruch riecht oder sich nur noch wie eine Marionette bewegt wie jene bereits erwähnte Patientin, die sich für eine »irrsinnige Leiche« hielt, die innerlich von einem Kran bewegt werde (KUHN 1952a, S. 74). Die Frau ist Puppe, Automat, ihr Äußeres wird passiv von einer Maschine im Inneren bewegt. Der Rest von ihr, die gute Haut, dient nur der Tarnung des Mechanismus als menschlicher Erscheinung, hier rechnet sich die Patientin zu den Humanoiden.

Solche Mensch-Maschinen-Hybride überschreiten die Grenzen des Anthropologischen. Nicht zufällig finden sich in Sammlungen wie der *Bildnerei der Geisteskranken* (PRINZHORN 1922) solche eindrucksvollen Verschmelzungen von Mensch und Maschine; zeitgenössisch findet man »Mutanten und Cyborgs« (CERNY/STOMPE 2011, S. 220, Abbildung 4).

Einen maschinenartigen Eindruck von Patienten kann man aber auch in der Gegenübertragung bekommen: Früher gehörte der roboterhaft wirkende Gang von Patienten zum Stationsbild in der Akutpsychiatrie, meist verursacht durch extrapyramidale Nebenwirkungen klassischer Antipsychotika – man kann sich fragen, ob diese Medikamente nicht gelegentlich zu Wahnideen beigetragen haben, nur ein fremdgesteuerter Mechanismus oder von Androiden umgeben zu sein. Auch kataton in ihren Bewegungen »einfrierende« Patientinnen und Patienten können krankheitsbedingt einen solchen unheimlichen Eindruck machen.

Der gelernte Zimmermann Robert Gie (1869–?) war viele Jahre wegen einer chronisch schizophrenen Psychose asyliert, litt unter massivem Stimmenhören und elektrischem Beeinflussungserleben. In vielen Zeichnungen hat er dokumentiert, wie er seinen Körper apparativ beeinflusst erlebte.

Abbildung 11
Robert Gie (ohne Titel); Quelle: Röske / Brand-Claussen 2006, S. 228

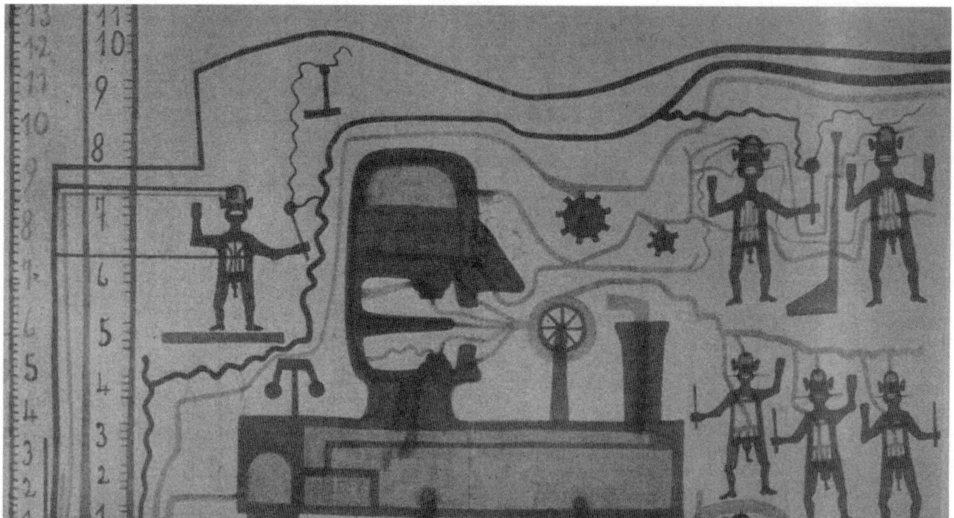

Abbildung 12
Robert Gie (ohne Titel); Quelle: Röske / Brand-Claussen 2006, S. 227

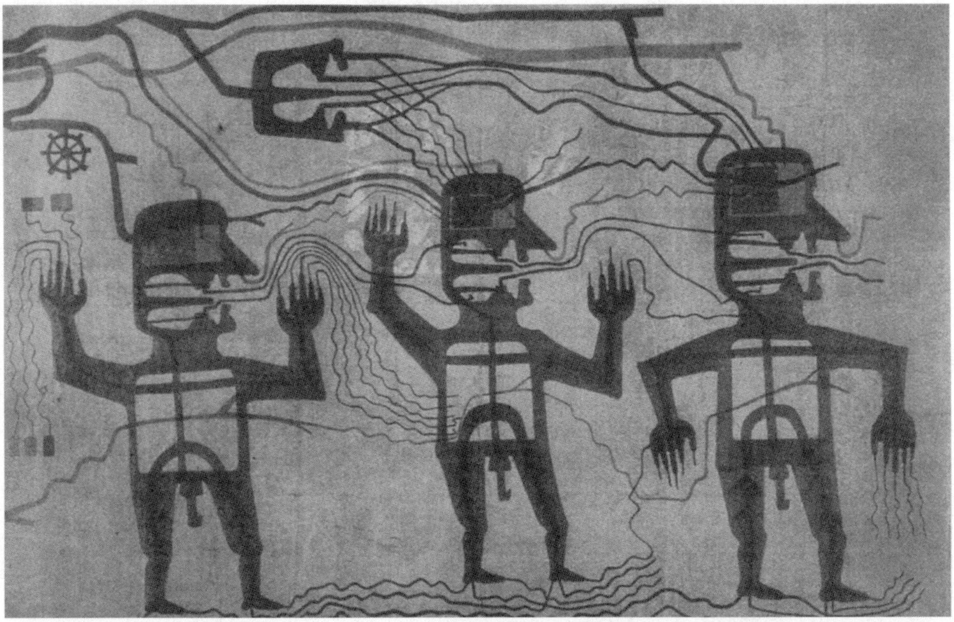

So etwas wie ein (Ab-)Gestorbensein kann sich in der Gegenübertragung als Nichtfühlenkönnen des anderen äußern – zu solchen Patienten lässt sich kein lebendiger Kontakt herstellen. Wilfred R. Bion sieht das begründet in einem Unvermögen der Patienten, zu sich selbst einen inneren Kontakt zu haben: »Der Versuch, der Erfahrung von Kontakt mit lebenden Objekten durch Zerstörung der Alpha-Funktion auszuweichen, macht die Persönlichkeit unfähig, eine Beziehung zu irgendeinem Aspekt von sich selbst zu haben, der nicht einem Automaten gleicht« (Bion 1990a, S. 59). Infolgedessen kann man sich entweder selbst automatengleich erleben oder sich von Automaten umgeben sehen.

Dialogisch gewendet ist zu sagen, dass auch unter dem Stationspersonal der eine oder andere Beeinträchtigungen der Kontaktfähigkeit zeigt (vielleicht weil er mit den Patienten gleichsam »chronifiziert« ist), sodass er keine lebendige Beziehung zu solchen Patienten herzustellen vermag. Der aufnehmende Arzt in seiner dienstlichen Routine kann auf den Kranken wie programmiert wirken – programmiert von den diagnostischen Glossaren der ICD-10, wobei er in Abständen ein Update erfährt zur ICD-11, zum DSM-5.

Aber kommen wir zurück zu den Patienten und der Art, wie sie sich an den Grenzen der Anthropologie bewegen: Ich denke da etwa an Betroffene, die im Schuld- und Versündigungswahn wähnen, sich derart an Gott und den Menschen vergangen zu haben, dass sie meinen, jedes Recht auf Leben verwirkt zu haben, vogelfrei zu sein für die Gerechten, welche die verdiente Strafe an ihnen vollziehen werden, und davon ausgehen, dass ihre Seele jetzt und für alle Zeit verloren ist.

Im religiösen Erleben stellt sich eine ausgezeichnete Bezogenheit auf Gott her, der im Wahn in berückender Nähe *da* sein kann. »Gott« kann dabei aus der Transzendenz geraten und einem so *nahe* kommen, dass der Wahnkranke dem Irdischen, aber auch dem Menschlichen entrückt wird. Im Wahn, Christus, der »Menschensohn«, zu sein, nimmt der Patient in Anspruch, nichts Geringeres als der Sohn Gottes zu sein. Wenn er sich gar als »Gott« oder – wie ein Patient von mir – mindestens als Nachfolger des amtsmüden Gottvaters zu erkennen gibt, situiert er sich jenseits der Grenzen des Menschenwesens und damit der Anthropologie.

Ähnlich kann es im megalomanen Erleben als »Übermensch« sein, jedenfalls dann, wenn dieser Übermensch nicht nur die quantitative Steigerung an menschlicher Fähigkeit und Potenz, also eine Art »Superman« ist, sondern sich als Quantensprung versteht, der das bekannte Menschentum hinter sich gelassen hat.

Friedrich Nietzsches Satz »Der Mensch ist ein Seil, geknüpft zwischen Thier und Übermensch« (Nietzsche 1988 a, S. 16), zeigt den Menschen schon »im Satz« begriffen, schon auf dem Sprung zu dem, was nicht mehr Mensch ist, zeigt, dass »der Mensch kein Ziel, sondern nur ein Weg, ein Zwischenfall, eine Brücke, ein großes Versprechen sei« (Nietzsche 1988 b, S. 324). Dies ist das Versprechen dessen, was Nietzsche den Übermenschen nennt: »Seht, ich lehre euch den Übermenschen: der ist dieser Blitz, der ist dieser Wahnsinn!« (Nietzsche 1988 a, S. 16).

Im psychotischen Erleben kann der aufs Höchste zum »Übermenschen« gespannte Mensch aber mit einem Mal auf die Ebene des Animalischen gleichsam zurückschnalzen, oder das »Seil« zum Göttlichen kann reißen. Bevor Nietzsche selbst dem Wahnsinn verfiel, fiel er in Turin auf der Straße einem geprügelten Droschgenpferd um den Hals – wohl von Mitleid übermannt (oder soll man sagen: über»tiert«) –, wir wissen nicht, wie ihm da geschah und was oder wer ihm da geschah.

Was will uns die Verheißung des Übermenschen sagen? »Ein höheres Wesen als wir selber sind zu schaffen, ist *unser* Wesen« (Nietzsche 1988 c, S. 209). Der »Über«-Mensch lässt sich aber auch lesen wie ein *de homine*, ein: »über den Menschen«. Als Grenzfall könnte der Übermensch uns etwas über den Menschen eröffnen, dessen »Wesen« sich nach Nietzsche gerade nicht anthropologisch oder humanistisch fest-stellen lässt, weil es in sich schon über sich hinaus weist (siehe Schödlbauer 2000, S. 564 ff.). Indem aber für den Übermenschen selbst eine ihm eigene Transzendenz reklamiert wird, die bisher dem christlichen Gott zukam, dürfte damit die psychische Verfassung des Übermenschen anders geartet sein als die psychische Topik des Menschen, wie wir sie seit Freud zu betrachten gewohnt sind.

Nach dieser Lesart der von Nietzsche proklamierten »Umwertung aller Werte« nach dem »Tod Gottes« wäre das klassische Über-Ich Freuds bzw. der große Andere Lacans von der Idee des Übermenschen heillos überholt. Die herkömmliche Ordnung bietet keinen strukturierenden Halt mehr, in dem Sinne wäre der Übermensch ver-rückt aus der symbolischen Ordnung. Einen seiner letzten Briefe vor der sogenannten Umnachtung unterschreibt Nietzsche mit »Der Gekreuzigte«.

Bei einem Leser Nietzsches hat sich bezeichnenderweise von Gründonnerstag auf Karfreitag eine schwere Psychose entwickelt, in der viel vom »Gottmenschen« (Schilder 1918, S. 21) die Rede ist. Auch einer meiner Patienten fand sich während einer Studienreise plötzlich in einem Assessmentverfahren zur Auswahl der »Übermenschen«, wie er meinte. Unter den »Übermenschen« verstand er jene Führungselite, die künftig die Massen und deren Konsum steuern sollten – wer dem Auswahlverfahren nicht standhalte, werde eliminiert, so fürchtete er. In der psychotherapeutischen Behandlung zeigte sich, dass dieser Mann seinen meist abwesenden Vater immer als Übermenschen idealisierte, bis er eines Tages tief enttäuscht und getäuscht »vom Glauben abgefallen« war, so sagte er. Strukturell betrachtet, geht es genau um das »Versagen des Glaubens« (Lacan) im Sinne der Verwerfung der Vaterfunktion, in der Lacan das pathogenetische Moment der Psychose sieht.

Metamorphotischer Wahn und die Nichtung der Artgrenzen

Psychotische Menschen können sich als in Tiere verwandelt erleben. Ein Patient wurde notfallmäßig in die Klinik gebracht, weil er im wahrsten Sinne halsstarrig an der Überzeugung festhielt, seine Partnerin in einem Erotikvideo, das er sich kurz zuvor angesehen hatte, als Darstellerin erkannt zu haben. Anstatt die Motive seines Videokonsums zu hinterfragen, erhielt in seiner wahnhaften Personenverkennung so die Freundin die moralische Schuld; die »gerächte« Wut war auf seiner Seite. Er geriet »tierisch« außer sich. In einer katatonen Starre den Hals überstreckend, hatte er die Augen nach oben verdreht zur Zimmerdecke gerichtet, als er vor mir saß. Er gab nicht nur in dieser Haltung einen heulenden Wolf ab, sondern zeigte ansatzweise seine Schneidezähne und gab dabei mehr gutturale als zu Worten artikulierte Laute

von sich – er war der Wolf, dessen Finger sich in seiner Selbstwahrnehmung zu Klauen, dessen Hände sich zu Tatzen verwandelt hatten, ein Eindruck, von dem er sich auch in den folgenden Tagen nicht wirklich lösen konnte, so sehr er in seiner Fähigkeit zur doppelten Buchführung nach außen bald wieder der freundlich lächelnde junge Mann war, als den ihn sonst alle kannten.
Dies ist ein Beispiel für das Zum-Tier-Werden, wie von Patienten »[u]nerträglich erlebte Affekte wie Schuldgefühle, Aggressionen sowie unterdrückte sexuelle Impulse [...] als unbewusste Konflikte in aktuellen Konfliktsituationen reaktualisiert und nicht mehr kompensiert werden, und es erfolgt eine psychotische Abwehr, in diesem Fall die Lykanthropie« (Garlipp u.a. 2010, S. 25) als Abwehr »von eigenen animalischen Anteilen« (Knoll, zitiert ebd,). Das Wissen um das »Tierische« im Menschen nährt wohl den kollektiven Aberglauben an den Werwolf, der in ländlichen Regionen Rumäniens noch heute lebendig sein soll.
Bei der Lykanthropie geht es nicht nur um die Verwandlung in einen Werwolf, auch die Metamorphose in Hund, Katze oder Tiger wird berichtet (Garlipp u.a. 2010, S. 23). Vielleicht ist dabei das Gebiss dieser Tiere bedeutsam, haben wir es doch bei solchen Verwandlungen in ein anderes Wesen zu tun mit »primitiven introjektiven oder projektiven Identifizierungen[. Sie] beruhen auf infantilen Phantasien des Inkorporierens, des Verschlingens, des Eindringens (in etwas) oder des Verschlungenwerdens durch das Objekt« (Rosenfeld 1990b, S. 150).
Was geschieht Mensch und Tier von Angesicht zu »Angesicht«? Hat ein Tier überhaupt ein Gesicht, ein Angesicht – das »Antlitz« hat der Philosoph Emmanuel Levinas jedenfalls dem Menschen vorbehalten: Was geschieht dem Menschen – angesichts einer Katze?

» Einst saß er [Lenz] neben Oberlin, die Katze lag gegenüber auf einem Stuhl. Plötzlich wurden seine Augen starr, er hielt sie unverrückt auf das Tier gerichtet; dann glitt er langsam den Stuhl herunter, die Katze ebenfalls, sie war wie bezaubert von seinem Blick, sie geriet in ungeheuere Angst, sie sträubte sich scheu; Lenz mit den nämlichen Tönen, mit fürchterlich entstelltem Gesicht; wie in Verzweiflung stürzten beide aufeinander los « (Büchner, zitiert nach Rölli 2012, S. 207, Anmerkung 52).

Was sich hier in Georg Büchners *Lenz* literarisch eindrucksvoll beschrieben findet, ist mir ansatzweise bei einem Hausbesuch bei einem psychotischen Patienten begegnet. Er lebte mit mehreren Katzen in einer Wohnung, in die er sich in der Psychose hineinlebte und sich ihnen, meinem Eindruck nach, passager anverwandelte. In der akuten Psychose vernahm er die Gedanken seiner Katzen akustisch und war über deren Inhalt scheinbar sehr erbost. Er fixierte dann die Katze, die Katze fixierte ihn und beide wirkten wie im Sprung aufeinander begriffen. Auch wenn der junge Mann in diesen Momenten in Haltung und Blick selbst etwas Katzenartiges bekam – was nach Petra Garlipp und Kollegen (2010, S. 22–26) schon als Lykanthropie gilt –, wähnte er in der Katze einen verwandelten Menschen, sah in ihr dessen Reinkarnation. Vielleicht schützte ihn das vor der Idee, selbst zur Katze zu werden.

Beispiele metamorphotischen Wahnerlebens finden sich unter anderem in der Schizophrenie, bei schizoaffektiven, aber auch bei wahnhaft-depressiven Erkrankten.

Eine Art Phantombild eines solchen animalisch-menschlichen Wesen findet sich in dem psychiatrischen Buch von Wilhelm Weygandt (1870–1939) aus dem Jahr 1920 (S. 25, Abbildung 46): Die Zeichnung zeigt eine im Gesicht behaarte Frau mit krallenartigen Fingern und trägt den Titel: »Melancholische Kranke, will sich ihrem Verwandlungswahn entsprechend als wildes Tier gebärden« (ebd.; siehe auch Regener 2012, S. 185, Abbildung 10). Man wird zweifeln dürfen, ob die Abbildung die »wirkliche« Erscheinung dieser Kranken (und mit dem Bartwuchs die Verwahrlosung, der man sie überließ) wiedergibt oder nicht eher das Phantasma, das sie im Zeichner selbst weckte. Weygandt stellte »Schultze-Naumburg für dessen Hetzschrift *Kunst und Rasse* (1928) Fotos und Diagnosen von Patienten zur Verfügung: Gegenüberstellung missgebildeter Menschen mit Werken von Picasso, Modigliani usw. als Beispiel entarteter Kunst« (Klee 2011, S. 574).

Eindrucksvolle Bilder von Metamorphosen finden sich in einschlägigen Sammlungen von Kunstwerken psychiatrischer Patientinnen und Patienten. Ein interessantes Mensch-Tier-Hybrid entstand im Rahmen der Kunsttherapie eines forensischen Patienten (siehe Cerny/Stompe 2011, S. 220, Abbildung 4). Solche Mischwesen kennt schon die griechische Mythologie, etwa den Zentaur als Pferdekörper mit menschlichem Kopf, und sie ist Gegenstand der phänomenologischen Methode bei Edmund Husserl (zum Beispiel »freie Variation« der Wahrnehmung des eigenen Körpers durch Umfantasieren von dessen Wahrnehmungsgegebenheit in die Gestalt eines Löwen), aber auch in der Literatur der Moderne in Kafkas Erzählung *Die Verwandlung*, in der sich Gregor Samsa als Riesenkäfer in seinem Bett wiederfindet.

In einem solchen metamorphotischen Wahn und in Bildnissen, wie man sie beispielhaft in den Darstellungen von Heinrich Anton Müller (1869–1930) findet mit ihren »Übergangsstadien zwischen Mensch, Tier und Pflanze« (Kurzmeyer 1994, S. 15, siehe Abbildungen S. 147–160), kann man eine Regression auf kindliches animistisches Denken sehen, teilweise auch eine Art inverser Evolution vermuten: »Ich ging alle Stufen der Stammesgeschichte des Menschen zurück und wurde selbst zum Tier« (Scharfetter 2012,

S. 187). Fast scheint es hier, als werde selbst die anthropologische Psychiatrie in ihrer biologischen Spielart – als Erforschung der Entwicklungsgeschichte psychotischen Erlebens und Verhaltens – zum Wahnthema.
Die Verwandlung eines Menschen in ein Tier kann sowohl die eigene Person als auch eine andere Person betreffen:

> Ein schizophrener Mann eröffnete mir, wie es zur Wiedervereinigung Deutschlands kam: Seine etwas unbändige Schwester habe an der Berliner Mauer gestanden, sich in ein Pferd verwandelt, ausgeschlagen und – die Mauer fiel. Für ihn waren nicht nur die Grenzen der beiden Deutschlands niedergerissen, sondern auch die zwischen Mensch und Tier, nein, sogar zwischen Lebendigem und Leblosem. Selbst Kettenraucher, weigerte er sich, seine Zigaretten in Aschenbechern auszudrücken, egal, ob sie aus Metall, Porzellan oder Stein waren, denn: Der Ascher lebt. »Was du nicht willst, das man dir tu, das füg auch keinem Ascher zu.« Auch ein anderer Patient von mir, der ebenfalls unter metamorphotischem Erleben litt, erhörte eine Tasse, die er in einem Anfall von Wut zerstören wollte: Sie habe ihn angefleht, sie unversehrt zu lassen. |

Der Wahn kann also nicht nur die Artgrenze zwischen Mensch und Tier unterlaufen, einen Menschen in eine Animalie verwandeln. Im Wahn kann auch gemeinhin als leblos Geltendes von Leben erfüllt scheinen, was (wie man am Beispiel mit dem Aschenbecher sieht) ethische Dilemmata nach sich zieht: »Was soll ich thun?« (I. KANT 1800, S. 25). In diesem Erleben werden aber auch ganz neue Erfahrungen artüberschreitender Art möglich.
»Selbst die anorganischen Dinge gewannen für mich Leben. Die Bank, der Tisch, die Tür, das Fenster, auch selbst die Stäubchen auf meinem Bett waren lebende Wesen, die ein Geschlechtsleben hatten [...], auch mit ihnen trieb ich Geschlechtsverkehr« (Wildermuth, zitiert nach MUNDHENK 2007, S. 106). Eine Frau, die nicht mehr sagen kann, was sie ist, wo sie anfängt und der andere aufhört, beschreibt sich selbst als »ein Konglomerat, ein Unding, das jeden Tag umgemodelt wird« (STORCH 1923, S. 341).

Antinomien anthropologischer Psychiatrie: in-human-being

Wenn im wahnhaften Erleben die Grenzen der Menschlichkeit derart strapaziert, ja gesprengt werden, wenn die menschliche Art überschritten wird, sich Unterscheidungen zwischen Leben und Tod, zwischen Dingsein, Tiersein und Menschsein verflüssigen, dann könnte es sein, dass das auch die sich als »anthropologisch«, sich auf das Menschliche verstehende Psychiatrie nicht unberührt läßt. Im Folgenden einige Beispiele, die zu denken geben:

Klaus Conrad hat den Wahn als »Unmöglichkeit zum ›Überstieg‹« (CONRAD 2002, S. 271) gefasst – eine Sichtweise, die von einigen seiner anthropologisch orientierten Kollegen aufgegriffen und auch sonst oft zitiert worden ist. Conrad meint mit dieser Unfähigkeit zum Überstieg, dass in der Psychose das Erleben völlig um die eigene Person kreist, die damit unfähig wird, die Perspektive des anderen oder gar die eines neutralen »Dritten« einzunehmen, also einen Perspektivwechsel zu vollziehen (siehe BLANKENBURG 1991 b, S. 1; KICK 1992, S. 193; FELDMANN 1995, S. 291; GROSS/HUBER 2001, S. 99; TÖLLE 2008, S. 130). Damit, so schreibt Conrad, greife die Schizophrenie aber den »zentralen Kern des Erlebens selbst [an], der den Menschen vom Tier unterscheidet: das *Ich und die reflektierende Fähigkeit des ›Überstiegs‹*« (CONRAD 2002, S. 276). Wenn im Paranoiden aber die *differentia specifica* zwischen Mensch und Tier angegriffen, womöglich zersetzt sein sollte, wird damit dann dem Patienten in der Stufe der »Anastrophe« das Menschsein implizit abgesprochen, droht er womöglich zum Tier erklärt zu werden? Unwillkürlich denkt man an die unmenschlichen Formen von »Behandlung«, Verwahrlosung bis hin zum Verhungernlassen, aber auch die gezielte und systematische Ermordung psychisch Kranker im Dritten Reich (»T4-Aktion«). Es sind keine Hinweise bekannt, dass Klaus Conrad in seiner ärztlichen Tätigkeit in solche Verbrechen verwickelt war (siehe SAMBALE 2015, S. 40). Conrad war aber Vertrauensmann [!] des NS-Dozentenbundes, 1939 Mitglied des NS-Ärztebundes und 1940 Mitglied der NSDAP; seine Forschungen zur Erblichkeit der Epilepsie veröffentlichte Conrad unter dem Titel *Die erbliche Fallsucht* (1940) als dritten Band des berüchtigten *Handbuchs der Erbkrankheiten*, herausgegeben von Arthur Gütt, auf den das »Gesetz zur Verhütung erbkranken Nachwuchses« vom 14. Juli 1933 und damit die Praxis massenhafter Zwangssterilisationen von Menschen zurückgeht, deren Erkrankung als erblich angesehen wurde, darunter Patientinnen und Patienten mit Schizophrenie, manisch-depressiven Erkrankungen und Epilepsie. Conrad verhielt sich zumindest opportunistisch zum NS-Staat und profitierte in seinen Forschungen wohl von Programmen, die im Zusammenhang mit der faschistischen »Rassenhygiene« standen.

Conrads Buch *Die beginnende Schizophrenie*, aus dem die Passage über die Unfähigkeit zum Überstieg entnommen ist, erschien 1958 und ist an der Ganzheitspsychologie bzw. Ganzheitstheorie der Berliner und Leipziger Schule orientiert. In seinem Übersichtsartikel aus dem Jahr 1943 über *Ganzheitspsychologie* würdigte Conrad auch die jüdischstämmigen Vertreter der Berliner Schule, die nach der Machtergreifung der Nationalsozialisten zur Emigration gezwungen wurden (ebd., S. 43). In der jüngst erschienenen Dissertation von Mathias Sambale über Conrad heißt es: Ein »direkter Bezug seines gestaltpsychologischen Denkens zu seinen partiellen Adaptationen des nationalsozialistischen Gedankenguts lässt sich somit kaum feststellen« (ebd., S. 117). Nun ist »kaum« nicht »nicht«. Aber wenn sich Conrads Annahme, dass der schizophren Erkrankte die für den Menschen spezifische Fähigkeit zum Überstieg verliert, nicht oder nicht allein aus einer Verstrickung in die faschistische Ideologie erklären lässt, erscheint mir das nicht weniger beunruhigend, weil es dann mit der Identifizierung belasteter Gedanken und Begriffe sowie der notwendigen klaren Distanzierung vom faschistischen Erbe der Psychiatrie allein nicht getan ist.

Sehen wir uns einen anderen innovativen Geist der Psychiatrie an, der zu Recht unter die »Klassiker der anthropologischen Medizin« aufgenommen wurde (Grätzel/Schlimme 2014, S. 160–187): Hemmo Müller-Suur hat die bereits erwähnten Arbeiten über die Wahngewissheit verfasst und den Wahn als Modus der Sinnkonstitution verstanden.

Bei ihm findet sich die Bemerkung, dass Patienten, die einen Gehirnabbau bestimmten Grades aufweisen, sodass sie nicht einmal mehr einen Wahn bilden können, »nicht mehr als Menschen im eigentlichen Sinne des Wortes« zu bezeichnen seien (Müller-Suur 1943, S. 271). Handelt es sich dann um einen uneigentlichen Menschen, einen Nicht-mehr-Menschen – und was bedeutet das *praktisch*? Und wer bestimmt den »bestimmten Grad«? Ein solcher Satz konnte in den Jahren, in denen er geschrieben wurde, das Todesurteil bedeuten: Der geheime Erlass Hitlers zur systematischen Ermordung psychisch und neurologisch Kranker datiert von 1939, allein 1940–1941 wurden in der sogenannten Aktion T4 über 70.000 psychisch Kranke vergast.

Die Frage nach einer faschistischen Hypothek, welche die anthropologische Psychiatrie belastet, stellt sich zugespitzt bei folgender Fallgeschichte, in der es in mehrfachem Sinne um Fragen von Leben und Tod geht: in der Symptomatik des Patienten, im Kontext von dessen Begutachtung und in der Beschwörung des Schicksalhaften des Urteils.

In der Fallvignette, die 1944 publiziert wurde, beschreibt Müller-Suur hingebungsvoll die Symptomatik eines Mannes, den er Kurt Pest nennt und der sich hoch komplizierten Gedankenspielen hingab. Ein Fall, der auch klinisches Interesse verdient, weil es dabei um die Unterscheidung von Zwang und Wahn geht. Deshalb ein paar Worte zur Erläuterung dieser differenzialdiagnostischen Frage: Das gedankliche Szenario für das Grübelsystem des Patienten gab eine stark um sich greifende »Seuche« ab: Kurt Pest ging davon aus, dass sich zunächst jeder achte

Mensch damit infizieren würde, eine Ansteckungsrate, die dann mit steigender Bevölkerungsdichte in Städten in seinem Kalkül zunahm. Gegen diese exponentielle Ausbreitung der Seuche bot Kurt Pest in seinem Gedankenspiel ein System der Bekämpfung der Krankheit auf durch heilsame Berührungen von seiner Hand:

»Der Körper war in fünf Teile eingeteilt – Hals, Arme, Beine – deren Starre sich nach 3 Besuchen jeweils löste« (MÜLLER-SUUR 1944, S. 262).

In diesem Zählzwang inszenierte Kurt Pest einen ambivalenten Wettlauf der Ausbreitung der tödlichen Erkrankung und deren Bekämpfung. Dabei gefällt sich der Patient als Heiler mit besonderen »magnetischen« Kräften und schwingt sich megaloman in diesem bizarr wirkenden zwangsartigen Syndrom zum Herrn über Leben und Tod seiner Mitmenschen auf: Ich »konnte doch nicht die ganze Welt erkranken lassen, ich –. Das System hat mich ganz aufgefressen. Es waren immer mehr Systeme« (ebd., S. 251).

Während dieser Mann Müller-Suur in dessen Eigenschaft als Gutachter sein komplexes Zahlenspiel erklärt, spielt der Patient »mit Feuereifer den Führer« (ebd., S. 262), und der Psychiater gesteht offen ein, wie sehr er sich zum Mitspielen verführt fühlte und lachend meinte, er werde sich bei dessen Spielsucht noch anstecken [!]. Diese zwangsartigen Zahlenspiele begannen nach dem Tod des Vaters von Kurt Pest, etwa um die Zeit, als seine ebenfalls psychisch auffällige Mutter fürchtete, dass sie vom sexuell umtriebigen Gatten syphilitisch infiziert worden sein könnte. Sie entwickelte unter anderem einen starren Hals – diese Syphilisphobie steckte auch den Sohn an: so viel zum Hintergrund der beiden Systeme der (sexuellen) »Ansteckung« und der Berührung durch den »Heiler« sowie zur Bedeutung der Halsregion dabei.

»Über Beziehungen und Unterschiede zwischen Zwang und Wahn« lautet der Titel dieses Artikels von Müller-Suur (1944). Müller-Suur will in bestimmten, willkürlich gesetzten Zahlen wie der Ansteckungsquote »8« nämlich keinen typischen Zwangsgedanken sehen, sondern den »Einfall« von etwas Wahnnahem, was zumindest analog zu einem Wahneinfall sei; bei der Frage des Verhältnisses zwischen Zwangsneurose und Paranoid hätte man auch auf die Systematizität verweisen können, welche die systematisierten Zwangsgedanken, den Zählzwang von Kurt Pest und den systematisierten Wahn verbinden. Schon damals »verstehend« orientiert, erkennt Müller-Suur in psychotischen wie in schwer zwanghaften Phänomenen etwas, was »nicht-krankhaft, gesund, verständlich« ist (MÜLLER-SUUR 1944, S. 269). Er schreibt:

»Wahn ist in metaphysisch-geistigem Sinne stets verständlich, weil seine Grundstimmung grundsätzlich die gleiche ist, die auch gelegentlich der

> gesunde Mensch, sofern er Mensch ist, als seine ›Grundbefindlichkeit‹ erlebt: Die Angst, die schicksalhafte ›Geworfenheit‹ seines Daseins‹ (Heidegger)« (ebd., S. 279). |

Zur psychiatrischen Begutachtung kam es bei Kurt Pest nicht etwa wegen seines um Ansteckung und Berührung zentrierten zwanghaften Gedankenmanövers, sondern wegen unsittlicher Berührungen handgreiflicher Art. Der Patient, der sich selbst als »Nationalsozialist« bezeichnete, fühlte sich nach seinen Angaben von »ostisch« aussehenden Jungen erotisch angezogen. »Ich wollte ein Übermensch werden und wurde ein Untermensch zum Schluß« (ebd., S. 259) – »Übermensch« als Nationalsozialist und in seinen Gedankenspielen als Retter und Herr über Leben und Tod einerseits, andererseits der pädophile »Untermensch«.

Dieser von Müller-Suur wohl als vermindert zurechnungsfähig begutachtete Mann, dessen obsessives Zahlenspiel der Gutachter als eine »psychopathisch-reaktive Erkrankung mit Wahncharakter« (S. 272) ansieht, wurde dennoch von einem Sondergericht wegen sexuellen Missbrauchs an Internatsschülern zum Tode verurteilt und hingerichtet. Doch wohin führt den Gutachter Müller-Suur die Berufung auf die »Geworfenheit«, die Beschwörung des Schicksalhaften im Falle des Patienten? »Hat nicht dieser ganze Lebenslauf etwas wie einen unheimlich diabolischen Sinn? [!] Ist es nicht, als wenn Pest immer zielsicherer und schneller einem vorbestimmten Verhängnis entgegenraste« (S. 265)? Klingt das nicht, als sei das Todesurteil nur die letzte Konsequenz dieses Schicksals, dieses »vorbestimmten Verhängnis[ses]«, dem sich das »Sondergericht« nur beugt, auch wenn es in der Urteilsverkündung die »menschliche[...] Tragik« des Falls zur Kenntnis nimmt (S. 264)?

Michael Schmidt-Degenhard liest in seiner Würdigung des Gesamtwerkes von Müller-Suur diesen Text dagegen ganz anders, nämlich als Art Denkmal für Kurt Pest als ein Opfer der damaligen Willkürjustiz. Dieser Artikel aus dem Jahr 1944 könne als »Dokument des inneren Widerstandes, auch gegen die Psychiatrie seiner Zeit, gelesen werden [...], eine ergreifende und mahnende Erinnerung an ein Opfer totalitärer Willkürherrschaft, die diesem seine personale Würde und individuelle Eigenart zu bewahren versucht« (Schmidt-Degenhard 2014, S. 188). Zugunsten von Müller-Suur hätte man darüber hinaus annehmen können, dass die Diagnose einer wahnnahen Erkrankung vielleicht der Versuch war, dem Angeklagten die Schuldfähigkeit für den pädophilen Missbrauch Schutzbefohlener abzusprechen, was Kurt Pest vielleicht vor seiner Hinrichtung bewahrt hätte.

Was so oder so gelesen werden kann, ist Zeichen einer tiefen Ambivalenz dieser Erkrankung und dem Erkrankten gegenüber. Müller-Suurs Beschwörung eines schicksalhaften Ausgangs der Erkrankung, die philosophische Verbrämung

durch den Bezug auf den philosophischen Topos der »Geworfenheit« (Heidegger) erscheint mir fatal. Ich denke nicht, dass es hier nur um die Frage einzelner Formulierungen geht (etwa die »erbbiologischen« Überlegungen bei MÜLLER-SUUR 1944, S. 238), die man leicht mit dem damaligen Zeit-»Geist«, dem Faschismus in Verbindung bringen kann – was keine Entschuldigung wäre. Die Ambivalenz zwischen menschlicher Zuwendung zum Betroffenen (hier: Zulassen eigener Betroffenheit bis hin zur Begeisterung; anthropologische Orientierung im Hinblick auf Verständnis und Sinn wahnhafter Phänomene) und einer Wendung un-menschlicher Art (zugespitzt: das Todesurteil als Geschick des Daseins) könnte gewissen Spielarten anthropologischen Denkens selbst eigen sein, besonders in einer Zeit, in der kollektiv viel von Übermenschen und Untermenschen die Rede war.
Eine Beschwörung des schicksalhaften Verlaufs psychiatrischer Erkrankungen findet man im Übrigen auch bei Vertretern der daseinsanalytisch orientierten Psychiatrie. Im Versuch der Bestimmung dessen, was der Mensch ist, des »Wesens« des Menschen, im Versuch seiner Ortung zwischen Tier und Übermensch oder daseinsanalytisch im Geviert (Heidegger) zwischen Erde, Himmel, Sterblichen und Göttern läuft der Wahnkranke Gefahr, sich anthropo-logisch seines Menschseins beraubt zu sehen.

Privation: des Menschseins beraubt?

Die medizinische Schule der Daseinsanalyse, die sich im Anschluss an Martin Heideggers *Sein und Zeit* (1927) formiert hat, fasst Kranksein als Privation auf, nämlich als Beraubung (lateinisch *privatio*) von Gesundheit. Was ist mit »Privation« gemeint?

» Wenn wir etwas so negieren, daß wir es nicht einfach ausschließen, vielmehr gerade festhalten in dem Sinne, daß ihm etwas fehlt, nennt man diese Negation eine *Privation*. Das Merkwürdige ist, daß sich Ihr ganzer ärztlicher Beruf im Bereich einer Negation im Sinne einer Privation bewegt. [...] Der Kranke ist *nicht gesund*. Das Gesundsein, das Wohlbefinden, das Sichbefinden ist nicht einfach weg, es ist gestört. [...] [So ist] das Kranksein, eine privative Weise des Existierens « (HEIDEGGER 1987, S. 58 f.).

Die Rezeption des Privationskonzepts in der daseinsanalytischen Psychiatrie geht wohl auf die »Zollikoner Seminare« zurück, die Martin Heidegger auf Einladung des Psychiaters Medard Boss in den Jahren 1959–1969 (HEIDEGGER 1987) für ausgewählte ärztliche Teilnehmer in Zürich veranstaltet hat. Wie ist die Privation aber bei den Störungen geartet, die man früher »Geisteskrankheiten« nannte?

Die daseinsanalytisch orientierten Psychiater Medard Boss und Ludwig Binswanger haben bei Psychosen den *Kern* des Menschseins betroffen und beeinträchtigt gesehen: Damit sind es nicht nur psychotisch Erkrankte, die sich im Wahnerleben teilweise an den Grenzen des Menschseins oder jenseits davon erleben, auch die daseinsanalytische Theorie rückt diese Erkrankten an diese Grenzen, vielleicht sogar jenseits dieser Grenzen, und das bei zwei Psychiatern, deren tiefes Bemühen um ein Verständnis des Erlebens von Wahnkranken und ihr menschlicher Umgang mit ihnen wohl außer Zweifel stehen. Sehen wir uns zunächst Heideggers Gedanken der Privation und dann seine klinische »Anwendung« an:
Bezeichnenderweise setzt sich Heidegger mit der Denkfigur der Privation insbesondere im Zusammenhang mit der »Wesensabgrenzung von Mensch, Tier, Pflanze, Stein« (HEIDEGGER 1987, S. 306) auseinander. Meine These ist: Diese denkerische Aus-einander-setzung von Mensch und Tier, also die Frage nach dem Wesen des Menschen im Unterschied zu dem des Tieres, verbindet sich im diskursiven Geflecht zwischen der Philosophie Heideggers und seinen psychiatrischen Adepten Binswanger und Boss mit der Frage, in welcher Weise der psychotisch Erkrankte in seinem Menschsein tangiert oder gar angegriffen ist, wobei der Wahnhafte in der psychiatrischen Daseinsanalyse in die Nähe des Tieres gerät.
Schon in Heideggers *Sein und Zeit* aus dem Jahr 1927 wird das biologische »Leben« als spezifische Seinsart angesprochen, die von der Seinsart der Vorhandenheit eines Steins, der Zuhandenheit eines Werkzeugs, aber auch dem spezifischen Sein *menschlichen* Daseins strikt zu unterscheiden sei: »Die Ontologie des Lebens vollzieht sich auf dem Wege einer privativen Interpretation vom menschlichen Dasein aus« (HEIDEGGER 1963, S. 50, siehe ebenso S. 58, 194). Das Tier entbehrt, was den Menschen zum Menschen macht. Heidegger unterscheidet 1929/30:

- den »weltlosen« Stein als Paradigma des leblos Seienden,
- die »weltarmen« tierischen Lebewesen und
- das »weltbildende« menschliche Dasein (HEIDEGGER 1983, S. 261 ff.).

Anders als der Stein, der nicht nur nicht die Welt entbehren, sondern nicht einmal dieses Entbehren entbehren kann, entbehrt das Tier in seiner Weltarmut die Weltlichkeit der Welt menschlichen Daseins (siehe ebd., S. 289). Dabei wird die Welt-Armut des Tieres privativ von der Art der Welt-Habe des Menschen her entfaltet: Das Tier wird also als Privation menschlichen Daseins bestimmt.
Damit umlagert die Denkfigur der Privation Heideggers Diktum einer Wesensverschiedenheit von Mensch und Tier. Heidegger zettelt zusammen mit den verschobenen und dennoch metaphysisch unterschiedenen Surrogaten

von Privation – »Armut« (weltarm), »Mangel« (an Welt) – eine eher abgründige als begründende anthropologisch-tierische Differenz an. Begriffe wie Armut, Mangel, Entbehren, Beraubung, Privation sind es, deren Syntax und Ökonomie zwei Seinsarten entlässt: Tier und Mensch, animalische Weltarmut und In-der-Welt-Sein des menschlichen Daseins.

Martin Heidegger spricht beim weltarmen Tier von einer »Entbehrung« von Welt, paradoxerweise aber von einem »Nichthaben *im* Habenkönnen« von Welt (ebd., S. 309). Dabei kann man kritisch fragen: Wenn die Weltarmut des Tieres vom In-der-Welt-Sein des menschlichen Daseins qualitativ und radikal unterschieden sein soll, wie wäre dann ein »Habenkönnen« von Welt für das weltarme Tier möglich? Und suggeriert die Rede von welt»arm« nicht eher einen quantitativen als einen qualitativen Unterschied? Heidegger merkt selbst am Ende der Vorlesung 1929/30 an, es sei infrage zu stellen, ob Tiere die Welt entbehren können, sofern darin impliziert sein könnte, dass die Tiere ja dann um ihren Mangel an Weltlichkeit der Welt betrübt sein müssten. Dann wüssten Tiere aber in einem Maße um die für den Menschen spezifische Weltlichkeit der Welt und um die Offenständigkeit, sodass sie dem Dasein zu nahe kämen.

Während philosophisch auf der Ebene dessen, was Heidegger sagen will, ein rigoroser Wesensunterschied von Mensch und Tier behauptet wird, wird dieser aus meiner Sicht textuell und intertextuell unterlaufen: So wird einerseits das Wesen des Tieres bestimmt als »Benommenheit« (ebd., S. 347, 391) vom Seienden in seiner Umwelt, andererseits können auch wir Menschen von Seiendem »*benommen*« sein (ebd., S. 153), sodass die eben etablierte Mensch-Tier-Differenz im und vom Text selbst irgendwie unterwandert wird. Bedenkt man, dass »Benommenheit« die fundamentalontologische Markierung für das Wesens des Tiers ist, wird man stutzig, wenn bei Caspar Kulenkampff, einem Gewährsmann anthropologischer Psychiatrie, zu lesen ist, dass »jedes krankhaft abgewandelte In-der-Welt-Sein [...] von einem bestimmten Weltentwurf überwältigt, benommen« ist (Kulenkampff 1953, S. 329).

Die Diskussion um diese Differenz zwischen Mensch und Tier setzt sich in der psychiatrischen Daseinsanalyse fort. Unter enger Mit- und Zuarbeit Heideggers hat auch Medard Boss »Tiere als Privationserscheinungen des menschlichen Existierens« (Boss 1975 a, S. 247; siehe auch Boss 1975 b, S. 38) in Anschlag gebracht. Prekärerweise bezeichnet er aber auch »schizophrenes Krank-sein daseinsgemäß als eine äußerste [!] Privationserscheinung« des Menschseins (Boss 1975 a, S. 507), sodass das schizophrene Menschsein (wie das Sein des Tieres!) »nur negativ zu fassen ist« (ebd.).

Damit aber gerät der schizophren Erkrankte in der Daseinsanalyse in bedenklichste Nähe zum Tier. Boss spricht von der Schizophrenie als einer

»defizienten Existenzweise« (Boss 1975 b, S. 221), konstatiert dabei ein noch »rudimentäres Selbst-sein und ein Weltaufenthalt« und sagt einschränkend: »Wäre der Verlust dieser Wesenszüge des Mensch-seins wirklich total, sie würden überhaupt nicht mehr Menschen sein können« (ebd.). Für mich wird hier offengelassen, ob Boss einen solchen totalen Verlust im Falle schwerer psychiatrischer oder neurologischer Erkrankungen erkennt. Man wagt kaum zu fragen, was das bedeuten würde für die »Seinsart« des Kranken und den praktischen Umgang mit ihm.

Was die Daseinsanalyse beim Psychotiker im Kern betroffen sieht, ist das, was den Menschen *als* Menschen auszeichnen soll: »Die Offenständigkeit für das Anwesende ist der Grundzug des Menschseins« (Heidegger 1987, S. 94). »Am reinsten jedoch und am eindrücklichsten erfahren schizophrene Kranke Störungen im Vollzug dieses Grundmerkmals des Da-Seins [das »Offenständig-sein«]. Das schizophrene Krank-sein darf das menschlichste und zugleich das unmenschlichste [!] aller Leiden genannt werden« (Boss 1975 a, S. 483). Im Offenständigsein figurierte dann der Grund-Riss des Schizo-Phrenen und zugleich der Riss im Grund des Menschseins. In diesem Sinne ließe es sich verstehen, wenn Boss sagt, die Schizophrenie gehe »die Menschen überhaupt in einem ausgezeichneten Sinne an« (ebd.); man könnte sie dann als jene Krankheit bezeichnen, an der der Mensch selbst in seinem Menschsein krankt.

Medard Boss zufolge ist die Schizo-Phrenie so etwas wie der Grat zwischen dem Menschlichsten und Unmenschlichsten, wo sich die »Zerbrechlichkeit« des »Wesentlichsten des Mensch-seins« (ebd.) zeigt. Daher könnten unsere Scheu und unsere Berührungsängste vor Wahnkranken rühren – weil wir potenziell Betroffene sind und darin berührt sind. In unserer Begegnung mit schizophren Wahnkranken könnten wir dergestalt dem »Wesenskern« (ebd.) des Menschen in seiner privativen Form ausgesetzt sein, dass eben darin die Gefahr besteht, diese Kranken nicht nur gesellschaftlich zu stigmatisieren, zu isolieren und räumlich zu asylieren, sondern sie auch un-menschlich zu behandeln, ja womöglich zu Nicht-Menschen zu erklären.

Martin Heidegger äußert sich in den *Zollikoner Seminaren* zur Frage psychotischen Krankseins und sieht ein Einbüßen der das menschliche Dasein auszeichnenden Offenständigkeit: »Die bei der Schizophrenie feststellbare Kontaktlosigkeit ist eine Privation der eben genannten Offenständigkeit. Diese Privation besagt aber nicht, daß die Offenständigkeit verschwindet, sondern sie ist nur modifiziert zur ›Kontaktarmut‹« (Heidegger 1987, S. 95). Sind mit der Annahme einer Modifikation menschlicher Offenständigkeit die Bedenken zerstreut, dass der wahnhafte Psychotiker in die Nähe des Tiers verbannt wird?

Mit der Kontaktarmut ist hier wohl angesprochen, was Eugen Bleuler vom »schizophrenen Autismus« sprechen ließ, also jene Privation der mitmenschlichen Bezüge, die Heidegger als »Mitsein« bezeichnet. Dabei wurde Heidegger nicht müde zu betonten, dass das Mitsein dem menschlichen Dasein eigen und vorbehalten ist. Anders in den *Zollikoner Seminaren*: Hier spricht Heidegger vom »Mitsein« des Haustieres mit seinem Herrchen oder Frauchen – um ihnen dann aber das »Mitexistieren« abzusprechen (HEIDEGGER 1983, S. 308).

Bei der Schizophrenie von einer Privation zu sprechen, spricht den Kranken diese Offenständigkeit zu, nämlich aufgrund der Art und Weise, in der sie ihnen abgesprochen wird, weil sie ihrer irgendwie beraubt sind beziehungsweise verarmt sind in ihrer Kontaktfähigkeit. Aber weckt Heideggers Rede vom kontaktarmen Schizophrenen nicht die Assoziation zur metaphysischen Wesensbestimmung: Das Tier ist welt-arm? Sicher hätte Heidegger auch sogenannte »defiziente« Modi menschlichen Existierens in der Psychose philosophisch vor dem Übergang in das »Vegetieren«, dem Absinken in das Triebhaft-Benommene, in die bloße »Offenheit« des Tieres im Unterschied zur »Offenständigkeit« des Menschen bewahrt, aber dennoch steht der Schizophrene bei ihm wie am Abhang, auf einem Grat: auf der einen Seite hin zum Tier, auf dem anderen zum Dichter und Denker – der dem Blitz des Göttlichen ausgesetzt ist. In Heideggers Auseinandersetzung mit Friedrich Hölderlin (1770–1843) nämlich wird dessen psychotische »Umnachtung« zu einer Art Sollbruchstelle seines abgrundtiefen dichtenden Denkens stilisiert.

Heidegger hat aus Hölderlin nie ein Exempel für ein Dasein mit affizierter Offenheit statuiert, »denn die Dichter sind nicht weltlos« (HEIDEGGER 1981, S. 64), sie haben nicht die Seinsart des Steines. Er gibt seinen Hörern zu bedenken, dass es »mit der Geisteskrankheit des Dichters eine eigene Sache [ist, ...]. Hier kann es darauf ankommen, wer der ist, der geisteskrank ist« (HEIDEGGER 1980, S. 37). Unterschieden wird hier eine eigentliche Ver-rückung, die Hölderlins Dichtung als Dichtung auszeichnet, und eine Ver-rückung in etwas Wesentliches, die den Dichter aber derart überwältigt, dass es klinisch zu einer schizophrenen »Verrücktheit« kam:

»Der Dichter war allerdings verrückt im Sinne einer Ver-rückung seines Wesens [...]. Diese wesenhafte Verrückung hatte dann eine ›Verrücktheit‹ zur Folge, die freilich auch noch eigener Art war« (HEIDEGGER 1982, S. 43).

Diese Ver-rückung ist nicht die romantische Beschwörung einer irren, ganz anderen Erfahrungsart, sondern eine gedichtete Sphäre, vor der Hölderlin »in den Schutz der Umnachtung« (ebd., S. 8) geborgen worden sei. Die wesentliche, die dichterische Verrückung aber verbindet sich mit der Emphase von Eigentlichkeit. Die psychiatrische Daseinsanalyse, die bei Psychotikern gerade eine beschränkte [!] Offenständigkeit und ein uneigentliches Verfallen erkennt, sieht in deren therapeutischer »Umstimmung« das heilsame Moment.

Paradoxerweise ist diese Umstimmung bei Heidegger die erstrebte Leseerfahrung bei Gedichten der sogenannten »Wahnsinnszeit« Hölderlins: Dichtung als Weltentwurf ist ein Modus der »Ver-rückung« des Menschen aus unserem alltäglichen Weltbezug, aus unserer Normalität! So wandelt sich Hölderlin, von seiner Erkrankung her ein potenzieller Kandidat für eine therapeutische »Umstimmung« (Boss 1954, S. 209), unter Heideggers Hand zum Therapeutikum, zum Um-stimmer aus der Alltagserfahrung und den vermeintlichen Sicherheiten des »Man« hin zur Eigentlichkeit! Aufgrund der Erfahrung vom »Fehl Gottes« wird Hölderlin für Heidegger zum »zerbrechenden Vermittler des Heiligen, der zum stummen Zeichen werden musste«, wie Gerhard Unterthurner (2012, S. 280) meint.

Eine ähnliche seinsphilosophische Würdigung schizophrener Erfahrungen findet sich auch bei Boss: Bei einem Patienten mit kosmologischem Wahn spricht er nicht wie sonst von einer privativen Einschränkung der Offenständigkeit, sondern im Gegenteil von deren »psychotische[r] Entschränkung« (Boss 1975 a, S. 503), die aber eben als solche nicht ertragen werden könne wegen einer »spezifische[n] Beeinträchtigung des Ausstehen-könnens dieses wesenhaften Offenständig-seins menschlichen Existierens« (ebd., S. 505), was dann zur paranoid-halluzinatorischen Psychose führe.

Wenn, wie Nietzsche sagt, der Mensch ein Seil ist zwischen Übermensch und Tier, droht sich das Seil vielleicht beim Psychotiker und bei seinem Psychiater irgendwie zu verheddern. In einem Nu kann sich der Teufelsanbeter wandeln in der psychotischen Silbenchemie vom »-vieh« zum Tier. Ein Patient schreibt:

> » Die SCHRIFT DES BLUTES gleiche jener einer BELLODONNA-FARBENEN KALI-GRAF-VIEH: Gez. HOCHACHTUNGSVOLL... 666 DAS TIER « (Mundhenk 2007, S. 158). »666« – die Zahlenchriffre des Teufels und das Tier.

Im interdisziplinären Gespräch zwischen Heidegger als Denker und dem psychiatrischen Behandler scheint das Tier, wie wir am Mitsein des Schoßhündchens gesehen haben, dem Menschen recht nahezukommen. Das, was nach Heidegger dem menschlichen Dasein vorbehalten ist, das Offenständigsein, diskutiert Boss nun ausgerechnet für das Tier. Boss fragt: Wäre »bloß der Mensch, nicht aber auch das Tierwesen auf irgendeine uns rätselhafte Weise zum mindesten ebenfalls so offenständigen Wesens, daß auch für es in den von ihm ›gelebten‹ und ausgestandenen Offenheitsbereich hinein irgend etwas *als* ein von anderen unterscheidbares Etwas irgendwie zum Vorschein zu kommen vermöchte« (BOSS 1975 b, S. 37)? In dem Moment aber, in dem die spezifische Offenständigkeit als Grundzug menschlichen Daseins konterkariert zu werden droht, weil das Tier seiner teilhaftig wird, kommt im nächsten Atemzug die Einschränkung: Der vom Mensch domestizierte Hund sei in seinem Tier-Wesen im Unterschied zur Freiheit des Menschen doch ein »unfreies, starres, ›instinktives‹ Gebunden- und Verhaftet-sein« (ebd.) an das, was ihn angeht, etwa an sein Herrchen, seinen Knochen. Doch darin wiederum »gleiche« der Hund dem Menschen, wenn der selbst jemandem hörig, nach etwas süchtig oder triebhaft auf etwas verfallen sei! Damit gestaltet sich der Gedankengang in etwas so: Tier und Mensch sind offenständig. – Das Tier ist offenständig gebunden. – Der Mensch ist offenständig frei dazu, gebunden zu sein ...

Wenn sich der Träumer im Traum in ein Tier verwandelt, dann kann ihm das nach seinem Erwachen einen Wink geben in die »eigenen tierähnlichen Existenzmöglichkeiten [!] eines unfreien, sensuell-leibbetonten ›irdischen‹ Verfallens an Begegnendes«, meint BOSS (1975 b, S. 193). In diesem Sinne ließe sich wohl daseinsanalytisch auch der metamorphotische Wahn verstehen: Der Wahn, ein Tier zu sein, erweist das Tier in uns oder uns als Tier, als *animal rationale*.

Nun ist das eine die Gewissheit in dem Wahn, ein Tier zu sein (Wahnidentität) – ein anderes aber ist es, wenn der daseinsanalytische Psychiater im Wahnkranken selbst meint, eine »Art Zwischenexistenz zwischen Mensch und Tier« (BINSWANGER 1965, S. 87) zu sehen, wie wir es auch bei Ludwig Binswanger lesen. Für ihn, der sich als erster daseinsanalytischer Psychiater verstand, lag philosophisch betrachtet die schizophrene »Grundstörung« in der Fähigkeit zur Transzendenz, worin er das Spezifische des Menschen sehen wollte. Bei seiner »Aline« genannten Patientin meint er zu erkennen, wie das »*Transzendieren* immer mehr erlöscht, insofern statt seiner ein bloßes *animalisches* Registrieren tritt« (ebd., S. 86; siehe auch S. 122), was beim Wahnkranken zum »mechanisierten Leerlauf« (S. 87) gerate. Dessen »Monotonie« bedeute aber nicht, dass Psychotiker »›zum Tier herabgesunken‹ [seien], was für sie eine ›Erlösung‹ [!] bedeuten würde« (S. 123).

Trotz des zum »*Triebmäßigen verarmte[n] monotone[n] Schema[s]*« (S. 124) verblieben aber Reste des »Transzendierenkönnens« (S. 123), eine Art der »Pseudo-Transzendenz« (S. 106), der er aber noch den Charakter der Transzendenz und damit einen Rest an Menschlichem zuspricht, also im Sinne Heideggers ein privatives Menschsein.

Versteht man Schizophrenie und andere wahnbildende Erkrankungen als Privation des Menschenseins, so beraubt das die Betroffenen aber potenziell ihres Menschseins! Auch Caspar Kulenkampff, 1971–1975 Vorsitzender der Kommission der Psychiatrie-Enquete, spricht von Psychosen als »Destruktion des menschlichen Daseins« (KULENKAMPFF 1958, S. 9) und scheut nicht die Konsequenz, dem Wahnkranken womöglich das Menschsein abzusprechen. Kulenkampff betont nämlich die »primäre Fremdheit« des Psychotikers; diese gründe in einer »noch dunklen Abwandlung eben des ursprünglichen Erschlossenheitscharakters der Existenz, [was] aus einer Abwandlung anthropologischer Fundamente zu begründen [sei]. Jetzt kommt der Philosoph und sagt: Dieser Schluß sei nicht zulässig, weil dann der paranoid Psychotische in gewissem Sinne kein menschliches Wesen mehr wäre. Es scheint mir nicht so sicher, daß man vor diesem an sich formal richtigen Einwand unbedingt zurückweichen müsse. Wie wäre es, wenn die Existenz des Paranoiden in ihrem Grunde selbst auf eine freilich noch unentdeckte Weise betroffen wäre?« (ebd., S. 65.)

Diese implizite Ent-Menschung droht meines Erachtens auch, wenn als »Grundstörung« eine »Existenzwandlung« angenommen wird (zitiert nach BLANKENBURG 1971, S. 6; siehe auch KULENKAMPFF 1958, S. 12), die im Wahn erfahren werde (siehe KICK 1992, S. 192), oder wenn von der paranoiden Schizophrenie als »eigentümliche Abwandlung menschlichen Daseins« (ZUTT 1958, S. 3), einer »Daseinsabwandlung« (KICK 1992, S. 192) gesprochen wird, von der ein Wahn und andere Symptome der Schizophrenie nur der Ausdruck seien. Ähnliches gilt, wenn von einer »Defizienz« von Daseinsstrukturen gesprochen wird, Daseinsstrukturen, die dann stillschweigend zur »Idealnorm« erklärt werden, wie es Kisker und Blankenburg kritisiert haben (siehe KISKER 1976, S. 44; 2007, S. 126; KUPKE 2012, S. 127 f., Anmerkung 32). Dann nämlich werde etwas als »[a]nthropologisch erfasst [...], von dem das vorliegende Abnorme abgewandelt, ›abgefallen‹ erscheint, nicht aber dieses selbst bzw. der Vorgang der Abwandlung als solcher« (BLANKENBURG 1967, S. 640). Auch Andrea Moldzio, deren anthropologischer Ansatz sich an der »neuen Phänomenologie« von Hermann SCHMITZ orientiert, formuliert eine Kritik an deren »defizitorientierte[m] Verständnis« der Schizophrenie (MOLDZIO 2004, S. 196).

Wenn Psychosen eine »Grenzform menschlicher Daseinsmöglichkeiten« (SCHMIDT-DEGENHARD 2001, S. 311) sind, bewegen sie sich potenziell an den Grenzen des Menschlichen und der Menschlichkeit. Für den französischen Psychiater Henry Ey (1900–1977) ist der »Geisteskranke« ein »In-seiner-Humanität-Erkrankter« (EY 1963, S. 97) und er sieht eben darin den »anthropologischen« Charakter der Erkrankung. Ist dann der »anthropologische« Charakter jener, dass der Psychotiker in seiner *humanitas*, in dem, was die Menschlichkeit des Menschen ausmacht, erkrankt ist und es ihm genau daran fehlt? Eine Psychose als *die* anthropologische Erkrankung, weil in ihr der Mensch im Innersten seines Wesens krankt und droht, seines Wesens verlustig zu gehen?

Anthropologische Krankheit oder Anthropologie als Krankheit? Vielleicht »krankt« die anthropologische Psychiatrie selbst, nämlich am Begriff des Menschen, an der Idee, das Wesen des Menschen greifen zu können, indem das Anthropologische humanistisch oder auch daseinsanalytisch festgestellt wird, als das, was den Menschen ausmacht, was er seinem Wesen nach *ist*. Versteht sich Anthropologie als Wissenschaft vom Wesen des Menschen und spricht bestimmten Wesen das Menschsein zu, so spricht sie es jenen ab, bei denen sie die Kriterien des Menschseins nicht als erfüllt sieht. Nach meiner Analyse haftet der Logik der Anthropologie selbst etwas Inhumanes an, was uns zur Vorsicht gegenüber anthropologischen Konzepten, ja zum Misstrauen gegenüber dem Begriff des Menschen zwingen sollte. Es zeigt sich nämlich eine Dialektik der psychiatrischen Anthropologie, die sich nicht im Hegel'schen Sinne aufheben lässt. Ohne dass ich die Bedenken zerstreuen könnte, seien hier einige abschließende Gedanken (oder Einfälle) vorgestellt, wie man dem de-humanisierenden Potenzial gewisser anthropologischer Konzepte begegnen könnte. Ansatzpunkte wären:

A. Der Mensch und sein Verhältnis zum Tier

Binswangers Beschwichtigung, der schizophren Wahnkranke sinke nicht zum Tier herab, vermag nicht wirklich zu beruhigen. Ähnlich einer »Verneinung« (im Freud'schen Sinne) ist sie symptomatisch für das, was erst verneint wird: Um das Menschsein ist es leicht geschehen, wenn es beschworen werden muss.

Von »Herabsinken« zu sprechen steht in der langen Tradition der Entwertung des Tiers durch den Menschen, sei es, dass das *animal* im abschätzigen Vergleich mit dem *animal rationale* angesetzt wird oder daseinsanalytisch privativ bestimmt wird.

Wenn das Tier »seinem« Begriff nach gedacht wird, ist es dem Zugriff des Menschen ausgesetzt und »sein« »Wesen« rational und anthropozentrisch ver-zeichnet. Jacques Derrida hat eine Dekonstruktion philosophischen Denkens des Tier-Wesens von der Metaphysik bis zur Seinsphilosophie Heideggers unternommen: Den althergebrachten Gegensatz »*der* Mensch« versus »*das* Tier« dekonstruiert Derrida, indem er die Unterschiedlichkeit der verschiedenen Tierarten betont und die verwirrende Nähe und Ferne einzelner Tierarten zu den Menschen befragt, ohne dabei die Differenz zwischen den Tieren und den Menschen zu negieren. Seine posthume Veröffentlichung trägt den programmatischen Titel: *Das Tier, das ich also bin* (2010).

B. Der Mensch als Seil zwischen Tier und Übermensch

Im Anschluss an Nietzsche gesprochen, ist der Mensch nicht immer Seil zwischen Tier und Übermensch, zuweilen ist er vielleicht auch deren Bruch, Verschnitt von Tier und Übermensch.

Oder er ist, wie man mit Jacques Lacan sagen könnte, als Mensch gespannt zwischen dem Realen seines animalischen Fleisches und dem großen Anderen, jenem Vertreter der symbolischen Ordnung, der in der Psychose fehlt (wieder eine Privation!). Man denke an den »Fehl Gottes« bei Hölderlin und den in dieser Fehlstelle womöglich aufbrechenden »Übermensch« Nietzsches.

c. Die Idee vom Menschen

Wenn man das Wesen des Menschen nicht ansetzt als etwas, was Gegenstand eines Wissens sein kann, sondern das allenfalls er-ahnt werden kann (siehe Scharfetter 2012, S. 20), so läuft man vielleicht weniger Gefahr, dass Kriterien des Menschseins zugleich Kriterien dafür sind, das Menschsein abzusprechen, Menschen von Nicht-(mehr-)Menschen zu unterscheiden (griechisch *krinein*). Die Kriterien, mit deren Hilfe Humanität aufgerichtet wird, haben nämlich eine a-humane Kehrseite.

Die Idee des Menschen könnte selbst ver-rückt werden, sofern das »im Anders-Sein des Schizophrenen mitgegebene Menschliche« (Kisker 2007, S. 129) geeignet ist, uns dergestalt zu befremden, dass uns dieses Mitgegebene durch die Mitgift an Ver-rücktem an dem irre werden lässt, was der Mensch seinem sogenannten »Wesen« nach ist oder sein soll.

Karl Peter Kisker mutet uns in seinem Buch *Dialogik der Verrücktheit: ein Versuch an den Grenzen der Anthropologie* (1970) Grenzerfahrungen zu: In der »Erfahrung des Verrückten« (Kisker 2007, S. 140; siehe auch Kisker 1976, S. 48–50) verlangt er den doppelten Genitiv darin ernst zu nehmen. Indem man den Ver-rückten erfährt, kann es einem widerfahren, selbst ein Stück ver-rückt zu werden, wobei wir der »im Verrückten aktualisierte[n] menschliche[n] Ur-Möglichkeit« (ebd., S. 50; siehe auch Kisker 2007, S. 142) innewerden können. Eine solche »Wandlung ins Verrückte« ist für ihn kein intellektuelles Gedankenspiel, ihr kommt ethische Qualität zu: Als »menschliche Möglichkeit [...], und zwar eine durch ihre Abstrusität vor anderen Möglichkeiten ausgezeichnete, so ist sie dem menschlichen Mitsorgen, der Mitverantwortung, der Entrüstung, dem Entsetzen usw. ursprünglich verbunden« (ebd., S. 134). So oder so, nach Kisker sind wir bereits engagiert, gebunden an den Erkrankten, eingebunden in das, was ihm im Wahn geschieht, selbst im Modus der Abwehr oder Abstumpfung gegenüber den psychisch Kranken, einer Abwehr, die uns vielleicht vor dem Wahnhaften zu schützen versucht, das in jedem Dasein lauert.

Wenn man das Wähnen-Können als Konstituens *des* Menschen begreift, dann bedeutet das: »Das Faktum des Schizophrenwerden-Könnens ist nicht als Herausfall aus dem Menschlichen, sondern als *eine* Möglichkeit, das Menschsein auf eine Spitze zu treiben, zu verstehen« (Moldzio 2004, S. 14), »der schizophrene Mensch [ist] eine Radikalisierung (und kein Verfall) unserer Menschlichkeit« (ebd.).

Darin kann man vielleicht eine Übertreibung sehen – eine Übertreibung aber, die der Dialektik der anthropologischen Psychiatrie eigen ist.

Literaturverzeichnis

A

Abraham, K. (1982): Die psychosexuellen Differenzen der Hysterie und der Dementia praecox. Gesammelte Schriften: Band I. Frankfurt a.M., S. 132–145.

Ahlenstiel, H. (1955): Selbstbeobachtung einer von der Basis gelösten Illusion: Betrachtung zur Frage einer »rationalen Unterbringung« bei Trugbildern. In: *Nervenarzt*, 25, S. 295–297.

Ahlenstiel, H. (1960): Die Klopf- und Klingel-Halluzination. In: *Nervenarzt*, 31, S. 470–471.

Ahlenstiel, H. (1965): Ludwig Staudenmaier's Experiment: nach Material von G. R. Heyer und persönlicher Bekanntschaft. In: *Neue Wissenschaft*, 13, S. 11–24.

APA (American Psychiatric Association) (2015): Diagnostisches und Statistisches Manual Psychischer Störungen DSM-5. Göttingen u.a.

Anzieu, D. (1991): Das Haut-Ich. Frankfurt a.M.

Apel, K. O. (1970): Einführung: Peirce's Denkweg vom Pragmatismus zum Pragmatizismus. In: Peirce, C. S. (1970): Schriften II: Vom Pragmatismus zum Pragmatizismus. Mit einer Einführung herausgegeben von Karl-Otto Apel, Frankfurt a.M., S. 10–211.

B

Bash, K. W. (1955): Lehrbuch der allgemeinen Psychopathologie: Grundbegriffe und Klinik. Stuttgart.

Benedetti, G. (1961): Psychotherapie eines Schizophrenen. In: Siirala, M. (1961): Die Schizophrenie des Einzelnen und der Allgemeinheit. Göttingen, S. 20–37.

Benedetti, G. (1987): Wahn und Halluzination in psychotherapeutischer Sicht. In: Olbrich, H. M. (Hg.): Halluzination und Wahn. Berlin u.a., S. 150–156.

Benedetti, G. (1998a): Todeslandschaften der Seele: Psychopathologie, Psychodynamik und Psychotherapie der Schizophrenie. Göttingen.

Benedetti, G. (1998b): Psychotherapie als existentielle Herausforderung. Göttingen.

Berner, P. (1965): Das paranoische Syndrom: klinisch-experimentelle Untersuchungen zum Problem der fixierten Wahnbildungen. Berlin u.a.

Berner, P.; Lesch, O. M. (1987): Systematik der Wahnerkrankungen unter besonderer Berücksichtigung organischer paranoider Syndrome. In: Olbrich, H. M. (Hg.): Halluzination und Wahn. Berlin u. a., S. 1–12.
Bernet, R. (2012): Wahn und Realität in der Psychose. In: Unterthurner, G.; Kadi, U. (Hg.): Wahn: philosophische, psychoanalytische und kulturwissenschaftliche Perspektiven. Wien, S. 9–35.
Bers, N.; Conrad, K. (1954): Die chronisch taktile Halluzinose. In: *Fortschr. Neurol. Psychiat.*, 22, S. 254–270.
Berze, J. (1926): Zur Phänomenologie und zur Theorie des Beziehungswahnes. In: *Allg. Z. f. Psychiatrie*, 84, S. 1–21.
Bick, E. (1990): Das Hauterleben in frühen Objektbeziehungen. In: Bott Spillius, E. (Hg.): Melanie Klein heute: Entwicklungen in Theorie und Praxis. Band 1: Beiträge zur Theorie. München/Wien, S. 236–240.
Bilz, R. (1949): Die Metapher des Untergangs in der Schizophrenie. In: *Nervenarzt*, 20, S. 258–262.
Binswanger, L. (1961): Über die daseinsanalytische Forschungsrichtung in der Psychiatrie. Ausgewählte Vorträge und Aufsätze. Band 1: Zur phänomenologischen Anthropologie. Bern, S. 190–217.
Binswanger, L. (1965): Wahn: Beiträge zu seiner phänomenologischen und daseinsanalytischen Erforschung. Pfullingen.
Binswanger, L.; Warburg, A. (2007): Die unendliche Heilung: Aby Warburgs Krankengeschichte. Zürich/Berlin.
Bion, W. R. (1990a): Lernen durch Erfahrung. Frankfurt a. M.
Bion, W. R. (1990b): Zur Unterscheidung von psychotischen und nichtpsychotischen Persönlichkeiten. In: Bott Spillius, E. (Hg.): Melanie Klein heute: Entwicklungen in Theorie und Praxis. Band 1: Beiträge zur Theorie. München/Wien, S. 75–99.
Bion, W. R. (1992): Elemente der Psychoanalyse. Frankfurt a. M.
Bion, W. R. (1997): Transformationen. Frankfurt a. M.
Birnbaum, K. (1915): Pathologische Überwertigkeit und Wahnbildung. In: *Mschr. Psychiat. Neurol.*, 37, S. 39–80.
Birnbaum, K. (1919): Abartige Vorstellungsabläufe: in Dokumenten dargestellt. In: *Neurologisches Zentralblatt*, 38, S. 514–527.
Blankenburg, W. (1965): Zur Differentialphänomenologie der Wahnwahrnehmung. In: *Nervenarzt*, 36, S. 285–298.
Blankenburg, W. (1967): Die anthropologische und daseinsanalytische Sicht des Wahns. In: *Studium Generale*, 20, S. 639–650.

Blankenburg, W. (1969): Ansätze zu einer Psychopathologie des »common sense«. In: *Confin. psychiat.*, 12, S. 144–163.
Blankenburg, W. (1971): Der Verlust der natürlichen Selbstverständlichkeit: ein Beitrag zur Psychopathologie symptomarmer Schizophrenien. Stuttgart.
Blankenburg, W. (1987): Phänomenologisch-anthropologische Aspekte von Wahn und Halluzination. In: Olbrich, H. M. (Hg.): Halluzination und Wahn. Berlin u. a., S. 77–101.
Blankenburg, W. (1988): Zur Psychopathologie des Ich-Erlebens Schizophrener. In: Spitzer, M.; Uehlein, F. A.; Oepen, G. (Hg.): Psychopathology and philosophy. Berlin u. a., S. 184–197.
Blankenburg, W. (Hg.) (1991a): Wahn und Perspektivität: Störungen im Realitätsbezug des Menschen und ihre Therapie. Stuttgart.
Blankenburg, W. (1991b): Einleitung – Perspektivität als interdisziplinäres Konzept. In: Blankenburg, W. (Hg.): Wahn und Perspektivität: Störungen im Realitätsbezug des Menschen und ihre Therapie. Stuttgart, S. 1–3.
Bock, T.; Klapheck, K.; Ruppelt, F. (Hg.) (2014): Sinnsuche und Genesung: Erfahrungen und Forschungen zum subjektiven Sinn von Psychosen. Köln.
Böker, W.; Brenner, H. D. (1983): Selbstheilungsversuche Schizophrener: psychopathologische Befunde und Folgerungen für Forschung und Therapie. In: *Nervenarzt*, 54, S. 578–589.
Boss, M. (1954): Einführung in die psychosomatische Medizin. Bern/Stuttgart.
Boss, M. (1975a): Grundriss der Medizin und der Psychologie: Ansätze zu einer phänomenologischen Physiologie, Psychologie, Pathologie, Therapie und zu einer daseinsgemäßen Präventiv-Medizin in der modernen Industrie-Gesellschaft. Bern u. a.
Boss, M. (1975b): »Es träumte mir vergangene Nacht …«: Sehübungen im Bereiche des Träumens und Beispiele für die praktische Anwendung eines neuen Traumverständnisses. Bern u. a.
Bott Spillius, E. (Hg.) (1990): Melanie Klein heute: Entwicklungen in Theorie und Praxis. Band 1: Beiträge zur Theorie. München/Wien.
Bottlender, R.; Buchberger, A.; Hoff, P.; Möller, H.-J. (1999): Urteilsbildung und Wahn: eine Studie zum Urteilsverhalten von wahnhaften, depressiven und gesunden Probanden. In: *Nervenarzt*, 70, S. 987–992.
Büchner, G. (2014): Woyzeck. Hamburg.
Burkhardt, H. (1964): Die Wahnstimmung als pathologisches Kommunikationsphänomen. In: *Nervenarzt*, 35, S. 405–412.

Brüne, M. (2003): Erotomanic Stalking in Evolutionary Perspective. In: *Behav. Sci. Law.*, 21, S. 83–88.
Bschor, T.; Nürnbach-Ross, B.; Albrecht, J. (1995): Organische Genese einer maniformen Psychose: ein Fallbeispiel von progressiver Paralyse. In: *Nervenarzt*, 66, S. 54–56.
Bürgy, M. (2010): Zur Psychopathologie der Ich-Störungen: Geschichte und Phänomenologie. In: *Nervenarzt*, 81, S. 1097–1107.
Bychowski, G. (1923): Metaphysik und Schizophrenie. Eine vergleichend-psychologische Studie. Berlin.

C

Cameron, N. (1959): The Paranoid Pseudo-Community revisited. In: *American Journal of Sociology*, 65, S. 52–58.
Cerny, G.; Stompe, T. (2011): Siegfried T. – Kunst und Wahn im Maßnahmenvollzug. In: Stompe, T.; Boehlke, E.; Walther, A.-U.; Heuser, M. P. (Hg.): Wahnwelten. Berlin, S. 216–222.
Conrad, K. (1959): Bemerkungen zum psychopathologischen Problem des Beziehungswahns. In: *Dtsch. Med. Wschr.*, 84, S. 303–308.
Conrad, K. (2002): Die beginnende Schizophrenie: Versuch einer Gestaltanalyse des Wahns. Bonn.
Cotard, J. (1882): Du délire des négations. In: *Archives de Neurologie*, 4, S. 152–170; 282–296.
Cramer, O. (1913): Zur Psychopathologie der religiösen Wahnbildung. Berlin.
Culler, J. (1988): Dekonstruktion: Derrida und die poststrukturalistische Literaturtheorie. Reinbek.

D

Deister, A. (2011): Eifersuchtswahn: Psychopathologie und forensische Bedeutung. In: Lammel, M.; Sutarski, S.; Lau, S.; Bauer, M. (Hg.): Wahn und Schizophrenie: Psychopathologie und forensische Relevanz. Berlin, S. 113–120.
Delius, H. (1974): Zum Wahrheitscharakter egologischer Aussagen. In: Broekman, J. M.; Hofer, G. (Hg.): Die Wirklichkeit des Unverständlichen. Den Haag, S. 38–77.
Derrida, J. (1980a): Nietzsches Otobiographie oder Politik des Eigennamens: die Lehre Nietzsches. In: Frank, M.; Kittler, F.; Weber, S. (Hg.): Fugen. Deutsch-Französisches Jahrbuch für Text-Analytik. Olten/Freiburg, S. 64–98.
Derrida, J. (1980b): Titel (noch zu bestimmen). In: Kittler, F. A. (Hg.): Austreibung des Geistes aus den Geisteswissenschaften. Paderborn u. a., S. 15–37.

Derrida, J. (1985): Recht auf Einsicht. In: Plissart, M.-F.; Derrida, J.: Recht auf Einsicht. Graz/Wien.

Derrida, J. (1987): Der Entzug der Metapher. In: Bohn, V. (Hg.): Romantik: Literatur und Philosophie. Frankfurt a.M., S. 317–355.

Derrida, J. (2010): Das Tier, das ich also bin. Wien.

Descartes, R. (1965): Meditationen über die Grundlagen der Philosophie mit den sämtlichen Einwänden und Erwiderungen. Hamburg.

Didi-Huberman, G. (1995): Was wir sehen, blickt uns an: zur Metapsychologie des Bildes. München.

Didi-Huberman, G. (2010): Das Nachleben der Bilder: Kunstgeschichte und Phantomzeit nach Aby Warburg. Frankfurt a.M.

Döhring, E. (1960): Zur Häufigkeit des Syndroms »Wahnhafter Ungezieferbefall«. In: *Münch. med. Wschr.*, 102, S. 2158–2160.

Döll-Hentschker, S. (2013): Wahn als Regulierung – Regulierung im Wahn. In: Stompe, T. (Hg.): Wahnanalysen. Berlin, S. 145–180.

Dümpelmann, M. (2000): Wahn und Beziehung – Wahn in Beziehung: Forum der analytischen Psychosentherapie 2. Göttingen, S. 80–99.

E

El-Assra, A. (1989): Erotomania in a saudi woman. In: *British Journal of Psychiatry*, 155, S. 553–555.

Emmerling, L. (1994): Der Erfinder und ein Entdecker: Heinrich Anton Müller und Jean Dubuffet. In: Kurzmeyer, R. (Hg.): Heinrich Anton Müller, 1869–1930: Katalog der Maschinen, Zeichnungen und Schriften. Basel/Frankfurt a.M., S. 181–188.

Enoch, M. D.; Trethowan, W. (1991): Uncommon psychiatric syndromes. Oxford u.a.

Erichsen, F. (1974): Bemerkungen über das sogenannte »religiöse« Erleben des Schizophrenen. In: *Nervenarzt*, 45, S. 191–199.

Erichsen, F. (1975): Schizophrenie und Sexualität am Beispiel von Perversion, Scham, Eifersuchts- und Liebeswahn. Bern u.a.

Ertl, M.; Keintzel, B.; Wagner, R. P. (Hg.) (2002): Ich bin tausend Ich: Probleme, Zugänge und Konzepte zur Therapie von Psychosen. Wien.

Esquirol, E. (1838a): Die Geisteskrankheiten in Beziehung zur Medizin und Staatsarzneikunde: Band 1. Berlin.

Esquirol, E. (1838b): Die Geisteskrankheiten in Beziehung zur Medizin und Staatsarzneikunde: Band 2. Berlin.

Evans, D. L.; Jeckel, L. L.; Slott, N. E. (1982): Erotomania: A variant of pathological mourning. In: *Bull. Menninger Clin.*, 46, S. 507–520.

Ey, H. (1963): Grundlagen einer organo-dynamischen Auffassung der Psychiatrie. In: Straus, E.; Zutt, J. (Hg.): Die Wahnwelten (Endogene Psychosen). Frankfurt a.M., S. 84–98.

F

FELDMANN, H. (1966): Die magisch-mythischen Wahngedanken Schizophrener. Teil I und II. In: *Confin. psychiat.*, 9, S. 20–34; S. 78–92.

FELDMANN, H. (1988): Aspekte der Wahndynamik. In: *Fortschr. Neurol. Psychiat.*, 56, S. 14–21.

FELDMANN, H. (1991): Zur Bedeutung der Darstellungsproblematik (Mimesis) im schizophrenen Wahn. In: *Nervenarzt*, 62, S. 27–31.

FELDMANN, H. (1995): Transsubjektive Praxis im schizophrenen Wahn. In: *Fortschr. Neurol. Psychiat.*, 63, S. 289–294.

FELDMANN, H.; SCHMIDT-DEGENHARD, M. (1997): Strukturale Affinitäten des Unverständlichen im schizophrenen Wahn. In: *Nervenarzt*, 68, S. 226–230.

FELDMANN, H.; SCHMIDT-DEGENHARD, M. (2000): Selbstgewißheit und Selbstsein bei schizophrenen Wahnkranken. In: *Fortschr. Neurol. Psychiat.*, 68, S. 49–55.

FISCHER, H. R. (2000): Rationalität zwischen logischem und paralogischem Denken. In: FISCHER, H. R.; SCHMIDT, S. J. (Hg.): Wirklichkeit und Welterzeugung. In memoriam Nelson Goodman. Heidelberg, S. 128–162.

FREUD, S. (1940a): Massenpsychologie und Ich-Analyse. Gesammelte Werke XIII. London, S. 73–161.

FREUD, S. (1940b): Über einige neurotische Mechanismen bei Eifersucht, Paranoia und Homosexualität. Gesammelte Werke XIII. London, S. 195–207.

FREUD, S. (1940c): Das Ich und das Es. Gesammelte Werke XIII. London, S. 237–289.

FREUD, S. (1940d): Neurose und Psychose. Gesammelte Werke XIII, London, S. 387–391.

FREUD, S. (1941a): Zur Psychopathologie des Alltagslebens. Gesammelte Werke IV. London.

FREUD, S. (1941b): Der Wahn und die Träume in W. Jensens »Gradiva«. Gesammelte Werke VII. London, S. 31–125.

FREUD, S. (1941c): Der Familienroman der Neurotiker. Gesammelte Werke VII. London, S. 227–231.

FREUD, S. (1942): Die Traumdeutung. Gesammelte Werke II/III. London, S. 1–642.

FREUD, S. (1944a): Totem und Tabu. Gesammelte Werke IX. London.

FREUD, S. (1944b): Vorlesungen zur Einführung in die Psychoanalyse. Gesammelte Werke XI. London.

FREUD, S. (1945): Psychoanalytische Bemerkungen über einen autobiographisch beschriebenen Fall von Paranoia (Dementia Paranoides). Gesammelte Werke VIII. London, S. 239–320.
FREUD, S. (1946a): Erinnern, Wiederholen und Durcharbeiten. Gesammelte Werke X. London, S. 126–136.
FREUD, S. (1946b): Triebe und Triebschicksale. Gesammelte Werke X. London, S. 210–232.
FREUD, S. (1946c): Das Unbewusste. Gesammelte Werke X. London, S. 264–303.
FREUD, S. (1946d): Trauer und Melancholie. Gesammelte Werke X. London, S. 428–446.
FREUD, S. (1947): Vorrede zu »Probleme der Religionspsychologie« von Dr. Theodor Reik. Gesammelte Werke XII. London, S. 325–329.
FREUD, S. (1948): Hemmung, Symptom und Angst. Gesammelte Werke XIV. London, S. 113–205.
FREUD, S. (1950): Konstruktionen in der Analyse. Gesammelte Werke XVI. London, S. 43–56.
FREUD, S. (1952): Die Abwehr-Neuropsychosen. Gesammelte Werke I. London, S. 59–74.
FREUD, S. (1986): Briefe an Wilhelm Fließ: 1887–1904. Frankfurt a. M.
FREUD, S.; FERENCZI, S. (1993): Briefwechsel, Band I/1, 1908–1911. Wien u. a.
FREUDENMANN, R.W. (2002): Der »Dermatozoenwahn«: eine aktuelle Übersicht. In: *Fortschr. Neurol. Psychiat.*, 70, S. 531–541.
FUCHS, T. (2000): Wahnkrankheiten. In: HELMCHEN, H.; HENN, F.; LAUTER, H.; SARTORIUS, N. (Hg.): Psychiatrie der Gegenwart, Band 5. Berlin/Heidelberg, S. 597–617.
FUJIMORI, H. (1981): Besonderheiten oder Eigentümlichkeiten der schizophrenen Wahnthematik in Japan im Wandel der Zeit: eine transkulturell vergleichende Untersuchung. In: *Fortsch. Neurol. Psychiat.*, 49, S. 313–330.

G

GANN, T. (2005): Im Züchtungswahn? Gottfried Benns »Dorische Welt«. In: PAZZINI, K.-J.; SCHULLER, M.; WIMMER, M. (Hg.): Wahn, Wissen, Institution: undisziplinierbare Näherungen. Bielefeld, S. 147–171.
GARLIPP, P. (2010): Liebeswahn. In: GARLIPP, P.; HALTENHOF, H. (Hg.): Seltene Wahnstörungen: Psychopathologie, Diagnostik, Therapie. Darmstadt, S. 79–86.
GARLIPP, P.; DIETRICH, D. E.; HALTENHOF, H. (2010): Lykanthropie. In: GARLIPP, P.; HALTENHOF, H. (Hg.): Seltene Wahnstörungen: Psychopathologie, Diagnostik, Therapie. Darmstadt, S. 22–26.

Gaupp, R.; Wollenberg, R. (1914): Zur Psychologie des Massenmords: Hauptlehrer Wagner von Degerloch. Berlin.
Gaupp, R. (1916): Wahn und Irrtum im Leben der Völker. Tübingen.
Gaupp, R. (1938): Krankheit und Tod des paranoischen Massenmörders Hauptlehrer Wagner: eine Epikrise. In: *Zschr. Ges. Neurol. Psychiat.*, 163, S. 48–82.
Gillett, T.; Eminson, S. R.; Hassanyeh, F. (1990): Primary and secondary erotomania: clinical characteristics and follow-up. In: *Acta Psychiatr. Scand.*, 82, S. 65–69.
Glatzel, J. (1970): Thematisierung und Relevanzbereich beim Wahn: Gedanken zum hebephrenen Wahn. In: *Schweizer Archiv für Neurologie, Neurochirurgie und Psychiatrie*, 107, S. 321–334.
Glatzel, J. (1976): Aspekte einer interaktionalen Psychopathologie dargestellt am Beispiel der zyklothymen Depression. In: *Nervenarzt*, 47, S. 362–368.
Glatzel, J. (1977): Das psychisch Abnorme: kritische Ansätze zu einer Psychopathologie. München u. a.
Glatzel, J. (1981): Die paranoide Eigenbeziehung aus der Perspektive einer interaktionalen Psychopathologie. In: *Nervenarzt*, 52, S. 147–152.
Glatzel, J. (1988): Melancholie und Wahn. In: Spitzer, M.; Uehlein, F. A.; Oepen, G. (Hg.): Psychopathology and Philosophy. Berlin u. a., S. 121–127.
Goldstein, R. L.; Laskin, A. M. (2002): De Clérambault's Syndrome (erotomania) and claims of psychiatric malpractice. In: *Journal of Forensic Sciences*, 47, S. 852–855.
Gondek, H.-D. (1990): Angst, Einbildungskraft, Sprache: ein verbindender Aufriß zwischen Freud – Kant – Lacan. München.
Grätzel, S.; Schlimme, J. E. (Hg.) (2014): Klassiker der Medizinischen Anthropologie. Freiburg.
Griesinger, W. (1845): Die Pathologie und Therapie der psychischen Krankheiten, für Ärzte und Studierende. Stuttgart.
Groh, D. (1992): Die verschwörungstheoretische Versuchung oder: Why do bad things happen to good people? Anthropologische Dimensionen der Geschichte. Frankfurt a. M., S. 267–304.
Gross, G.; Huber, G. (2001): Psychopathologie des Wahns, Psychonomieprinzip und biologische Wahntheorie. In: *Fortschr. Neurol. Psychiat.*, 69, S. 97–104.
Gross, G.; Huber, G.; Schüttler, R. (1977): Wahn, Schizophrenie und Paranoia. In: *Nervenarzt*, 48, S. 69–71.

Gruhle, H. W. (1922): Die Psychologie der Dementia praecox. In: *Zschr. Ges. Neurol. Psychiat.*, 78, S. 454–471.
Gruhle, H. (1943): Psychologische Intuition und Evidenz. In: *Nervenarzt*, 16, S. 281–290.

H

Haenel, T. (1983): Aberglaube, Glaube, Wahn. In: *Schweizer Archiv für Neurologie, Neurochirurgie und Psychiatrie*, 133, 2, S. 295–310.
Häfner, H. (1967): Der echte Wahn und die »Verrücktheit« in der Politik: Versuch einer Gegenüberstellung und Interpretation. In: *Studium Generale*, 20, 10, S. 611–622.
Hahn, T.; Bartz, C. (2001): Homo conspirans: zur Evolution »der Paranoia« und »des Menschen« in Zeiten seiner Exkommunikation. In: Keck, A.; Pethes, N. (Hg.): Mediale Anatomien: Menschenbilder als Medienprojektionen. Bielefeld, S. 373–399.
Hahn, T.; Person, J.; Pethes, N. (Hg.) (2002): Grenzgänge zwischen Wahn und Wissen: zur Koevolution von Experiment und Paranoia 1850–1910. Frankfurt a. M./New York.
Hahn, T. (2002): Government denies knowledge: Friedrich Krauß' Verschwörungstheorie und die Grenzen des Rechts. In: Hahn, T.; Person, J.; Pethes, N. (Hg.): Grenzgänge zwischen Wahn und Wissen: zur Koevolution von Experiment und Paranoia 1850–1910. Frankfurt a. M./New York, S. 193–214.
Harling, H. O. (1963): Der Dermatozoenwahn als psychopathologisches Syndrom [unveröffentlichte Dissertation]. Düsseldorf.
Hartwich, P. (2004): Wahn: Sinn und Antikohäsion. In: Hartwich, P.; Barocka, A. (Hg.): Wahn: Definition – Psychodynamik – Therapie. Sternenfels, S. 85–98.
Hartwich, P.; Barocka, A. (Hg.) (2004): Wahn: Definition – Psychodynamik – Therapie. Sternenfels.
Hedenberg, S. (1927): Über die synthetisch-affektiven und schizophrenen Wahnideen. In: *Arch. für Psychiatrie und Nervenkrankheiten*, 80, S. 665–751.
Heidegger, M. (1963): Sein und Zeit. Tübingen.
Heidegger, M. (1976): Logik: die Frage nach der Wahrheit. Frankfurt a. M.
Heidegger, M. (1977): Phänomenologische Interpretation von Kants Kritik der reinen Vernunft. Frankfurt a. M.
Heidegger, M. (1980): Hölderlins Hymnen »Germanien« und »Der Rhein«. Frankfurt a. M.
Heidegger, M. (1981): Erläuterungen zu Hölderlins Dichtung. Frankfurt a. M.

Heidegger, M. (1982): Hölderlins Hymne »Andenken«. Frankfurt a. M.
Heidegger, M. (1983): Die Grundbegriffe der Metaphysik: Welt – Endlichkeit – Einsamkeit. Frankfurt a. M.
Heidegger, M. (1987): Zollikoner Seminare: Protokolle – Gespräche – Briefe. Frankfurt a. M.
Heimann, H. (1956): Grundsätzliche Erwägungen über eine Psychopathologie der Bekehrung. In: *Mschr. Psychiat. Neurol.*, 131, S. 16–36.
Henneberg, R. (1919): Mediumistische Psychosen. In: *Berliner klinische Wochenschrift*, 87, S. 873–875.
Hirjak, D. (2012): Technische Beeinflussung als schizophrene Wahnform: zur Phänomenologie und Psychopathologie des technischen Beeinflussungswahns in der Schizophrenie [unveröffentlichte Dissertation]. Heidelberg.
Hofer, G. (1953): Zum Terminus Wahn. In: *Fortschr. Neurol. Psychiat.*, 21, S. 93–100.
Hofer, G. (1954): Wahn und paranoischer Prozess. In: *Mschr. Psychiat. Neurol.*, 128, S. 281–314.
Hofer, G. (1968a): Der Mensch im Wahn. Basel/New York.
Hofer, G. (1968b): Der Wähnende als Mitmensch. In: *Psychiat. clin*, I, S. 253–262.
Hoff, P. (2013): Was ist Wahn? In: Stompe, T. (Hg.): Wahnanalysen. Berlin, S. 1–14.
Hoffmann, J. (2006): Stalking. Heidelberg.
Hofmann, P. (1991): Der sogenannte »Dermatozoenwahn«: Katamnestische und psychopathometrische Untersuchungen am dermatologischen Patientengut [unveröffentlichte Dissertation]. Erlangen-Nürnberg.
Hole, G. (1971): Über das Gewißheitselement im Glauben und im Wahn: Teil I/II. In: *Confin. psychiat.*, 14, S. 65–90; S. 145–173.
Hollender, M. H.; Callahan, A. S. (1975): Erotomania or de Clérambault Syndrome. In: *Arch. Gen. Psychiat.*, 32, S. 1574–1576.
Hollós, S.; Ferenczi, S. (1922): Zur Psychoanalyse der paralytischen Geistesstörung. Leipzig u. a.
Hoppe, A. (1919): Wahn und Glaube: eine psychiatrische und religionsphilosophische Studie. In: *Zschr. Ges. Neurol. Psychiat.*, 51, S. 124–207.
Horvath, E. (2013): Freuds Theorie zu den Mechanismen der Wahnbildung. In: Stompe, T. (Hg.): Wahnanalysen. Berlin, S. 65–85.
Huber, G. (1955): Das Wahnproblem (1939–1954). In: *Fortschr. Neurol. Psychiat.*, 23, S. 6–58.

Huber, G. (1964): Wahn (1954–1963). In: *Fortschr. Neurol. Psychiat.*, 32, 9, S. 429–489.
Huber, G. (2005): Psychiatrie. Stuttgart/New York.
Hunger, J. (1970): Gedanken zur Irrtumskategorie als Wahnkriterium. In: *Psychiat. clin.*, 3, S. 241–253.

I

Ideler, K. W. (1838): Grundriß der Seelenheilkunde: zweiter Theil. Berlin.
Israëls, H. (1989): Schreber: Vater und Sohn: eine Biographie. München/Wien.

J

Janssen, D. (1963): Zur Manifestation von Liebes- und Schwangerschaftswahn um die Zeit des Klimakteriums. In: *Archiv für Psychiatrie und Zeitschrift f. d. ges. Neurologie*, 204, S. 446–471.
Janzarik, W. (1973): Über das Kontaktmangelparanoid des höheren Alters und den Syndromcharakter schizophrenen Krankseins. In: *Nervenarzt*, 44, S. 515–526.
Janzarik, W. (1999): Wie ist Wahn nach psychopathologischem Verständnis möglich? In: *Nervenarzt*, 70, S. 981–986.
Janzarik, W. (2011): Zur Psychopathologie des Wahns: Begriffsgeschichte und strukturdynamische Anmerkungen. In: Lammel, M.; Sutarski, S.; Lau, S.; Bauer, M. (Hg.): Wahn und Schizophrenie: Psychopathologie und forensische Relevanz. Berlin, S. 3–16.
Jaspers, K. (1973): Allgemeine Psychopathologie. Berlin u. a.
Joraschky, P.; Moesler, T. A. (1992): Die Dysmorphophobie. In: Kaschka, W.; Lungershausen, E. (Hg.): Paranoide Störungen. Berlin u. a., S. 81–94.
Jordan, H. W.; Lockert, E. W.; Johnson-Warren, M.; Cabell, C. u. a. (2006): Erotomania Revisited: Thirty-Four Years Later. In: *Journal of the National Medical Association*, 98, S. 787–793.
Juranville, A. (1990): Lacan und die Philosophie. München.

K

Kafka, F. (1973): Der Bau. Sämtliche Erzählungen. Frankfurt a. M., S. 412–444.
Kahlbaum, K. L. (1866): Die Sinnesdelirien: ein Beitrag zur klinischen Erweiterung der psychiatrischen Symptomatologie und zur physiologischen Psychologie. In: *Allg. Z. f. Psychiat.*, 23, S. 1–86.
Kahn, E. (1929): Über Wahnbildung. In: *Archiv Psychiat.*, 88, S. 435–454.
Kahn, E. (1950): Über Bedeutung und Beziehung im anankastischen und paranoischen Erleben. In: *Mschr. Psychiat. Neurol.*, 119, S. 65–78.

Kammerer, P. (1925). Allgemeine Biologie. Stuttgart.
Kant, I. (1800): Logik: ein Handbuch zu Vorlesungen. Königsberg.
Kant, I. (1922): Anthropologie in pragmatischer Hinsicht. Leipzig.
Kant, I. (1974): Kritik der Urteilskraft. Frankfurt a. M.
Kant, I. (1976): Kritik der reinen Vernunft. Hamburg.
Kant, I. (2005): Der Streit der Fakultäten. Hamburg.
Kant, O. (1927a): Zum Verständnis des schizophrenen Beeinflussungsgefühls. In: *Zschr. Ges. Neurol. Psychiat.*, 111, S. 417–441.
Kant, O. (1927b): Beiträge zur Paranoiaforschung I: die objektive Realitätsbedeutung des Wahns. In: *Zschr. Ges. Neurol. Psychiat.*, 108, S. 625–644.
Kant, O. (1927c): Beiträge zur Paranoiaforschung II: paranoische Haltung in der Gesundheitsbreite. In: *Zschr. Ges. Neurol. Psychiat.*, 110, S. 558–579.
Kant, O. (1930): Beiträge zur Paranoiaforschung III: allgemeine Gedanken zum Wahnproblem. In: *Zschr. Ges. Neurol. Psychiat.*, 127, S. 615–659.
Kant, O. (1933): Beiträge zur Wahnforschung IV: phänomenologische und dynamische Wahnforschung. In: *Zschr. Ges. Neurol. Psychiat.*, 146, S. 599–619.
Kant, O. (1934): Beiträge zur Wahnforschung V: dynamische Wahnanalysen bei schizophrenen Prozeßkranken. In: *Zschr. Ges. Neurol. Psychiat.*, 150, S. 272–304.
Kapfhammer, H.-P. (2001): Psychodynamische Aspekte der Paranoia: ein psychoanalytischer Beitrag zum Verständnis paranoider Persönlichkeiten. In: *Psyche*, 55, S. 435–503.
Kapfhammer, H.-P. (2011): Wahnphänomene in religiös-fundamentalistischen Gruppierungen. In: Stompe, T.; Boehlke, E.; Walther, A.-U.; Heuser, M. P. (Hg.): Wahnwelten. Berlin, S. 64–86.
Kaschka, W.; Lungershausen, E. (Hg.) (1992): Paranoide Störungen. Berlin u. a.
Kehrer, F. A. (1922): Erotische Wahnbildungen sexuell unbefriedigter weiblicher Wesen. In: *Archiv Psychiat.*, 65, S. 315–385.
Kehrer, F. A. (1951): Kritische Bemerkungen zum Paranoia-Problem. In: *Nervenarzt*, 22, S. 121–125.
Kelly, B. D. (2005): Erotomania: epidemiology and management. In: *CNS Drugs*, 19, 8, S. 657–669.

Kennedy, N.; McDonough, M.; Kelly, B.; Berrios, G. E. (2002): Erotomania Revisited: Cinical Course and Treatment. In: *Comprehensive Psychiatry*, 43, 1, S. 1–6.
Kick, H. (1992): Der Wahn als Problem der klinischen Diagnostik und als Abwandlung der dialogischen Grundverfassung. In: *Fundamenta Psychiatrica*, 6, S. 190–195.
Kielholz, A. (1923): Zur Genese und Dynamik des Erfinderwahns. In: *Internationale Zeitschrift für Psychoanalyse*, IX, 4, S. 472–483.
Kimura, B. (1974): Über die wahnhafte Herkunftsablehnung und deren kulturanthropologische Bedeutung. In: Broekman, J. M.; Hofer, G. (Hg.): Die Wirklichkeit des Unverständlichen. Den Haag, S. 184–215.
Kisker, K. P. (1960): Der Erlebniswandel des Schizophrenen. Berlin u. a.
Kisker, K. P. (1970): Dialogik der Verrücktheit: ein Versuch an den Grenzen der Anthropologie. Den Haag.
Kisker, K. P. (1976): Mit den Augen eines Psychiaters. Stuttgart.
Kisker, K. P. [Machleidt, W.; Passie, T.; Spazier, D. (Hg.)] (2007): PsychiaterSein: Begegnen – Verweilen-bei – Begleiten – Ertragen: Karl Peter Kisker (1926–1997): Auswahl seiner Schriften. Bonn.
Klee, E. (2001): Deutsche Medizin im Dritten Reich: Karrieren vor und nach 1945. Frankfurt a. M.
Klee, E. (2011): Das Personenlexikon zum Dritten Reich: wer war was vor und nach 1945. Frankfurt a. M.
Klosterkötter, J. (1992): Der Wahn und seine Genese: Vergleich angloamerikanischer und deutscher Modellvorstellungen. In: Kaschka, W.; Lungershausen, E. (Hg.): Paranoide Störungen. Berlin u. a., S. 161–173.
Knoll, M. (1991): Wahn und Selbst: eindimensionale Verzerrungen des Selbstbildes am Beispiel des zooanthropen Wahns. In: Blankenburg, W. (Hg.): Wahn und Perspektivität: Störungen im Realitätsbezug des Menschen und ihre Therapie. Stuttgart, S. 59–67.
Kolle, K. (1957): Der Wahnkranke im Lichte alter und neuer Psychopathologie. Stuttgart.
Kolnai, A. (2007): Ekel, Hochmut, Haß: zur Phänomenologie feindlicher Gefühle. Frankfurt a. M.
Koschinsky, S. (2014): »Veränderung, Entwicklung, Reifung« – qualitative Erhebung zum Sinnerleben in Psychosen. In: Bock, T.; Klapheck, K.; Ruppelt, F. (Hg.): Sinnsuche und Genesung: Erfahrungen und Forschungen zum subjektiven Sinn von Psychosen. Köln, S. 90–97.

Kranz, H. (1955): Das Thema des Wahns im Wandel der Zeit. In: *Fortschr. Neurol. Psychiat.*, 23, S. 58–72.
Kranz, H. (1967): Wahn und Zeitgeist. In: *Studium Generale*, 20, 10, S. 605–611.
Kraus, A. (1991): Der melancholische Wahn in identitätstheoretischer Sicht. In: Blankenburg, W. (Hg.): Wahn und Perspektivität: Störungen im Realitätsbezug des Menschen und ihre Therapie. Stuttgart, S. 68–80.
Krauss, F. (2002): Nothschrei eines Magnetisch-Vergifteten [Auszüge]. In: Hahn, T.; Person, J.; Pethes, N. (Hg.): Grenzgänge zwischen Wahn und Wissen: zur Koevolution von Experiment und Paranoia 1850–1910. Frankfurt a. M./New York, S. 35–57.
Kretschmer, E. (1927): Der sensitive Beziehungswahn: ein Beitrag zur Paranoiafrage und zur psychiatrischen Charakterlehre. Berlin u. a.
Küchenhoff, J. (2012): Psychose. Gießen.
Küchenhoff, J.; Warsitz, R. P. (1992): Labyrinthe des Ohres: vom therapeutischen Sinn des Zuhörens in Psychopathologie und Psychoanalyse. Würzburg.
Kümmel, A. (2002): Entzug des anregenden Feuers: die Krauß-Maschine. In: Hahn, T.; Person, J.; Pethes, N. (Hg.): Grenzgänge zwischen Wahn und Wissen: zur Koevolution von Experiment und Paranoia 1850–1910. Frankfurt a. M./New York, S. 125–150.
Kuhn, R. (1952a): Über magische und technische Wahninhalte. In: *Mschr. Psychiat. Neurol.*, 123, S. 73–84.
Kuhn, R. (1952b): Daseinsanalytische Studie über die Bedeutung von Grenzen im Wahn. In: *Mschr. Psychiat. Neurol.*, 124, S. 354–383.
Kuiper, P. C. (1967): Tiefenpsychologische Betrachtungen über Wahnformung. In: *Studium Generale*, 20, S. 660–668.
Kulenkampff, C. (1953): Über Wahnwahrnehmungen: ihre Interpretation als Störung der »Wohnordnung«. In: *Nervenarzt*, 24, S. 326–331.
Kulenkampff, C. (1955): Über den Vergiftungswahn. In: *Nervenarzt*, 26, S. 1–10.
Kulenkampff, C. (1956): Erblicken und Erblickt-werden: das Für-Andere-Sein (J.-P. Sartre) in seiner Bedeutung für die Anthropologie der paranoiden Psychosen. In: *Nervenarzt*, 27, S. 2–12.
Kulenkampff, C. (1958a): Das paranoide Syndrom, anthropologisch verstanden. In: Zutt, J.; Kulenkampff, C. (Hg.): Das paranoide Syndrom in anthropologischer Sicht. Berlin u. a., S. 9–16.

Kulenkampff, C. (1958b): Schlußworte. In: Zutt, J.; Kulenkampff, C. (Hg.): Das paranoide Syndrom in anthropologischer Sicht. Berlin u. a., S. 59–66.

Kulenkampff, C. (1963): Entbergung, Entgrenzung, Überwältigung als Weisen des Standverlustes: zur Anthropologie der paranoiden Psychosen. In: Straus, E.; Zutt, J. (Hg.): Die Wahnwelten (Endogene Psychosen). Frankfurt a. M., S. 202–217.

Kupke, C. (2012): Von der symbolischen Ordnung des Wahns zum Wahn der symbolischen Ordnung: ein vorläufiger philosophischer Versuch. In: Unterthurner, G.; Kadi, U. (Hg.): Wahn: philosophische, psychoanalytische und kulturwissenschaftliche Perspektiven. Wien, S. 107–135.

Kurzmeyer, R. (Hg.) (1994): Heinrich Anton Müller 1869–1930: Katalog der Maschinen, Zeichnungen und Schriften. Basel/Frankfurt a. M.

L

Lacan, J. (1964/65): Entscheidende Probleme für die Psychoanalyse: das Seminar, Buch XII [unveröffentlichte Übersetzung von M. Stärk].

Lacan, J. (1975): R S I. In: *Ornicar? Bulletin périodique du Champ freudien*, no. 2/1975 – no. 5/1975 [unveröffentlichte Übersetzung von M. Stärk].

Lacan, J. (1986a): Schriften II. Weinheim/Berlin.

Lacan, J. (1986b): Schriften III. Weinheim/Berlin.

Lacan, J. (1987): Die vier Grundbegriffe der Psychoanalyse: das Seminar, Buch XI. Weinheim/Berlin.

Lacan, J. (1996): Die Ethik der Psychoanalyse: das Seminar, Buch VII. Weinheim/Berlin.

Lacan, J. (1997): Die Psychosen: das Seminar, Buch III (1955/56). Weinheim/Berlin.

Lacan, J. (2010): Die Angst: das Seminar, Buch X. Wien/Berlin.

Lammel, M.; Sutarski, S.; Lau, S.; Bauer, M. (Hg.) (2011): Wahn und Schizophrenie: Psychopathologie und forensische Relevanz. Berlin.

Lang, H. (1981): Zur Frage des Zusammenhangs zwischen Zwang und Schizophrenie. In: *Nervenarzt*, 52, S. 643–648.

Laplanche, J. (1975): Hölderlin und die Suche nach dem Vater. Stuttgart-Bad Cannstatt.

Lau, S. (2011): Paranoia und Film. In: Lammel, M.; Sutarski, S.; Lau, S.; Bauer, M. (Hg.): Wahn und Schizophrenie: Psychopathologie und forensische Relevanz. Berlin, S. 219–230.

LEFERINK, K. (1996): Sprache und Lebensform. In: HEINZE, M.; KUPKE, C.; PFLANZ, S. V.; VOGELEY, K. (Hg.): Psyche im Streit der Theorien. Würzburg, S. 191–220.

LENZ, H. (1964): Vergleichende Psychiatrie: eine Studie über die Beziehung von Kultur, Soziologie und Psychopathologie. Wien.

LENZ, H. (1973): Glaube und Wahn. In: *Fortschr. Neurol. Psychiat.*, 41, S. 341–359.

LENZ, H. (1976): Wahn-Sinn: das Irrationale im Wahngeschehen. Wien u. a.

LENZ, H. (1981): Die Bedeutung des Irrationalen im Wahn. In: *Z. f. Klin. Psychol. Psychother.*, 29, S. 178–189.

LEONHARD, K. (2003): Aufteilung der endogenen Psychosen und ihre differenzierte Ätiologie. Stuttgart.

LEUBUSCHER, R. (1848): Grundzüge zur Pathologie der psychischen Krankheiten. Berlin.

LICHTENBERG, G. C. (2013): Aus den Sudelbüchern. Berlin.

LOMER, G. (1905a): Einige Wurzeln der Wahnbildung im Alltagsleben. In: *Psychiatrisch-neurologische Wochenschrift*, 36, S. 329–331.

LOMER, G. (1905b): Beziehungen zwischen Paranoia und Liebesempfindung. In: *Neurologisches Centralblatt*, 21, S. 944–948.

LUHMANN, N. (1984): Soziale Systeme: Grundriß einer allgemeinen Theorie. Frankfurt a. M.

M

MACHLEIDT, W. (2002): Affektstrukturen schizophrener Menschen. In: ERTL, M.; KEINTZEL, B.; WAGNER, R. P. (Hg.): Ich bin tausend Ich: Probleme, Zugänge und Konzepte zur Therapie von Psychosen. Wien, S. 197–214.

MAGNAN, V. (1891): Psychiatrische Vorlesungen, I. Heft: Paranoia chronica mit systematischer Entwickelung oder Paranoia completa. Leipzig.

MAGNAN, V. (1892): Psychiatrische Vorlesungen, II./III. Heft: Über die Geistesstörung der Entarteten. Leipzig.

MAGNAN, V.; SAURY, H. (1889): Trois cas de cocainisme chronique. In: *C. R. Seances Soc. Biol. Filiales*, S. 60–63.

MAHER, B.A. (1988): Language Disorders in Psychoses and Their Impact on Delusions. In: SPITZER, M.; UEHLEIN, F. A.; OEPEN, G. (Hg.): Psychopathology and Philosophy. Berlin u. a., S. 109–120.

MATUSSEK, P. (1952): Untersuchungen über die Wahnwahrnehmung. 1. Mitteilung: Veränderung der Wahrnehmungswelt bei beginnendem, primären Wahn. In: *Arch. Psychiat. Neurol.*, 189, S. 279–319.

Matussek, P. (1953): Untersuchungen über die Wahnwahrnehmung. 2. Mitteilung: Die auf einem abnormen Vorrang von Wesenseigenschaften beruhenden Eigentümlichkeiten der Wahnwahrnehmung. In: *Schweiz. Arch. Neurol. Psychiat.*, 71, S. 189–210.

Matussek, P. (1963): Psychopathologie II: Wahrnehmung, Halluzination und Wahn. In: Psychiatrie der Gegenwart: Forschung und Praxis: Grundlagen und Methoden der klinischen Psychiatrie. Berlin u. a., S. 23–76.

Matussek, P. (1993): Analytische Psychosentherapie in neuer Sicht. In: *Nervenarzt*, 64, S. 696–705.

McEwan, I. (1998): Liebeswahn: Roman. Zürich.

Meloy, J. R. (Hg.) (1998): The psychology of stalking: Clinical and forensic perspectives. San Diego/USA.

Meloy, J. R. (1999): Erotomania, Triangulation, and Homicide. In: *J. Forensic. Sci.*, 44, 2, S. 421–424.

Mentzos, S. (2004): Warum ist der Wahnkranke sehr oft fast »wahnsüchtig«? In: Hartwich, P.; Barocka, A. (Hg.): Wahn: Definition – Psychodynamik – Therapie. Sternenfels, S. 73–84.

Menzies, R. P.; Fedoroff, J. P.; Green, C. M.; Isaacson, K. (1995): Prediction of dangerous behaviour in male erotomania. In: *British Journal of Psychiatry*, 166, S. 529–536.

Mester, H. (1981): Der Ungezieferwahn: ein Beitrag über die Ätiologie und den Aufbau dieser Halluzinose. In: *Fortschr. Neurol. Psychiat.*, 49, S. 136–144.

Möhr, A. (1987): Liebeswahn: Phänomenologie und Psychodynamik der Erotomanie. Stuttgart.

Moesler, T. A. (1992): Eigengeruchswahn. In: Kaschka, W.; Lungershausen, E. (Hg.): Paranoide Störungen. Berlin u. a., S. 99–109.

Moldzio, A. (2002): Ein phänomenologischer Blick auf schizophrene Psychosen. In: Ertl, M.; Keintzel, B.; Wagner, R. P. (Hg.): Ich bin tausend Ich: Probleme, Zugänge und Konzepte zur Therapie von Psychosen. Wien, S. 236–245.

Moldzio, A. (2004): Schizophrenie: eine philosophische Erkrankung? Würzburg.

Moldzio, A. (2013): Wahn aus Sicht der Neuen Phänomenologie. In: Stompe, T. (Hg.): Wahnanalysen. Berlin, S. 51–63.

Morgner, J. (2011): Die Behandlung des Wahns. In: Lammel, M.; Sutarski, S.; Lau, S.; Bauer, M. (Hg.): Wahn und Schizophrenie: Psychopathologie und forensische Relevanz. Berlin, S. 179–192.

Moritz, S.; Wittekind, C.; Keller, K. P.; Böhn, F.; Naber, D. (2014): Raum für Individualität – Weiterentwicklung des Metakognitiven Trainings. In: Bock, T.; Klapheck, K.; Ruppelt, F. (Hg.): Sinnsuche und Genesung: Erfahrungen und Forschungen zum subjektiven Sinn von Psychosen. Köln, S. 245–254.

Moritz, S.; Woodward, T. S. (2007): Metacognitive training in schizophrenia: From basic research to knowledge translation and intervention. In: *Current Opinion in Psychiatry*, 20, S. 619–625.

Moser, U. (2005): Transformationen und affektive Regulierung in Traum und Wahn. In: *Psyche*, 59, S. 718–765.

Moser, U.; Stompe, T. (2006): Wahn: Mikrowelten virtueller Realität. In: *Psyche*, 60, S. 730–762.

Müller-Suur, H. (1943): Über Wahn und Erkenntnis: ein Vortrag zur Frage der Autonomie des Geistigen. In: *Psychiatrisch-neurologische Wochenschrift*, 45, S. 270–275.

Müller-Suur, H. (1944): Über Beziehungen und Unterschiede zwischen Zwang und Wahn. In: *Zschr. Ges. Neurol. Psychiat.*, 177, S. 238–281.

Müller-Suur, H. (1950): Das Gewißheitsbewußtsein beim schizophrenen und beim paranoischen Wahnerleben. In: *Fortschr. Neurol. Psychiat.*, 18, S. 44–51.

Müller-Suur, H. (1962): Das Schizophrene als Ereignis. In: Kranz, H. (Hg.): Psychopathologie heute. Stuttgart, S. 81–93.

Mullen, P. E.; Pathé, M. (1994): The Pathological Extensions of Love. In: *British Journal of Psychiatry*, 165, S. 614–623.

Mundhenk, R. (2007): Sein wie Gott: Aspekte des Religiösen im schizophrenen Erleben und Denken. Neumünster.

Mundt, C. (1996): Zur Psychotherapie des Wahns. In: *Nervenarzt*, 67, S. 515–523.

Murphy, H. B. M. (1980): Kulturelle Aspekte des Wahns. In: Pfeiffer, W. M.; Schoene, W. (Hg.): Psychopathologie im Kulturvergleich. Stuttgart, S. 85–101.

Musalek, M. (1991): Der Dermatozoenwahn. Stuttgart/New York.

Musalek, M. (2004): Parasitophobie und Parasitenwahn. In: Hartwich, P.; Barocka, A. (Hg.): Wahn: Definition – Psychodynamik – Therapie. Sternenfels, S. 125–158.

N

Neisser, C. (1894): Psychische Elementarstörung als Grund der Unzurechnungsfähigkeit. In: *Archiv Psychiat.*, 26, S. 534–551.

Neuzner, B.; Brandstätter, H. (1996): Wagner: Lehrer, Dichter, Massenmörder. Frankfurt a. M.

NIEDERLAND, W. G. (1978): Der Fall Schreber. Das psychoanalytische Profil einer paranoiden Persönlichkeit. Frankfurt a. M.
NIETZSCHE, F. (1988a): Also sprach Zarathustra. Kritische Studienausgabe, Band 4. München u. a.
NIETZSCHE, F. (1988b): Zur Genealogie der Moral. Kritische Studienausgabe, Band. 5. München u. a., S. 245–412.
NIETZSCHE, F. (1988c): Nachgelassene Fragmente 1882–1884. Kritische Studienausgabe, Band. 10. München u. a.
NIETZSCHE, F. (1988d): Nachgelassene Fragmente 1885–1887. Kritische Studienausgabe, Band 12. München u. a.
NORDMEYER, S. (2014): Sinnbedürfnis und Lebensqualität. In: BOCK, T.; KLAPHECK, K.; RUPPELT, F. (Hg.): Sinnsuche und Genesung: Erfahrungen und Forschungen zum subjektiven Sinn von Psychosen. Köln, S. 98–103.
NUNBERG, H. (1920): Über den katatonischen Anfall. In: *Internationale Zeitschrift für Psychoanalyse*, 6, S. 25–49.

O

OLBRICH, H. M. (Hg.) (1987): Halluzination und Wahn. Berlin u. a.
ORTWEIN-SWOBODA, G.; STOMPE, T. (2012): Wahnidentitäten. In: SCHWITZER, J.; PYCHA, R.; STOMPE, T.; BOEHLKE, E. (Hg.): Identität und Ich-Störung. Berlin, S. 110–118.
OTTO, R. (1932): Das Gefühl des Überweltlichen (sensus numinis). München.
OTTO, R. (1979): Das Heilige: über das Irrationale in der Idee des Göttlichen und sein Verhältnis zum Rationalen. München.

P

PAULEIKHOFF, B. (1957): Über die Gegebenheitsweise des schizophrenen Wahneinfalls. In: *Psychiat. Neurol. (Mschr. Psychiatr.)*, 134, S. 129–138.
PAULEIKHOFF, B. (1969): Der Liebeswahn. In: *Fortschr. Neurol. Psychiat.*, 37, S. 251–279.
PAZZINI, K.-J.; SCHULLER, M.; WIMMER, M. (Hg.) (2005): Wahn, Wissen, Institution: undisziplinierbare Näherungen. Bielefeld.
PEARCE, A. (1972): De Clérambault's Syndrome associated with Folie à Deux. In: *Br. J. Psychiatry*, 121, S. 116–117.
PECHRIGGL, A. (2012): Der Grund-Abgrund der Ordnung und der Wahn: Herkunftsmythen zwischen individueller und kollektiver Wahnhaftigkeit. In: UNTERTHURNER, G.; KADI, U. (Hg.): Wahn: philosophische, psychoanalytische und kulturwissenschaftliche Perspektiven. Wien, S. 137–161.

Peirce, C. S. (1967): Schriften I: zur Entstehung des Pragmatismus. Mit einer Einführung herausgegeben von Karl-Otto Apel. Frankfurt a. M.

Peirce, C. S. (1970): Schriften II: vom Pragmatismus zum Pragmatizismus. Mit einer Einführung herausgegeben von Karl-Otto Apel. Frankfurt a. M.

Peirce, C. S. (1973): Vorlesungen über Pragmatismus. Hamburg.

Person, J. (2005): Der pathographische Blick: Physiognomik, Atavismustheorien und Kulturkritik 1870–1930. Würzburg.

Pethes, N. (2002): L'aliéné ne raisonne plus expérimentalement? Ludwig Staudenmaiers Experimentalmagie zwischen Okkultismus und Psychoanalyse. In: Hahn, T.; Person, J.; Pethes, N. (Hg.): Grenzgänge zwischen Wahn und Wissen: zur Koevolution von Experiment und Paranoia 1850–1910. Frankfurt a. M./New York, S. 293–314.

Pfaff, M. (2008): Schizophrenie und religiöser Wahn [unveröffentlichte Dissertation]. Bochum. URL:www-brs.ub.ruhr-uni-bochum.de/netahtml/HSS/Diss/PfaffMichael/diss.pdf. Letzter Zugriff am 19. Juni 2015.

Pfeiffer, W. M.; Schoene, W. (Hg.) (1980): Psychopathologie im Kulturvergleich. Stuttgart.

Phillips, M. R.; West, C. L.; Wang, R. (1996): Erotomanic symptoms in 42 Chinese schizophrenic patients. In: *British Journal of Psychiatry*, 169, S. 501–508.

Poljakov, J. (1973): Schizophrenie und Erkenntnistätigkeit. Stuttgart.

Prinzhorn, H. (1922): Bildnerei der Geisteskranken: ein Beitrag zur Psychologie und Psychopathologie der Gestaltung. Berlin.

Prüter, C. (2011): Zusammenhang zwischen Wahninhalt und Gewalt – gibt es stereotype Delikte bei Wahnkranken? In: Lammel, M.; Sutarski, S.; Lau, S.; Bauer, M. (Hg.): Wahn und Schizophrenie: Psychopathologie und forensische Relevanz. Berlin, S. 101–111.

Prüter, C.; Hoff, P. (2011): Wahn: Krankheitskonzepte und Therapieoptionen. In: *Psychiatr. Psychother. Up2date*, 5, 3, S. 149–160.

Pürgyi, P.; Hegedic, Z. (1975): Zur Genese religiöser Wahninhalte: ein »Karel Gott-Wahn«. In: *Schweizer Archiv für Neurologie, Neurochirurgie und Psychiatrie*, 117, 2, S. 325–330.

R

Racamier, P.-C. (1982): Die Schizophrenen: eine psychoanalytische Interpretation. Berlin u. a.

Ratschow, C. H. (1995): Otto, Rudolf (1869–1937). In: Müller, G. u. a. (Hg.): Theologische Realenzyklopädie, Band XXV. Berlin/New York, S. 559–563.

REGENER, S. (2012): Visuelle Konstrukte von Anormalität: Psychiater sehen Frauen an. In: UNTERTHURNER, G.; KADI, U. (Hg.): Wahn: philosophische, psychoanalytische und kulturwissenschaftliche Perspektiven. Wien, S. 163–188.

REICHEL, H. (1971): Liebeswahn als zentrales Thema einer Psychose [unveröffentlichte Dissertation]. München.

REIK, T. (1974): Das Verlangen, geliebt zu werden. München.

RIEGER, S. (2002): Psychopaths electrified – Die Wahnwege des Wissens im *Nothschrei eines Magnetisch=Vergifteten*. In: HAHN, T.; PERSON, J.; PETHES, N. (Hg.): Grenzgänge zwischen Wahn und Wissen: zur Koevolution von Experiment und Paranoia 1850–1910. Frankfurt a. M./New York, S. 151–172.

RINGEL, E. (1955): Zur Psychodynamik sexuell-metabolischer Wahnvorstellungen zweier Schizophrener. In: *Wien. Z. Nervenheilk.*, 11, S. 300–311.

RÖLLI, M. (2012): Logik des Wahnsinns: das moralische Bild des Denkens und seine Verkehrung bei Büchner, Nietzsche und Deleuze. In: UNTERTHURNER, G.; KADI, U. (Hg.): Wahn: philosophische, psychoanalytische und kulturwissenschaftliche Perspektiven. Wien, S. 189–211.

RÖSKE, T.; BRAND-CLAUSSEN, B. (Hg.) (2006): Air Loom: der Luftwebstuhl und andere gefährliche Beeinflussungsmaschinen. Heidelberg.

ROM, J. (2007): Identitätsgrenzen des Ich: Einblicke in innere Welten schizophrenie- und borderlinekranker Menschen. Göttingen.

ROSENFELD, H. (1990a): Bemerkungen zur Psychoanalyse des Über-Ich-Konfliktes bei einem akut schizophrenen Patienten. In: BOTT SPILLIUS, E. (Hg.): Melanie Klein heute: Entwicklungen in Theorie und Praxis. Band 1: Beiträge zur Theorie. München/Wien, S. 15–62.

ROSENFELD, H. (1990b): Zur Psychopathologie psychotischer Zustände: die Bedeutung der projektiven Identifizierung für die Ich-Struktur und die Objektbeziehungen des psychotischen Patienten. In: BOTT SPILLIUS, E. (Hg.): Melanie Klein heute: Entwicklungen in Theorie und Praxis. Band 1: Beiträge zur Theorie. München/Wien, S. 148–173.

RÜMKE, H. C. (1958): Die klinische Differenzierung innerhalb der Gruppe der Schizophrenien. In: *Nervenarzt*, 29, S. 49–53.

S

SAMBALE, M. (2015): Gestaltpsychologie in der Nervenheilkunde: eine ideengeschichtliche Untersuchung anhand der Schriften Klaus Conrads [unveröffentlichte Dissertation]. Jena.

SATTES, H. (1953): Über die Erkenntnis im Wahn. In: *Nervenarzt*, 24, 11, S. 441–444.
SCHÄFER, I. (2015): Traumatisierung und Psychose. In: SEIDLER, G. H.; FREYBERGER, H. J.; MAERCKER, A. (Hg.): Handbuch der Psychotraumatologie. Stuttgart, S. 255–263.
SCHARFETTER, C. (1970): Symbiontische Psychosen: Studie über schizophrenieartige »induzierte Psychosen« (folie à deux, psychosis of association). Bern.
SCHARFETTER, C. (1987): Paranoid-halluzinatorische Zustandsbilder bei drogeninduzierten Psychosen. In: OLBRICH, H. M. (Hg.): Halluzination und Wahn. Berlin u. a., S. 42–51.
SCHARFETTER, C. (1998): Okkultismus, Parapsychologie und Esoterik in der Sicht der Psychopathologie. In: *Fortschr. Neurol. Psychiat.*, 66, S. 474–482.
SCHARFETTER, C. (2003): Wahn im Spektrum der Selbst- und Weltbilder. Sternenfels.
SCHARFETTER, C. (2004): Weltbilder und Wahn. In: HARTWICH, P.; BAROCKA, A. (Hg.): Wahn: Definition – Psychodynamik – Therapie. Sternenfels, S. 29–72.
SCHARFETTER, C. (2010): Allgemeine Psychopathologie. Stuttgart/New York.
SCHARFETTER, C. (2012): Was weiß der Psychiater vom Menschen? Unterwegs in der Psychiatrie: Menschenbild, Krankheitsbegriff und Therapieverständnis. Sternenfels.
SCHEID, W. (1934): Der Zeiger der Schuld in seiner Bedeutung für die Prognose involutiver Psychosen. In: *Zschr. Ges. Neurol. Psychiat.*, 150, S. 528–555.
SCHILDER, P. (1918): Wahn und Erkenntnis: eine psychopathologische Studie. Berlin.
SCHILDER, P. (1925): Entwurf zu einer Psychiatrie auf psychoanalytischer Grundlage. Leipzig u. a.
SCHINDLER, R. (2015): Unglaube/Glaube. URL: www.audiothek.philo.at/podcasts/mit-der-vernunft-schlafen/07-unglaubeglaube-incroyancecroyance. Letzter Zugriff am 18. April 2015.
SCHIPKOWENSKY, N. (1966): Schizophrener und nichtschizophrener Wahn. In: *Wien. Z. Nervenheilk.*, 24, S. 21–25.
SCHLEIFFER, R. (1981): Wahn und Sinn: Systemtheoretische Überlegungen zum Wahnproblem. In: *Nervenarzt*, 52, S. 516–521.
SCHMIDT, G. (1940): Der Wahn im deutschsprachigen Schrifttum der letzten 25 Jahre (1914–1939). In: *Zbl. f. d. ges. Neurol. u. Psychiatr.*, 97, S. 113–143.

Schmidt, G. (1941): Zum Wahnproblem. In: *Zschr. Ges. Neurol. Psychiat.*, 171, S. 570–590.
Schmidt, G. (1950): Liebeswahn. In: *Fortschr. Neurol. Psychiat.*, 18, S. 623–634.
Schmidt-Degenhard, M. (1995): Wahn und Imagination. In: *Fortschr. Neurol. Psychiat.*, 63, S. 350–357.
Schmidt-Degenhard, M. (1998): Zur Problemgeschichte und Psychopathologie der Paranoia. In: *Fortschr. Neurol. Psychiat.*, 66, S. 313–325.
Schmidt-Degenhard, M. (2000): Imaginative Aspekte des Wähnens. In: Faller, H.; Weiss, H. (Hg.): Angst, Zwang und Wahn: Pathologie, Genese und Therapie. Festschrift für Hermann Lang. Würzburg, S. 123–133.
Schmidt-Degenhard, M. (2001): Methoden und Themen der anthropologischen Psychiatrie. In: Jacobi, R.-M. E.; Clausssen, P. C.; Wolf, P. (Hg.): Die Wahrheit der Begegnung: anthropologische Perspektiven der Neurologie. Würzburg, S. 305–321.
Schmidt-Degenhard, M. (2011): Die Paranoiafrage: Problemgeschichtliche und psychopathologische Überlegungen. In: Lammel, M.; Sutarski, S.; Lau, S.; Bauer, M. (Hg.): Wahn und Schizophrenie: Psychopathologie und forensische Relevanz. Berlin, S. 33–46.
Schmidt-Degenhard, M. (2014): Das Sinn-Problem in der Psychose: Hemmo Müller-Suur (1911–2001) und die Göttinger Psychopathologie. In: *Swiss Archives of Neurology and Psychiatry*, 165, S. 186–193.
Schmitt, W. (2011): Der Wahn in der Sicht von Karl Jaspers im problemgeschichtlichen Kontext. In: Lammel, M.; Sutarski, S.; Lau, S.; Bauer, M. (Hg.): Wahn und Schizophrenie: Psychopathologie und forensische Relevanz. Berlin, S. 17–31.
Schmitz, H. (2009): Kurze Einführung in die Neue Phänomenologie. München.
Schneider, K. (1963): Zum Begriff des Wahns. In: Straus, E.; Zutt, J. (Hg.): Die Wahnwelten (Endogene Psychosen). Frankfurt a. M., S. 108–114.
Schneider, M. (2010): Das Attentat: Kritik der paranoischen Vernunft. Berlin.
Schödlbauer, M. (2000): Psyche – Logos – Lesezirkel: ein Gespräch selbdritt mit Martin Heidegger. Würzburg.

SCHÖDLBAUER, M. (2011a): Verschwörungstheorien: zwischen Fiktion und Wahn. In: SCHMALE, H.; SCHULLER, M.; ORTMANN, G. (Hg.) (2011): Ortlose Moral: Identität und Normen in einer sich wandelnden Welt. München, S. 153–195.
SCHÖDLBAUER, M. (2011b): Zur Verortung der Feindschaft: die politische Theologie von Carl Schmitt. In: SCHMALE, H.; SCHULLER, M.; ORTMANN, G. (Hg.) (2011): Ortlose Moral: Identität und Normen in einer sich wandelnden Welt. München, S. 279–322.
SCHÖDLBAUER, M. (2012): Unter-/Brechungen in der »talking cure«. In: AUMÜLLER, M. (Hg.): Narrativität als Begriff: Analysen und Anwendungsbeispiele zwischen philologischer und anthropologischer Orientierung. Berlin/Boston, S. 205–232.
SCHÖNFELDT, M. (1894): Über das inducirte Irresein (Folie communiquée). In: *Archiv Psychiat.*, 26, 1, S. 202–266.
SCHOTT, H. (2003): Der Wahn in psychiatriehistorischer Perspektive mit einer Bildbetrachtung zum Strahlenmotiv. In: *Fundamenta Psychiatrica*, 17, S. 77–88.
SCHREBER, D. G. M. (1861): Der Hausfreund als Erzieher und Führer zu Familienglück, Volksgesundheit und Menschenveredelung für Väter und Mütter des deutschen Volks. Leipzig.
SCHREBER, D. P. (1985): Denkwürdigkeiten eines Nervenkranken. Frankfurt a. M.
SCHRIMM-HEINS, A. (1990): Gewißheit und Sicherheit: Geschichte und Bedeutungswandel der Begriffe certitudo und securitas [Dissertation]. Bayreuth.
SCHULTE, H. (1924): Versuch einer Theorie der paranoischen Eigenbeziehung und Wahnbildung. In: *Psychologische Forschung*, 5, S. 1–23.
SCHUSTER, P. (2013): Wahnidee oder Intuition: Klein – Bion – Rosenfeld – Segal. In: STOMPE, T. (Hg.): Wahnanalysen. Berlin, S. 87–104.
SCHUSTER, P.; FISCHER, M.; LEITHNER, K. (2002): Psychoanalyse und Psychose. In: ERTL, M.; KEINTZEL, B.; WAGNER, R. P. (Hg.): Ich bin tausend Ich: Probleme, Zugänge und Konzepte zur Therapie von Psychosen. Wien, S. 77–95.
SCHWARZ, H. (1959): Circumskripte Hypochondrien, Dermatozoenwahn oder taktile Halluzinose? In: *Nervenarzt*, 30, S. 203–211.
SCHWARZ, F.; TABBERT-HAUGG, C.; WENDL-KEMPMANN, G.; HERING, W.; KAPFHAMMER, H.-P. (2006): Psychodynamik und Psychotherapie der Psychosen. Stuttgart, S. 156–183; S. 302–303.
SCHWITZER, J.; PYCHA, R.; STOMPE, T.; BOEHLKE, E. (Hg.) (2012): Identität und Ich-Störung. Berlin.

Schwöbel, G. (1957): Zum Liebeswahn. In: *Acta Psychotherapeutica*, 5, S. 338–349.
Seeman, M. V. (1971): The searche for Cupid or the Phantom-Lover Syndrome. In: *Canad. Psychiat. Ass. J.*, 16, S. 183–184.
Segal, J. H. (1989): Erotomania revisited: From Kraepelin to DSM-III-R. In: *Am. J. Psychiatry*, 146, 10, S. 1261–1266.
Siddle, R.; Haddock, G.; Tarrier, N.; Faragher, E. B. (2002): Religious delusions in patients admitted to hospital with schizophrenia. In: *Soc. Psychiatry Psychiatr. Epidemiol.*, 37, S. 130–138.
Siegel, R. K. (1998): Halluzinationen: Expedition in eine andere Wirklichkeit. Reinbek.
Sigmund, D. (1998): Wahn und Intuition. In: *Nervenarzt*, 69, 5, S. 390–400.
Siirala, M. (1961): Die Schizophrenie des Einzelnen und der Allgemeinheit. Göttingen.
Skott, A. (1978): Delusion of infestation, Dermatozoenwahn: Ekbom's syndrome. Report from the psychiatrist research center. Goteborg.
Slaughter, J. R.; Zanol, K.; Rezvani, H.; Flax, J. (1998): Psychogenic parasitosis: A case series and literature review. In: *Psychosomatics*, 39, 6, S. 491–500.
Soyka, M. (1992): Zur Klinik des Eifersuchtswahns. In: Kaschka, W.; Lungershausen, E. (Hg.): Paranoide Störungen. Berlin u. a., S. 53–63.
Spitzer, M. (1988a): Ichstörungen: In search of a theory. In: Spitzer, M.; Uehlein, F. A.; Oepen, G. (Hg.): Psychopathology and Philosophy. Berlin u. a., S. 167–183.
Spitzer, M. (1988b): Karl Jaspers, Mental States, and Delusional Beliefs: A Redefinition and Its Implications. In: Spitzer, M.; Uehlein, F. A.; Oepen, G. (Hg.): Psychopathology and Philosophy. Berlin u. a., S. 128–142.
Spitzer, M. (1989): Was ist Wahn? Untersuchungen zum Wahnproblem. Berlin u. a.
Spitzer, M.; Uehlein, F. A.; Oepen, G. (Hg.) (1988): Psychopathology and Philosophy. Berlin u. a.
Stärcke, A. (1935): Die Rolle der oralen und analen Quantitäten im Verfolgungswahn und in analogen Systemgedanken. In: *Internationale Zeitschrift für Psychoanalyse*, 21, S. 5–22.
Staudenmaier, L. (1910): Versuche zur Begründung einer wissenschaftlichen Experimentalmagie. In: *Annalen der Naturphilosophie*, IX, S. 329–367.

STAUDENMAIER, L. (1968): Die Magie als experimentelle Naturwissenschaft. Darmstadt.

STEKEL, W. (1919): Der Psychographismus und seine Folgen. In: *Medizinische Klinik*, 47, S. 1197–1199.

STEKEL, W. (1927): Zwang und Zweifel: für Ärzte und Mediziner dargestellt: erster Teil. Berlin/Wien.

STINGELIN, M. (2002): Hypnotische Experimente zwischen Hysterie und Paranoia. In: HAHN, T.; PERSON, J.; PETHES, N. (Hg.): Grenzgänge zwischen Wahn und Wissen: zur Koevolution von Experiment und Paranoia 1850–1910. Frankfurt a.M./New York, S. 255–292.

STOMPE, T. (2008): Geschlecht, Alter und schizophrene Wahnthematik. In: *Journal für Neurologie, Neurochirurgie und Psychiatrie*, 9, S. 35–37.

STOMPE, T. (2011): Die forensische Relevanz der inhaltlichen Dimension des schizophrenen Wahns. In: LAMMEL, M.; SUTARSKI, S.; LAU, S.; BAUER, M. (Hg.): Wahn und Schizophrenie: Psychopathologie und forensische Relevanz. Berlin, S. 91–99.

STOMPE, T. (Hg.) (2013): Wahnanalysen. Berlin.

STOMPE, T.; BOEHLKE, E.; WALTHER, A.-U.; HEUSER, M. P. (Hg.) (2011): Wahnwelten. Berlin.

STOMPE, T.; ORTWEIN-SWOBODA, G. (2011): Der Wandel unseres Wahnverständnisses. In: STOMPE, T.; BOEHLKE, E.; WALTHER, A.-U.; HEUSER, M. P. (Hg.): Wahnwelten. Berlin, S. 13–21.

STOMPE, T.; SCHANDA, H. (2012): Die klinisch-deskriptive Psychopathologie des Wahns. In: UNTERTHURNER, G.; KADI, U. (Hg.): Wahn: philosophische, psychoanalytische und kulturwissenschaftliche Perspektiven. Wien, S. 253–274.

STOMPE, T.; SCHANDA, H. (2013): Psychopathologische und strukturdynamische Analyse des Wahns. In: STOMPE, T. (Hg.): Wahnanalysen. Berlin, S. 15–32.

STORCH, A. (1923): Bewusstseinsebenen und Wirklichkeitsbereiche in der Schizophrenie: ein phänomenologischer Versuch. In: *Zschr. Ges. Neurol. Psychiat.*, 82, S. 321–341.

STORCH, A.; KULENKAMPFF, C. (1950): Zum Verständnis des Weltuntergangs bei den Schizophrenen. In: *Nervenarzt*, 21, S. 102–108.

STRAUS, E.; ZUTT, J. (Hg.) (1963): Die Wahnwelten (Endogene Psychosen). Frankfurt a.M.

STRINDBERG, A. (1913): Entzweit/Einsam. München/Leipzig.

STRINDBERG, A. (1919): Inferno/Legenden. München.

STRINDBERG, A. (2005): Das Blaue Buch: übergeben an die Zuständigen und zugleich ein Kommentar zu »Schwarze Fahnen«. Frankfurt a.M.

T

Tabbert-Haugg, C. (2006): Inszenierungen bei ersten Begegnungen: das psychoanalytische Erstinterview als riskante Schwellensituation für einen psychotischen Menschen. In: Schwarz, F.; Tabbert-Haugg, C.; Wendl-Kempmann, G.; Hering, W.; Kapfhammer, H.-P. (Hg.): Psychodynamik und Psychotherapie der Psychosen. Stuttgart, S. 156–183.

Tamm, J. (1968): Psychotische Denkinhalte und ihre Beziehung zur Wirklichkeit. In: *Schweizer Archiv für Neurologie, Neurochirurgie und Psychiatrie*, 101, S. 108–114.

Tateyama, M. (1989): »Delusion of World Destruction« (Wetzel): Comparative study between Japan and West Germany. In: *Psychopathology*, 22, S. 289–294.

Tennov, D. (1979). Love and limerence. New York.

Tölle, R. (2008): Wahn: seelische Krankheiten, geschichtliche Vorkommnisse, literarische Themen. Stuttgart/New York.

Tölle, R.; Wefelmeyer, T. (1987): Wahn bei Melancholie. In: Olbrich, H. M. (Hg.): Halluzination und Wahn. Berlin u. a., S. 124–139.

Tramer, M. (1926): Technisches Schaffen Geisteskranker. München/Berlin.

Tretter, F. (2013): Systemtheorie des Wahns: graphentheoretische Perspektiven. In: Stompe, T. (Hg.): Wahnanalysen. Berlin, S. 33–50.

U

Unterthurner, G. (2012): Wahnsinn und Literatur bei Foucault: Bemerkungen zu einer Theorieverschiebung. In: Unterthurner, G.; Kadi, U. (Hg.): Wahn: philosophische, psychoanalytische und kulturwissenschaftliche Perspektiven. Wien, S. 275–298.

Unterthurner, G.; Kadi, U. (Hg.) (2012): Wahn: philosophische, psychoanalytische und kulturwissenschaftliche Perspektiven. Wien.

V

von Baeyer, W. (1979): Wähnen und Wahn: ausgewählte Aufsätze. Stuttgart.

von Domarus, E. (1923): Prälogisches Denken in der Schizophrenie. In: *Zschr. Ges. Neurol. Psychiat.*, 87, S. 84–93.

von Domarus, E. (1924): Beispiele paralogischen Denkens in der Schizophrenie. In: *Zschr. Ges. Neurol. Psychiat.*, 90, S. 620–627.

von Domarus, E. (1925): Über die Beziehung des normalen zum schizophrenen Denken. In: *Archiv Psychiat.*, 74, S. 641–646.

von Domarus, E. (1927): Zur Theorie des schizophrenen Denkens. In: *Zschr. Ges. Neurol. Psychiat.*, 108, S. 703–714.

von Feuchtersleben, E. Freiherr (1845): Lehrbuch der ärztlichen Seelenkunde. Wien.
von Krafft-Ebing, R. (1879): Lehrbuch der Psychiatrie auf klinischer Grundlage für practische Ärzte und Studirende: Band II: Die specielle Pathologie und Therapie des Irreseins. Stuttgart.
von Krafft-Ebing, R. (1880): Lehrbuch der Psychiatrie auf klinischer Grundlage für practische Ärzte und Studirende: Band III: Klinische Casuistik. Stuttgart.

W

Weinschenk, C. (1955): Über die Natur und die Bedeutung der subjektiven Gewißheit beim Wahn der endogenen Psychosen. In: *Schweiz. Arch. Neurol. Psychiat.*, 75, S. 288–309.
Weitbrecht, H. J. (1948): Beiträge zur Religionspsychopathologie: insbesondere zur Psychopathologie der Bekehrung. Heidelberg.
Weitbrecht, H. J. (1963): Psychiatrie im Grundriss. Berlin/Heidelberg.
Weitbrecht, H. J. (1964): Realitätsbewußtsein und Wahnidee. In: *Confin. psychiat.*, 7, S. 160–178.
Weitbrecht, H. J. (1966): Psychiatrische Fehldiagnosen in der Allgemeinpraxis. Stuttgart, S. 91–93.
Wetzel, A. (1922): Das Weltuntergangserlebnis in der Schizophrenie. In: *Zschr. Ges. Neurol. Psychiat.*, 78, 1, S. 403–428.
Weygandt, W. (1920): Erkennung der Geistesstörungen: psychiatrische Diagnostik. München.
Willian, R. (1799): Die Hautkrankheiten und ihre Behandlung. Systematisch beschrieben. Breslau.
Winkler, W. T. (1967): Die Schizophrenie als sozialer Prozeß. In: *Z. Psychother. med. Psychol.*, 17, S. 54–72.
Winkler, W. T. (1971): Übertragung und Psychose. Bern u. a.
Winkler, W. T.; Wieser, S. (1959): Die Ich-Mythisierung als Abwehrmaßnahme des Ich, dargestellt am Beispiel des Wahneinfalles von der jungfräulichen Empfängnis und Geburt bei paraphrenen Episoden. In: *Nervenarzt*, 30, S. 75–81.
Wunnicke, C. (2002): ›Auserwählt zum Aufbrauch‹: der bürgerliche Wahnsinn des Friedrich Krauß. In: Hahn, T.; Person, J.; Pethes, N. (Hg.): Grenzgänge zwischen Wahn und Wissen: zur Koevolution von Experiment und Paranoia 1850–1910. Frankfurt a. M./New York, S. 110–124.

Z

Zutt, J. (1958): Vom gelebten welthaften Leibe. In: Zutt, J.; Kulenkampff, C. (Hg.): Das paranoide Syndrom in anthropologischer Sicht. Berlin u. a., S. 3–8.

Zutt, J. (1963): Über Daseinsordnungen: ihre Bedeutung für die Psychiatrie. In: Straus, E.; Zutt, J. (Hg.): Die Wahnwelten (Endogene Psychosen). Frankfurt a. M., S. 169–192.

Zutt, J.; Kulenkampff, C. (Hg.) (1958): Das paranoide Syndrom in anthropologischer Sicht. Berlin u. a.